Augmentative and Alternative Communication

Supporting Children and Adults with
Complex Communication Needs
(Fourth Edition)

（第 **4** 版）

扩大和替代沟通
支持有复杂沟通需求的儿童与成人

［美］大卫·R. 比克尔曼（David R. Beukelman, Ph.D.）
［美］帕特·米伦达（Pat Mirenda, Ph.D.） ／著　陈墨　彭燕／译

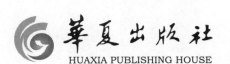

华夏出版社
HUAXIA PUBLISHING HOUSE

感谢巴克利信托董事会（Barkley Board of Trustees），它在将近 30 年的时间里用巴克利信托资金为内布拉斯加－林肯大学在扩大和替代沟通研究、教育和干预上提供支持，这些支持包括赞助了教职员工的薪水以及博士学生的奖学金。

感谢我的妻子海伦（Helen）这些年给予的包容、理解与支持。

——大卫·比克尔曼（David Beukelman）

我无法用言语表达我对杰姬（Jackie）的感激，谢谢她在这本书四个版次的出版过程中所提供的支持与鼓励。没有你，这一切都不会发生！

——帕特·米伦达（Pat Mirenda）

致　谢

要特别感谢我们在出版这本书之前以及出版过程中有幸一起共事的人们。他们包括来自内布拉斯加州林肯市公立学校系统、Madonna 康复医院康复科学与工程研究所、优质生活公司（Quality Living, Inc.）、内布拉斯加 – 林肯大学障碍学生服务中心（Services for Students with Disabilities at the University of Nebraska–Lincoln）、英属哥伦比亚 – 特殊教育技术（Special Education Technology–British Columbia）、针对青少年与成人的沟通辅助（Communication Assistance for Youth and Adults）以及太阳山儿童健康中心（Sunny Hill Health Centre for Children）的学生、家庭及所有的工作人员。正是与他们多年的广泛合作，我们才能够在扩大和替代沟通（Augmentative and Alternative Communication, AAC）上积累丰富的经验与知识。感谢英属哥伦比亚大学教育与咨询心理学和特殊教育系的凯·霍尔布鲁克（Cay Holbrook）、珍妮特·贾米森（Janet Jamieson）和布伦达·福塞特（Brenda Fossett）为本书第二部分的多个章节提供的重要内容。感谢海迪·梅纳德（Heidi Menard）在参考文献[①]列表的整理以及对文稿进行的校对、核查与再核查上的辛苦付出。最后，我们感谢曾经一起并肩作战的 AAC 使用者及他们的家庭——他们教会了我们 AAC 并且允许我们使用他们的故事。希望他们的声音将会比以往更有力。

---

① 编注：关注微信公众号"华夏特教"，即可在线浏览或下载该书参考文献。

目　录

第三部分 后天障碍者的扩大和替代沟通干预

---

① 编注：关注微信公众号"华夏特教"，即可在线浏览或下载该书参考文献、资源和网站链接。

有关贡献者

劳拉·J. 鲍尔（Laura J. Ball），博士，副教授，任职于东卡罗来纳大学（East Carolina University）沟通科学与障碍系，地址是 3310AE Allied Health Sciences, Mail Stop 668, Greenville, NC 27834。

鲍尔博士毕业于内布拉斯加－林肯大学，其研究方向是 AAC 以及动作言语障碍。鲍尔博士有着至少 25 年的言语语言病理学家的经历，她为有着复杂沟通需求的 AAC 使用者提供服务。她对肌萎缩侧索硬化（amyotrophic lateral sclerosis）有着浓厚的研究兴趣，并在 AAC、构音障碍和言语失用症等领域发表了署名文章。

苏珊·法格（Susan Fager），博士，CCC-SLP，担任 Madonna 康复医院康复科学与工程研究所沟通中心主任助理，地址是 5401 South Street, Lincoln, NE 68506。

法格博士是 Madonna 康复医院康复科学与工程研究所的研究员以及 AAC 专业人员。她专攻的领域是神经病症患者的言语障碍，这些患者患有创伤性脑损伤、脑干中风、肌萎缩侧索硬化或帕金森疾病（Parkinson's disease）。

凯瑟琳·L. 加勒特（Kathryn L. Garrett），博士，CCC-SLP，任职于替代沟通治疗有限责任公司（Alternative Communication Therapies, LLC），地址是 1401 Forbes Avenue, Suite 201, Pittsburgh, PA 15219。

加勒特博士目前在宾夕法尼亚州匹兹堡她私人的诊所中为患有失语症和脑损伤的复杂沟通障碍人士提供治疗服务。她与来自布法罗大学和佛罗里达州立大学的同事在重度失语症、互动以及支持式沟通策略领域展开合作研究项目。

伊丽莎白·K. 汉森（Elizabeth K. Hanson），博士，CCC-SLP，副教授，任职于南达科他大学（University of South Dakota）沟通科学与障碍系，地址是 414 East Clark Street, Vermillion, SD 57069。

汉森博士硕士就读于威斯康星－麦迪逊大学（University of Wisconsin–Madison），博士就读于内布拉斯加－林肯大学，其研究方向是 AAC 以及动作言语障碍。她的临床实践与督导的重点是为有复杂沟通需求的人们提供终生的 AAC 服务。

乔安妮·P. 拉斯克（Joanne P. Lasker），博士，CCC-SLP，副教授，任职于佛罗里达州立大学（Florida State University）沟通科学与障碍学院，地址是 127 Honors Way, Mail Code 32306-1200, Tallahassee, FL 32306。

关于可能从 AAC 技术中获益的后天神经性沟通障碍成人的评估与干预，尤其是那些失语症人士，拉斯克博士发表了许多相关论文，并撰写了许多书籍的相关章节。她的研究探索的议题包括 AAC 评估程序、基于情境的干预实践、同伴训练，以及重度沟通障碍成人及其沟通同伴对 AAC 方法的接纳。她曾在国内外发表过相关主题的演讲。

贾尼丝·C. 莱特（Janice C. Light），博士，任职于宾夕法尼亚州立大学（Pennsylvania State University）沟通科学与障碍系，地址是 308G Ford Building, University Park, PA 16802。

莱特博士是宾夕法尼亚州立大学沟通科学与障碍系儿童沟通能力的 Hintz 家庭荣誉主席（Hintz Family Endowed Chair）。她积极地参与 AAC 领域的研究、人员准备以及服务提供等工作。她目前是 AAC-RERC 的项目主任之一，AAC-RERC 是由全美障碍与康复研究所（National Institute on Disability and Rehabilitation Research）赞助的一个虚拟研究联盟。莱特博士是许多经过同行评审的论文、书籍章节和书籍的作者。因在该领域所做出的研究和教学贡献，她多次获奖。

大卫·B. 麦克诺顿（David B. McNaughton），博士，教育教授，任职于宾夕法尼亚州立大学教育与学校心理学和特殊教育系，地址是 227 CEDAR Building, University Park, PA 16802。

麦克诺顿博士教授的课程包括扩大沟通和辅助技术、与家长和教育团队成员共事的合作技能。麦克诺顿博士的研究方向包括针对 AAC 使用者的读写教学、针对重度障碍人士的就业支持。

有关作者

大卫·R. 比克尔曼（David R. Beukelman），博士，教授，任职于内布拉斯加 – 林肯大学（University of Nebraska–Lincoln）特殊教育与沟通障碍系，地址是 118 Barkley Memorial Center, Lincoln, NE 68583。

比克尔曼博士是内布拉斯加 – 林肯大学沟通障碍的巴克利教授（Barkley Professor），并且是 Madonna 康复医院康复科学与工程研究所的高级研究员。他是促进沟通的康复工程研究中心（Rehabilitation Engineering Research Center on Communication Enhancement, AAC–RERC）的一名研究伙伴。他参与编辑了 Paul H. Brookes 出版公司所出版的 "扩大和替代沟通"（AAC）系列丛书。比克尔曼博士之前是内布拉斯加大学医学中心 Munroe–Meyer 遗传与康复研究所的研究与教育主任。他曾经是华盛顿大学医学中心沟通障碍和扩大沟通项目的主任以及华盛顿大学西雅图分校康复医学的副教授。比克尔曼博士专攻的领域是扩大沟通以及儿童与成人的动作言语障碍。

帕特·米伦达（Pat Mirenda），博士，任职于英属哥伦比亚大学（University of British Columbia）教育学院，地址是 2125 Main Mall, Vancouver, British Columbia V6T 1Z4, Canada。

米伦达博士是一名认证行为分析师 – 博士级（BCBA–D），她专门研究发展性障碍人士的扩大沟通与积极行为支持。她是英属哥伦比亚大学教育与咨询心理学和特殊教育系的教授以及孤独症跨学科研究与合作中心的主任。她之前是内布拉斯加 – 林肯大学特殊教育与沟通障碍系的教师。从 1998 年到 2012 年，她是《扩大和替代沟通》（*Augmentative and Alternative Communication*）期刊的编辑。在 2004 年，她成为美国言语语言听力协会（American Speech-Language-Hearing Association, ASHA）的会员，并被授予英属哥伦比亚大学的 Killam 教学奖。在 2008 年，她成为国际扩大和替代沟通组织的会员。米伦达博士撰写了许多书籍的章节，发表了很多学术论文，开设了多门专业课程，包括扩大和替代沟通、融合教育、发展性障碍、孤独症及积极行为支持等。她与他人合作主编的《孤独症谱系障碍与 AAC》（*Autism Spectrum Disorders and AAC*）一书已于 2009 年 12 月出版。

序　言

　　与之前几版一样，第四版的《扩大和替代沟通：支持有复杂沟通需求的儿童与成人》（*Augmentative and Alternative Communication: Supporting Children and Adults with Complex Communication Needs*）是一本入门教材，针对从事实践工作的专业人员、为职业做准备的学生们，以及其他为无法通过言语、手势或书写等自然沟通方式满足日常沟通需求的人们提供更多沟通方法的人。重度沟通障碍源于多种病症、疾病与综合征，影响各年龄段的人们，因此，许多人可能会对这些方法感兴趣。AAC 领域的一些特征构成了本书的结构、内容与形式。第一，AAC 是一个多学科领域，这个领域汇集了有复杂沟通需求（complex communication needs, CCN）的个体及其家庭、程序员、教育工作者、工程师、语言学家、作业治疗师、物理治疗师、心理学家、言语语言病理学家以及许多其他专业人士。正是他们构建了本领域的知识体系，奠定了本领域的实践基础。我们试图对这些不同专业人士的多种观点与贡献保持敏锐的知觉，例如，直接引用来自各种出处的相关信息、引导读者在必要时阅读适当的补充资料。

　　第二，在过去 60 年里，AAC 已经在许多国家发展起来。例如，截至 2011 年，至少有来自 62 个国家的人员成为国际扩大和替代沟通协会（International Society for Augmentative and Alternative Communication）的会员。尽管我们这两位作者都来自北美，但我们在本书中努力通过呈现全世界的研究人员、临床工作者与 AAC 使用者所做出的贡献为读者提供国际视角。遗憾的是，受限于本书是入门级的教科书，这种呈现只能是具体且有限的。我们承认本书的主要资料来源于北美，希望世界各国 AAC 领域里的同事们能够包容我们在全面反映更多国家在此领域所做的努力上的局限。

　　第三，AAC 干预包括电子化（即数字化）和非电子化系统。AAC 技术改变得非常迅速，产品在不断地更新换代，而且总是有新的产品出现。在书本里呈现的那些产品信息也会很快过时。因此，我们推荐读者浏览内布拉斯加－林肯大学巴克利 AAC 中心所维护的网站（http://aac.unl.edu），它提供了 AAC 领域制造商与出版商的网址链接。在该网站上的信息会得到定期更新。此外，读者可以参考本书附录的资源和网站链接，以了解更多书中提及的提供 AAC 产品与服务的公司和组织的信息。

　　AAC 领域的第四个特征在于它整合了三个一般领域的信息。第一个领域与 AAC 的过程有关：信息、符号、替代的使用方式、评估和干预计划；第二个领域描述了为需要 AAC 的重度发展性障碍者所开发的程序；第三个领域聚焦于后天致残的人们。为了涵盖这些领域，我们将本书分成三个部分。

　　第一部分的七章是向读者介绍 AAC 的发展过程。第 1 章向读者，尤其是 CCN 人士，大体介绍了什么是 ACC。通常用 CCN 人士自己的话来说，就是使用 AAC 系统进行沟通意味着什么。第 2 章回顾了 AAC 使用者频繁沟通并储存在他们系统中的信息类型。第 3 章具体阐述了用于表征信息的最常见的辅助式与非辅助式符号系统，并介绍了最常见的信息编码与速率提升策略。第 4 章讨论了广泛使用的替代的使用方式，这些方法适用于有各种动作、语言和认知缺陷的个体。第 5 章聚焦于参与 AAC 干预的不同成员及其作用、AAC 评估模型与阶段。本章也介绍了评估与干预计划的参与模型（Participation Model），它的使用会贯穿本书余下的章节。第 6 章提供了用于评估 CCN 人士的沟通、语言、动作、读写以及感官能力的特定策略。第 7 章考察了做出 AAC 干预决策的原则以解决机会与使用阻碍，并将重点放在循证实践和测量功能性成果（functional outcomes）的重要性上。

第二部分包含六章，回顾了针对发展性障碍个体的 AAC 干预。第 8 章介绍了脑瘫、智力障碍、孤独症谱系障碍、盲聋以及疑似儿童期言语失用症个体在 AAC 方面所特有的顾虑。第 9 章介绍了大量可用于解决机会阻碍的策略，这些策略有助于非符号沟通者（nonsymbolic communicators）以及那些刚刚开始使用符号进行沟通的人们进行交流。第 10 章总结了我们所知晓的有关 CCN 人士语言发展的知识以及通常如何支持语言学习和发展的知识。在此基础上，第 11 章讨论了可用于教导沟通技能的特定策略，尤其是语言和社交领域里的技能。贾尼丝·C.莱特和大卫·B.麦克诺顿所撰写的第 12 章关注影响 CCN 人士读写学习的因素、促进初始读写技能发展的策略，以及教导常规读写技能和高级读写技能的关键干预成分。最后，第 13 章提供了如何评估 CCN 学生融合教育并制订相关计划的指导原则，以及如何实现的一般策略。

第三部分包含本书的最后五章，聚焦于后天出现沟通障碍的个体。与劳拉·J.鲍尔一起撰写的第 14 章评述了针对后天出现肢体障碍的成人的 AAC 干预，这些障碍包括肌萎缩侧索硬化、多发性硬化症、帕金森疾病以及脑干中风。凯瑟琳·L.加勒特和乔安妮·P.拉斯克所撰写的第 15 章描述了针对重度失语症人士的功能性分类图式并包含了相关的干预策略与技术。与伊丽莎白·K.汉森一起撰写的第 16 章介绍了针对退行性语言和认知障碍人士的 AAC 策略，包括原发性进行性失语症和痴呆。与苏珊·法格一起撰写的第 17 章根据患有创伤性脑损伤的人士的不同认知水平，探讨了 AAC 的评估与干预策略。第 18 章评述了大量针对在重症以及急性看护医疗机构里的人士的 AAC 干预，尤其关注由于呼吸缺陷而无法沟通的个体。

在修订本书的时候，我们依然强烈地意识到自己依赖那些记录下他们在 AAC 领域体验的人们。为了讲述"AAC 故事"，我们期望引用传统的资料——各种专业研究论文、学术书籍和手册，但发现我们也大量使用了 AAC 使用者的观点，如各种杂志、视频录像、网站和其他大众来源所记录的内容。感谢发布和出版新闻通讯、公告、书籍、视频、杂志、网站和期刊等相关资讯的出版商、编辑、协会、制造商以及机构，这些已有的资源都是对 AAC 领域发展历史的记录。没有这些资源，我们就无法编撰这本书。我们也想感谢巴克利信托基金这些年一直支持内布拉斯加－林肯大学对 AAC 的研究。在修订本书时，大卫·R.比克尔曼也在 Madonna 康复医院康复科学与工程研究所担任高级研究员。此外，感谢 Paul H. Brookes 出版公司的阿斯特利德·朱克曼（Astrid Zuckerman）和苏珊·希尔斯（Susan Hills）以及琳达·沃尔夫（Linda Wolf）所提供的支持、鼓励和帮助。

本书第四版和之前的三版是多方共同合作的结果，我们二人只是完成了我们专业能力范围与技能领域内的任务。由于这些任务很多都是由我们交叉完成，在对第一版的作者署名进行排序时我们就感到很棘手，我们曾经希望在之后的版本中把这个作者顺序调换过来。然而，我们之所以还没有这么做，目的是让读者清晰地了解这是本书的第四版。

第一部分

扩大和替代沟通概述

第 1 章　扩大和替代沟通的基本过程

说不出话的沉默永远不是金。我们都需要与人沟通并彼此联系——不是以一种方式，而是以尽可能多的方式。这既是人类的基本需要和基本权利，也是人类的基本力量。（Bob Williams, 2000, p. 248）

迈克尔·威廉姆斯（Michael Williams）一生都在依赖扩大和替代沟通（augmentative and alternative communication, AAC[①]）策略。如果想要了解他的故事以及他使用的沟通策略，请观看他的网上直播节目——《我们已经走了多远，我们还要走多远：来自战壕里的故事》（*How Far We've Come, How Far We've Got to Go: Tales from the Trenches*）（Williams, 2006）。

对于大多数阅读本书的读者来说，日常沟通毫不费劲，也很有效率。你们与他人面对面交流、通电话、收发邮件、收发短信，或在社交媒体上进行互动的时候，几乎是不假思索的。你可能不记得自己在婴幼儿时期最初在学说话上付出的努力，因为现在这些过程绝大部分是自然而然进行的。通常，你就是在"说话"，通过组织信息并讲出来，表达自己的想法。然而，并非所有人都可以进行毫不费劲的沟通（Beukelman & Ray，2010），因为有些人无法通过自然的言语满足日常的沟通需求。然而，有效沟通是学习和发展、个人生活自理、社会参与、教育以及就业的基础，也是医疗护理的基础。联合委员会（Joint Commission）在《推进有效沟通、文化能力以及以病人和家庭为中心的护理：医院的路径图》（*Advancing Effective Communication, Cultural Competence, and Patient-and-Family-Centered Care: A Roadmap for Hospitals*）声明里指出：

如今，人们不再认为有效沟通只是病人的权利，而是有质量的护理和病人安全的基本组成成分[5,6]……有效沟通是指成功地共同建构意义，确保医患双方互换信息，促进患者积极参与从入院到出院的康复治疗，保证医患双方充分理解彼此的责任。（2010, p.1）

本书的目的是向读者介绍 AAC 使用者[②]、他们用于满足自身沟通需求的 AAC 支持，以及为这些人士提供辅助的人。大约有 1.3% 的美国人，约合 400 万人，无法依靠自然言语来满足日常的沟通需求。他们没有发出言语的途径，除非获得其他沟通上的支持，否则他们在沟通以及参与生活的方方面面上都会受到严重限制，这些方面涉及教育、医疗护理、就业、家庭和社区参与。AAC 策略的发展为提高有复杂沟通需求（complex communication needs, CCN）的人士的沟通有效性提供了很大的可能。然而，还有许多人无法受益于此。我们迫切需要有人来辅助 AAC 使用者。他们除了要为 AAC 使用者及其家庭、照顾者提供帮助之外，还应不断吸纳更多有能力的人成为 AAC 的利益相关者，如设计新技术的人、教育工作者、言语语言病理学家、物理治疗师、作业治疗师、康复工程师、提供 AAC 干预服务的技术人员、推动公共政策和提供资金赞助的人、探索使用 AAC 策略时的沟通过程以及记录 AAC 使用和接纳模式的研究人员。

什么是扩大和替代沟通？

美国言语语言听力协会（American Speech-Language-Hearing Association, ASHA）12 特别兴趣组：扩大和替代沟通对 AAC 做出如下界定：

AAC 是一个涉及研究、临床和教育实践的领域。AAC 尝试研究在言语语言表达及 / 或理解（包括沟通的口头和书面模式）上有重度障碍的个体的暂时或永久的缺陷、活动受限，以及参与社会活动时所受到的限制，并在必要的时候对它们进行补偿。（2005, p. 1）

AAC 干预服务和 AAC 技术是 2010 年美国医疗改革中适应训练（habilitation）、康复服务（rehabilitation）

[①] 编注：该词也被译为"扩大替代（性）沟通系统""辅助沟通系统"等。

[②] 译注：在本书中，译者将"people who rely on AAC"或类似的表述翻译成"AAC 使用者"。

和指定技术的组成部分。适应训练是指帮助个体（如发展性障碍人士）初次发展出一种能力的干预策略和技术，而康复是指帮助有后天障碍的人重新获得一种能力的干预策略和技术。

谁使用扩大和替代沟通？

AAC 使用者并没有什么固定的类型。他们来自任何年龄段、社会经济阶层、民族和种族。他们唯一共同的特征就是：他们在说话和 / 或写作上需要适应性的辅助，因为他们的手势、口头和 / 或书面沟通暂时或永久性地不能满足他们所有的沟通需求。这些个体中有些人或许能够说出有限的话，但不足以满足他们多样的沟通需求。

先天或后天的疾病都可以让个体在没有适应性辅助的情况下无法说话或书写。造成重度沟通障碍最常见的先天原因包括重度智力障碍、脑瘫、孤独症以及发展性言语失用症。导致个体需要 AAC 辅助的最常见的后天疾病包括肌萎缩侧索硬化、多发性硬化症、创伤性脑损伤和中风。（参见本书的第二部分和第三部分以了解与每一类人群有关的出现率以及人口统计学信息。）

已发表的有关重度言语和 / 或书写障碍人士出现率的报告结果因调查的国家、年龄段和障碍类型的不同而有不同程度的差异。在加拿大，一项 2001 年有关参与和活动受限情况的调查数据表明，大约有 31.8 万名 4 岁以上的加拿大人在说话上有困难并难以被他人所理解（Cossette & Duclos, 2003），这个数字大约是 4 岁以上总人口的 1.5%。与加拿大的数据类似，一项由恩德比和菲利普（Enderby & Philipp,

1986）开展的研究表明，在英国有 80 万的人（总人口的 1.4%）患有重度沟通障碍，这使得他们难以被直系亲属以外的其他人所理解。澳大利亚一项针对维多利亚县 400 多万居民的调查表明，约有 5000 人无法充分说话以进行沟通，这个数量占该县人口的 1.2%（Bloomberg & Johnson, 1990）。

重度沟通障碍的出现率似乎随年龄的增长会有很大的变化。基于一些研究结果，布莱克斯通（Blackstone, 1990）指出，全世界范围内学龄期总人口中有 0.2%~0.6% 患有重度言语障碍。一项加拿大的研究表明，出现率在 45~54 岁的人群中增加至 0.8%，在 85 岁及以上的人群中高达 4.2%（Hirdes, Ellis-Hale, & Pearson Hirdes, 1993）。

使用扩大和替代沟通策略是什么感觉？

或许比起人口统计学数据，更令人关心的（当然也更有趣的）是 AAC 使用者的故事和经历。在表 1.1 中，我们提供了一些资源，包括 AAC 使用者第一人称自述的文章和演讲。从这些叙述和其他叙述中，我们可以感受到无法通过传统的言语或书写方式进行沟通而需要依靠 AAC 是什么感觉。瑞克·克里奇（Rick Creech），一名年轻的脑瘫患者，他以直白的方式描绘了无法说话的感觉：

> 如果你想要知道不能说话是什么样的，有一个办法，去参加派对但不说话，保持缄默。如果你想说话就用手，但不要用纸和笔。对于一个缄默的人来说，纸和笔并不总是随手可得的。你会发现：人们在说话，前后左右上下，说话声包围着你，他们越过你说话，

表 1.1 精选的 AAC 使用者以第一人称自述的文章

Brown, C. (1954). *My left foot*. London: Secker & Warburg.

Fried-Oken, M., & Bersani, H.A., Jr. (Eds.). (2000). *Speaking up and spelling it out: Personal essays on augmentative and alternative communication*. Baltimore: Paul H. Brookes Publishing Co.

Fried-Oken, M., Howard, J., & Stewart, S. (1991). Feedback on AAC intervention from adults who are temporarily unable to speak. *Augmentative and Alternative Communication, 7*, 43–50.

Mirenda, P., & Bopp, K. (2003). "Playing the game": Strategic competence in AAC. In J.C. Light, D.R. Beukelman, & J. Reichle (Eds.), *Communicative competence for individuals who use AAC: From research to effective practice* (pp. 401–437). Baltimore: Paul H. Brookes Publishing Co.

Nolan, C. (1987). *Under the eye of the clock*. New York: St. Martin's Press.

Williams, M., & Krezman, C. (Eds.). (2000). *Beneath the surface: Creative expression of augmented communicators*. Toronto: International Society for Augmentative and Alternative Communication.

甚至替你说话，但就是不和你说话。你被忽视了，最终你觉得自己就像一件家具陈设。（Musselwhite & St. Louis, 1988, p. 104）

吉姆·普伦蒂斯（Jim Prentice）使用 AAC 很多年了，他写道：

扩大和替代沟通可以帮助一个人拥有并发展与他人间的强烈而有意义的关系。否定一个人清晰表达的能力，就等于宣判那个人只能过着没有社交、缺乏智慧和孤独的生活。（Prentice, 2000, p. 213）

克里斯蒂·布朗（Christy Brown）一开始是通过左脚夹着粉笔书写进行沟通的。在关于 AAC 早期使用的讲述中，他回想写出第一个字母那天的情况：

我把它画了出来——字母 A。它就在我面前的地板上……我抬起头，看了一下妈妈，她的脸颊上挂着眼泪……我做到了！就这么开始了——这让我有机会表达自己的想法了……我用脚趾夹住一小根黄色的粉笔在地板上写出来的那个字母，是我走向新世界的道路，是我获得心灵自由的钥匙。（Brown, 1954, p. 17）

贾尼丝·施特希利（Janice Staehely）对单向沟通局限性做出的评论十分有说服力，她这样写道：

有一天我在收听……广播，这个频道播放了歌曲——*Life's a Dance*。在我听来，歌词的意境那么深刻，就像如果我们不翩翩起舞，那么舞蹈就不可能是舞蹈一样，因此，只有在别人给出回应时，语言才会变成沟通。沟通必须是双向的信息交换。（2000, p. 3）

沟通的形式是交互的，除此之外，沟通还能让人们参与对他们重要的活动。古斯·埃斯特雷拉（Gus Estrella）和贾尼丝·施特希利深入地讲解了他们使用 AAC 的能力如何影响他们的家庭关系：

那么，扩大沟通技术对有重度言语障碍的人有多重要呢？扩大沟通技术在什么时候对于使用者及其家人、朋友会变得尤为重要呢？答案可能因人而异，人生的各个阶段都有这种可能。我在生命的许多时刻都感受过这种重要性。有一个时刻是确定的，那就是我和父亲开始交谈和分享事情的时候，这是

我们之前无法做到的。我们会谈论棒球，尤其是洛杉矶道奇队。另外，我们怎么会忘记谈论篮球和亚利桑那野猫队呢？我们最终有了父子间的对话，就像其他父子从一开始就有的那样。（Estrella, 2000, p. 40）

拥有了新的声音之后，世界向我们打开了一扇门。一开始，我小心翼翼地学习使用 AAC 设备……很快地，当我的家人看到我跟别人的交流变多时，他们对我的 AAC 设备的质疑也消除了。我永远不会忘记那个时刻，我姐姐一边照料花圃一边不间断地跟我对话，那时她多么开心。（Staehely, 2000, p. 3）

AAC 技术也能让人们发展的社交网络不再局限于直系亲人以及面对面的交流。下面三位 AAC 使用者描述了他们如何使用 AAC 来拓展社交网络和社交角色：

当我拥有新电脑时，我迷上了网络和电子邮件。我的世界一夜之间发生了改变！那个时候，我非常积极地参与当地的残疾服务顾问委员会。因为我言语上的问题，他们很难理解我说的话。但当我使用电子邮件的时候，这些问题就不存在了。因此，如果委员会想要征求我的意见，他们只需要给我发封电子邮件，然后马上就会收到我的回复。（Price, 2000, p. 114）

现在，我在工作上、会议中和打电话时使用 AAC 设备进行沟通。在家里，我通常用面部表情、字母手语和电脑打字的方式进行沟通。通常人们逐渐了解我和我的沟通方式之后，就很容易理解我。当然，有些人学得比其他人快。此外，电子邮件是我极其重要的沟通方式。对于很多人，我都是用电子邮件跟他们联系的，而不是给他们打电话。我觉得电子邮件对我来说是最有效的沟通方式。（Cardona, 2000, p. 244）

温迪回忆起访客的到来给莱昂带来的影响。"对有些人来说，去拜访一个不能与他们交流的人是件很难的事情……但是莱昂从头到尾坚持使用他的设备和访客进行交流。所以，他的朋友也都会定期来看他。"（McKelvey, Evans, Kawai, & Beukelman, 2012）

达蒂洛和同事们（Dattilo et al., 2008; Dattilo, Benedek-

Wood, & McLeod, 2010）记录了成年 AAC 使用者的休闲娱乐活动。这些研究者指出，休闲活动改善了 AAC 使用者的生理和心理健康，拓展了他们的社交网络并培养了他们的独立性，还让他们有办法向他人传授有关 AAC 和残疾的知识。不过，这些研究者也指出了 AAC 使用者在寻求休闲活动时遇到的阻碍。

尽管就业对于许多 CCN 人士来说一直是个遥不可及的目标，但 AAC 策略为他们努力进入职场并持续参与工作提供了支持。大卫·查普尔（David Chapple）有发育障碍，而诺贝尔奖获得者斯蒂芬·霍金（Stephen Hawking）有后天障碍，他们两人都对此给出了一些看法：

在 AAC 的帮助下，我实现了当软件工程师的职业生涯目标。虽然我有很强的电脑技能，这让我获得了一份有竞争性的工作，但是 AAC 帮助我处理了工作中的其他方面：面试、编程工作，还有我和同事的人际关系。在面试的时候，我能快速、机智地回答问题。借助语音输出沟通辅具，我可以按照图标顺序储存编程命令，这样我就能在数秒之内打出一条编程命令。最后，AAC 还帮助我向同事传达幽默感和技术上的想法。（Chapple, 2000, p. 155）

没有电脑，我就无法沟通……它为我提供了继续工作和进行研究的途径……它让我得以与家人和朋友保持联系；我可以随时使用移动技术发送电子邮件、打电话……有需要的话，我也可以自己打电话给别人，这对于我的个人安全和保障来说是很重要的。（Hawking, 2003）

人们最初认为 AAC 对于支持社交互动是必要的；然而，德鲁特、麦克诺顿、凯夫斯、布赖恩和威廉姆斯（DeRuyter, McNaughton, Caves, Bryen, & Williams, 2007, p. 268）描绘了未来的图景，他们这么写道：

要想充分地使用电子邮件、手机、数码音乐商店、电子商务、数码相册和电子书，个体需要能够独立地使用数码技术。这些是 21 世纪的基本沟通活动，对于全面参与学校、工作场所和广义上的社区来说都是必要的。我们必须确保 AAC 技术……让人们更多地参与当今的信息社会。

奥林达·奥尔森（Olinda Olson）是一名肌萎缩侧索硬化患者，使用机械通气设备支持呼吸。她描述了眼睛追踪 AAC 技术的多种用途，她用这种技术和家人以及病房里的职工进行面对面的沟通、上网、收发电子邮件。她使用电子邮件管理个人和医疗照护事宜，以及与住在远方的儿女们进行沟通。在一个网络节目中，她说道：

这是一个眼睛注视式电脑（AAC 技术）。我用它和家人、朋友进行沟通……我也用它读书、读圣经。（然后她演示了如何使用这个 AAC 系统打开护士呼叫灯。）……我爱这个眼睛注视设备。它让我可以与儿女们保持联系。（Fager & Beukelman, 2009, slide 42）

在我们写这章的时候，她给她的 AAC 团队发了一封电子邮件，说她儿媳妇怀孕了。因为她的儿子和儿媳妇住在离她有一千公里之外的地方，她最近第一次使用了安装在她的 AAC 技术里的视频通话应用——Skype，这样她就可以在孩子出生的几小时之内"见到"第一个孙子 / 女了（苏珊·法格，私人沟通，2010 年 10 月）。

沟通互动的目的

AAC 的终极目标不是要找到一种技术来解决沟通问题，而是让人们能够高效且有效地进行各种社交互动、参与他们所选择的各种活动。莱特（1998）对有关 AAC 互动的大量研究进行了综述，确定了沟通互动要实现的四件事情或四个目的：（1）沟通需要或需求；（2）信息传递；（3）社交亲密感；（4）社交礼仪（见表 1.2）。在莱特的这个单子上，我们会加上第五个目的——与自己进行沟通或者开展内部对话。

如表 1.2 所示，表达需求和要求的目标是调节听者的行为，让听者做出行为导向的反应。例如，请求帮助、在餐馆里点餐。这里，信息的内容很重要，词汇相对可预测，信息生成的准确性和速率很关键。这些信息固有的高度可预测性和具体性有可能解释了需求 / 要求的词汇为何经常占据了许多沟通系统。事实上，不管使用这些 AAC 系统的人觉得这些信息究竟有多有用或者多么具有激励作用，沟通书或沟通板上几乎全部都是这些词汇的情况并不少见。

沟通互动的第二个领域——信息传递，涉及更

表 1.2 旨在满足不同社交目的的互动的特征

特征	互动的社交目的			
	表达需求 / 要求	信息传递	社交亲密感	社交礼仪
互动的目标	调节他人的行为，从而满足需求 / 要求	分享信息	建立、维持以及 / 或者发展私人关系	符合礼貌的社交惯例
互动的焦点	想要的物品或行动	信息	人际关系	社交惯例
互动的持续时间	有限，重点在于发起互动	有可能持续较长时间，重点在于形成互动	有可能持续较长时间，重点在于维持互动	有限，重点在于实现指定的轮流
沟通的内容	重要	重要	不重要	不重要
沟通的可预测性	高度可预测	不可预测	可能有点可预测	高度可预测
沟通的范围	有限的范围	宽泛的范围	宽泛的范围	非常有限的范围
沟通的速率	重要	重要	可能不重要	重要
对沟通失败的容忍度	几乎没有容忍度	几乎没有容忍度	一些容忍度	几乎没有容忍度
参与的人数	通常是两个人之间的	两个人之间的、小团体或大团体	通常是两个人之间的，或者小团体	两个人之间的、小团体或大团体
沟通者的独立性	重要	重要	不重要	重要
同伴	熟悉的或不熟悉的	熟悉的或不熟悉的	通常是熟悉的	熟悉的或不熟悉的

From Light, J. (1988). Interaction involving individuals using augmentative and alternative communication systems: State of the art and future directions. *Augmentative and Alternative Communication*, 4, 76; reprinted by permission of Informa Healthcare.

为复杂、难以传达的信息，因为互动的目标是分享信息而不是调节行为。这类互动有：小孩告诉老师她周末做了什么，青少年跟朋友谈论即将到来的高中毕业舞会，成人在工作面试中回答问题，病人直接或通过网络与医护人员进行沟通。与表达需求 / 要求一样，信息的内容很重要。然而，传递的信息有可能是由新颖的（而非可预测的）单词和句子组成的，用来交流各种主题。同样地，信息生成的准确性和速率依然极其重要。

与社交亲密感有关的沟通与表达需求和要求以及信息传递有很大的不同。这类互动的目标在于建立、维持或者发展社交参与。因此，信息的内容通常不如互动本身来得那么重要。人们以这种方式互动的例子有：孩子向同学问好，青少年在篮球赛上为他们的球队加油助威，成人向最近母亲过世了的朋友表达安慰。在这些互动中，沟通者的独立性、信息的速率、准确性和内容是次要的，首要的是通过互动所实现的情感联结和亲密感。

在表 1.2 中所列出的第四类互动——社交礼仪，其目标是遵循符合礼貌的社交惯例，这样的互动通常很简短而且包含可预测的词汇。这类互动的例子有：小孩对祖母说"请"和"谢谢"，成人向照护者表达感激。这些信息和那些表达需求和要求的信息

很相似，因为速率、准确性以及沟通独立性都是沟通取得成功的重要因素。

第五类互动是与自己进行沟通或者开展内部对话。为了把每天都安排得井井有条，我们经常要列清单、把信息加入日历，准备每天的活动安排表。表达内心想法的个人日记、日志、未来计划的清单、个人反思的记录也属于这一类。

从 AAC 使用者的视角看，沟通能力是指个体有能力根据自己的兴趣、环境和能力在所有这些类型的互动中高效且有效地传递信息。沟通同伴指出，能够成为有能力的沟通者的 AAC 使用者也拥有额外的技能。研究者（Light, 1998; Light & Binger, 1998）指出有能力的沟通者能够做到如下事情：

· 向他们的沟通同伴展现出积极的自我形象

· 呈现对他人的兴趣并将他人引入互动中

· 积极参与并以对称的方式开展轮流

· 能够回应他们的沟通同伴，例如，做出相关的评论、询问以同伴为焦点的问题，以及评论彼此分享的主题

· 让他们的同伴与 AAC 系统轻松地相处，例如，使用一个介绍策略（例如，说**嗨，我的名字是戈东。我用这个机器来沟通。当我想要表达时，我会触摸对应的图片。**），或者使用幽默以及可预测的、易懂

的非口语信号。

AAC 团队应该意识到这样一个事实，即不同类型的沟通同伴可能对与沟通能力有关的不同策略的重要性有不同的感知。例如，莱特、宾格、贝利和米勒（Light, Binger, Bailey, & Millar, 1997）的研究表明，对于没有过 AAC 体验的成人和有过 AAC 体验的专业人员，在对话互动中来自那些 AAC 使用者的非口语反馈与他们所感知到的沟通能力有着正相关。然而，没有过 AAC 体验的青少年不觉得这是一个关键因素。显然，每一个 AAC 干预都包括：（1）从相关听者的视角确定关键的沟通能力；（2）提供策略教学以支持发挥尽可能高的沟通能力水平。这些策略将在第 11 章中得到具体描述。

辅助技术只是解决办法的一部分

AAC 使用者自己描述出来的鲜活经历很鼓舞人心。当然，辅助沟通技术可以改变人们的生活。然而，AAC 技术并不是魔法。钢琴本身不会造就钢琴家，篮球本身不会造就篮球运动员。同样地，AAC 技术本身并不会让一个人变成有能力的、熟练的沟通者（Beukelman, 1991）。依靠 AAC 策略的人一开始只是 AAC 新手，通过获得适当的支持、教学、训练和鼓励才能不断提升能力，变成 AAC 专家。因此，AAC 团队必须及时地为他们提供 AAC 选项，这样他们才能使用 AAC 策略，最终达到熟练使用的程度。

莱特和同事们（Light, 1989b; Light, Arnold, & Clark, 2003; Light, Roberts, Dimarco, & Greiner, 1998）具体描述了 AAC 使用者沟通能力的组成成分：语言能力、操作能力、社交能力和策略能力。

语言能力

语言能力（linguistic competence）是指一个人母语的接受性和表达性语言技能。它也包括关于 AAC 系统独有的语言编码的知识，如线条画、单词、手语等。同样重要的是，AAC 使用者必须学习沟通同伴说的语言，才能理解信息。在双语的环境中，这可能意味着 AAC 使用者不仅要学习整个大社会的语言，还要学习家庭里的母语（Light, 1989b）。有后天残疾的人在接受干预时可能已经学会了许多语言，

剩下的只需要掌握与 AAC 相关的特定任务就行了。然而，有先天残疾的人必须要伴随肢体、感觉或认知的限制学习所有这些技能。

家长、沟通专业人士、朋友以及其他辅助者（facilitators）在辅助 AAC 使用者掌握这些艰巨的任务上起着主要作用。首先，辅助者可以提供源源不断的机会让 AAC 使用者在自然情境中练习表达性语言（母语和扩大式语言）（Romski & Sevcik, 1996）。在某些案例中，这可能意味着辅助者只需要帮助个体学会 AAC 符号或者编码系统。而在其他案例中，尤其当个体之前的泛化表现糟糕时，辅助者本身可能必须要学习符号系统，才能提供充足的练习机会（例如，如手部符号；Loeding, Zangari, & Lloyd, 1990; Spragale & Micucci, 1990）。辅助者不仅要示范 AAC 设备界面上所使用的符号或编码，还要示范社会和家庭所使用的语言，以提供扩大式的语言输入，这也是很重要的。接受性语言输入策略可能包括辅助式语言刺激背心或辅助式语言刺激板（Goossens', 1989）、与音乐一起使用的符号歌曲条（Musselwhite & St. Louis, 1988）、与辅助者共同使用 AAC 界面（Romski & Sevcik, 1996），或者通过手部符号提供关键词输入（要了解其他策略，参见 Blackstone, Cassatt-James, & Bruskin, 1988）。在第 11 章里我们会更具体地讨论提升与 AAC 系统有关的语言能力的特定策略。布洛克伯杰和萨顿（Blockberger & Sutton, 2003）在其文章中，总结了与 AAC 使用者语言能力发展有关的研究。

操作能力

操作能力（operational competence）是指准确且有效地操作 AAC 系统所需要的技术能力。对于 AAC 使用者和支持他们的人来说，引入一个 AAC 系统之后最直接的需要就是尽可能快地获得操作能力。这就需要针对 AAC 系统操作和维护的方方面面开展教学（要了解具体的内容，参见 Lee & Thomas, 1990）。通常，AAC 使用者并不是这些教学内容的主要接受者，辅助者会承担更多的责任来获得操作能力。这些辅助者可以是家长、配偶或者其他家庭成员，学校里的、医院里的或者职场上的员工，朋友以及其他参与并努力让 AAC 使用者在沟通上获得幸福的人们。学校相关负责人可能每学年都需要针对新的辅

助者安排 AAC 操作上的培训，以便跟得上员工的流动以及教师和其他员工轮岗的节奏。例如，一名四年级学生从幼儿园起一直接受相同的言语语言病理学家和教师助手[①]的服务，但在 5 年的时间里已经有 16 个人接受了培训，学习如何操作这名学生所使用的 AAC 系统（Beukelman, 1991）。具体而言，辅助者需要做到的事情有：（1）实时更新 AAC 技术中所使用的词汇；（2）根据需要构建叠加界面或其他界面；（3）避免 AAC 技术出现中断、损坏或其他问题；（4）进行必要的修理；（5）根据未来的需要调整系统；（6）总体上确保个体每天都可以获得并使用 AAC 技术。总体而言，非辅助式系统或低技术系统对操作能力的要求较低，这也是当缺乏技术水平较高的辅助者时这些 AAC 系统为人们所偏爱的一个原因。

社交能力

社交能力（social competence）是指进行社交互动的技能，如发起、维持、发展和终结沟通互动。在莱特（1989b）所确定的这四个沟通能力领域中，社交能力是 AAC 领域中大多数研究的焦点（例如，Kraat, 1985; Light, 1988）。社交能力要求 AAC 使用者拥有在沟通的社交语言和社交关系方面的知识、判断和技能，或者"'何时说话、何时不说话、说什么、和谁说、什么时候说、在哪里说、用什么方式说'的能力"（Hymes, 1972, p. 277）。例如，社交语言技能包括的能力有：（1）发起、维持和结束对话；（2）进行轮流对话；（3）发挥沟通的多种功能（如提要求、拒绝）；（4）参与多种连贯、融合的互动。莱特（1998）认为，AAC 使用者需要具备的一些重要的社交关系技能或属性包括：（1）积极的自我意象；（2）对他人感兴趣并且有沟通的渴望；（3）积极参与对话的能力；（4）对沟通同伴做出回应；（5）使沟通同伴感到舒服的能力。

在自然情境中练习社交能力的机会对 AAC 沟通者和辅助者来说很关键。针对有着不同的背景和多样的 AAC 系统需求的 AAC 沟通者，研究者已经为他们开发了许多辅助者训练手册和方法（例如，

[①]　编注：对应英文是 paraprofessional，因没有接受过类似教师的系统培训，因而有别于专业人员，但可以满足所负责学生的某些特殊需要以及帮助他们适应学校生活，国内也译为"助教""影子教师""陪读老师"等。

Blackstone et al., 1988; Culp & Carlisle, 1988; Light & Binger, 1998; Light, Dattilo, English, Gutierrez, & Hartz, 1992; Light, McNaughton, & Parnes, 1986; MacDonald & Gillette, 1986; McNaughton & Light, 1989; Pepper & Weitzman, 2004; Reichle, York, & Sigafoos, 1991; Siegel-Causey & Guess, 1989）。在这方面所做出的努力的数量和质量说明了为 AAC 沟通者及其辅助者提供大量的社交能力训练是很重要的。

通过专门训练，提供与社交能力有关的信息、训练和支持，这往往不够。在很多情况下，AAC 团队直接为那些只在社交场合下与 AAC 使用者接触的沟通同伴提供服务，例如，可能需要为朋友和沟通同伴提供信息来帮助他们调整互动，以适应 AAC 系统的要求（例如，AAC 使用者在组织信息时需要对方给予充分的停顿时间）。AAC 团队可能需要解释如何与使用低技术界面的人进行互动（例如，重复信息以提供反馈）。在学校里，对整个班级进行简要的培训有助于揭开 AAC 系统的神秘面纱，在很多情况下，AAC 使用者可以参与或开展这些培训。无论培训内容是什么，不管培训多么简要，像这样的沟通同伴干预通常与需要付出更多努力的辅助者训练一样重要。

策略能力

策略能力（strategic competence）是指 AAC 使用者采用补偿策略解决与 AAC 有关的功能限制的能力。这些可能包括与不熟悉 AAC 的人进行互动、处理沟通失败以及补偿缓慢的说话速率。甚至连最灵活的 AAC 系统也会给那些用它来进行沟通的使用者施加一些互动上的限制，因此 AAC 使用者需要拥有知识、判断和技能，才能让他们"在有限制的情况下进行有效的沟通"（Light, 1989b, p. 141）。策略能力的教学是指教会 AAC 使用者在出现沟通失败时使用不同的调整策略或应对策略。例如，AAC 使用者可以学习传递这样一条信息"**请你慢点儿，等我说完**"，或者学习使用一个手势来表达"**不，你理解错了**"。这是另一个辅助者和 AAC 使用者可以从中受益的训练领域。例如，很多时候如果沟通同伴能通过猜测帮助 AAC 使用者共同构建信息，AAC 使用者会因为沟通效率提高而心怀感激。可是，要让这样的情况发生，辅助者或者 AAC 使用者必须教沟通同

伴如何准确地进行猜测。米伦达和博普（Mirenda & Bopp, 2003）发表了一篇研究文章，总结了与 AAC 策略能力有关的研究。

要想让 AAC 使用者不断地获得专业技能，关键的利益相关者就需要一直具备 AAC 策略能力，以确保适当的评估、干预和指导。同时，这也意味着利益相关者要做好适当的准备，要不断地理解和实施 AAC 实践的标准和指导原则（ASHA, 2004, 2005）。遗憾的是，实际情况并不总是这样的。不过，还是有一些迹象表明未来会是振奋人心的。首先，当前 AAC 的研究关注 AAC 干预的过程和结果（Schlosser, 2003b）。我们希望对 AAC 循证实践的重视将会夯实我们的文献信息基础，从而形成指导 AAC 实践的原则。这些指导原则将指导 AAC 服务提供者开展适当的干预实践。开发实践指导原则是以特定时间该领域里可用的最佳信息为基础的，是一个不断演变的过程。其次，人们越来越意识到有必要指导（或训练）AAC 使用者，让他们成为越来越有能力的沟通者。当周围的人一般不使用 AAC 技术的时候，AAC 使用者要想变成熟练的沟通者往往面临着巨大的挑战。换句话说，他们无法像普通孩子那样，通过观察自己的父母、家庭成员和同伴来学习。通常，AAC 干预专家只为对 AAC 技术完全陌生的人提供训练和指导。遗憾的是，这些指导的质量和可获得性有着巨大的差异。有文章描述了一些为支持这种专家和 AAC 沟通新手之间导师 – 门徒般关系所做的努力（Cohen & Light, 2000; Light, McNaughton, Krezman, Williams, & Gulens, 2000）。

为未来做好准备

2010 年底的时候，我参加了一个 AAC 研究计划会议，（本章开头提到的）迈克尔·威廉姆斯也是一名与会者。因此，我们住在同一家酒店。一同入住的还有一群中学生和他们的家人，这些年轻人在酒店提供的休闲场所跳舞、游戏、进行足球比赛。一天早上，我看到迈克尔在吃早餐，他坐在桌边，桌子离客人排队吃自助早餐的区域很近。当那群年轻人排队等早餐时，迈克尔去接近他们。从远处看，我可以看见迈克尔和这些年轻人相处得很愉快，充满了欢声笑语。将近有一个小时他和不同的年轻人进行互动，直至轮到他们点早餐。我也观察

到，这些年轻人那天早晨坐下与家人和朋友共进早餐时，最为突出的对话主题就是用"电脑"和他们交谈的那个男人。到后来我才知道，几个月之前，迈克尔为其他 AAC 使用者写下如下文字："每次你踏出家门，每次你走在街上，每次你抓住陌生人的目光，每次你购物，每次你参加球赛，或者每次你对小孩说'嗨'的时候，你都在极大地改变这个世界对扩大式沟通者的期待"（Williams, Krezman, & McNaughton, 2008, p. 2003）。

AAC 使用者要想在未来获得成功，除了依靠自身的努力之外，还有赖于有能力的 AAC 利益相关者。比克尔曼、鲍尔和法格（2008）提供了一个人员框架，阐明了不同利益相关者的角色（见第 5 章）。大学也在拓展自身的能力以培养具备 AAC 能力的研究生。然而，一些大学仍然在培养专业人士来支持障碍人士，而几乎很少或根本没有提供任何 AAC 方面的系统准备。我们写这本书，是希望培养特殊教育教师、物理治疗师、作业治疗师、康复工程师和言语语言病理学家的大学项目能向学生提供辅助技术和 AAC 方面的训练。

我们需要一直为其他 AAC 利益相关者提供继续教育，这样他们才能一直是有能力的技术开发者、研究者、干预者以及公共政策倡导者。因为 AAC 使用者并不局限于特定的年龄段、病因、地理位置或场合，而且他们一直需要至少一定水平的支持，所以我们迫切需要有能力的 AAC 从业者。这本教科书引领读者学习 AAC 能力和专业技能，从而为 CCN 个体提供服务。

章节概览

本书的组织结构反映了我们在内布拉斯加 – 林肯大学一起教 AAC 课程的经历以及我们各自从那时起的自身经历。我们意识到，来自不同学科背景的人将通过这本教科书认识和学习 AAC。因此，第一部分的章节专门讲解有关 AAC 领域独有的概念、策略和技术。在第二部分中，我们将重点转向发展性障碍人士的 AAC 需求，强调初始沟通者（beginning communicators）的非符号和符号策略、语言学习、读写技能以及学校融合。在第三部分，我们探讨的是曾经一度能够说话和书写但现在由于后天损伤、疾病或病症而需要 AAC 系统的个体。

问题

1.1　哪类个体需要 AAC 支持?

1.2　第 1 章描述了五种不同的沟通目的。与每一种沟通目的相关联的个人的、社会的和沟通上的角色是什么?

1.3　从 AAC 的视角看,语言能力的意思是什么?

1.4　策略能力和社交能力有怎样的不同?

1.5　操作能力的不同成分有哪些?

1.6　如果有沟通困难的孩子的父母问你使用 AAC 支持进行沟通会是怎样的,根据你从本章所学到的以及本章中所列出的网络资源,你会告诉他们什么?

第 2 章　信息管理：词汇、闲谈与叙事

信息管理包括组织、储存或提取词汇、代码和信息以支持面对面的、书面的以及社交媒体的沟通。AAC 使用者的能力和信息组织偏好都不相同。有些人通过拼写单词的方式组织信息。对于那些掌握了必要的拼写技能的人们，这一策略使得他们可以组织任何他们选定的信息。有些人则通过从核心单词列表里逐一选择单词来扩大他们的拼写策略，这些单词预先储存在他们的 AAC 设备或 App 中。大多数 AAC 技术都支持这种提取单词以组织信息的语言模型。有些 AAC 使用者使用在他们的设备里由制造商所储存的或私人编程好的全部或部分信息进行沟通。

随着 AAC 技术在计算、储存和呈现能力上越来越强大，制造商和软件开发者越来越多地将信息集合（单词、短语和句子）编进技术里，他们的假定是，不管何类信息，对于不同年龄或生活阶段的 AAC 使用者来说都是一样的。预存好的词汇和信息减少了 AAC 辅助者（支持 AAC 使用者的沟通）的工作量，因此这对他们来说很有吸引力。除了提供预存的信息之外，有些设备还可以定制更多个性化信息。制造商放进 AAC 设备中的语言内容正变得越来越广泛、越来越复杂。尽管有些信息是文化自然而然的产物，但有些信息是个人的且独特的。在本章，我们将回顾与 AAC 策略和设备中信息管理有关的知识基础，这个基础植根于普通说话者以及 AAC 使用者的沟通模式中。因为我们提供的沟通支持面向的是不同沟通情境中的儿童、青少年及成人，所以与信息相关的内容全书都有涉及。对于 AAC 的使用者以及辅助这些使用者的人们来说，仔细研究一个 AAC 设备里所包含的语言内容非常重要，这有助于确定这些语言内容是否满足特定个体的文化、社交、看护与医疗需求。

AAC 旨在帮助说话不够好的人们实现与他人的日常沟通。因此，AAC 的核心目标是为个体提供机会与能力去：（1）沟通信息从而帮助他们完成对话互动；（2）参与家庭、学校、工作以及休闲活动中的沟通；（3）学习他们的母语；（4）建立并维持他们的社会角色（如朋友、学生、配偶、导师以及雇员）；（5）满足他们的个人需求；（6）准确地沟通以获得精准的私人与医疗看护。本章将介绍在这些情境和角色中影响 AAC 信息选择的因素。因为 AAC 的信息选择过程受多种因素影响，本章将提供一个概览，以补充涵盖特定干预的第 8 到第 18 章的信息。

 巴克利 AAC 中心的网站提供了大量的词汇与信息资源以支持跨年龄段的个体的沟通。

影响 AAC 信息选择的因素

词汇选择和信息组织对于大多数普通说话者和写作者而言是自动化的过程，他们中很多人不用事先太多地考虑要使用的单词、短语和故事，就能进入沟通情境。当然，有时候他们也会提前计划信息，甚至排练这些信息，例如，当他们求婚、参与就业面试、在法庭上作证、发表演讲或者书写合同协议的时候。然而，在自然言语互动和书面沟通中的信息选择通常是如此地自动化，以至即使是 AAC 专家，他们中大多数人也没有过在说话或书写之前选择词汇的经历。甚至，与有着诸如口吃、嗓音问题、发音问题、腭裂等沟通病症的个体进行定期接触的干预者也很少需要预先选择信息以支持对话或书面沟通。

我曾在 2005 年辅助亲密的朋友汤姆在多种情境下实现有效沟通。他患有肌萎缩侧索硬化并使用 AAC 技术。每周一晚，汤姆和他的妻子邀请社交圈与专业领域里的朋友到当地的一家餐馆参与"汤姆的时光"。他们不知道谁会参加，也不知道来访人数有多少，是通常的 25~30 人？还是曾出现在他生日会上的大约 200 人？当然，我们会将经常用到的闲谈信息输入他用于说话的 AAC 设备中。每周我们都会为这个活动提前准备，预测汤姆可能会用到的一些信息，然后提前将它们编进 AAC 设备中。这些信息通常包括个人近况、笑话、一周感悟、对当地及全国

新闻事件及体育的评论，以及对在场的某位有着健康、家庭或个人问题的个人的评论。汤姆通过字母拼写和单词预测组织新信息，但是因为来访的客人并不固定，他并没有很多时间去准备复杂的新信息。

（Beukelman, 2005; Rutz, 2005）

除了大多数 AAC 辅助者缺乏处理信息选择的经验之外，还有许多其他因素影响着不同沟通者使用的信息类别。年龄、性别、社会角色以及身体状况上的差异对自然说话者和 AAC 使用者来说都有着强有力的影响。儿童使用不同于成人的信息。年长者谈论的主题和使用的闲谈短语不同于年轻人。男人和女人谈论的主题也有不同的倾向。有着大量医疗与个人看护需求的个体所沟通的主题也不同于那些需求不那么大的个体。当 AAC 使用者及其辅助者来自不同的年龄、性别和社会群体时，信息选择甚至变得更为复杂。

除了信息使用上的一般差异外，个体在信息需求与偏好上也有差异。他们的生活环境影响了他们想要采用的沟通方式。在家里的沟通不同于在护理中心、护理之家、社区居住机构、学校和医院里的沟通。障碍或病症的类型影响了个体与照顾者、医疗人员、教育人员以及家人的互动。AAC 系统里的信息必须体现个体在兴趣以及家庭成员、街道、商店和宠物的名字上的差异性。最后，不同的生活经历也让个体有不同的故事可以讲述。

对于经历了致残事件或目前处于残障状态的人来说，从没有残障到有长期残障，这是一段进化之旅（Beukelman, Garrett, & Yorkston, 2007）。个体会经历意识、损失、适应以及重获自我这几个阶段。找到能够描述与这些阶段有关的情绪的词汇很有必要，但这些词汇在 AAC 系统中还未得到较好的理解与体现。长期残障个体经常以"过来人"的身份指导他人。这些过程也需要专门的词汇，它们不同于大多数 AAC 系统中的词汇。

幸运的是，与以前相比，终身残障个体的未来拥有多得多的自由和希望（McNaughton & Beukelman, 2010）。曾经一度，终身残障个体在家里或机构里过着隔离的生活。因而，他们的沟通需求相当受限，也是可预测的。然而，自 20 世纪 70 年代以来，残障人士的社会参与度有了极大提高。随着残障人士更加成功地参与到教育、社交、宗教、休闲、志愿以及职业等领域中，他们的沟通需求也发生了巨大改变（McNaughton, Light, & Arnold, 2002）。当然，电子沟通选择的增加也一直在改变并扩大人们的沟通需求。

不幸的是，随着 AAC 使用者的社交范围越来越广，他们遭遇犯罪与虐待的风险也在增加。布赖恩、凯里和弗朗茨（Bryen, Carey & Frantz, 2003）报告说，将近一半参与调查的 AAC 使用者（年龄在 18~39 岁之间）曾遭遇过某类犯罪。这些结果表明，在涉及法律和咨询层面时，有相应的词汇报告犯罪非常必要。科利尔、麦吉-里士满、奥黛特和派恩（Collier, McGhie-Richmond, Odette, & Pyne, 2006）总结说，在他们 3 年的研究中绝大多数 AAC 使用者都经历过大量的虐待，包括性虐待，而他们缺乏如何应对这些情况以及获取司法系统的服务等信息。布赖恩（2008）曾在研究中要求 AAC 使用者及专业人士挑选出六种成人社交情境中沟通所需的词汇，这些情境包括大学生活、性、报告犯罪、私人助理的管理、健康看护以及交通。结果表明，这些词汇中平均只有 55% 包含在当时可获得的 AAC 符号集里。

技术上的改变也对重度沟通障碍个体的沟通模式产生了广泛的影响。在 AAC 领域发展早期，AAC 系统的记忆与呈现能力非常有限，它们只能储存相对小的信息集。随着新的电子设计与便宜的计算机内存的出现，电子沟通设备的储存与计算能力已经得到了巨大的扩展，如今许多已经达到了近乎无限的信息储存容量。因而，AAC 设备现在可以容纳几乎无限的信息，包括与闲谈、脚本和故事有关的信息，这些信息在早期系统中是没办法得到管理的。此外，随着动态显示设备（个体可以像翻书一样改变计算机屏幕，并且使用灯光指示选择信息）的出现，AAC 辅助者和制造商通过采用不依赖 AAC 使用者记忆能力的策略为巨大的信息库组织并提供符号（见第 3 章）。在现代 AAC 设备中所有的语音输出足够清晰自然，这让 AAC 能应用于大量的社会情境中。总而言之，这些技术的进步不仅支持了与朋友的沟通，也支持了与陌生人的沟通；不仅支持了一对一的沟通，也支持了与大团体或小团体的沟通。

斯图尔特、拉斯克和比克尔曼（Stuart, Lasker, &

Beukelman, 2000, pp. 25-26）观察到如下关于 21 世纪初始时的信息管理的现象：

　　有关管理 AAC 设备中信息的"最佳"方式的争论一直持续着……信息组织，是基于单词，还是基于短语，到底孰优孰劣？ 这个争论也从未停止……（支持）基于单词策略的人们强调该方法相较于基于短语的方法更具灵活性。那些（支持）基于短语策略的人们（引用）的证据是相较于基于单词的方法，该方法改善了沟通的速率和时机。AAC 设备的设计者通过开发大量使用多种信息管理策略的 AAC 产品，对这一争论做出了回应……遗憾的是，该争论关注设计 AAC 设备的"最佳"方式，而非调整信息管理的（策略），以应对 AAC 使用者在参与生活时遇到的问题。

　　这些观点已经发生了改变。幸运的是，大多数高技术的 AAC 设备现在支持多种不同的信息管理策略。因此，AAC 使用者可以针对特定的沟通情境选择偏好的策略。

对话的信息

　　大多数对话的结构都是可预测的。通常，人们用问候发起一个对话，紧接着展开一小段闲谈。有些对话构成的是一段信息分享，有些则不是。所分享的信息可以有多种形式，包括故事（即叙事）、程序性的描述或者内容特定的对话。大多数对话的结尾是总结性陈述和最后的道别。参照对话结构选择和组织信息，这才能为支持对话提供所需信息。

问候

　　问候是发起社交互动的基本环节。问候通常比较笼统，因为它们一般不传达特定的信息。相反，它们表明意识到了某人的存在，表达了说话者示好或进行互动的意图，暗示了开启对话的邀请。尽管问候貌似简单，但是 AAC 团队在选择适当的问候时必须对所参与的个体的文化、社会地位和年龄有一些认识。这些因素在一定程度上通过问候的正式程度得以体现。通常，年纪较小的人不会以极为随意

的方式问候年纪较大的人或地位较高的人（如雇主、老师）。然而，至少在北美中产阶级文化中，对亲密的朋友或同伴使用可能包含个人特征（如"嗨！大块头！"）甚至稍显不敬（如"怎样，你这老 *&# ？"）的非正式信息是允许的。尽管特定的问候习俗可能会随文化而改变，但是这类信息总是需要多样性。因而，问候信息应该包含大量能反映文化差异的选项，让个体有机会表达他们对社交习俗的意识。此外，针对不同的信息，我们也不鼓励以千篇一律的问候开始。

　　本周，请留意你是如何问候他人的。分析一下你所使用的社交规则。密切留意你身边的人。留意说如下这些话的人们的年龄、熟悉度和性别，例如，"好吧，你好，亲爱的！""你好！""谢天谢地，好长时间了！""早上好！"和"怎么了？"

闲谈

　　闲谈是一种用于发起并维持对话互动的信息互换。闲谈脚本提供了参与社交并从社交中抽离出来的信息序列，这些信息在人们试图参与社交情境时似乎是必要的。一些对话，诸如那些发生在鸡尾酒派对或大型社交聚会上的对话，可能永远不会超越闲谈阶段。然而，闲谈通常是从问候到信息分享的过渡阶段，尤其当沟通双方不太了解彼此或者没有拥有很多共享信息的时候，更是如此。

　　AAC 成人使用者经常反映，他们很难应对社交情境。以下是这些年来我们所收集的评论：

　　"与我爱人的晚宴把我折磨得够呛。吃东西、交谈、微笑和闲谈……有太多东西要处理。"

　　"我的未婚妻对我说，直到我学会一些闲谈，她才会再和我一起去参加派对！"

　　"直到我 45 岁我才认真学习闲谈。我原以为那纯粹是浪费时间。我为什么要那么努力地去说毫无内容的东西呢？但是我错了。"

　　在使用 AAC 时，有一类闲谈尤其有效。这被称作一般闲谈（generic small talk），可以用于与不同的同伴进行对话，因为它不指向特定的共享信息。表 2.1 给出了一些一般和特定闲谈的例子。

表 2.1　一般和特定闲谈的例子

一般的	特定的
你家人怎么样了？	你妻子怎么样了？
发生什么了？	你在做什么？
难道那不漂亮吗？	那是一朵漂亮的花！
好故事！	有关你度假的一个好故事！
她很棒。	她是一名很棒的老师。

为了确定不同年龄没有残障的说话者所使用的一般闲谈的相对频率和类型，内布拉斯加–林肯大学的几组研究人员使用便携式语音激活式语音记录器录下了日常对话。学前儿童（3~5 岁）在家和学校中所说的将近一半的话语属于一般闲谈。对于年轻的成年人（20~30 岁）而言，所有话语中 39% 是一般闲谈（Ball, Marvin, Beukelman, Lasker, & Rupp, 1997; King, Spoeneman, Stuart, & Beukelman, 1995; Lasker, Ball, Bringewatt, Stuart, & Marvin, 1996）。年纪稍大的男性和女性所使用的闲谈要比年轻的成人略微少一些。65~74 岁的人 31% 的话语是闲谈，而 75~85 岁的人 26% 的话语是闲谈。这些结果证实了闲谈在各年龄段个体的日常沟通互动中所起到的广泛作用。为了在融合的社交情境中进行互动，拥有闲谈并会用是必要的。

在闲谈中所使用的信息随年龄的增长略微有些不同。应为 AAC 使用者提供从具体的资源列表和其他来源中选择他们所偏好的信息的机会。现在在巴克利 AAC 中心的网站上就有关于闲谈使用模式的具体信息。

叙事：说故事和公开演讲

对于成年人来说，说故事是一种常见的沟通形式。年纪大的成年人尤其喜欢使用故事来获得娱乐、实施教育以及与同伴建立社交亲密。说故事甚至对于无法说话的成年人来说也是一种重要的沟通形式。当年纪大的成年人开始将自己的社交时间越来越多地投入到朋友身上而非家人身上时，说故事变得尤为重要。随着这些个体失去配偶，进入退休状态或搬到看护机构，与他们同龄的个体建立社交联结的需求就变得很重要，而故事为这一点提供了一种渠道。

尚克（Schank, 1990）在他的《告诉我一个故事：全新看待真实与人为的记忆》（*Tell Me a Story: A New Look at Real and Artificial Memory*）一书中具体讨论了故事的形成、完善与储存。他指出人们使用来自多种来源的故事。第一人称故事（first-person stories）是指那些发生在说话者身上的故事。第二人称故事（second-person stories）是指那些说话者通过聆听或阅读从他人那里习得的故事。只要我们信任第二人称故事的来源，就可以把它说出来。官方故事（official stories）是指那些用于教授一门课程或解释一个现象的故事，通常为家庭、学校和宗教团体所用。最后，虚构故事（fantasy stories）是指那些编造出来的故事。马尔温（Marvin）和同事们研究了学前普通儿童的沟通模式，发现平均下来他们在家谈论的内容中有 9% 涉及某种虚构，而他们在学校的对话中有 11% 涉及某种虚构（Marvin, Beukelman, & Bilyeu, 1994）。

随着电子 AAC 设备记忆容量的增加和言语合成可理解度的提高，借助 AAC 系统讲故事已经变得更具可操作性。许多 AAC 使用者组织自己的故事并将之输入 AAC 技术中。对于其他人而言，AAC 辅助者在讲故事上起着重要的作用，他们辅助 AAC 使用者获取故事以完成对应的沟通。首先，辅助者必须理解个体期望包含在 AAC 系统中的故事。理解故事是关键的，因为讲故事必须要个别化，这样才能反映个人经历（例如，通过第一人称故事）、兴趣（例如，通过第二人称故事），以及归属（例如，通过官方故事）。其次，辅助者可以帮助使用者完成对 AAC 设备的编程。他可以将故事分割成一节一节的（通常是句子的长度），从而帮助 AAC 使用者用合成式言语按顺序一次一句或两句地讲述这个故事。最后，应该提供练习讲故事的机会。随着 AAC 系统中故事数量的增加，AAC 辅助者需要根据主题、关键参与者或者主要生活事件为故事创建索引，从而帮助使用者更高效地提取这些故事。当然，辅助者也可以使用非电子的 AAC 策略来储存与提取故事。例如，一名因中风而患有失语症的男士之前常常通过每次指着沟通书上的一部分使沟通同伴大声读出对应的故事台词，讲述他那不同寻常的名字"罗德里克"是怎么来的（参见第 4 章有关沟通书的讨论）。有的个体使用线条画来讲述故事，这些符号按顺序排列，在每个符号下方有书面故事。

 许多人使用 AAC 技术来支持他们公开演讲活动。在促进沟通的康复工程研究中心（Rehablition Engineering Research Center on Communication Enhancement, AAC-RERC）网站上有很棒的例子，如迈克尔·威廉姆斯关于其 AAC 旅程的《我们已经走了多远，我们还要走多远：来自战壕里的故事》的演讲，科林·波特纳夫（Colin Portnuff）对一群工程师和研究人员所作的名为《AAC：一名使用者的视角》（*AAC: A User's Perspective*）的演讲，以及贝丝·安妮·卢西亚尼（Beth Anne Luciani）有关大学生活的讨论——《AAC 与大学生活：就去做吧！》（*AAC and College Life: Just Do It!*）。

程序性的描述

程序性的描述提供了有关过程或程序的具体信息。通常，它们包含大量细节，能够有序展开描述，以及要求及时且高效的沟通。例如，告诉第一次开车到你家的人怎么走，或者告诉某人你最喜欢的蛋糕的制作食谱。除了大多数说话者可能需要描述的种种程序之外，许多残障个体还需要向家庭成员和护理人员描述个人护理及其他特定需求所需的程序。通常这些描述都是个别化的，它们对于有复杂医疗或护理需求的人们来说尤为重要，因为他们需要让医疗和护理人员知道他们希望得到怎样的治疗或照料。科利尔和瑟尔夫（Collier & Self, 2010）提到了影响 AAC 使用者及其私人助理间沟通有效性的相关阻碍以及如何调整的建议。记住，这些个体的沟通需求往往超出了特定的医疗或护理的程序性沟通，因此他们还必须与照顾者维持社会关系并分享信息。

内容特定的对话

内容特定的对话注重信息的给予与获取。通常，这些对话是没有脚本的，对话中的词汇因受许多因素的影响而不同，这些因素包括沟通同伴他们自身、主题、情境等。为了成功地参与这样的对话，个体通常需要组织独特且新颖的信息。大多数个体通过字母拼写或单词组合的方式做到了这一点。不过，现在词汇集和信息集已经开发出来以支持与特定内容有关的沟通。例如，布赖恩（2008）提供词汇以支持社交上受重视的角色（参见坦普尔大学残障机构 AAC 词汇网站）。巴兰丁和亚科诺（Balandin & Iacono, 1999）记录了在工作场所里休息时的对话。

总结话语与道别语

大多数沟通者使用总结话语来表明他们要结束一段互动。然后，他们用道别语来终止对话。"很高兴和你交谈""我们什么时候再约""我现在得走了""我有工作要做""孩子们需要我"以及"电话在响"这样的短语是对话中常见的总结话语。"回见""拜拜""再见"以及"以后再见"通常都用作道别语，至少在北美是这样的。

 巴克利 AAC 中心的网站上列出了许多不同年龄的人所使用的总结话语和道别语。

不同沟通模式与情境所需的词汇

用于沟通的词汇在很大程度上受沟通情境与模式的影响。例如，相较于为班级、商业会议或专业团体做的正式报告，个体在和朋友对话时，说话更为口语化和随意。成人对幼儿说话时，他们所使用的单词和语法结构也会与对其他成人说话时有所不同。再者，书面沟通不同于口头沟通。社交媒体中的对话习惯也不同于面对面沟通或传统的书面沟通。社交媒体中的对话经常用到缩写和代码，尤其在发短信的时候，信息的长度也减少了很多。在为 AAC 系统选择词汇时，AAC 团队应对这些不同的词汇使用模式有一个整体的认识。

口头与书面沟通

尽管说话和写作是看似不同却对等的沟通方式，

但这两种沟通模式有着内在的差异，这些差异可能不会立刻显现出来（Barritt & Kroll, 1978）。总体而言，口头沟通要比书面沟通使用更多有关个人特征的词汇和第一、第二人称的代词（例如，我、我们、你、你们）。与写作相比，口语里词汇的多样性要少，因为说话者经常重复用词；人们在口语里也倾向于使用更短的思考单元、更多的单音节和熟悉的单词，以及产生更多的附属想法。

在一项比较班级里口语与书面语使用情况的研究中，麦金尼斯（McGinnis, 1991）收集了三年级普通班 34 名学生的 1000 个单词的口语和书面语样本。她发现学生的书面词汇要比口语词汇更丰富。例如，口语样本（TTR = 0.30）的词型－词量比（即样本中不同单词的数量除以总单词量，英文是 type-to-token ratio，简写为 TTR）要比书面语样本（TTR = 0.46）的少。这一结果表明，相较于书面单词，儿童在口语单词上重复得更多。

学校谈话与家庭谈话

根据沟通情境的不同，口头沟通中使用的单词也会不同。例如，"学校谈话"与"家庭谈话"就有很多不同之处。即使都是为了达到同样的目的，如满足直接需求或实现与熟悉同伴的社交亲密，儿童也不会像在家里那样在学校使用语言。更何况，儿童在学校里主要是通过与相对不熟悉的成人交谈获取知识和对现实的理论解释以及分享他们对动作与情境的理解（Westby, 1985）。这么做的时候，他们必须"从'认为对方知道'这一假定（内隐意义，英文是 implicit meaning）转变为以词汇输出的方式将意图表达出来（明确意义，英文是 explicit meaning）"（p. 187）。

很少有研究详细记录儿童或成人在家和学校的单词使用模式。不过，马尔温和同事们（1994）记录了 5 名学龄前普通儿童在家和学校所说的单词。其中，大约 1/3 的单词孩子只在学校里说，1/3 只在家里说，还有 1/3 在家和学校中都说。比克尔曼、琼斯和罗恩（Beukelman, Jones, & Rowan, 1989）对 6 名 3~4 岁的普通儿童各 3000 个单词样本进行分析时发现，100 个单词占了他们在学校所生成言语的 60%。此外，在一个相关的研究中，弗里德·奥肯和莫尔（Fried-Oken & More, 1992）发表了一份依据发育和环境语源来划分的学前儿童的核心词汇列表。

学校环境的差异可能也会影响儿童在班级里所使用的单词。在小学和中学阶段，不同学科的课程内容也需要学生每天或每周都接触新的词汇。例如，当一名学生科学单元的主题从植物转成行星、史前动物或岩石时，这名学生在班里实现沟通的成功度很大程度上取决于适当词汇的拥有量。旨在支持学生对话互动的词汇集是相对稳定且可预测的，但不可能满足频繁变化的课程沟通需求。（要了解对学校情境中沟通模式的更完整的讨论，参见第 13 章。）

年龄变量

研究报告表明，年龄、性别与文化（如种族）的差异可能会影响个体在互动中使用的主题与词汇。例如，研究者至少从两个不同视角探究了年长成人的沟通模式。一个视角是研究并记录年长成人与年轻人语言上的差异，从而发现随着人们逐渐变老会出现哪些语言缺陷。从该视角出发的研究表明，随着年龄的增长，人们更少地使用适当名词，更多地使用一般代词，使用时参照物也更为模棱两可。此外，他们的词汇在命名和语法结构上的多样性是下降的（Kemper, 1988; Kynette & Kemper, 1986; Ulatowska, Cannito, Hayashi, & Fleming, 1985）。古德格拉斯（Goodglass, 1980）在报告中提到，个体积极的表达性词汇的数量在 70 ~ 79 岁这个区间会显著下降。

另一个视角是，根据人类认知的发展，年长成人的表现处于合理的适应性发展阶段（Mergler & Goldstein, 1983）。从该视角看，年长成人似乎根据"讲述"（即信息分享）这一独特的任务调整自己的沟通互动。年长成人作为"讲述者"，通过将过去作为资源来讲述以赋予现在意义（Boden & Bielby, 1983）。例如，斯图尔特、范德胡夫和比克尔曼（Stuart, Vanderhoof, & Beukelman, 1993）对 63~79 岁的女性对话中的主题参照物（topical reference）进行了研究。结果发现，与年纪大一些的女性相比，年纪小一些的女性更易做出以现在为导向的评论，更频繁地谈到有关家庭生活的主题。而年纪大一些的女性更经常谈及家庭之外的社交网络。

巴兰丁和亚科诺（Balandin & Iacono, 1998a, 1998b）研究了澳大利亚某个工作场所中成人在用餐期间对话词汇的使用情况。汤辛和阿朗（Tonsing & Alant, 2004）

记录了南非工作场所中社交对话的主题。在这些研究里这些作者报告了程度相对高的重叠。

性别变量

许多研究者报告了性别对语言和单词使用的影响。例如，男性和女性在言语使用上似乎有差异。男性使用较少的代词、更多的形容词、不常见的副词以及介词。女性使用更多的助词和否定词（Gleser, Gottschalk, & John, 1959; Poole, 1979）。男性讨论的主题好像也和女性不同。格莱塞（Gleser）和同事们（1959）发现，女性更经常谈及动机、情感、情绪和她们自身，男性则更倾向于谈及时间、空间、数量和破坏性动作。

斯图尔特（Stuart, 1991, pp. 43-44）总结了许多不同研究者在"男性交谈"与"女性交谈"之间差异上的研究成果，结果如下：

这些研究开展于西班牙一个村庄里、英格兰一个传统的工人阶级家庭里、非洲 !Kung 丛林人之间、纽约城路边交谈中、俄亥俄州哥伦比亚市、伦敦、就职于马萨诸塞州萨默维尔市一家电话公司的女人们之间、纽约的蓝领配偶之间，以及美国草案抵抗运动的参与者之间。令人印象深刻的是，这些结果是相似的，并且可以放在一起报告。结果表明，女性谈论的主题是人（她们自身、其他女人、男人）、个人生活/人际关系（年龄、生活方式、生活中遇到的问题）、家庭需要、书籍、食物、衣服和装饰，而男性谈论的主题是工作（土地、收成、天气、动物、价格、商业、金钱、工资、机械和木工）、法律事务、税收、从军经历和体育或娱乐（棒球、摩托车、帆船、捕猎、爬山和斗鸡）。

有关性别和年龄对 AAC 使用者词汇使用模型的影响，我们知道的依然非常有限。因此，AAC 专家必须对这些因素以及其他因素（如文化差异）可能会如何影响词汇选择过程保持敏感。同伴知情者可能是个体获取特定词汇知识的最佳来源，AAC 团队应该将这些同伴的观点作为资源，以便从中选择适当的词汇。

巴克利 AAC 中心网站上的总结单提供了很棒的材料资源，读者可以从中挑选个性化的词汇，组成列表。

不同沟通能力的个体所需的词汇

AAC 使用者的整体沟通能力是 AAC 团队在选择词汇时应该考虑的另一个重要因素。该部分讨论了三类个体：（1）那些处于前识字阶段的人们，例如，还没有学习读和写的幼儿；（2）那些不识字的人们，例如，无法学会读或写的个体，以及由于缺陷已经失去了这些能力的人们；（3）那些识字的人们。

"他们（AAC 使用者）无法自发地创造自己的词库，他们使用的词汇是由他人选择的或预先选择好的，而不是由他们自发地选择的。"（Carlson, 1981, p.140）

针对前识字个体的词汇选择

前识字个体还未习得读写技能。这些个体通常是幼儿，但也可能是年纪较大的个体，甚至是从未接受过识字教学的成人。因而，他们的 AAC 系统使用一种或多种第 3 章中所讨论的符号集或代码集以代表词汇。一般而言，前识字个体的词汇需求可以分为两类：沟通基本信息所需的词汇和发展语言技能所需的词汇。

涵盖式词汇

范德海登和凯尔索（Vanderheiden & Kelso, 1987）将沟通基本信息所需的词汇称为涵盖式词汇（coverage vocabulary），因为它包含的信息对于涵盖个体基本沟通需求是必需的。因为前识字个体无法根据字母将信息拼读出来，AAC 团队必须依据个体的需要囊括尽可能多的涵盖式词汇，不管他们使用这些信息的频率如何。例如，个体可能很少用到**我现在呼吸困难**这个信息，但是哪怕用到一次，AAC 团队也应该将它放入涵盖式词汇中。

涵盖式词汇的选择主要取决于个体的沟通需求。正如前面提到的，这些需求有可能随着个体的年龄和沟通情境的变化而改变。例如，在生日宴会上所需要的涵盖式词汇将与物理治疗课上所需要的有很大的差异。AAC 团队可以通过仔细分析前识字个体的环境需求和沟通需求选择针对他们的涵盖式词汇。（这些过程的细节将在本章后面得到讨论。）

前识字个体的涵盖式词汇通常是根据情境（环

境或活动）组织的，这样在需要的时候他们就有相应的单词了。因而，AAC 团队可以将个体在吃饭、穿衣、洗澡、玩特定游戏、参与特定学校活动等时所需要的词汇设计成独立的沟通活动界面，并将这些界面有策略地置于环境中，如厨房、浴室或特定的班级区域，以方便使用。不用时，将它们放在手提箱或笔记本中，以便下次用时查找。（在第 8、10 和 11 章中会具体讨论活动板策略。）针对出现后天医学病症的成人（Beukelman, Garrett, & Yorkston, 2007）和有急性医学需求的成人（Hurtig & Downey, 2009）所制作的 CD-ROM 式的 AAC 板是两种非常好的涵盖式词汇资源。此外，AAC 团队可以依据与个体有情境相关性的"主题"或"水平"，通过编程将词汇放入电子言语生成设备（speech-generating device, SGD）中。

发展性词汇

　　AAC 系统的词汇集可能也包括个体还不认识的单词，之所以选择这些单词主要不是出于功能性目的，而是为了鼓励个体的语言发展和词汇增长。至少应该给跨年龄段的人们提供一些发展性词汇，因为语言增长是一个持续的过程（Romski & Sevcik, 1996）。如果一名前识字儿童将要首次体验某件事，如马戏表演，那么该儿童的 AAC 团队可以将与这一新情境有关的词汇纳入沟通界面，尽管该儿童从未使用过这些词汇。在马戏表演期间，儿童的家长或朋友可以指着界面上与当时情境有关的词汇，如**小丑、狮子、有趣的**和**可怕的**。通过接触，儿童获得了发展语言和学习新词汇的机会，就像会说话的儿童通过听人们重复说新单词而学习新单词那样。

　　对于任何年龄的初始沟通者而言，发展性词汇应该包括鼓励他们使用不同语言结构和组合的单词或信息，例如，表明持续的"更多"，表示否定的"不"，以及表示位置的"那里"。AAC 团队可以收入各种各样的名、动词和形容词以支持个体组合单词（例如，**更多的车、不吃**）。随着个体语言能力的提升，团队成员应该选择词汇以鼓励两个、三个、四个或者更多个单词的组合使用。发展性词汇所包含的单词应该至少来自如下语义类别（Lahey & Bloom）：

- 实词（substantive words）（即人、地点、物）
- 关系词（relational words）（例如，大、小）
- 一般动词（generic verbs）（例如，给、得到、使得）
- 特定动词（specific verbs）（例如，吃、喝、睡觉）
- 情绪状态单词（emotional state words）（例如，快乐的、害怕的）
- 肯定 / 否定词（affirmation/negation words）（例如，是、不、不是）
- 反复 / 终止词（例如，更多、全没了）
- 先是人名，之后是人称代词；起先，可以使用适当的人名而非代词表示主谓关系（例如，派特想要，而不是我想要）和所属关系（例如，麦克车，而不是他的车）
- 先是单一的形容词（例如，热、脏），之后是它们对应的反义词（例如，冷、干净）；起先，可以将"不"和一个形容词一起使用以表明一个对应的反义词（例如，不 + 热 = 冷）
  - 相关的颜色
  - 相关的介词

　　研究者调查了学前环境里 50 名学步儿的核心词汇（Banajee, Dicarlo, & Stricklin, 2003）。结果表明，I、no、yes/yeah、want、it、that、my、you、more 这 9 个单词是这 50 名儿童最常使用的。其他常用的单词包括 mine、the、is、on、in、here、out、off、a、go、who、some、help 和 all done/finished。这些单词代表着不同的使用功能，如表示请求、肯定和否定。这份列表没有包含任何名词。瑞思考勒、阿利和克莉丝汀（Rescorla, Alley, & Christine, 2001）研究了学步儿单词使用的频率。这些作者在他们文章的附录部分提供了大量有关单词使用频率的信息。

针对不识字个体的词汇选择

　　不识字个体无法通过字母拼写的方式组织信息，人们也不指望他们可以学会或重新获得这些自主的拼写技能。这些个体中大多数人认识的字仅限于已经记住的功能性视觉单词（functional sight words）。针对不识字个体的词汇选择主要目的在于满足他们在多种环境中的日常、持续的沟通需求。然而，为这些个体选择的信息可能与为前识字个体所选择的在很多方面有着不同。

　　首先，人们几乎总是从功能性而非发展性的视角为不识字个体选择信息。选择的信息通常是独立的单词，或者更为经常的是完整的信息，以满足个体的沟通需求。这些信息由一类或多类符号所表征，这将在第 3 章中得到讨论。其次，非常重要的一点是，针对不识字个体所选择的涵盖式词汇应与年龄和性别相适应，对于智力或发展性障碍个体而言尤其如此。如果是青少年或成人，就要特别注意不要为他们选择只适合婴幼儿的单词和信息。例如，同一张笑脸符号用于幼儿时表征**开心**，用于青少年时则表征**很棒**。然而更好的是，针对青少年，指定一个拇指向上的符号来表达**很棒**或**太好了**的意思。

AAC 团队可以适当地往不识字个体的 AAC 系统里加入一些发展性词汇。例如，只要个体在生活中遇到新的环境或参与机会，AAC 团队就应加入新的信息。然而，这么做的目的在于提高个体可以沟通的单词量和主题量，而非增加复杂语法形式的使用量。再次重申，在各种符合年龄的情境中进行高效的功能性沟通对这些个体而言至关重要。

针对识字个体的词汇选择

能够阅读和拼写的个体拥有更多的信息准备方式。在适当的 AAC 设备上，识字个体可以按照字母拼写和单词提取的方式组织信息，也可以提取完整的信息，只要这些信息已经储存在设备上。依据个体的沟通需求，AAC 团队可以事先准备三类信息以便快速提取：与时机把握有关的信息、与信息加速有关的信息以及与减少疲劳有关的信息。

时机把握

有些信息的传递只有把握住时机，才是有效的。尽管识字个体可以拼写出具有时间敏感度的信息，但如果这些信息没有被及时地传递出去，其信息意义可能就变得无效。例如，如果没有将**请先抬起我的脚，再把我的轮椅向前推**这一信息及时地传递出去，很可能当个体还在组织信息时，轮椅就被移动了，那么信息的相关性也就失去了。因而，团队应以完整的形式储存与提取对时机有严格要求的信息。这样的例子还有**稍等一下，我就快弄完了。/在你走之前，可以帮我一下吗？/我们什么时候再见？/别走，我挂的点滴在漏。/真疼，请停下来**。在确认哪些信息的传递需要把握时机时，团队可以咨询 AAC 使用者及其辅助者。

信息加速

AAC 团队在选择词汇时，除了需要确认它是否需要把握时机之外，还应确保它能提升整体的沟通速率。范德海登和凯尔索（1987）引入了加速式词汇（acceleration vocabulary）这一术语，这类词汇通常比较长且出现的频率比较高。对于这类词汇，通常一个用于方便提取的编码策略就可以极大地减少键盘的敲击次数（参见第 3 章以获得对信息编码和沟通速率提升更全面的讨论）。因而，AAC 团队收集加速式词汇的目的不在于让个体沟通特定的想法，而是提升个体交流想法的速率。

减少疲劳

AAC 团队通常为识字个体选择的第三类词汇是会减少疲劳的词汇。在很多情况下，组成加速式词汇的单词和短语和那些为减少疲劳而编码的词汇是一样的。然而，在特定情况下，选择可以减少疲劳的词汇需要一种略微不同于选择其他词汇所使用的方式。例如，有些人的疲劳是累积式的。清晨，他们或许会比晚些时候或晚上有更多的体力使用 AAC 系统。对于这样的情况，AAC 团队应该选择可以减少疲劳的词汇以满足个体在一天里疲劳水平最高时（如晚上）的沟通需求。通过这种方式，他们可以避免在疲劳时拼写单词。对高疲劳时期沟通模式的分析有利于 AAC 团队选择出可以减少疲劳的单词和信息。

社交媒体

过去几年里，随着电子邮件、短信、推特这样的社交媒体和 Facebook、Google+ 和 MySpace 等社交网络的出现，全世界的沟通方式都在发生变化。有些 AAC 使用者也在使用社交媒体。随着移动技术越来越多地用于支持沟通，更多针对 AAC 使用者的社交媒体在接下来几年里毫无疑问会迅速出现。不同于面对面的沟通，社交媒体中的沟通经常使用缩写和编码、语法不完整的信息，以及有限的标点符号以减少敲击小屏幕上或嵌入移动技术中键盘的次数。对于 AAC 使用者，社交媒体的使用"将他们与世界相联结"，但也会引入新的信息组织、储存和提取的规则。

AAC-RERC 白皮文件《移动设备与沟通应用》（*Mobile Devices and Communication Apps*）讨论了用于支持沟通的移动技术。

词汇资源

很少有人能以一己之力将某个环境所需的所有词汇项都选出来。因此，有必要从多种来源获取词汇信息。这一部分总结了 AAC 团队在词汇选择中通常使用的来源，并指出在哪些情境下这些来源最为有用。

核心词汇

核心词汇（core vocabulary）是指为很多人普遍使用且频繁出现的单词和信息。通过评估很多人的词汇使用模式，实证研究或干预报告确定了核心词汇。AAC 团队基于三类模式中形成的单词列表确定了核心词汇：（1）其他成功使用 AAC 系统的个体的词汇使用模式；（2）特定个体的使用模式；（3）相似情境中自然说话者或书写者的表现。

AAC 使用者的词汇使用模式

在开发核心词汇列表时，尤为关注的是有能力操作 AAC 系统并能进行社交的个体的表现。研究者长时间收集这些个体的沟通样本并分析他们的单词使用模式。第一项研究涉及了 5 名使用佳能沟通器（Canon Communicators）的年轻残障成年人在 14 天里按照字母的方式组成的全部单词（Beukelman, Yorkston, Poblete, & Naranjo, 1984）。要想获得这 5 名成年人所生成的所有单词的列表，可参见巴克利 AAC 中心网站上的词汇资源。这 5 名成年人用于沟通的单词有将近 80% 为 500 个最频繁出现的单词。

在之后的研究中，研究者将 10 名使用 AAC 策略的人士在沟通互动中所生成的单词列表与从已发表的词汇来源中选择的六个不同的单词列表进行比较（Yorkston, Smith, & Beukelman, 1990）。这 10 个人全都使用拼写的方式表达信息。这些结果表明，实际上这些个体所使用的单词有 27% 至 60% 包含在各种已发表的列表中。

基于 15 名 AAC 成人使用者的信息，开发的名为《看见我们所说的：使用扩大和替代沟通的成人的情境词汇》（*See What We Say: Situational Vocabulary for Adults Who Use Augmentative and Alternative Communication*）（Collier, 2000）的手册涵盖了针对众多情境的词汇。这些情境包括指导私人护理、访谈服务提供者（service providers）、就 AAC 系统进行的沟通、就就坐、交通、倡导、银行业务和理财进行的沟通、外出就餐、打电话、参与会议、表达与性相关的认识／需求以及面对生离死别。

汉森和松德海默（Hanson & Sundheimer, 2009）认为，通过电话进行互动对于 AAC 使用者来说是一种有难度的沟通形式。在研究中，他们探究了使用 AAC 技术的人们在进行电话通话时，获取发言权的信息（**请等一下，我正在用电脑说话**）和延迟对成功通话的影响。他们将有延迟和没有延迟的通话以及有获取发言权信息和没有获取发言权信息的通话随机分配至经过挑选的事务上。这些通话中有 76% 被划分为不成功。绝大多数成功的通话发生于有获取发言权的信息并且没有任何延迟的时候。

科林·波特纳夫在他的 AAC-RERC 网络直播节目——《AAC：一名使用者的视角》中，分享了他通过电话进行沟通和面对面沟通的一些私人策略。

特定个体的词汇使用模式

在为个体开发 AAC 系统时，根据该个体过去表现收集的单词列表，即个别化单词列表（individualized word list），是更为有效的词汇来源（Yorkston et al., 1990）。这是在意料之中的，因为个体过去的表现可以最好地预测其未来的表现。在过去，很难获取并分析个体的沟通样本以开发个别化单词列表。而近来，许多 AAC 设备都装有表现测量和分析技术以监控个体的词汇使用模式。但与这些技术有关的隐私问题一直都让人担忧，因此使用 AAC 技术的人需要参与到所有有关以这种方式监控表现的决策中（Blackstone, Williams, & Joyce, 2002）。参见第 3 章以了解更多信息。

普通说话者或书写者的词汇使用模式

已有大量研究对普通说话者和书写者的词汇使用模式进行了探索。这些探索所获得的丰富的核心词汇信息，在为特定个体开发词汇列表时会很有帮助。正如前面提到的，约克斯顿及其同事已表明为 AAC 使用者选择词汇是个复杂的过程，因为基于任何一类模式形式的词汇列表只包含一部分将会需要的单词。这些作者总结了核心词汇在 AAC 应用中的作用，表述如下：

我们的数据……表明（标准的单词列表）为AAC 应用中所包含的潜在单词提供了很棒的来源。将标准的单词列表纳入 AAC 设备的记忆卡中可以极大地节省扩大式沟通者及其辅助者的时间。然而，不能盲目地教授这些标准列表。既然每一台 AAC 设备都是根据指定客户的需要设计的，那么也应采用系统的策略将标准词汇列表里不必要或"费时费力的"单词删掉。（1990，p. 223）

边缘词汇

边缘词汇（fringe vocabulary）是指个体所特有或独有的单词和信息，例如，喜欢的表达方式、特定的人名、地名和活动。这些单词使 AAC 系统中的词汇私人化，并让核心词汇列表上没有出现的思想和信息得以表达。从根本性质上说，AAC 使用者的边缘词汇必须要由了解 AAC 使用者及其沟通场合的知情者来推荐。AAC 使用者自身是最重要的潜在知情者。他们能否发挥好这个角色的作用，即了解自身对词汇和信息的需求，取决于许多因素，包括年龄、认知和语言能力以及辅助者提供的支持水平。

有一类边缘词汇与 AAC 使用者的特殊兴趣有关。通过面对面的互动和电子邮件的沟通，他们有越来越多的机会培养并维持他们的兴趣，以及与他人沟通他们的兴趣爱好。宠物、艺术、园艺、体育、政治、宗教、倡导、音乐、技术和投资，诸如此类的兴趣都有专门词汇。为了确保涉及这些主题的沟通顺利进行，团队必须将有关这些主题的专门词汇放进 AAC 系统里。罗、希金博特姆、莱舍（Luo, Higginbotham, & Lesher, 2007）介绍了他们的网络爬虫项目（Webcrawler project），该项目教授如何从网络获取与主题相关的词汇以用于 AAC 技术。这样的词汇可能与特定的主题或当前的事件有关。

知情者

总有一两名 AAC 团队成员，经常还是专业人士，在选择边缘词汇时并没有咨询足够多的知情者。一项研究（Yorkston, Fried-Oken, & Beukelman, 1988）表明，两类知情者为 AAC 使用者选择的头 100 个边缘词汇单词中大约只有一半是一样的。因而，AAC 团队应该咨询多个知情者以尽可能获得最佳的边缘单词列表。最直接的知情者是配偶、父母、兄弟姐妹、教师和其他看护者。像雇主、同事、同伴和朋友这些知情者通常也会提供有价值的词汇建议。当然，只要有可能，AAC 使用者不仅应该就要纳入或保留在词汇里的单词和信息给出自己的建议，还要确定潜在的知情者。

关于知情者在词汇选择中的表现或作用，仅有少数这方面的研究。莫罗、比克尔曼、米伦达、约克斯顿（Morrow, Beukelman, Mirenda, & Yorkston, 1993）研究了三类需要经常做出词汇选择的知情者：父母、言语语言病理学家和教师。研究结果表明，每一个知情者都提供了许多重要的边缘单词，在这个词汇选择过程中没有一个知情者可以被剔除。具体而言，对于参与该研究的 6 名儿童中的 3 名而言，他们的母亲提供了最多的边缘单词。对于其他 3 名儿童，他们的言语语言病理学家提供了最多的边缘单词。由教师所贡献的边缘单词尽管数量上较少，却对课堂参与尤为重要。法伦、莱特、佩奇（Fallon, Light, & Paige, 2001）开发了一份词汇选择问卷并进行了实地测验。可以在他们文章的附录部分找到这份问卷。

词汇选择过程

有关如何选择边缘词汇的研究尽管非常少，却给出了指导该过程的重要建议。对于个体而言，初期的词汇应极为有趣，有频繁使用的潜力，可以呈现大量语义观点和实用功能，反映"此时与此地"以便于理解，有组成多词的潜力，以及便于生成或解释（Musselwhite & St.Louis, 1988）。除了使用法伦、莱特和佩奇（2001）开发的问卷来选择达到这些标准的词汇外，在 AAC 领域中团队还可以使用一些其他已得到广泛使用的工具，包括环境或生态量表、沟通日记和核查表。

环境或生态量表。为了让词汇个别化，一些作者设计了环境或生态量表以帮助 AAC 团队记录个体如何参与和观察各种不同的活动（Carlson, 1981; Mirenda, 1985; Reichle, York, & Sigafoos, 1991）。卡尔森指出，"只有将观察和参与区分开来，才有可能更好地了解（个体）在该领域中的实际体验，而不是（辅助者）对该体验的感知。"（Carlson, 1981, p.142）AAC 团队使用环境量表观察并记录了有残障和没有残障的同伴在频繁发生的活动中所使用的词汇。然后，他们从这些词汇中选出 AAC 使用者可以管理的最为关键的词汇，并将其列成一份清单。

"家长词汇日记……为专业人员的观察提供了宝贵的补充。我认为，尽管没法从这些日记中获得有关发音或语法的信息，但大多数家长可以通过它们学习如何列出孩子一天里所使用的词汇。"（Crystal, 1987, p.41）

沟通日记与核查表。词汇日记记录了各种情境中所需要的单词或短语。通常由知情者来记录，他们只要在一张白纸上记下一天里所需要的词汇即可。在词汇选择上，诸如《麦克阿瑟-贝茨沟通发展量表：单词和句子》（MacArthur-Bates Communicative Development Inventory: Words and Sentences; Fenson et al., 2007）等经过认真构建的词汇核查表也是一条可走的捷径。莫罗和同事们（1993）研究了知情者对沟通日记和环境量表（在 Carlson, 1981 之后）以及词汇核查表（Bristow & Fristoe, 1984）的反应。家长、教师和言语语言病理学家都评定沟通日记和环境量表这两种方法较易于使用，而词汇核查表略微更令人满意一些。

AAC 技术中的语言模型

AAC 技术越来越多地包含由制造商预先设计好的信息内容。根据预期会使用设备的人们的年龄和语言能力，不同的语言模型已开发出来。通常，这些内容系统包含了大量不同的词汇和信息，这些词汇和信息超出了本章的范畴而无法得到具体的介绍。

词汇维持

本章讨论了词汇选择初期阶段的不同方面。词汇选择也包括了词汇维持的持续过程。有些单词和短语因为经常用到，很容易就被 AAC 使用者和辅助者保留在系统中。有些单词和短语要么是因为一开始就没有选好，要么是因为不再有用，所以用得不那么频繁，例如，AAC 团队为特定场合（如课堂上学习一个特定的单元）或为特定事件（如感恩节或其他节日）选择的词汇。用于特定场合的词汇，一旦不再需要，应从可用的词汇中删除，从而为其他更重要的词汇腾出空间以减少个体的认知负荷，因为他们在选择前必须浏览许多词汇。

问题

2.1 AAC 干预的核心目标是什么？

2.2 AAC 使用者以不同方式管理他们的信息准备。以单词为基础的信息准备是如何不同于以字母拼写为基础的信息准备的？

2.3 AAC 使用者在生活中遭遇过犯罪或虐待的概率是多少？

2.4 可以如何设计 AAC 系统以方便在法律和咨询活动中处理当下或之后的犯罪和虐待问题？

2.5 在对话中问候、闲谈、信息分享和总结阶段彼此间有怎样的不同？

2.6 对于前识字、识字和不识字的 AAC 使用者，词汇和信息选择有怎样的不同？

2.7 在一个 AAC 系统中，核心词汇和边缘词汇有什么不同？

2.8 为什么通过字母拼写组织信息的人会选择将完整的信息储存在他／她的 AAC 设备中并对其进行提取呢？

2.9 对于 AAC 使用者而言，知情者在信息选择过程中起着什么样的作用？

第 3 章　符号和速率的提升

当我在早餐桌边这个位置坐下时，晨报就摆在我面前，上面印有一个国家预算的支出图表，一张有关天气信息的图像，一张有关棒球统计数据的表格，一张用于制作花园椅子的工程图，一些远方地点和人物的照片，一张表达编辑对某位政治人物看法的漫画……在我面前的墙上贴着一张日历，（在它上方）挂着一个时钟。所有这些信息还有其他一些信息，我在还没有打开电视机或电脑时就获得了。

（Ittelson, 1996, p. 171）

伊泰尔森（Ittelson）对他吃早餐时看到的各种视觉媒体的描述提醒了我们——每天我们都被符号包围着。一些符号表征时间（如日历或时钟），一些则表征思想（如一张图表或一幅漫画），还有一些则表征物品、动作、情绪、指令等。在许多（但并非所有的）情况下，人们通过符号将信息从一个人传递至另一个人。事实上，没有符号的话，我们无法完成书面上的沟通，或发送非口语信息以传达同情、温暖和认可。就不会有金色拱门（麦当劳）！不会有老鼠耳朵（迪士尼）！没有价签，没有警告信号，没有新闻报纸，没有课本！没有了通过手势、身体语言、书面语和其他符号发送信息的能力，我们现在所知道的沟通将会是一个截然不同且要贫瘠得多的体验。

"没有什么东西可以像符号的使用那样具有创造性和灵活性，从而将人类与其他物种区分开。"

（DeLoache, Pierroutsakos, & Troseth, 1997, p.38）

AAC 的威力很大程度上就来自其广泛且大量的符号和信号，不仅仅是人们言语中的，发送信息所使用的符号和信号都包含在内。尤其对于无法阅读或书写的个体而言，以替代的方式表征信息和概念的能力才是沟通的核心。关于研发易于使用和学习的全面符号系统，认可符号的重要性已经推进了许多致力于此的研究和临床工作。在本章，我们将回顾许多最常用的符号类型并讨论它们对不同个体的价值。

符号的概览

在描述符号及其不同形式上，已有许多定义和分类系统（参见 Fuller, Lloyd, & Schlosser, 1992）。基本上，符号（symbol）是"代表或表征其他事物的东西"（Vanderheiden & Yoder, 1986, p.15）。这里"其他事物"（something else）指的是符号的指示物（referent）。可以通过许多特征来描绘符号，包括现实性、象征性、模糊性、复杂性、图形背景差异（figure–ground differential）、知觉清晰度（perceptual distinctness）、可接受度、有效性、颜色和大小（参见 Fuller, Lloyd, & Stratton, 1997; Schlosser, 2003e; Schlosser & Sigafoos, 2002; Wilkinson & Jagaroo, 2004）。在所有这些特征中，象征性是 AAC 研究者和临床工作者最为关注的。象征性（iconicity）是指"个体在符号及其指示物之间所形成的任何联系"（Schlosser, 2003e, p.350）。在"象征性"维度的一端是透明的（transparent）符号，即"对指示物的形状、动作或功能的描绘使得符号的含义可以在没有指示物的情况下很容易被猜出来"（Fuller & Lloyd, 1991, p.217）。在该维度的另一端是不透明的（opaque）符号，即"甚至在已知符号含义的情况下，仍无法感知任何（符号–指示物）的关系"（Fuller & Lloyd, 1991, p.217）。例如，一只鞋的彩色照片是透明的，而书面词汇"鞋"是不透明的。在这两个极端之间是半透明的（translucent）符号，即"指示物的含义可能是明显的，也可能是不明显的，但是只要提供含义的话，即可感知符号和指示物之间的关系"（Fuller & Lloyd, 1991）。例如，在北美通常用于表示"停止！"的手势是将一只放平的手或手指快速地横切一下喉咙，并伴有痛苦的面部表情。因为这种"割喉咙"的手势是好莱坞电影工业里 Cut!（也有"停止"之意）的表达。通常通过对符号和指示物间的关系进行量化评定来判断该符号是否属于半透明符号（Lloyd & Blischak, 1992）。

符号可以分成辅助式（aided）符号，它们需要某类外在的辅助，如生成设备，以及非辅助式（unaided）符号，它们不需要外在设备就能生成（Lloyd & Fuller, 1986）。辅助式符号包括实物、黑白线条图，非辅助式符号包括面部表情、手部符号以及自然言语和发声。此外，有些符号集合同时使用辅助式和非辅助式两类符号我们称之为组合式符号集合（combined symbol sets）（例如，马卡顿词汇；Grove & Walker, 1990）。

符号理解的发展

所见者自身的因素对符号的含义起着调节作用，这些因素包括他／她的动机、神经系统的状态、发展年龄、感觉能力、认知能力、沟通／语言能力，以及对世界的经验（Mineo Mollica, 2003）。例如，象征性与符号学习似乎在很大程度上"受限于文化、时间，总体而言，受限于经验"（Brown, 1977, p. 29）。因而，邓纳姆（Dunham, 1989）发现，有智力障碍的成年人在猜测手部符号的能力上与普通成年人存在差异，这些符号在普通成年人看来是"能够猜出来的"。这两组群体不同的文化和经验背景有可能是影响该结果的因素之一。此外，罗姆斯基和舍夫契克（Romski & Sevcik, 1996, 2005）的纵向研究工作表明，口头语言理解力在符号学习过程中起着关键作用。在针对有重度认知障碍青年的研究中，研究者发现能够理解特定指示物含义的人们要比没有那种理解能力的个体更容易识别指示物的抽象符号。

> "在过去，人们认为象征性可以辅助早期符号学习者，并且学习象征符号和任意符号是两个不同的过程，但是事实好像不是这样。沟通符号的象征性好像并没有给非常年幼的孩子以优势，这些孩子仍然用大量的任意符号和象征符号表征指示物。"（Stephenson, 2009a, p.196）

发展年龄是影响符号理解的另一个因素，至少对于图像（即图片）符号是这样的。纳米和同事们（Namy, 2001; Namy, Campbell, & Tomasello, 2004）在研究年幼的普通儿童的符号发展时发现，象征性的程度没有促进 18 个月大的孩子对意义的理解，但确实促进了 26 个月大的孩子对意义的理解。这一结果与其他有关普通儿童的研究结果是一致的，即"图片能力"（pictorial competence，即感知、解释、理解并使用图片进行沟通的能力）是在生命头几年逐渐发展起来的（DeLoache, Pierroutsakos, & Uttal, 2003, p. 114）。普通小孩差不多 2 岁时开始对图片做出对物品那样的反应（即他们将图片感知为与它们的指示物是一样的），如试图抓握它们（DeLoache, Pierroutsakos, & Troseth, 1997; Rochat & Callaghan, 2005）。直到大约 3 岁时，孩子开始理解：（1）图片本身是二维的物品（即"双重表征"）；（2）图片可以代表物品或概念（即它们是符号）；（3）指示物可以通过多种方式被象征性地描绘出来（如彩色照片、黑白线条图）。理解并使用多种符号类型的能力会持续发展至 5 岁左右，这时候孩子开始考虑符号生产者的特征，如他们能够将画得粗糙的符号和画得精细的符号与儿童画的和成人画的分别匹配起来（Rochat & Callaghan, 2005）。

> "我们永远不能假定幼儿会识别一个已知的符号 – 指示物关系，不管这一关系在成人或者年纪大一些的孩子看来多么明显。"（DeLoache, Miller, & Rosengren, 1997, p. 312）

毫不奇怪的是，儿童即使 3 岁之后，也不是所有符号和指示物对应图片的能力都会出现。一些语言概念要比其他一些语言概念更容易符号化。例如，维瑟、阿朗和哈蒂（Visser, Alant, & Harty, 2008）发现大约 1/4 的 4 岁普通儿童难以识别悲伤、愤怒和恐惧／害怕的线条图符号，但是在识别快乐上几乎没有任何困难。总体而言，相较于动词（例如，来、去、想要）、描述词（例如，大、更多的、都没了）以及 wh- 问题（例如，谁、什么），名词（例如，人、物、地点）要更容易得到表征（Bloomberg, Karlan, & Lloyd, 1990; Lund, Millar, Herman, Hinds, & Light, 1998; Mizuko, 1987; Worah, 2008）。

关于这方面的研究，莱特和同事们曾要求普通孩子（4~7 岁）画出抽象语言概念的图片（即符号），例如，都没了、谁（Lund et al., 1998; Light, Worah, et al., 2008）。他们发现孩子们的图画与那些商业产品中所使用的 AAC 符号集合很不一样。例如，孩子们的图画里通常会出现熟悉的人并且他们将概念嵌入概念所发生的情境中，而不是以概括的方式描绘它们。因而，在"谁"（who）这个单词的图画里，他们画了一个小人站在一个大一些的人的旁边，在一定距离之外画着第三个人。在让孩子们解释他们的图画时，孩子们说他们是那个小人，和他们的父亲或母亲（那个大一些的人）站在一起，因为看到某个不认识的人，他们正在问道，"那是谁？"这与一些 AAC 符号集合中对谁（who）这个概念的描绘形成了鲜明的对比，符号可能是一个人的头，在头的中间有一个问号。在随后的一项研究中，沃拉（Worah, 2008）使用伦德等人（Lund et al., 1998）以及莱特、沃拉等人（2009）两个研究中儿童的图画设计了一套符合发展水平的符号（Developmentally Appropriate Symbols, DAS）集合，这些符号所针对的概念包括都没了（all gone）、大（big）、来（come）、吃（eat）、更多（more）、打开（open）、上面（up）、想要（want）、什么（what），以及谁（who）（见图 3.1 的例子）。她发现接受过 DAS 训练的 2~3 岁的普通孩子表现显著地超过那些接受图片沟通符号（Picture Communication Symbols, PCS; Mayer-Johnson LLC, 1981–2011）训练的孩子。她得出结论，只有根据儿童概念化水平表征早期出现的概念，并且表征的是对儿童理解至关重要的概念，才能促进儿童早期的符号学习（p.47）。

　　总体而言，尽管象征性确实影响符号学习，"与图片的日常接触、对图片中指示物名称的理解，以及对使用符号的人的意图的理解也会影响符号学习"（Stephenson, 2009a, p.194）。此外，一些研究者指出指示物的强化价值也可能会影响它的可习得性（learnability）（Schlosser & Sigafoos, 2002）。因而，哪怕是非常抽象的符号，但它表征的是像糖块这样极其渴望获得的物品，可能也要比用于表征像水这样不是那么想要的物品的符号更容易被习得，哪怕这个符号很容易被猜出来。诸如是否具备声音输出功能（Koul & Schlosser, 2004; Schlosser, Belfiore, Nigam, Blischak, & Hetzroni, 1995）这一类教学因素和使用的教学策略（Mineo Mollica, 2003; Stephenson, 2009a）也会对早期符号的学习及其泛化产生影响。最后，沃拉（2008）指出，对于描绘抽象语言概念（即除了名词以外的其他单词）的符号，儿童识别并理解其含义的能力会受到以下因素的影响：

符合发展水平的符号（DAS）	图片沟通符号（PCS）
来	来
谁	谁
更多	更多
想要	想要
大	大
上面	上面

图 3.1　符合发展水平的符号和图片沟通符号示例。（From Worah, S. [2008]. *The effects of redesigning the representations of early emerging concepts of identification and preference: A comparison of two approaches for representing vocabulary in augmentative and alternative communication [AAC] systems for young children* [Doctoral dissertation, Pennsylvania State University]. Retrieved from https://etda.libraries.psu.edu/paper/8622/. The Picture Communication Symbols ©1981–2012 by DynaVox Mayer-Johnson LLC. All Rights Reserved Worldwide. Used with permission.）

· 具体性（concreteness）。清晰地描绘了人物以及 / 或者让活动变得可观察，这样的符号更容易被理解（Light, Worah, et al., 2008; Lund et al.,1998）。

· 熟悉度（familiarity）。描绘的是孩子经常接触的或看到的人、物以及 / 或者活动，这样的符号更容易被识别（Callaghan, 1999; Light, Worah, et al., 2008; Lund et al., 1998）。

· 情境（context）。描绘的是情境中熟悉的活动，这样的符号可能对学习的要求有所降低（Drager, Light, Speltz, Fallon, & Jeffries, 2003; Light, Worah, et al., 2008; Lund et al., 1998）。

· 整体性（wholeness）。描绘的是完整的人或物品，而不是分开或分离的元素或某个身体部位，这样的符号更容易被识别（Light, Worah, et al., 2008; Lund et al., 1998）。

·颜色（color）。使用明亮的颜色强调对比和细节的符号对儿童来说更有趣，也更有区分度（Light & Drager, 2002; Stephenson, 2007; Wilkinson, Carlin, & Jagaroo, 2006; Wilkinson & Jagaroo, 2004）。

·焦点（focus）。使用人物或物体的大小和位置强调相关特征的符号可能要比那些使用箭头或其他标记的符号更能让人们注意相关细节（Blockberger & Sutton, 2003）。

这些因素（例如，具体性、熟悉度、情境）中有许多都可以通过视觉场景界面（visual scene displays, VSD）得以实现，VSD 使用图片来描绘情境、地点或经历。我们可以使用富含情境并能描绘人物或物品及彼此关系、自然环境和场景中核心动作的清晰图片（电子图片、彩色照片等）创造个别化的 VSD。在与 SGD 一并使用的时候，语言概念被放置于图片上的"热点"（hot spots）下，在被激活的时候，这个热点会大声地说出相关的信息。例如，图 3.2 描绘的是一名孤独症男孩在玩"挠痒痒"活动时会用到的一张照片。图 3.2a 呈现了他所看到的，而图 3.2b 呈现了热点是如何

与不同的身体部位相关联的，从而在被选择的时候生成口头信息（例如，**肚子**、**腿**）。在第 6 章里我们会更具体地讨论 VSD。

在欧洲，通常将"言语之外的语言形式，（包括）各种手势和图片"通称为"符号"（sign）而非"符号"（symbol）。（von Tetzchner & Jensen, 1996, p. 10）

非辅助式符号：手势和发声

她的眼睛、她的脸颊、她的嘴唇都有语言，

甚至她的脚也会说话；

她在举手投足之间尽显放荡本质。

[莎士比亚，《特洛伊罗斯与克瑞西达》（*Troilus and Cressida*），第四幕，场景 5]

非口语行为可以重复、否认、替代、补充、强调或者调节口语行为（Knapp, 1980）。非口语行为包括：手势、发声和其他副语言元素；身体特征（如体形、体味和口气）；距离（如座位的安排、个人空间要求）；人工制品（如衣服、香水、化妆品）；以及可能会影响印象和互动的环境因素（例如，一个房间的整洁或脏乱可能会影响人们与住在那里的

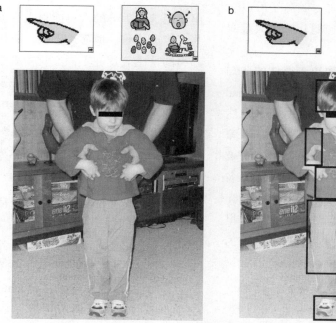

图 3.2　"挠痒痒"活动的 VSD 示例。在孩子的 AAC 系统上图片都是彩色的。a. 孩子看到的挠痒痒活动界面；b. 标记了热点的挠痒痒活动界面，这些热点可以让孩子选出他想要被挠的部位（孩子看不到这些线条）。（From Drager, K., Light, J., & Finke, E. [2009]. Using AAC technologies to build social interaction in young children with autism spectrum disorders. In P. Mirenda & T. Iacono [Eds.], *Autism spectrum disorders and AAC*[pp. 247–278]. Baltimore: Paul H. Brookes Publishing Co.; reprinted by permission. The Picture Communication Symbols ©1981–2012 by DynaVox Mayer-Johnson LLC. All Rights Reserved Worldwide. Used with permission.）

人的互动）。尽管所有这些元素都很重要，手势和发声可能是非口语行为中最具有沟通特性的形式，因此，接下来，我们将对它们进行更为具体的讨论。

　　"艾米在 20 个月时，可以做到先看向她可能的同伴并有意图地盯着对方看，然后一旦沟通渠道打开，她就用一只手指着对方，另一只手指着物品，表达'你（房间里几个成人中的一个）把那个（一杯水）拿给我'这个信息。"（Adamson & Dunbar, 1991, p.279, 描述了一名接受过气管造口术的幼儿的沟通）

手势

　　手势行为包括精细和粗大的身体动作、面部表情、眼睛行为和身体姿势。许多年前，埃克曼和弗里森（Ekman & Friesen, 1969）开发了一套分类系统，用于描述这些行为的沟通和适应目的。根据该系统，手势符号（emblems）是手势行为，它可以通过几个单词或一个短语得以翻译或界定，并且不需要言语就能传递信息。来自相同文化背景的成员对手势符号含义的理解有高度的一致性。例如，在北美，摇头通常表示"不"，而点头则表示"是"。尽管人们可以像在哑剧中那样使用整个身体，但人们习惯使用双手生成手势符号。和口头言语一样，人们通常根据场合对手势符号有不同的解读。例如，皱鼻子可以表示"我感到恶心"，也可以表示"哎呀！味道太难闻了！"这要根据当时情境来定。

　　对一些手势符号的理解可能取决于个体的认知和语言能力。例如，患有天使人综合征（Angelman syndrome）的个体通常难以使用特殊的（即"自然的"）手势符号进行沟通，该综合征是一种基因障碍，会造成重度的认知、沟通和动作缺陷（Jolleff & Ryan, 1993）。为了应对这样一种困境，针对 10 名患有天使人综合征的孩子，卡尔库勒特（Calculator, 2002）让他们的家庭成员鼓励他们使用技能库里已有的但不是用于沟通的手势。他将这些手势称为"促进式自然手势"（enhanced natural gestures）。

　　"鲁思通过她的眼睛、面部表情、咕哝声、叹气声和其他声音来说话，她从单词板上选择两三个单词／信息／片段／线索来展开对话……从本质上来说，鲁思的沟通是纯粹的诗歌。"［史蒂夫·卡普兰（Steve Kaplan）描述了《我抬起我的眼睛来说"是"》（I Raise My Eyes to Say Yes）这本书的共同作者的沟通能力；Sienkiewicz-Mercer & Kaplan, 1989, pp. xii–xiii］

　　解释符号（illustrators）是伴随言语并对正在说的内容进行解释的非口语行为（Knapp, 1980）。除此之外，解释符号也：（1）强调一个单词或一个短语（例如，一边说"坐下"一边用力指向一把椅子）；（2）描绘一个指示物或一个空间关系（例如，一边说"你真应该看看那条溜掉的鱼有多大"一边伸开双手比画）；（3）描述一个事件的节奏（例如，一边说"我还没反应过来就结束了"一边快速地打响指）；或者（4）通过重复或替代一个单词或一个短语来描述一个语言陈述（例如，一边说"我的铅笔在哪里？"一边模仿写字的动作）。纳普（Knapp, 1980）指出，与手部符号相比，解释符号的使用更为无意识和无意图，在面对面的互动中，当双方谈兴正浓时，或者听者没有在注意听时，或者听者没有理解信息时，或者互动不畅时，解释符号使用得最多。

　　情感表达（affect displays）指的是表明情绪状态的面部表情或身体动作。情感表达与手部符号的不同之处在于前者更加微妙，格式化少一些，意图性也少一些（Knapp, 1980）。事实上，在很多情况下，情感表达可能与并行的口头陈述是相悖的。尽管这些微妙的手势对于信息的接收者来说可能很明显，但使用这些手势的人可能很大程度上没有意识到这些。传递快乐、惊喜、恐惧、悲伤、生气和厌恶或鄙夷的情感表达在不同文化中都会出现，具体适用于何种场合，取决于与年龄、性别和角色定位有关的特定社会规则（Ekman & Friesen, 1969）。

　　说"我完全同意"的同时摇头表示"不"并将双臂交叉于胸前，就是一个情感表达与并行的口头陈述相悖的例子。

　　调节符号（regulators）是维持和调节对话中两人或多人之间说与听的非口语行为。调节符号可以起到发起或终结互动的功能，或者告诉说话者继续、重复、详述、尽快结束、谈论更有趣的事，或者给听者一个说话的机会等（Ekman & Friesen, 1969）。与手部符号类似，调节符号往往受到文化的限制（Hetzroni & Harris, 1996）。在北美，点头和眼神行为对于大多数人而言是轮流互动中最常见的调节符号。例如，当一个人想要终结互动时，眼神接触的量通常会急剧减少，然而点头并眼睛有神地注视着则可以鼓励说者继续。与解释符号相同，人们认为调节符号是通过观看他人互动习得的，但是与解释符号不同的是，调节符号几乎是不由自主地发出的。然而，与他人互动时当他人表现出这些行为时，人们通常会意识到这些行为。

最后一类手势是调适符号（adaptors），这是一种习得式行为，通常当个体独自一个人时，他/她会更经常使用这类手势。在沟通中调适符号的使用是无意的。然而，引发情绪反应的口语互动，尤其是焦虑，可能会用到调适符号（Knapp, 1980）。调适符号可以分为三类：自我调适符号、物品调适符号和变更调适符号。自我调适符号（self-adaptors）是指摆弄自己的身体，包括抓握自己、摩擦自己、抓挠自己，或者捏掐自己。在使用自我调适符号时，人们通常不需要什么有意识的努力，也没有任何沟通的意图，他人也很少对此给出反馈。事实上，人们也不希望别人注意到这些行为。感到有压力时，揉搓鼻子；感到悲伤时，擦拭眼角。这就是自我调适符号。物品调适符号（object adaptors）是指操弄物品，通常是在后天生活中习得的，与这些物品相联系的社交烙印较少。感到焦虑时咬铅笔而非抽烟，就是一个物品调适符号的例子。人们认为，随着个体人际互动体验的获得，如给予、获取，或者保护自己免于即将到来的伤害，变更调适符号（alter adaptors）是在其生命早期习得的。埃克曼（1976）按照适应性（adaptability）区分这些习得式行为。例如，遭受过身体虐待的孩子，在某个大人突然靠近时，可能会蜷缩身体并把双手朝脸部移动，呈现出一种防御状态。长大后，这种变更调适符号可能会表现为在陌生人靠近时向后退一步，向身体处轻微地移动手。这是最初自我防御行为的一种变更。

既然我们已经认识到非口语沟通中存在的跨文化差异，那么在AAC评估中要问以下这些问题：

· 在聆听时，是否期待眼神接触？说话时呢？对小孩呢？对大人呢？眼神接触（或者没有眼神接触）有社交意义吗？例如，展现了尊重？缺乏尊重？缺乏真诚？

· 触摸或握手有相应的行为准则吗？是否有性别差异？涉及私人空间时，这些准则是什么？当展现特定身体部位时，这些准则是什么？

· 在聆听时，是否期待沉默？学习时呢？是尊重的

表现吗？是缺乏兴趣的表现吗？笑声可用于沟通吗？如果可以的话，怎么用呢？

· 手势是可接受的吗？它们的含义是什么？

· 哪些类型的非口语提示用于辅助沟通？哪些用于发起和终结沟通？轮流是连续的还是共存的呢？（对Blackstone, 1993引用的Harris和Hetzroni & Harris, 1996进行改写）

发声与言语

在言语上有困难的人们经常可以发出在本质上起沟通作用的声音。这些声音可能包括不由自主地发声，如打喷嚏、咳嗽、打嗝和打呼噜，和自主地发声，如打哈欠、大笑、哭泣、呻吟、叫喊以及打嗝，它们通常体现了身体或情绪状态。有些人发出的声音具有替代言语的作用，如uh-huh表示"是的"或者uh-uh表示"不是"。这些发声可能是怪异的，可能需要由熟悉这些声音信号的人们来解释。

沟通同伴也可以将发声和言语作为沟通或信息的全部或部分呈现形式。例如，听觉扫描，无论是非辅助式还是辅助式，都特别适合能够理解口头语言但有着严重视觉缺陷的CCN人士（Kovach & Kenyon, 2003）。比克尔曼、约克斯顿和道登（Beukelman, Yorkston, & Dowden, 1985）描述了一名在一起摩托车事故中遭受创伤性脑损伤的年轻人的听觉扫描的使用。由于这一损伤，他无法说话并且有着皮质盲。他让同伴口头复述与字母"组块"对应的数字，如1 = abcdef和2 = ghijkl，然后他做出事先确定好的动作来表明自己的选择。他的同伴逐一复述组块里的字母，直到他发出信号表示他想要的字母已经被读出来了，才停下来。直至他拼出整个信息，这一费劲的过程才结束。类似地，沙恩和科恩（Shane & Cohen, 1981）描述了一个常用的过程，他们称之为"20个问题"，在这个过程中沟通同伴问问题而CCN人士用"是"和"不是"的手势或发声来做出回应。他们也可以借助SGD和软件系统以数字化或合成式言语表明选项（参见Blackstone, 1994以获取综述）。

"托尼可以说一个单词。她可以举起她的手说'是的'。克里（她的姐姐）会说，'妈妈，请给我一些果汁。'她一那么说，托尼就会发出很大的声响。因此，我会问她是不是想要一些果汁，她会举起她的手。几个月前，当我们快吃完晚餐时，克里说，

'请再给我一些意大利面。'克里一那么说，坐在爸爸和我之间的托尼就会发出很大的声响。我说，'你还想要些意大利面吗？'她立即举起了手。现在，当托尼从学校回来时（或者从轮椅上被抱下时），我一举起我的茶杯，她就开始发出响声。那提示你要问她是不是想要喝东西。因此，她正在寻找让别人理解她的方式。"（一位母亲描述她的养女托尼的沟通，in Biklen,1992, p.56）

非辅助式符号：手部符号系统

大多数手部符号系统最初是为聋人设计并为他们所使用，现在也为能听得见的 CCN 人士所使用。在 1990 年之前，在美国（Matas, Mathy-Laikko, Beukelman, & Legresley, 1985）、英国（Kiernan, 1983; Kiernan, Reid, & Jones, 1982）和澳大利亚（Iacono & Parsons, 1986），单独使用或者与言语一并使用的手部符号经常作为孤独症或智力障碍人士使用手部符号的扩大沟通形式得到使用。儿童期言语失用症的矫正也在一定程度上使用了这种方法（Cumley & Swanson, 1999）。然而，在针对智力障碍人士使用手部符号的经过控制的研究上，结果并不一致，有成功的，也有不成功的。许多报告表明他们往往无法自发地使用习得的符号或结构（参见 Bryen & Joyce, 1985, 以及 Goldstein, 2002 以获取综述）。

虽然关于手部符号有效性的研究结果不一致，但手部符号对于很多类型的 CCN 人士依然有用。劳埃德和卡兰（Lloyd & Karlan, 1984）给出了六个原因解释手部符号方法为何可以替代仅用言语的方法（speech-only approaches）。第一，当手部符号与言语相结合时，语言输入得到简化而且呈现的速率变慢（Wilbur & Peterson, 1998）。第二，通过减少对言语生理上的要求和心理上的压力，以及提升干预者动作的相似程度和提供肢体指导的能力，增加表达性回应。第三，在维持个体注意力的同时可以教有限但具有功能性的词汇。第四，手部符号在降低听觉短时记忆和加工要求的同时允许简化的语言输入。第五，使用视觉方式可以促进刺激加工，视觉方式比言语方式在时间和指示（referential）上具有优势。第六，手部符号要比言语或符号表征更具优势，因为它们在视觉上比口头单词要更接近指示物。

使用上的考虑

如前所述，我们可以使用手部符号语言对近乎无限的信息进行编码。它们也可以借助相伴随的身体语言获得微妙的意义。可以从可理解性、将手势和言语或其他 AAC 策略相结合的潜力、动作的复杂性，以及其他方面考虑手部符号的有效使用。接下来，我们将对此进行简单讨论。

可理解性（intelligibility）

不熟悉的人，如在公交车上、商店里、在休闲场所或其他社区环境中遇到的人，往往很难猜出手部符号的含义（Lloyd & Karlan, 1984）。一项对 2 名孤独症青少年的研究验证了这一点，研究中这 2 名青少年学习使用手部符号和 PCS 在餐馆里订餐（Rotholz, Berkowitz, & Burberry, 1989）。在没有老师辅助的情况下，餐馆服务员几乎无法理解这 2 名年轻人通过手部符号发出的任何请求。相较而言，当使用的是学生们沟通书里的 PCS 系统时，发出请求的成功率达到 80%~100%。该研究表明，在对未经训练的社区成员使用手部符号时，手势符号在可理解性上存在局限性，而多元模式系统（如手部符号结合图片符号）可能更为适当。

象征性

研究表明，象征性程度高的符号更容易被习得并且更容易被识别（例如，Konstantareas, Oxman, & Webster, 1978; Kozleski, 1991b），尽管之前在提及图片符号时提到，象征性不是影响手部符号习得的唯一因素（DePaul & Yoder, 1986）。然而，辅助者在教初始沟通者单一且具功能性的符号时发现，从几个不同的手部符号系统 [如美国手语（American Sign Language）、符号英语（Signed English）] 中选取某个词汇可以使象征性以及因此带来的可习得度最大化。当然，如果正在将手部符号作为一种语言系统来教的话，这样跨系统地且有选择性地使用符号是不建议的。

动作复杂性与其他考虑

手部符号习得的研究已经表明，父母是聋人的幼儿最初习得的手势通常是那些：（1）要求双手之间的接触（Bonvillian & Siedlecki, 1998）；（2）在做出符号的人的身体前面的"中性空间"（neutral space）里生成，或者靠着下巴、嘴、前额或躯干生成（Bonvillian & Siedlecki, 1996）；（3）单一且简单的手部字母，例如，5（张开的手）、G（食指点指）、A（拳头）或者 B（平伸的手）（Bonvillian & Siedlecki, 1998）；（4）要求双向运动的手势（例如，来来回回、上上下下）（Bonvillian & Siedlecki, 1998）。因为普通儿童最早习得且生成最为准确的就是带有这些特点的符号，所以我们可以推测这些符号可归入"最容易"学会的符号里。此外，多尔蒂（Doherty, 1985）指出，理想情况下，在相同环境或同一时段内教授的符号不应相似。例如，在学校餐厅里教**吃**和**喝**两个符号可能不是一个好主意，因为这些符号在动作和概念上是相似的。最后并且最重要的是，用于教学的手部符号应具有激励性和功能性。但是，选出可以满足所有这些要求的符号进行初始教学是一项艰巨的任务，因为功能性和可习得性多少会有些不兼容（Luftig, 1984）。

将符号和言语或其他扩大和替代沟通策略相结合

许多研究发现，将手部符号和言语相结合的干预通常比单独教能够更有效地培养生成与/或理解技能（例如，Barrera, Lobato-Barrera, & Sulzer-Azaroff, 1980; Brady & Smouse, 1978）。这一结合方式被称作同时或整体沟通，经常用于使用电报式或关键词式打手势方法的场合里（Bonvillian & Nelson, 1978; Casey, 1978; Konstantareas, 1984; Schaeffer, 1980）。然而，在使用这两种模式相结合的方式时，相较于言语成分有些个体可能更关注手部符号，认识到这一点很重要（Carr, Binkoff, Kologinsky, & Eddy, 1978）。而且，一些研究已经表明，整体沟通的有用性可能取决于个体在干预时是否已经掌握了泛化模仿（Carr & Dores, 1981; Carr, Pridal, & Dores, 1984）。

将言语、手部符号和其他 AAC 策略结合的干预可能对有些个体也是有用的。例如，亚科诺和同事们所做的一系列研究表明，在教授两个单词的表达上，手部符号结合 SGD 上线条图符号的教学似乎要比单独的符号教学更有优势（Iacono & Duncum, 1995; Iacono, Mirenda, & Beukelman, 1993; Iacono & Waring, 1996）。除此之外，在不清楚哪个符号系统

可能是最好的情况下，使用多元模式系统还具有"涵盖所有基础"的优势（Reichle, York, & Sigafoos, 1991）。最后，对于一些个体而言，如患有儿童期言语失用症的儿童，多元模式的 AAC 系统可能是很好的选择（Cumley & Swanson, 1999）。

《让我们打手语和唐氏综合征》（*Let's Sign and Down Syndrome*）（Smith & Uttley, 2008）一书是在英国出版的，目的是让父母和其他人学会如何使用英国手语以促进个体语言和沟通的发展。这本书可以通过 DeafBooks 获得。

关于手部符号（无论是单独使用的手部符号还是与其他策略相结合的）适宜性的决策，目前并没有清晰的、经实证验证的指导原则。然而，文特（Wendt, 2009, p.93）指出，至少对于孤独症谱系障碍个体而言，"有关手部符号和手势的大量研究表明……它们不仅对言语理解和生成等相关结果有很强的干预有效分数，对符号获得和生成也具有很强的干预有效分数。"而且，已有证据表明手部符号好像不会减弱个体说话的动机，反而可能会增强这一动机（Millar, Light, & Schlosser, 2006）。

手部符号系统的类型

手部符号系统（manual sign system）是指三类主要系统：（1）用于替代某个特定国家口头语言的系统；（2）与口头语言并行的系统（如手部编码的英语）；（3）与另一种传递口头语言的方式互动或对之起补充作用的系统（如手指拼读）。接下来，我们对北美所使用的主要的手部符号系统进行回顾，尤其是它们在 AAC 干预中的应用。

全国性手语

在大多数国家，全国性手语通过聋人群体多年的使用得以发展。在美国和加拿大的大多数地区，聋人群体在面对面的互动中使用美国手语（American Sign Language, ASL）。在加拿大的魁北克省，聋人使用的是一种不同的系统——魁北克语言符号（Langue des Signes Québécoises）。

ASL 既与英语无关，也与其他国家的手语无关。全世界的聋人群体有着各自独特的语言 [如澳大利亚的奥斯兰（Auslan）、瑞典的瑞典手语]。在美国，为听力障碍者提供教学的老师好像很少在班级里使用

纯粹的 ASL；因此，尽管它是聋人群体的主导语言，但它不是一种教育语言（Hoffmeister, 1990）。因为 ASL 不遵循英语词序并且与其并不相似，所以它并不和言语同时使用。

可订阅全美聋人技术研究所（National Technical Institute for the Deaf）的网络资源——ASL 视频辞典和转调（Inflection）指导。它有 2700 个 ASL 符号和对应的英语，其中有 2000 个符号配有例句，例句总数达到 650 个，通过这些句子，使用者可以看出如何改变符号以呈现不同的含义。所有这些符号都是由手语作为母语的聋人在高质量的 QuickTime 视频中表演出来的。同样，Krown 手语翻译器是一个便携式的 PDA 大小的设备，包含 3500 多个符号的视频，使用者可以通过打字输入这些符号对应的文字调出这些符号。该设备可以从 Krown 制造公司获得。

手部编码的英语符号系统

北美的研究人员已经开发了许多手部符号系统用于听力和其他沟通障碍个体的教育，这些系统对英语词序、句法和语法进行编码。聋人群体经常使用这些系统，基于这个认识，我们使用手部编码的英语（manually coded English, MCE）这一术语来指代这些系统（Stedt & Moores, 1990）。

在北美、英国、澳大利亚和新西兰，最常见的 MCE 系统被称作接触符号（Contact Sign）（有时候被称作洋泾浜符号英语），它是当地聋人手语与英语的混合。健听人在使用接触符号时会觉得它像 ASL 的英语，而听力障碍者在使用时或许觉得它像英语的 ASL（Woodward, 1990）。结合出声或更多时候是不出声地说出英语单词，接触符号被广泛地运用于听力障碍学生在整体沟通情境中的教育。

通过训练有素的聋人和健听的打手语的人之间的互动，接触符号不断演变，出现了许多版本。最常见的版本之一是概念准确的符号英语（Conceptually Accurate Signed English），它将英语语法顺序和 ASL 符号、创造式符号和手指拼读相结合。另一种版本是关键词打手势（key-word signing, KWS）（Grove & Walker, 1990; Windsor & Fristoe, 1989），即一边使用口语，一边打出句中关键单词的手势符号，如基础名词、基础动词、介词、形容词和副词等。例如，一边说出"去把杯子拿来，把它放在桌子上面"，一边打出**拿**、**杯子**、**放**、**上面**和**桌子**这些符号。

《美国手语手形辞典》（*The American Sign Language Handshape Dictionary*）根据 40 个基本手形打出了 1900 多个 ASL 符号，同时给出了具体的描述并附带一张关于如何形成这些手势的 DVD（Tennant & Gluszak Brown, 2010）。《时代手势》（*Signs of the Times*; Shroyer, 2011）呈现了 1300 个 ASL 符号，用于表征课程中用到的 3500 个英语术语，该书提供了清晰的插图、对应的单词和同义词、用于界定词汇情境的例句和用于呈现和强化 ASL 使用的句子练习。两本书都可以从加劳德特大学出版社（Gallaudet University Press）获得。

另外两个 MCE 系统是符号英语（Signed English; Bornstein, 1990）和符号精准英语（Signing Exact English; Gustason & Zawolkow, 1993）。符号英语是首个在孤独症儿童身上得到成功应用的手部符号系统（Creedon, 1973）。符号精准英语要比符号英语在动作和语言上更为复杂，因此它可能对于主因不是听力障碍的 CCN 人士不那么有用。两个系统都没有在北美得到广泛的应用。

符号精准英语支持材料包括文章、故事书、DVD、有插图的辞典、闪卡、歌曲、海报以及一个网页应用。家长、老师和其他人可以通过聋儿符号精准英语促进中心（Signing Exact English Center for the Advancement of Deaf Children）和现代符号出版社（Modern Signs Press）获得这些材料。

触觉符号

触觉符号（tactile signing）通常为那些在变盲之前获得手语知识的盲聋个体所使用（Reed, Delhorne, Durlach, & Fischer, 1990）。按照这种方法，盲聋者将一只或两只手放在打手势的人的优势手上，被动地追踪打手势的那只手的运动。因而，盲聋者以触觉的方式接收手势的各种形成属性，然后使用传统的手语进行表达性沟通。触觉符号可以与 ASL 或者任意一种 MCE 系统一起使用。研究表明，在触觉符号的接收上有经验的个体每秒可以接收 1.5 个符号；这个结果和普通人一般每秒接受 2.5 个视觉符号的速率相比是可喜的（Bellugi & Fischer, 1972; Reed, Delhorne, Durlach, & Fischer, 1995）。

"我们必须通过不同的方式帮助孩子理解沟通的趣味性。沟通可以让他们的需求得到满足，除了言语，手势、图片、触摸、字母表或点指也是让沟通变得容易的方式。"（来自印度的 AAC 专家，in Srinivasan, Mathew, & Lloyd, 2011, p. 240）

辅助式符号：实物符号

罗兰和施魏格特（Rowland & Schweigert, 1989, 2000a）创造出实物符号（tangible symbol）这个术语来指示永久性的二维或三维的辅助式符号，它们可以通过一个简单的动作完成，在触觉上是可区分的，并且具有高度的象征性。我们在一个更为狭义的意义上使用该术语来指示那些可以根据实物属性（如形状、材质、一致性）得到区分的符号，因此没有将二维（即图片）符号包含在该类别里。实物符号通常适用于有视觉或双重感官障碍和严重认知障碍的个体，但是可能对于其他人群也是适用的（例如，作为低视力儿童的初始沟通符号；Chen, 1999）。以下部分所讨论的实物符号包括实物（real objects）、微型物品（miniature objects）、物品部件（partial objects），以及人为符号和材质符号（artificially associated and textured symbols）。

实物

实物符号可能与它们的指示物是相同的、相似的或者相关的。例如，刷牙的相同符号（identical symbol）可能就是和个体实际牙刷相同颜色和类型的一把牙刷。相似符号（similar symbol）可能是一把不同颜色和类型的牙刷，而相关符号（associated symbol）可能是一管牙膏或者一个装牙线的容器。其他相关符号的例子包括用一块海绵来表征清理厨房柜台或者用一张 CD 封面来表征学前班里的音乐时间。相关符号可能也包括活动的残余物，如电影的票根、快餐店里汉堡的包装纸。

许多智力障碍人士在匹配相同的和不相同的（即相似的）物品符号（object symbol）时，准确度都差不多（Mirenda & Locke, 1989）。这表明两类物品符号可能同样能够让人们识别出它们的指示物；然而，对这一假定持谨慎态度是很重要的，对于初始沟通者尤其如此。在为视觉障碍个体选择实物时考虑他们的感官输入需求也很重要。罗兰和施魏格特（1989, 1990, 2000b）的报告中提到了大量

有关视觉和双重感官障碍者成功使用实物符号的例子。

微型物品

在一些情境中，微型物品可能比实物更加实用，但是需要仔细地挑选，使其有效性最大化（Vanderheiden & Lloyd, 1986）。例如，识别比指示物小得多的微型物品对于有认知障碍的学生来说可能要比识别某些二维符号更具有难度（Mineo Mollica, 2003; Mirenda & Locke, 1989）。然而，脑瘫患者（Landman & Schaeffler, 1986）、双重感官障碍者（Rowland & Schweigert, 1989, 2000b）以及许多智力、感官和/或动作障碍者（Rowland & Schweigert, 2000b）已经成功地使用了微型物品。

除了大小之外，对看不见的人来说，使用微型物品时的触觉相似度也很关键。例如，一名视觉障碍者可能无法很容易地识别出微型塑料厕所和实际厕所之间的关系，因为它们在大小、形状和材质上是不同的。在这种情况下，与厕所相关的实物（如一小卷厕纸）可能更适合作为厕所的符号。

视觉障碍者通过他们的手指和手来"看"，因此他们使用的实物符号应该与它们的指示物在触觉上相似或相关。例如，凯瑟琳患有双重感官障碍，她每次骑马时都会戴一副皮质的半截手套（即手指部分是裸露的）。在她家里的日程安排计划里，她使用相同的手套作为骑马的实物符号（而且气味相似！）来提醒她这项活动。

物品部件

在某些情境中，尤其当指示物比较大时，物品部件可能是有用的符号。例如，一瓶窗户清洁喷雾的盖子在工作场所可以用于表征洗窗户。物品部件这一类别还包括"有一个或两个共享式特征的符号"（Rowland & Schweigert, 1989, p.229），例如，与指示物同样大小和形状的塑料符号。当微型物品无法满足触觉相似度时，物品部件会是很好的替代品。

人为符号和材质符号

我们也可以通过选择能够与指示物人为相关的形状和材质来构建实物符号。例如，如果学校餐厅的门上挂着一个木制的苹果，那么相似的苹果就可

以用来代表午饭时间（Rowland & Schweigert, 1989, 2000a）。作为人为符号的一个亚类，材质符号可能在逻辑上或者主观地与指示物相联系。例如，一片氨纶材料可能就是一个用来表征泳衣的、在逻辑上相关的材质符号，因为许多泳衣都是用这种材料做成的。或者，我们可以将一小块天鹅绒作为一种最爱的零食的表征。一些实验或个案研究已经记录了材质符号在孤独症个体以及有一种或多种感官障碍个体（Lund & Troha, 2008），或者有重度认知障碍个体（Locke & Mirenda, 1988; Mathy-Laikko et al., 1989; Murray-Branch, Udvari-Solner, & Bailey, 1991; Turnell & Carter, 1994）上的成功应用。

与实物符号的使用相关的教材和 DVD 可以通过"为学习而设计"（Design to Learn）获得。针对孤独症个体使用实物符号的手册（Vicker, 1996）可以从印第安纳残疾与社区研究所（Indiana Institute on Disability and Community）获得。一套由镶嵌于波纹卡片上的物品部件组成的实物符号可以从适应性设计协会（Adaptive Design Association）得到。最后，一份带有插图的实物符号使用指南可以从得克萨斯州盲人和视觉障碍者学校（Texas School for the Blind and Visually Impaired）获得。

辅助式符号：图片符号

许多二维图片符号，如照片、线条图和抽象符号，可以用于表征不同的概念。这一部分将从图片符号的象征性和成功地使用了它们的个体这两个方面概述北美所使用的主要的图片符号类型。

照片

高质量的彩色或黑白照片可以用于表达物品、动词、人、地点和活动。照片可以用相机生成，或者从小册子、杂志、优惠券、产品标签或者广告上获得（Mirenda, 1985）。一项研究发现，比起黑白照片，智力障碍者能够更准确地将彩色照片与指示物联系起来。(Mirenda & Locke, 1989)。另一项研究表明，比起线条图，智力障碍者能够更准确地将黑白照片与指示物匹配起来 (Sevcik & Rmoski, 1986)。狄克逊（Dixon）在 1981 年发现，比起未被剪切出的彩色照片，重度智力障碍学生能更好地将剪切下来

的彩色照片与相关的物品相联系。赖希勒（Reichle）和同事们（1991）指出，照片所在的情境可能会影响个体识别它的能力。例如，当一张浇水壶的照片放在一张植物的照片旁边时，它可能会更具有识别度。

可以从 DynaVox Mayer-Johnson、Silver Lining Multimedia, Inc. 和 Speechmark 出版社等公司处获得数码打印或印刷的高质量的彩色或黑白照片集。

线条图

多年来，在北美和其他地方研究者已经开发了许多线条图符号集来支持 CCN 个体的沟通和 / 或识字发展。本部分将重点介绍北美使用的主要符号集（PCS、Widgit 符号、象形图和布利斯符号）并通过图 3.3 来展示。

PCS

PCS 是全世界范围内使用最为广泛的用于沟通的线条图。PCS 库里有 18000 多个图片，用于表征不同主题的单词、短语和概念。基于 Windows 和 Macintosh 版本的 Boardmaker 软件产品家族可以生成 44 种语言的黑白或彩色的 PCS，用于沟通、展示。这些产品中有些可以生成动画式 PCS 以表征动词（即有关动作的单词）。一项最近的研究表明，动画式 PCS 可以被一些孩子更为准确地识别，尤其是当动画更贴近现实时（Mineo, Peischl, & Pennington, 2008; Jagaroo & Wilkinson, 2008）。其他研究表明，将相同颜色的 PCS 符号聚集在一起可以促进学前儿童以及唐氏综合征等智力障碍儿童的准确选择（Wilkinson et al., 2006; Wilkinson, Carlin, & Thistle, 2008）。

毫不意外的是，用于表征具象名词（如苹果）的 PCS 好像要比那些用于表征抽象名词（如方向）的 PCS 更易于掌握，至少对于脑瘫儿童是这样的（Hochstein, McDaniel, Nettleton, & Neufeld, 2003）。此外，PCS 要比布利斯符号更为明了和易学。不论母语是英语（Bloomberg et al., 1990; Huer, 2000; Mirenda & Locke, 1989; Mizuko, 1987; Mizuko & Reichle, 1989），还是中文或墨西哥西班牙语（Huer, 2000），也无论他们有无残疾，上述结论都适用。然而，这并不意味着 PCS 的象征性对于跨文化的个体是相同的（Nigam, 2003）。例如，两项南非的研究报告了说南非荷兰语（Afrikanns）的 6 岁普通儿童和说祖鲁语

（Zulu）的 10 岁普通儿童在识别 PCS 上的准确率非常低（Basson & Alant, 2005; Haupt & Alant, 2002）。因此，在使用 PCS 或其他任何一类符号时，文化语言背景是 CCN 个体及其家庭要考虑的重要因素。

🔍 有关 PCS 及相关产品的目录可以从 DynaVox Mayer-Johnson 处获得。此外，PCS 问候卡、马克杯、T 恤衫和其他产品可以从 Giving Greetings 处获得。

Widgit 符号

在过去 25 年里，Widgit 符号集已在美国和英国得到开发，现在它包含 11000 多个符号，涵盖 40000 多个英语单词。Widgit 符号是参照一系列标准和惯例（被称作"图式"）设计的，可用于支持沟通和识字。（见图 3.3）

🔍 使用 Widgit 符号的识字软件产品可以从英国的 Widgit 软件公司获得。在北美，DynaVox Mayer-Johnson 发行了大量的 Widgit 软件产品，其中包括 Communicate: SymWriter，这是一种口头词汇处理器，其特征是有 9000 个 PCS 和 8000 个 Widgit 识字符号。苹果 iPad、iPhone 和 iPod 应用软件，如 TapToTalk（Assistyx LLC）、Scene and Heard（TBoxApps），也使用 Widgit 符号。

象形图

象形图（Pictograms）符号集起源于加拿大，有 1500 个黑底白图的图片，它们旨在减少图形背景的辨认难度（Maharaj, 1980）。经发现，象形图不如 PCS 清楚、易懂，但要比布利斯符号好一些（Bloomberg et al., 1990）。重度到极重度智力障碍成人学象形图要比学布利斯符号来得快（Leonhart & Maharaj, 1979）。一项最近的研究表明，相较于动词的静态象形图，学龄的智力障碍被试更容易学会识别它们的动画式象形图（Fujisawa, Inoue, Yamana, & Hayashi, 2011）。（见图 3.3）

🔍 象形图与 15 种语言相通，在斯堪的纳维亚和许多其他北欧国家（如冰岛、拉脱维亚、立陶宛）得到了广泛使用。在 2005 年，日本经济与工业部开始面向普通大众采用象形图（Fujisawa et al., 2011）。相关符号可从象形图网站上获得。

布利斯符号

布利斯符号（Blissymbols）的历史既复杂又引人

图 3.3 PCS、Widgit 符号、象形图和布利斯符号示例。（The Picture Communication Symbols ©1981–2012 by DynaVox Mayer-Johnson LLC. All Rights Reserved Worldwide. Used with permission. WIDGIT SYMBOLS © WIDGIT SOFTWARE 2002–2012 www.widgit.com. Pictograms courtesy of Pictogram, http://www.pictogram.se. Blissymbols ©Blissymbolics Communication International, www.blissymbolics.org）

入胜（想要深入了解可参见 Kates & McNaughton, 1975）。总的来说，该系统是一种适用于国际书面沟通的附属语言。它包含大约 100 个基本符号，通过单独或组合使用这些符号以编码任何信息（Silverman, 1995）。该系统由大约 4500 个符号组成，国际布利斯符号沟通（组织）下属的一个国际专家组会定期添加新的布利斯符号。现在，至少 33 个国家在使用布利斯符号，它已被翻译成至少 15 种语言。大量研究表明，布利斯符号不如其他类型的线条符号那么清楚、易懂，也更难学会和记住（Bloomberg et al., 1990; Huer, 2000; Hurlburt, Iwata, & Green, 1982; Mirenda & Locke, 1989; Mizuko, 1987）。（见图 3.3）

🔍 BlissOnline 是一个在线订购服务，它用英语和瑞典语提供了一个经国际布利斯符号沟通（组织）认证的数据库以及一个创建简单的布利斯符号图表的工具。可以从国际布利斯符号沟通（组织）获得额外的支持。

其他图片系统

其他一些表征符号系统也在北美和其他地方得到了广泛的应用，尽管相关的象征性和可习得性还未得到研究。

图片式沟通资源（Pictographic Communication Resources，PCR） PCR（见图3.4）主要用于辅助健康专业人员和其他对话同伴（如家庭成员）与有失语症和其他获得性沟通障碍的成人进行沟通。这些符号以成人为导向，旨在解释失语症并促进残疾成人与护士、社会工作者、物理和作业治疗师、医师、咨询师、牧师和家庭成员之间的互动。该资源可以从多伦多的失语症研究所获得。

Gus 沟通符号（Gus Communication Symbols） Gus 沟通符号集（见图3.5）包含5500多个彩色的线条符号，这些符号既表征标准词汇，也表征娱乐、体育、时事、政治和其他常见对话主题的词汇。该符号集不仅适用于儿童，也适用于青少年和成人。该符号集可通过 Gus 沟通设备公司的 Overboard 软件获得。

PECS 图片（Pics for PECS） PECS 图片（见图3.5）是一组2800张的彩色图片集，适用于儿童、青少年和成人（如瑜伽、小型摩托车）。该图片集可以从金字塔教育咨询者公司（Pyramid Educational Consultants）授权的八个国家的 CD-ROM 上获得。

Symbolstix Symbolstix（见图3.5）包含12000多个彩色线条符号，将活动和人物描绘成生动的"有态度的"人物线条画。Symbolstix 在 Proloquo2Go 中得到应用，它是第一个针对 iPad、iPod 和 iPhone 的大规模沟通应用软件。Symbolstix 可以通过 Symbolstix Online 订购。

想象符号（Imagine Symbols） 想象符号集（见图3.5）包含了3600个现实主义的彩色插画，涵盖了15个类别，包括情绪、短语、动词和计算机设备。这些符号适用于成人，可通过 Attainment 公司可搜索式 DVD 获得。

辅助式符号：正字法和正字法符号

传统的正字法（orthography）是指用于转录一个特定语言系统的书面文字（如英语字母、中文汉字）。在 AAC 系统里，正字法的表现形式有单个字母、单词、音节（如前缀、后缀）、常见字母组合序列（如

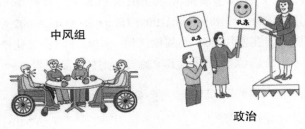

图 3.4 PCR 示例。（From Aphasia Institute, Toronto, Ontario, Canada; reprinted with permission.）

指示物	Gus 沟通符号	PECS 图片	Symbolstix	想象符号
给				
吃				
思考				
在哪儿				
朋友				
轮椅				
电视机				
昨天				
悲伤的				

图 3.5 Gus 沟通符号、PECS 图片、Symbolstix 和想象符号示例。（Pics for PECS™ images used with permission from Pyramid Educational Consultants, Inc. [www.pecs.com] Pyramid Educational Consultants, Inc. reserves all rights to the Pics for PECS™ images.）

ty、ck、th）和短语或句子。正字法符号（orthographic symbol）指的是代表传统正字法的辅助策略，如盲文、手指拼读。这些与正字法编码是有区别的，正字法编码使用字母作为信息缩写，本章后面会涉及相关讨论。

盲文

盲文（braille）是一种用于阅读和书写的触觉符号系统，它为有视觉或双重感官障碍的人们所使用。盲文是由六个凸起的点组合形成，这六个点分成两

列，安排在一个小方块里，每列三个点（见图3.6）。从上到下，左边一列的点的序号是1、2、3，右边是4、5、6。这些文字代表字母、单词片段或者整个单词。每个文字根据标准模式在六个点内形成。

目前有两种书写盲文的方法。第一种方法是使每个字母和盲文方块之间——对应，这种方法被称作字母盲文（alphabetic braille）或非缩减盲文（uncontracted braille）。按照这种方法，所有单词都可以拼写出来。第二种方法是使用缩减（contractions）这一特殊符号来代表整个单词或字母组合（如er, ch, ation），这种方法被称作缩减盲文（contracted braille），应用于教科书和普通版图书中。在《英语盲文（美国版）》（北美盲文组织，2002）一书中可以找到加拿大和美国盲文转录的官方规则。盲文编码的更新由北美盲文组织负责，当前的规则可以在它们的网站上找到（Holbrook, D'Andrea, & Sanford, 2011）。

10多年来，国际上的研究者一直致力于开发统一英语盲文（Unified English Braille, UEB）这个单独的盲文编码，它不仅为英语语言国家的一般英语文学提供标记系统，也为数学、计算机科学以及其他科学和工程学科提供标记系统。2004年4月，国际英语盲文委员会（International Council on English Braille）宣布UEB基本完成；2006年，它被确认为英语盲文的国际标准。UEB已在澳大利亚、加拿大、新西兰、尼日利亚和南非投入使用。美国和英国也在考虑采用这种方法。

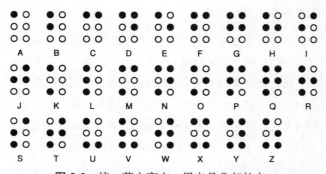

图3.6 统一英文盲文。黑点是凸起的点。

手指拼读（视觉和触觉）

手语系统（如ASL）使用手指拼读（见图3.7）表征字母表的单个字母，它们也可以组合起来以拼写出没有约定俗成符号的单词（如专有名词）。

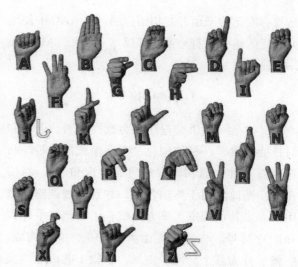

图3.7 美国手语中的手部字母表。（From William Vicars, www.lifeprint.com; reprinted by permission.）

对AAC使用者的读写教学感兴趣的人已经认识到手语的这一特征，即它具有辅助初始阅读者学会阅读和书写所需要的语音编码的潜力（Angermeier, Schooley, Harasymowycz, & Schlosser, 2010）。由于许多手指拼读的字母与它们对应的图像在视觉上是相似的，因此将这二者匹配起来也许至少在最初的教学上可以促进对字母–声音关系的学习（Koehler, Lloyd, & Swanson, 1994）。

触觉手指拼读通常为能够读写的双重感官障碍人士所使用。对他们来说，信息的传递是通过接收者的手放在手指拼读者的手上完成的（Jensema, 1982; Mathy-Laikko, Ratcliff, Villarruel, & Yoder, 1987）。研究已经表明，当以大约每秒两个音节（大约为正常讲话速率的一半）的沟通速率使用手指拼读的触觉接收时，有经验的盲聋个体接收对话中关键词的准确度大约有80%（Reed et al., 1990）。

组合式符号系统（辅助式与非辅助式）

20世纪80年代，将手部符号和图片符号结合使用的正式符号系统在北美变得受欢迎起来，它们适用于和那些不能说话的人们的沟通。总体而言，使用这些系统基于这样一个假定，即如果一个单独的AAC策略有效的话，那么使用多个策略应该会更好。这些组合式系统不同于包含多种模式的个别化沟通系统（例如，Hooper, Connell, & Flett, 1987），后者是与标准化的干预方案相结合的。在 AAC 中使用最为广泛的组合式符号系统是马卡顿词汇（Makaton Vocabulary）。

马卡顿词汇

马卡顿是一种语言程序，为教授沟通、语言和读写技能提供了一种结构化、多元模式的途径。马卡顿为有多种沟通和学习障碍的儿童和成人设计，现在被广泛地应用于英国各地，并且通过调整也被应用于许多其他国家。该方法整合了言语、手部符号和图片符号。核心词汇由大约 450 个概念构成，这些概念分为八个阶段。例如，阶段 1 的概念能满足直接需求并且可以实现基本的互动，而阶段 5 的概念则适用于整个社区以及用于表达情感和属性。此外，马卡顿有大约 7000 个概念的词汇资源以及对应这些概念的手势和符号。

监督全世界马卡顿的使用与发展的马卡顿慈善基金会（Makaton Charity）要求各国聋人社区手语的手势必须与马卡顿词汇相匹配。因而，在英国，人们使用英国手语（British Sign Language）的手势；而在美国，手势采自 ASL。马卡顿慈善基金会已经生成了一批与英国国家课程的核心学科领域相关的马卡顿手势和符号，其中包括通过马卡顿发展读写技能所需的信息。

经过调整，马卡顿词汇已在 50 多个国家和地区得到应用，包括新西兰、澳大利亚、加拿大、美国、法国、德国、西班牙、葡萄牙、瑞士、挪威、马耳他、希腊、土耳其、科威特和其他海湾地区的国家、埃及、斯里兰卡、巴基斯坦、印度、尼泊尔、中国香港、日本以及一些非洲国家。马卡顿慈善基金会已在英国和其他国家发行多种马卡顿资源和训练材料并组织训练课程。

速率提升策略

普通人在对话中的讲话速率快慢不一，每分钟说出的单词量在 150~250 个之间（Goldman-Eisler, 1986）。这样的讲话速率能保证有效的信息沟通，这些信息的组织和说出几乎同时进行。一个人只需要去看一下某个讨论热烈、有活力的朋友群里的互动模式就会意识到效率的重要性，这种效率可以让说话者在别人要求发言之前获得说话的机会，表达自己。

普通说话者组织的口头信息，除了可以实现有效的沟通之外，也可以满足特定沟通情境的需要。在口头互动中，信息的大多数意义可以从信息所处的情境和时间点中获得。例如，工作时，人们在走廊里碰见，通常会低声打个招呼。在这种情境中，即使发音不清楚，信息也能被理解。当和朋友们观看一场体育赛事时，有人可能会大叫："不公平！"这是一条没有任何指代意义的信息，只有当它及时出现时才会被理解和领会，而不是在某人已经失球 3 分钟之后才说出来。遗憾的是，沟通无效率和信息时机把握上的局限性阻碍了许多 AAC 使用者的沟通互动。使用 AAC 时的沟通速率要比口头表达的速率慢 15~25 倍。在教育情境和工作场所中，由于普通说话者习惯了以快得多的节奏交换信息，因此沟通速率上如此大的差距可能会极大地妨碍沟通互动（McNaughton & Bryen, 2007）。

个体使用辅助式 AAC 时沟通速率缓慢的一个原因是他们通常从沟通界面上一次一个项目地选择组成部分（如图片或其他符号、字母表的字母、单词）以组成信息。显而易见，这种方法需要大量的时间和精力。通常，将完整的单词、短语或句子储存在 AAC 系统里并将某类代码分配至所储存的信息上可以提高沟通速率。这样，个体只需要使用一个单独的代码，就能传递一个完整的信息，而不是逐步地沟通信息。

关于店主对使用 SGD 的成人以不同速度传递（即快 vs. 慢）不同特征（即重复的、过多的、不充分的或者部分相关的）的信息的态度，研究者做过一系列研究。结果表明，对快速信息的回应要比慢的信息来得更好、更快和更成功。人们更偏爱重复的信息胜过不充分的、过度的或者部分相关的信息。（按照这样的一个顺序；Hoag, Bedrosian, & McCoy, 2009）

AAC 团队已经开发并实施了许多编码和提取策略。编码（encoding）是指个体发出多个信号以表明一个想要的信息（Vanderheiden & Lloyd, 1986）。代码如何被表征取决于个体并与其能力相匹配。使用记忆代码还是界面代码也取决于个体。记忆代码要求这个人有很棒的长时记忆能力，而界面代码（在视觉界面或菜单上呈现出来或者被大声读出来以便个体选择）需要个体具备好的视觉技能或听觉区辨技能。

图 3.8 描绘了可用于眼睛看向的界面编码系统。在这个图中，CCN 个体依次看向数字 5 和 2。同伴使用对应图表解码该信息，它代表字母 D。CCN 个体继续拼写下一条信息或者通过指明其他字母来发出一个字母代码。显然，沟通的速率取决于 AAC 使用者和同伴视觉定位界面上想要表达的代码或信息的效率。

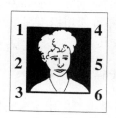 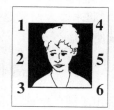

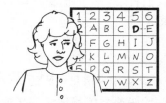

图 3.8　眼睛看向的界面数字编码。

单词代码

有些类型的代码表征的是单词。这些包括不同的字母、数字和字母数字式策略，具体如下。

字母式单词代码

通常有两类字母代码用于表征单词。缩写代码（truncation codes）只保留头几个字母（例如，HAMB=HAMBURGER, COMM = COMMUNICATION），而缩减代码（contraction codes）只保留最为显著的字母（例如，HMBGR=HAMBURGER, COMUNCTN = COMMUNICATION）。缩写代码通常有较少的字母，因而构建起来容易些，但是缩减代码可能具有更加灵活的优势。两类代码都可用作记忆代码或界面代码。

字母–数字式单词代码

字母–数字式代码使用字母和数字来表征单词。例如，COMM1 可能是指 COMMUNICATE，而 COMM2 = COMMUNICATION，COMM3 = COMMUNITY，诸如

此类。从这些例子可见，该方法的优势在于可以跨单词重复地使用相同的字母，而这些单词通过数字得到区分。

字母–类别式单词代码

当使用字母–类别式代码表征单词时，首字母通常是上位范畴，而第二个字母是特定单词的首字母。例如，如果 F = FRUIT，D = DRINKS，那么 FA 可能是指 APPLE，FB 可能是指 BANANA，DC 可能是指 COFFEE，DM 可能是指 MILK，等等。同样，系统使用者可以在记忆或界面系统中使用该编码策略，但这取决于他们的能力。

数字编码

偶尔，个体也会单独使用数字编码表征单词或信息。例如，当个体因动作能力有限而必须使用很小的沟通界面时，他们就可以使用数字编码。在这种情况下，虽然可选的项目并不是很多，但是个体可以通过许多方式组合它们以编码单词或信息。通常，数字代码和它对应的单词之间的关系是完全随意的，例如，13 可能是 YESTERDAY 的代码，24 可能是 HELLO 的代码。大多数使用数字编码的系统将代码和所对应的单词或信息呈现在一张图表或菜单上作为选择界面的一部分，以便 CCN 个体及其沟通同伴都不必再依赖记忆进行回忆或翻译。如果没有这一选项，人们就需要大量的学习和指导来记住这些代码。

摩斯代码

摩斯代码（morse code）是一个国际化的系统，使用一系列点和虚线来表征字母、标点符号和数字（见图 3.9）。当用在 AAC 上时，点和虚线通过设备上的微动开关或算法被转换成正字法的字母和数字。

在北美，摩斯代码模拟器可以从大量沟通设备和沟通软件产品里获得，其中包括 E Z Keys（Words+, Inc.）。此外，计算途径可以通过诸如 Darci USB（WesTest Engineering Corp.）这样的设备获得。

有关可习得性的研究

一项早期的 AAC 研究调查了普通成人在表征单

A	·－		V	···－
B	－···		W	·－－
C	－·－·		X	－··－
D	－··		Y	－·－－
E	·		Z	－－··
F	··－·		1	·－－－－
G	－－·		2	··－－－
H	····		3	···－－
I	··		4	····－
J	·－－－		5	·····
K	－·－		6	－····
L	·－··		7	－－···
M	－－		8	－－－··
N	－·		9	－－－－·
O	－－－		0	－－－－－
P	·－－·		period	·－·－·－
Q	－－·－		comma	－－··－－
R	·－·		?	··－－··
S	···		error	········
T	－		wait	·－···
U	··－		end	·－·－·

图 3.9　摩斯代码。

个单词的五种编码策略上的学习曲线（Beukelman & Yorkston, 1984）。这五种策略是：（1）随意的数字代码；（2）按照字母表顺序组织的数字代码，即单词会根据它们的字母顺序与连续的数字相匹配；（3）基于记忆的字母－数字式代码；（4）基于图表的字母－数字式代码；（5）字母－类别式代码。在这项研究里，10名识字的普通成人作为被试参与实验（每个实验条件有 2 名被试），在 10 次教学里学习 200 个代码及对应的单词。当被试使用的编码方法是以逻辑的方式对单词进行分组时，即使用的是字母－数字式代码、按照字母表顺序组织的数字代码以及字母－类别式代码，提取代码的速度最快，提取出的代码也最为准确。在使用随意的数字代码时，被试的代码选择是效率最低的。随意数字代码和基于记忆的字母－数字式代码的学习曲线随时间的推移表现不如其他三种编码策略的学习曲线。

也有研究者对缩写代码、缩减代码和随意字母代码这三个针对单个单词的编码策略进行研究（Angelo, 1987）。在该研究中 66 名普通被试尝试在 10 次系列教学里学会 20 个单词。结果表明他们对缩写代码的回忆最为准确，其次是缩减代码，效果最差的是随意字母代码。

有关 CCN 个体摩斯代码的学习的研究，非常有限。在一项个案研究中，一名患有脊柱损伤的男士能用摩斯代码以每分钟 25~30 个单词的速率书写。

他在 2 周内学会了使用呼吸（sip-and-puff）开关来生成基本的摩斯代码，并在大约 2 个月内熟练地使用该系统（Beukelman, Yorkston, & Dowden, 1985）。也有研究者描述了一名 14 岁中国台湾的脑瘫学生在摩斯代码上的学习（Hsieh & Luo, 1999）。该学生能够阅读二年级（中国台湾）水平的英语。他在 4 周里学会了以大约 90% 的准确度打出英语单词。在 2008 年和 2009 年，中国台湾的研究者们报告了在 2 个月的练习之后，有脑瘫或脊柱损伤的青少年和成人在网络和电话沟通上对摩斯代码的成功使用（Yang, Huang, Chuang, & Yang, 2008; Yang, Cheng, Chuang, & Yang, 2009）。看起来，人们要想熟练使用该策略，1~2 个月的连续使用是必要的。

信息代码

许多用于编码单词的策略也可以用于编码信息。在以下部分，我们将讨论不同的信息编码策略以及相关的学习要求。

字母式编码

在许多 AAC 系统中，信息编码的单位是字母表中的字母。这些编码通常依赖记忆，并且使用不同的策略来辅助使用者去识记每个代码和指示物。在重要字母编码（salient letter encoding）中，代码由表明重要内容的单词的首字母来构建代码。例如，PLEASE OPEN THE DOOR FOR ME 这个信息可能会被编码为 OD，因为 OPEN DOOR 这两个单词是这个信息里主要单词的首字母。该策略试图确立代码和信息如何被拼写出来之间的逻辑联系。尽管关于重要字母编码需要具备哪些能力，还没有具体的研究，但个体至少应对传统正字法有些熟知以及能够拼出单词首字母。此外，该策略可能对于那些能够以正确的句法形式回忆起信息的人们最为有效，毕竟这些代码是按照重要单词在句中出现的常见顺序构成的。

当使用字母－类别式信息编码（letter-category message encoding）时，代码的首字母是由对信息进行分类的组织图式（organizational scheme）决定的。例如，HELLO, HOW ARE YOU? / IT'S NICE TO SEE YOU / SEE YOU LATER / GOODBYE FOR NOW 这些信息可以被归在问候（greetings）这一类别里。于是，每一个信息的代码的首字母将会是字母 G，

用于代表这个类别。该代码的第二个字母会是基于信息具体内容的区分符。因而，信息 HELLO, HOW ARE YOU? 可能被编码为 GH（代表 hello），而信息 IT'S NICE TO SEE YOU 可能被编码为 GN（代表 nice）。

字母－数字式编码

字母－数字式信息编码既使用字母也使用数字。通常来说，代码的字母部分是指信息的类别，例如，G 代表问候（greetings）、T 代表交通（transportation）以及 F 代表食物（food）。数字是随意使用的，以指代类别里的具体信息。因而，G1 可能是指 HELLO, HOW ARE YOU? G2 可能是指 I HAVEN'T SEE YOU IN A LONG TIME! 等。在使用这类代码时，宜将基于记忆和基于界面的策略结合在一起使用。

数字编码

如前所述，数字编码既可以表征单词，也可以表征信息。当数字编码表征的是信息时，代码的分类通常依据的是某类系统逻辑。例如，埃德加是一名多重障碍人士，他使用大量的数字代码。以 3 开头的代码是关于希望和需求的，以 6 开头的代码是关于人的，而以 8 开头的代码则很少使用，因为它们代表脏话或者有讽刺意味的评论！埃德加通过同伴辅助式听觉扫描，选择 3 个数字来沟通信息，例如，GET ME A CUP OF COFFEE（326）,CAN YOU PHONE MY MOTHER AND TELL HER TO GET IN TOUCH WITH ME?（611）， 或 者 EAT MY SOCKS !（825）。尽管埃德加已经记住了 900 多个代码，但对于他的沟通同伴这是一个基于界面的系统，他们需要翻阅代码书来理解这些代码的含义。显然，这样一个系统要求使用它的人有很好的记忆力，除非他们也有一本代码书作参照。

象征式编码

贝克（Baker, 1982, 1986）提出了一种叫作语义压缩（semantic compaction）或 Minspeak 的象征式编码策略。在这个系统中，象征符号（即图片符号）经过排列组合，可以代表单词、短语或句子信息，并储存在运用该策略的 SGD 上。这些象征符号都是经过精心挑选的，以便获得丰富的语义联系。

在象征式编码中，一个苹果的象征符号可能与食物、水果、零食、红色的或圆形的相联系；一个太阳的象征符号可能表示的是天气、黄色的、热的、夏天或中午；一个闹钟的象征符号可能代表时间、数字或日程表。图 3.10 就是使用这三个象征符号进行编码的示例。如该图所示，一个苹果的象征符号（食物）和一个太阳的象征符号（夏天，一年中北美许多人进行烧烤的时间）结合在一起表示**让我们烧烤吧！**这样一个信息。一个苹果的象征符号和一个闹钟的象征符号的结合代表**让我们吃零食吧！**一个太阳的象征符号和一个闹钟的象征符号的结合代表**是时候去晒晒太阳了！**当然，每一个象征符号表征的概念以及排列组合的方式都有极大的差异，这取决于个体的年龄、先前的学习以及文化语言背景等（van der Merwe & Alant, 2004）。不管怎样，储存在 SGD 里的是不同序列的象征符号以及对应的信息，CCN 个体通过激活 SGD 生成想要表达的信息的合成式言语。在象征式编码中，信息的语义组织可以按照活动、主题、位置或者其他类别来实施，以便提取。与象征符号的语义联系有助于提取，就像有些 SGD 使用的象征符号预测灯一样（Beck, Thompson, & Clay, 2000）。

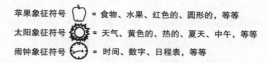

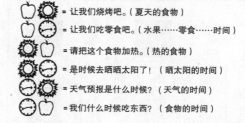

图 3.10　象征式编码示例。（The Picture Communication Symbols © 1981–2012 by DynaVox Mayer-Johnson LLC. All Rights Reserved Worldwide. Used with permission. Some symbols have been adapted.）

🔍 Unity 是 一 个 Minspeak 应 用 项 目（Minspeak Application Program, MAP）的名称，已在说英语的国家得到广泛应用。除了英语版本的 MAP，其他语言版本的 MAP（如德语、西班牙语、荷兰语、法语、丹麦语、瑞典语）也开发出来了。有关 Minspeak、语义压缩和 MAP 的更多信息可通过 Minspeak 的网站获得。

颜色编码

信息编码也会用到颜色，通常颜色和数字或符号等区分符一起使用。尤其是在眼睛看向的沟通系统中，颜色编码经常用于组织信息（Goossens'& Crain, 1986a, 1986b, 1987）。想象一下，在一个眼睛注视界面，8 个有颜色的方块分别放在不同的位置，字母表里的字母被分配至每一个方块里（见图 3.11）。界面使用者使用一系列的颜色和字母编码不同的信息。例如，TURN ON THE MUSIC 这个信息可能被编码为 BLUE M，而 CAN YOU SCRATCH MY FOOT? 这个信息可能被编码为 PURPLE F。为了表达 TURN ON THE MUSIC 这个信息，AAC 使用者先注视界面上的蓝色方块，然后看向字母 M。沟通同伴在解码书里找到与 BLUE M 相对应的信息，并执行所请求的动作。

颜色编码通常也和其他类型的访问技术一起使用，如沟通书和电子界面。例如，所有人物符号可能会被编码为黄色背景，所有食物符号可能会被编码为绿色背景，而所有动词可能会被编码为蓝色背景。然而，2009 年，一项以 2~5 岁普通儿童为被试的研究对该做法提出了质疑。结果表明，识别背景被颜色编码过的黑白线条符号的速度要比识别在白色背景上内部被颜色编码的符号的速度慢（Thistle & Wilkinson, 2009）。该研究结果表明，使用背景颜色编码的常用做法可能会干扰一些个体的符号学习。

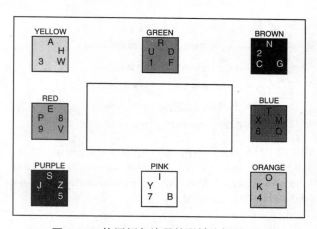

图 3.11　使用颜色编码的眼神注视界面。

有关可习得性的研究

针对有残疾和无残疾的儿童和成人，研究者曾做过不同训练量后不同信息编码可习得性的比较研究。总体而言，这些研究的结果表明：（1）字母编码和重要字母编码能最准确地被回忆起来，而象征式编码总是与最不准确的表现相联系，不管提供的训练量是多少（Light & Lindsay, 1992; Light, Lindsay, Siegel, & Parnes, 1990）；（2）无论使用什么编码策略，具体的信息（如名词或简单的请求）要比抽象的信息（如动词或像"我不同意"这样笼统的信息；Beck & Fritz, 1998; Light, Drager, McCarthy, et al., 2004）更易于学会；（3）相较于非个性化编码，由 CCN 个体而非研究者或临床工作者选择使用的个性化编码没有明显的学习优势（Light & Lindsay, 1992）；（4）至少对于一些个体而言，长的象征式编码要比短的象征式编码更难于学会（Beck & Fritz, 1998）。

此外，该研究结果还表明，与象征式编码相关的学习对人的要求尤其高。莱特（Light）、德雷格尔（Drager）、麦卡锡（McCarthy）和同事们（2004）指出，以他们研究中所观察到的象征式编码的学习速率，要想学会 1000 个单词的词汇，4 岁小孩需要近 1000 个教学时段，而 5 岁小孩需要 400~500 个时段。这不是说象征符号编码不是一个有用的策略；然而，它需要大量的学习时间并且对使用它的人有极高的认知要求，尤其在学习初期。AAC 团队在决定什么时候以及对谁应该使用特定的编码策略时需要意识到并认真考虑这些问题。

字母、单词和信息预测

除了编码，信息预测也是提升沟通速率的途径之一。预测是一个动态的提取过程，在这个过程中为 CCN 个体提供的选项会随着已经形成的单词或信息而改变。预测算式发生在以下三个水平中的一个或多个水平上：单个字母、单词或短语 / 句子。

单个字母预测

实际上，在所有可以通过正字法表征（即使用字母符号）的语言中，字母表里的字母并不是以相同的概率出现的。一些字母比其他字母出现得更为频繁。例如，在英语中，字母 e、t、a、o、i、n、s、r 和 h 出现得最为频繁，而 z、q、u、x、k 和 j 出现得最不频繁（关于这一点，经常观看电视节目 *Wheel of Fortune* 的观众应该深有体会！）。而且，正字法语言的组织方式使得一个单词里一个字母的出现概率受前一个字母的影响。在英语中，最明显的例子是字母 u 差不多总是紧跟在字母 q 之后。一些字母组合也出现得比另一些频繁。例如，ch-、-ed、tr-、str- 和 -tion 是英语中频繁出现的字母组合，而诸如 sz、jq 和 wv 这样的组合就算有，也出现得很少。

一些 AAC 字母预测系统就用到了这些单个的字母和字母组合关系的概率。当一个字母被激活时，一个列出最可能会紧随的字母的菜单就会出现在动态界面上。整个字母界面保持完好，但是在界面的顶端或底部会出现一个额外的字母预测的动态行。另一个字母预测策略使用诸如用在现代电话上的"模糊键盘"，在该键盘中每一个键都与一些字母相关联（例如，2 = abc，3 = def）。而某种去模糊算式的使用使得电脑可以预测个体在每个键上需要的是哪些可能的文字（Judge & Landeryou，2007）。该领域的工作表明，如果键盘的排列可以通过九键的设置得到优化，那么高达 91% 的触键有效性就可以得到实现（Lesher, Moulton, & Higginbotham, 1998a; Arnott & Javed, 1992; Levine, Goodenough-Trepagnier, Getschow, & Minneman, 1987）。对于单一开关扫描来说，文字预测界面设置的优化会节省掉大约 37% 的开关使用，比一个简单的字母表矩阵设置多出 53% 的增益。这会带来文本生成速率上的巨大改善（Lesher, Moulton, & Higginbotham, 1998b）。AAC-RERC 一直在开展这方面的工作。

单词水平的预测

发生在单词水平上的三种基本预测策略包括：单词预测、单词－模式预测和语言预测。

最简单的电子化单词预测（word prediction）是指经过电脑程序设定，在个体触键之后，出现一系列的倾向性单词（如基于使用频率增加了权重的单词）。图 3.12 就描绘了这样一个有着动态菜单界面的典型单词预测系统。一些单词出现在屏幕右上方的菜单或"窗口"里。而打字者所选择的字母决定了电脑软件在菜单里所呈现的具体单词。想象一下，一个人想要打出单词 LETTER。当字母 L 被打出时，菜单上就会出现六个以 L 开头的最常用的单词。如果要选择的单词不在这个列表里，这个人会接着打出下一个字母（E），于是又会有六个以 L-E 开头的最常用的单词出现在菜单里。这个过程会一直持续到这个人想要的单词出现在菜单里。当想要的单词出现在菜单里时，他／她只需要打出其相应的数字代码（在这个例子里是数字 3），就能将单词插入文本中。

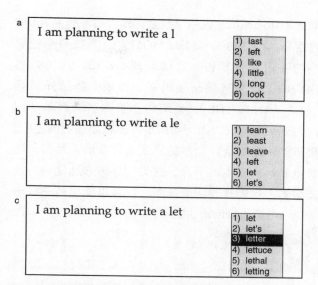

图 3.12 带有单词预测的动态菜单界面（所选单词为 LETTER）。a. 当字母 L 被打出时，屏幕呈现出六个以 L 开头的最可能的单词；b. 当字母 E 被添加时，屏幕改变为六个以 L-E 开头的最可能的单词；c. 当字母 T 被添加时，屏幕改变为六个以 L-E-T 开头的最可能的单词。数字 3 被打出来以选择单词 LETTER。

这种形式的单词预测也因此被视为一种带有动态界面的数字编码策略。在这个例子里，这个人利用该预测的特性"节省了"三次触键。

选择将哪些符号或信息放入单词预测程序里，是由多方面的因素决定的。有些程序里的单词是由制造商预先选择好的，有些程序则允许将特定的单词输入菜单里，还有些程序监控使用系统使用者的沟通表现并根据单词使用频率更新菜单内容。很多程序可能具备上述功能中的一种或多种。

一些 AAC 系统基于对话互动中可能出现的单词组合模式（patterns of word combinations）预测单词。如在英语里，介词短语（例如，on the bed、under a tree）中的冠词，如 a、an 或 the，通常会紧跟在介词之后。AAC 系统的设计者已经将该模式转换成预测算式。一个由系统提供的单词菜单会紧跟在打字者所选择的单词之后。所提供的单词不是取决于所打出的字母（像单词预测那样），而是取决于文本中的单词模式。个体只需要以某种方式表明所预测的单词可以被接受（如敲击空格键）或者不可以被接受（如打出想要单词的下一个字母）。

为了完善预测策略，一些系统设计者已经将语言预测（linguistic prediction）算式纳入系统中，这些算式包含大量有关语言的句法组织的信息。这些系统基于语言的语法规则为使用者提供预测。例如，如果个体选择第三人称单数名词作为句子的主语 [如**克里斯**（CHRIS）、**妈妈**（MOM）]，系统只会把那些与主语和数量相一致的动词（如 IS、LIKES、IS GOING）作为选项呈现出来。如果个体选择冠词（如 A、AN 或 THE），系统将会预测名词而非动词作为下一个单词，因为动词不可能紧跟在冠词之后。很显然，支持语言预测的算式是复杂的。然而，随着电脑运算成本的下降，这类信息越来越优化。这类预测不仅能提升沟通速率，而且也能提高一些语言或学习障碍者的语法表现。

許多 AAC 产品都具备字母和 / 或单词预测的功能，例如，Prentke Romich 公司的 WiViK 3 屏幕键盘、ECO2 和 Vanguard Plus、Words+, Inc. 的 E Z Keys! 和 Say-it ! SAM 软件, Gus 沟通设备, Inc. 的 SpeechPRO 软件, ZYGO-USA 的 AlIora, Toby Churchill Ltd. 的 Lightwriter 以及 DynaVox 的 V、Vmax、EyeMax 和 DynaWrite。

短语或句子水平的预测

一些研究小组已经开始合作开发计算机软件，以预测长于单个单词的语言单元。阿伯泰·邓迪大学和苏格兰邓迪大学的研究（File & Todman, 2002; Todman & Alm, 2003）实现了 TALK 沟通板（DynaVox Mayer-Johnson）的开发。它包含了 700 多个基于短语的沟通界面，这些界面通过个性化设置辅助识字的 CCN 个体参与社交对话。有关肌萎缩侧索硬化个体（Todman & Lewins, 1996）和脑瘫个体（File & Todman, 2002; Todman, 2000; Todman, Rankin, & File, 1999）的研究表明，使用 TALK 软件实现的沟通速率可以达到每分钟 42~64 个单词，这要比那些在对话中依靠短语构建的方法快 3~6 倍。同时，布法罗大学和 Enkidu 研究公司的研究者开发了一种基于说话的沟通软件——Frametalker，用于支持在高度序列化和可预测的结构化情境中的沟通（Higginbotham & Wilkins, 2006）。Frametalker 所实现的触键节约要比市面上可获得的其他单词水平的预测软件多得多（Higginbotham, Moulton, Lesher, Wilkins, & Cornish, 2000）。

随后，苏格兰和美国的研究小组也联合起来共同开发一种叫作 Contact 的原型混合式沟通系统，该系统整合了单词和短语水平的预测的特性以完成社交和结构化对话（Todman, Alm, Higginbotham, & File, 2008）。最终，这项合作促成了许多基于说话的设备（utterance-based devices, UBD）的开发，以支持社交的、事务性的沟通。UBD 可以和其他类型的速率提升策略一并使用，如象征式编码、字母和 / 或单词预测，从而让 CCN 个体更好地参与到教育、就业和社交情境中。

一套用于对话交流的 TALK 沟通板（有 700 多个）可以与 Boardmaker 和 Speaking Dynamically Pro 软件一起使用，并可以从 DynaVox Mayer-Johnson 处获得。DynaVox Xpress 整合了 UBD 的设计特征，例如，成百上千个预先编程好的短语、简短的对话信息（例如，像 YEAH 和 REALLY？这样的"快速反应词"）、被称作"投币口"的句子填充词。这些词语允许在意图和意义上做出变化而不需要一个单词一个单词地构造新句子（例如，在句子 I FEEL SAD 里，sad 这个单词就是一个投币口，人们可以很容易地用另一个情绪单词替代它）。UBD 的这些要素也在 DynaVox V 和 Vmax 中得到应用。（J. 希金博特姆，私人沟通，2010 年 5 月 6 日）

预测研究

因为速率提升策略会受到许多人为因素的影响，所以在实际使用过程中，速率提升的程度可能不会像那些只研究一个因素的研究所表明的那么大。如前所述，与编码和预测有关的人为因素看上去会因视觉监控和动作控制之间的互动而不同。例如，在一项以 6 名有颈部脊髓损伤的男士为被试的研究中，研究者发现单词预测所带来的触键节约上的收益总体上被做出每个选择所产生的触键成本所抵销，甚至被后者超过（Koester & Levine, 1996）。上述被试用预测系统做出选择的速度要比他们使用一个字母一个字母打字慢了 50%~70%，额外的时间多数花在搜寻单词预测菜单上，这让被试认为单词预测策略要比只用字母的策略更难用。

尽管这个问题具有复杂性，但毫无疑问的是，编码和预测策略可能带来的速率和时机的增益依然值得考虑，并且很可能会带来巨大的互动增益。鉴于该问题的复杂性，研究者们已经提出了一些在评估不同速率提升策略有效性时应该考虑的因素：

·沟通任务本身的性质和目标（Higginbotham, Bisantz, Sunm, Adams, & Yik, 2009）

·AAC 系统上的词汇和 / 或代码与情境的相关度以及易于获得的程度（Higginbotham et al., 2009; Venkatagiri, 1993）

·用来判断哪些选择或动作行为是必要的所需的

认知加工时间（Light & Lindsay, 1992）

　　·搜寻时间（即从一个预测菜单中定位一个字母、单词或短语所要花费的时间；Koester & Levine, 1998）

　　·按键时间（即激活一个键或开关所要花费的时间；Koester & Levine, 1998; Venkatagiri, 1999）

　　·动作行为指标（即生成一个信息所必需的触键数量；Rosen & Goodenough-Trepagnier, 1981; Venkatagiri, 1993）

　　·信息生成的时间或持续时间（即生成一个信息要用多久；Rosen & Goodenough-Trepagnier, 1981; Venkatagiri, 1993）

　　目前，AAC 使用者及辅助者必须在没有太多研究基础的情况下，权衡可用策略的相对收益和成本。信息编码和预测的研究在关注各种人为因素之间相互作用的同时，也在努力开发新的策略，以期将 CCN 个体的沟通成本降到最低。

问题

3.1　界定非辅助式符号并举出四个例子。

3.2　界定辅助式符号并举出四个例子。

3.3　什么是象征性？它如何影响符号学习？

3.4　除了象征性，还有哪四个因素会影响符号学习，以及它们是如何影响的？

3.5　在北美，AAC 使用者当前使用的是什么手部符号系统，每种手部符号系统有什么优点和缺点？

3.6　在图片沟通符号、象形图和布利斯符号的相对可习得性上，研究表明了什么？

3.7　单词代码是什么？它们的可习得性如何？请举出单词代码的三个例子。

3.8　信息代码是什么？它们的可习得性如何？请举出信息代码的三个例子。

3.9.　什么是预测？如何利用它来提升速率？

3.10　哪些因素影响速率提升策略的有效性？

第4章 替代的使用方式

在华盛顿州埃德蒙兹的一所中学里，我上了一堂重要的有关替代的使用方式的课。克里斯是一名患有痉挛性脑瘫的中学生。她在这一天学习结束的时候与她的妈妈互动。当我从房间这边看过去时，她们彼此相对着。在整个互动中，她的妈妈专注地盯着克里斯的脸，很平静地说着话。克里斯什么话也没有说；然而，看了一会儿之后，我就很清楚她正在进行大量的沟通。那一刻，这个互动的魔力给我留下了深刻的印象。当她们讨论家庭作业时，她的妈妈认真地"读"着克里斯的脸。我正在观察着一场真实的互动，互动的双方都在起作用，她们会加入自己的观点，甚至会起点儿争论。

好奇心驱使我来到克里斯妈妈的身后，在那里我观察到一系列非常快速的眼睛运动，它们正以一种我不知道的方式被转译成字母、单词以及最终的信息。随着我对克里斯和她的妈妈了解得越来越多，我知道了她们使用的代码的实质。当克里斯望向她的妈妈的脚时，她在传达字母 F。当克里斯望向她的妈妈的肘部时，她发出的信号是一个 L。当她看着她妈妈的鼻子时，她发出的信号是字母 N。在她们跟我解释了这些代码之后，大多数对话看起来都很有逻辑。然后，她们告诉我当克里斯抬起她的眼睛并略微朝左看时，她正在发出字母 Y 的信号，是在指"起居室里的黄色窗帘"，就是在那里克里斯和她的爸爸设计出这一眼睛代码。尽管克里斯能完整地拼写出一些单词，但实际上信息是由她和她的妈妈共同创建的。一旦克里斯开始拼写，她的妈妈就会对克里斯要拼写的单词或短语做出预测。克里斯会用一个轻微的点头认可这个预测或者通过轻微的摇头否定这个预测。有时候，甚至在克里斯拼写首个字母的时候，她的妈妈就会对信息里随后的单词做出预测。当然，克里斯会肯定或否定她的妈妈的预测。除了使用眼睛看向和单词预测这两个技术，克里斯也会用面部表情完善信息，甚至有时候会用发声表明强调。我们常常认为沟通涉及一个发送者（说话者）和一个接收者（听者），尽管 AAC 所支持的互动可能与这类互动相似，但是当其中一方是熟悉的沟通同伴时，这种互动更像是一个两个人共同构建信息的"二重奏"。

我曾经尝试使用这个系统与克里斯沟通，很快就发现尽管这个系统技术上并不昂贵，但它对沟通同伴的学习和能力有较高的要求。由于作为克里斯的沟通同伴，我未经训练和练习，因此她的妈妈和她的言语语言病理学家耐心地为我翻译。英语是克里斯和我都懂得的语言。她通过一个字母一个字母的方式进行沟通，这和我每天使用的策略是相同的。我知道她拼写出来的单词，但是我不精通被她高效利用的替代的使用方式（眼睛看向），而且我不够了解她和她的世界，因此没办法使用这些策略对信息共建做出太多的贡献。这几年，克里斯学会了使用其他替代的使用方式，从而她可以有效地掌控电子化 AAC 沟通和计算机技术。（D. 比克尔曼，私人沟通，2004 年 2 月）

普通人在很小的时候就开始学习口语沟通技能。这些技能的学习过程往往都是自动化的，以至个体几乎没有意识到这个过程，也没有真正地了解这些技能。只有在将口头语言转换成书面形式时，人们才意识到信息编码是通过组合和重新组合相对小的元素集完成的。在英语语言里，识字者通过组合 26 个字母书写几乎任何他们想要的东西。孩子学习书写的任务就是从这 26 个字母里选择适当的字母，然后按照准确度、可理解度和审美度的标准组合这些字母。类似地，说话者通过组合大约 45 种发声说出每一个单词。只有那些难以学会说话的人们需要知道单词是由声音组成的，而且特定的声音需要特别的注意以便能被正确地发出来。

沟通是以一类或多类符号的选择为基础的，信息的表达借助单独使用或组合使用这些符号来实现。在自然言语中，人们通过组合特定的声音生成信息。在书写中，人们组合正字法符号（即字母）并且按照系统的顺序放置它们。无法通过传统方式说话或书写的人们需要替代的沟通方式。当个体优先考虑自然语言的组织结构时，替代的使用方式的学习也会变得易于理解。对于 CCN 个体，替代的使用方式的学习意味着他们可以从一个范围缩小了的可能性集合里选择信息或代码，然后通过单独或组合的方式使用这些元素来沟通各种各样的信息。显然，个体必须以一种听者可以理解的方式将信息呈现给听者。

在过去，许多 CCN 个体使用头柄和特殊的锁屏操作标准的沟通设备，如打字机或电脑。如果他们无法使用这些设备，干预人员便认为这些人不适合使用电子化沟通。然而，自 20 世纪 70 年代开始，可供无法使用标准设备的人们选择的替代的使用方式已经得到了极大的扩展。为了充分地体现新技术的涌入，不至于让这本书在出版前就过时了，我们只给读者提供有限的沟通设备的例子，它们代表特定的使用技术或特征。这绝不意味着本章所提到的产品是它们所阐述的概念的唯一例子，甚至是"最佳的"例子。我们的意图不在于提供一个全面的最新技术的概览。书后的"资源和网站链接"包含许多主要沟通设备制造商和分销商的名称和网址。此外，巴克利 AAC 中心的网站提供了 AAC 领域里大多数商业公司的链接。读者也可以登录 AAC TechConnect 网站获取信息，该网站介绍了市面上几乎所有可获得的 AAC 选择的特征。

选择集合

通过使用 AAC 系统的选择集合（selection set），AAC 使用者能在同一时间获取以视觉、听觉或触觉形式呈现的所有信息、符号和代码（见第 3 章）。在大多数 AAC 技术中，视觉是选择集合里项目的呈现方式。例如，难以用手书写的人们通常使用电子化的 AAC 技术。这些计算机设备的界面包含了有限数量的符号集合，它们组成了选择集合。例如，在标准的计算机键盘上，这些符号包含了字母表里的字母、标点符号、数字和设备的控制命令（如 Enter、Control、Tab 和 Return）。有的个体使用以图片符号或代码呈现的视觉界面。如果个体因视觉障碍而无法使用视觉界面，选择集合的呈现方式是听觉或触觉。听觉界面呈现的通常是口头话语或信息。触觉界面是由选择集合里项目的触觉表征组成的，如实物或者实物的部件、材质、形状或者凸起的点（盲文）。

选择集合里的项目通过许多方式确定。以标准电脑键盘为例，制造商将符号（数字、字母、标点符号和命令）分配至特定的位置。对依靠该技术的人而言，他们的任务是学习不同符号的含义及使用。然而，对于许多 AAC 使用者而言，符号和代码可以通过设备或者由应用开发者预先编程好，或者个体在收到设备后基于自身原因选择使用，最终实现以有效理解和使用的方式表征相关信息。

在 2008 年，我们为一名使用 AAC 技术的男性肌萎缩侧索硬化患者提供沟通支持。他对即将到来的奥林匹克运动会兴趣颇浓，因为他对体育充满了热情，更重要的是，他和妻子与全美排球队的一名女性运动员交往甚密。几个月之前，该运动员已经向奥委会提出将她球衣上的数字从 18 改成 12 的请求，以表达对一名男子的敬意，这名男子在运动员的职业生涯中穿的运动服的号码就是 12。

在奥林匹克运动会期间，他和妻子邀请朋友们来家里一起观看电视上的报道。为了迎接这些夜晚，他将 AAC 设备编好程序，用于支持他的沟通。他针对不同的情况准备不同的信息。像**打得真棒！**这样需要即时沟通的信息在观看排球比赛时只有发出得正是时候才有意义。如果他必须一个字母一个字母地拼写出该信息，就错过了沟通时机，从而发出的信息也就失去了意义。他还需要准备一些短语（如问候、评论和问题），因为他可能会频繁地用到这些短语，而且需要及时提取它们，以便节省精力。这样的例子包括**你好、感谢到来、你觉得那怎么样？我觉得他们会再次在＿＿＿＿＿打比赛、你想要吃点（或喝点）什么吗？和再见。**他也准备了一些笑话、新闻以及他想和朋友们交流的特定想法。此外，他对家庭成员、朋友们和运动员们的名字进行编码，以提升沟通速率。最后，他可以使用字母和单词预测功能，从而按照一个字母一个字母和一个单词一个单词的方式准备独特的信息。显然，挑选可以放在选择集合里的信息需要个体及其辅助者的共同努力。与往常一样，如何表征和编码这些信息取决于他的语言能力、学习能力和偏好。

选择集合界面的类型

AAC 应用中所使用的策略和设备决定了选择集合的界面类型。界面类型一般分为：固定界面、动态界面、混合界面以及视觉场景界面。

固定界面

固定界面（fixed display）是指符号和项目可被"固定在"特定位置的界面。数字化言语生成技术和低技术的沟通板通常会用到固定界面 [也被称作 静 态 界 面（static display）；Hochstein, McDaniel, Nettleton, & Neufeld, 2003]。一个固定界面可以包含的符号数量是有限的，且取决于个体的视觉、触觉、认知和动作能力。通常，AAC 使用者在获取所需的词汇时，会用到许多不同的固定界面。例如，如果一个人想要将讨论主题从奥林匹克运动会切换到为一个即将到来的假日作计划，他 / 她就可能需要将运动类图片的界面改变为与旅行和家庭相关的界面。

由于多个固定界面使用上的明显限制（如难以携带、无效率），干预者为扩充一个固定界面的可容纳量做出了大量的努力。其中一个调整策略是将界面分层。例如，一本将符号按照主题排列在页面上的沟通书就是一个固定界面分层的例子（在这个例子里，每一页都是不同的一层）。其他 AAC 技术在视觉或听觉选择集合的设计和操作上进行分层。另一个调整策略是个体通过各种编码策略组合固定界面上的一个、两个、三个甚至更多的项目（符号）以构建多个信息。显然，通过这种方式，个体可以沟通的信息数量极大地超过了界面上项目的数量（见第 3 章）。大多数商业 AAC 公司都会销售一些带有固定界面的技术。读者可查询书后"资源和网站链接"以回顾这些选项。

动态界面

动态界面（dynamic display）指的是可以电子生成视觉符号的计算机屏幕界面，界面在被激活时，会自动地将屏幕上的选择集合改变至一组新的编码好的符号。例如，个体在接触动态界面时，可能会先看到屏幕上呈现着关于不同对话主题的符号，这些对话主题可能涉及排球、笑话、个人护理、新闻或家庭等。通过触碰排球符号，个体可以激活屏幕来呈现与排球有关的信息。当排球比赛进入休息时间时，个体可以通过触碰一个适当的符号返回到最初的屏幕，选择一个新的主题（如笑话、个人护理），并获得一个呈现相关词汇的新屏幕。各种商业 AAC 产品均提供动态界面。图 4.1 就是一个如何操作动态界面的例子。

混合界面

混合界面（hybrid display）是指带有动态元素的电子化固定界面。告知个体选择集合里哪些项目是可以激活的指示灯就是一种动态元素。当个体激活序列里的第一个图标时，在界面屏幕上每个接下来可以选择的图标旁边都会亮起指示灯。在个体选择其中一个选项之后，灯便会发生改变去指示接下来在序列里可能会出现的图标。尤其对于使用大量图标序列进行沟通的个体，该技术可以作为一种记忆辅助。在一项相关研究中，比起没有使用图标指示灯的时候，无残疾的大学生借助图标指示灯可以回忆起更多的代码（Beck, Thompson, & Clay, 2000）。

包含字母和单词预测功能的界面也是一种混合界面。通常，字母的呈现是固定的，即不改变位置。然而，单词预测按钮里的内容随着每一次触键而发生改变，这是因为 AAC 设备里的语言模型在试图预测所需的单词（通常是 4~8 个单词）。图 4.2 展示了组织一个信息时单词预测按钮里发生的变化。

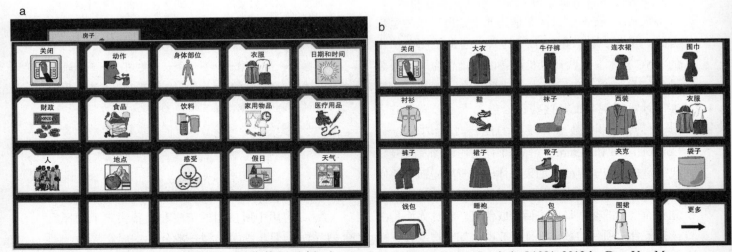

图 4.1　DynaVox Vmax 动态界面屏幕使用示例。（The Picture Communication Symbols ©1981–2012 by DynaVox Mayer-Johnson LLC. All Rights Reserved Worldwide. Used with permission.）

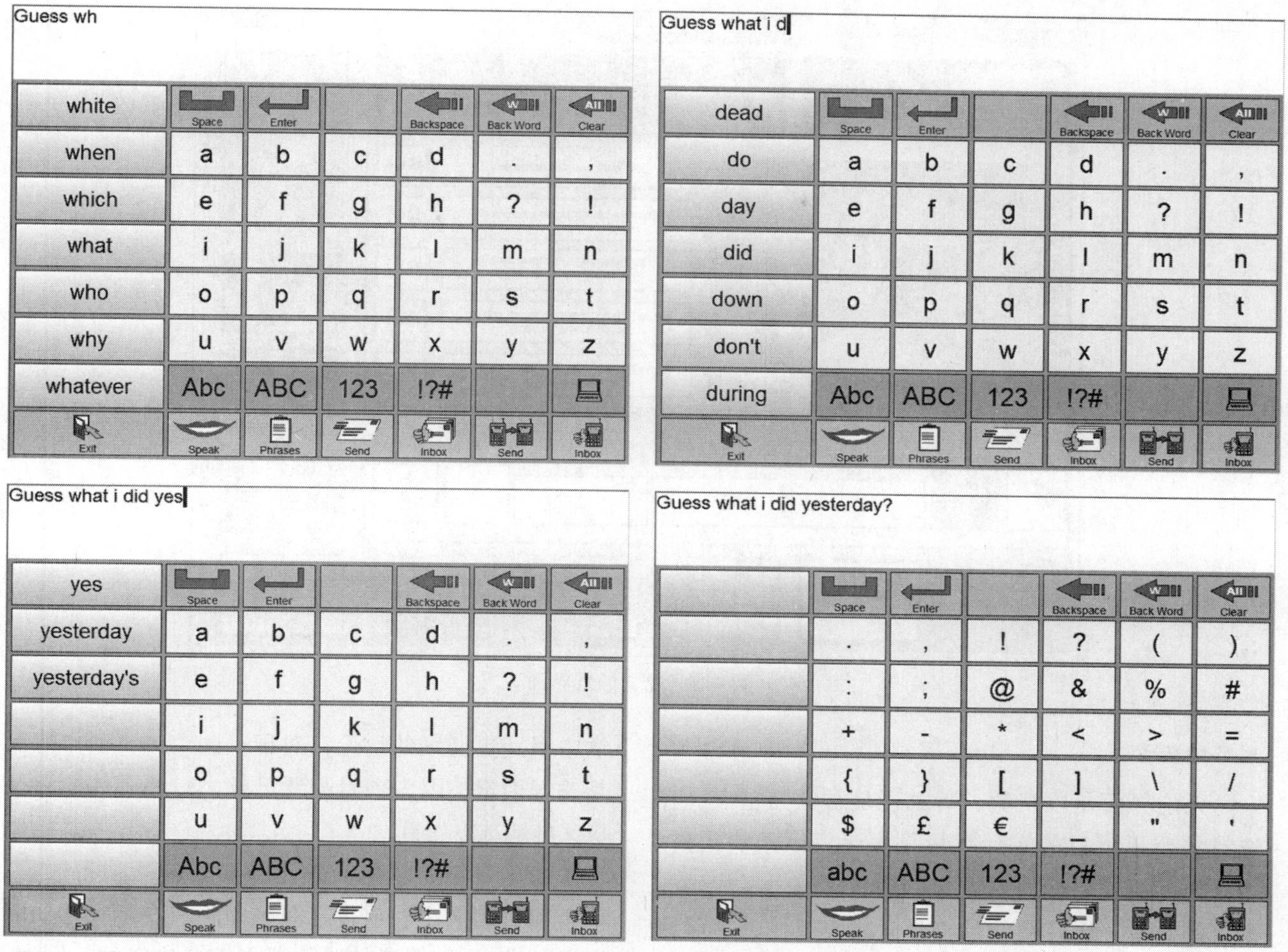

图 4.2 带有单词预测功能的字母表键盘。（The Picture Communication Symbols ©1981–2012 by DynaVox Mayer-Johnson LLC. All Rights Reserved Worldwide. Used with permission.）

视觉场景界面

视觉场景界面（VSD）是描绘和表征一个情境、一个地方或者一次经历的图片、照片或视觉环境。人、动作和物品这些要素会出现在视觉场景里（Blackstone, 2004）。例如，在一张生日会的照片里，人、食物和礼物都出现在一张图片里。诸如客人的名字或提供的食物的名称这样的信息便可以从图片里获得。其他界面，例如，那些包含更多有关这个过生日的人以及他 / 她的家庭信息的界面，也可以得到呈现。尽管 VSD 通常使用动态界面技术，但也会在某种程度上使用固定界面，甚至是混合界面。图 4.3 就是一个呈现了一系列度假照片的混合版本的 VSD。照片呈现了一个大家庭在各种情境中参与的实际或隐含的活动。除了表征人和物品之外，这些照片还提供了可以指导和支持对话互动的主题信息。这些照片呈现了不同的信息，具有动态界面的功能。位于屏幕上方、下方和右边的微型照片对应的是其他沟通主题，如食品、购物、个人护理、地图、大家庭等。在许多 VSD 应用中这些图片是固定不变的，因此使用者可以从界面中进入不同的主题。

VSD 不同于在 AAC 技术中得到广泛应用的典型的网格界面（grid display）。视觉场景描绘了一个连贯、融合的视觉图像里的一组要素（人、动作、物品），而一个网格或矩阵界面将要素安排在通常以行和列组织的单独的方格里；方格里的要素可能相关，也可能不相关。目前，针对发展性障碍儿童、多重障碍年轻成人以及失语症成人的 VSD 研发工作正在进行。

选择集合界面的物理特征

无论使用的是哪一类界面，在选择了信息（见第 2 章）以及确定了针对不同项目的符号或编码策略（见第 3 章）之后，干预团队必须考虑选择集合界面的一些物理特征，并应基于 AAC 使用者的认知、语言、感官和动作能力与 AAC 策略的特征之间的匹配情况做出干预决策。

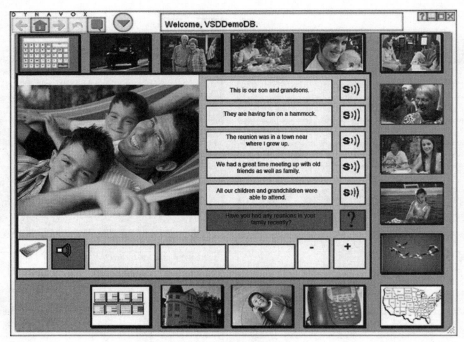

图 4.3 视觉场景界面。

项目的数量

无论界面是以视觉、听觉还是触觉为基础，在选择集合里项目的实际数量是由诸多因素决定的。最重要的因素是个体所需要的信息、符号、代码和命令的数量。当使用的是符号而非表征性的字母或代码时，选择集合的大小随着信息数量的增加而增加，因为在信息和符号之间有着一一对应的关系。所以，500 个信息通常需要 500 个符号。在 VSD 中，一张照片或图片传递的信息不止一个，但是依然需要多张图片来表征不同的场合或主题。相较之下，编码策略的使用改变了所使用的代码的数量，极大地减少了选择集合里的项目数量。因而，使用大量代码的界面要比使用少量代码的界面包含更少的项目。这是因为通过多种方式每个项目都可以组成大量代码，例如，字母表里 26 个字母的两两组合可以构建出成百上千个两个字母的代码。

大小

干预团队在就选择集合做出决策时应该考虑两个与大小有关的问题：单个项目的大小和整体界面的大小。对于视觉界面，界面上符号或信息的实际大小取决于个体的视觉能力、所使用的动作控制策略、符号类型以及要呈现的项目数量。对于有些个体，视觉能力决定单个项目大小，该因素会在第 6

章中得到更详细的讨论；对于有些个体，动作控制是关键因素，因为项目需要足够大以便个体能够又快又准地选出项目。

视觉界面的整体大小是由要呈现的项目数量、单个项目的大小、项目之间的间距、安装和移动因素以及 AAC 使用者的肢体能力综合决定的。例如，如果个体要随身携带这个技术，它的形状和重量必须便于管理且不累人，而它的确切尺寸将取决于个体的肢体能力。如果个体使用轮椅，AAC 界面就不应过大以致遮挡个体对轮椅操控的视线。如果个体使用手指点指、头部追踪或者眼睛追踪选择项目，界面的整体大小必须要适合个体的动作范围，否则一些项目将无法使用。

AAC 技术在物理大小上千差万别。在过去几年里，越来越多的针对移动技术的 AAC 选项已开发出来。这些移动技术最初旨在支持沟通、游戏、日历、音乐甚至全球定位，小巧、轻便且因普通人群的广泛使用而成为"经典"。因此，它们得到了许多 AAC 需求者的青睐。有些 AAC 需求者看中的是这些技术的功能性，而有些 AAC 需求者则对尺寸不满意。

听觉界面主要为有视觉问题的个体所使用，界面的大小取决于个体的记忆力和记住界面组织图式的能力。当使用大的听觉界面时，个体需要记住的是，如果他们等得足够久，特定的项目最终会出现

（即发布）。当电子听觉扫描仪上有多层界面时，个体必须能够记住用于组织的类别图式。例如，如果信息是按照主题（如食物、饮料、地点、人）组织的话，个体必须记住**可乐**是一个在**饮料**之下的信息，而**购物商场**是储存在**地点**之下的。如果界面分层有两个以上，这一类别图式甚至可以变得更加复杂，**可乐**就可能是位于**汽水**之下的一个信息，而汽水则是**饮料**的一个亚类别。

触觉界面的选择集合的大小取决于个体的触觉识别能力。有些人，如那些使用盲文的人，只需要非常少的信息就可以通过触觉识别所呈现的选项，而认知或触觉能力较低的人可能需要较大的触觉符号或者实物。

项目的间距与安排

项目在一个视觉或触觉选择界面上的间距与安排主要取决于个体的视觉和动作控制能力。例如，如果项目四散分开且周边都是很大的空白区域，对于有些个体，这样的界面项目更易于区分。对于有些个体，如果项目周边的空白区域被涂上颜色以与沟通板的其他部分区分开来的话，效果会更好。而可能有视野切割（由脑损伤造成的一边视力的损失）或盲点的个体就需要使用不规则的间距安排来匹配他们的视觉能力。评估者需要基于个体的情况做出诸如这样的决策（见第6、15和17章）。

每个人的动作控制情况也影响着间距安排。许多使用 AAC 系统的肢体障碍人士对一只手的控制要比对另一只手的控制好。为了方便个体访问，界面上项目的放置必须依据个体的情况。例如，在图4.4里，常用的项目放在沟通板的右手边，因为个体这边的动作控制更好。此外，在尺寸上，个体动作控制优势区（即板的右边）里的项目要比动作控制弱势区（即板的左边）里的项目更小。

图4.5提供了沟通板界面的另一个例子——弯曲排列（curved array）。该安排旨在适应头柄使用者的动作控制能力。与正方形或长方形排列相比，以弧形排列项目的方式大大地减少了头和颈部的前后运动。由于头部和眼睛追踪策略的采用，使用头柄的 AAC 技术已经减少了。然而，有些 AAC 使用者还在使用该方法。

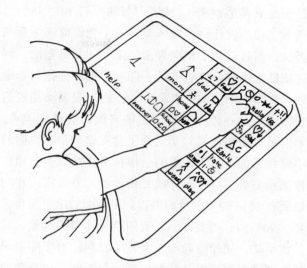

图 4.4 以个体优势手最容易使用的方式呈现常用项目的沟通板。

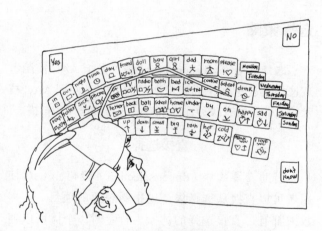

图 4.5 旨在适应头柄使用的沟通板界面。

界面的定位

定位（orientation）是指界面相对于地面的位置。视觉或触觉界面的定位取决于个体在姿势、视觉以及动作控制上的能力。在直接选择界面中，个体需要能够以某种方式点指界面上的项目，因此视觉和动作能力是最关键的。若个体采用扫描方式，视觉和姿势就是关键因素，因为开关激活的操作需要个体具备这些能力。本章后面部分会具体讨论这些议题。

以与地面平行的角度将视觉或触觉界面安装在桌子或轮椅托盘上，这不仅用起来牢靠，而且还可以提供手臂和手部的支持，当个体出现虚弱、震颤或额外动作时，这一点很有用。这类界面的定位需要个体在看和使用时保持垂直姿势（无论是靠自己还是靠调适设备）。或者，与地面有 30°~45° 夹角的定位不仅让许多肢体障碍人士能够清晰地看到界面，而且避免了横向界面所需要的颈部弯曲，同时依然提供了一定程度的手部和手臂的支撑与稳定性。许多由于虚弱或者额外动作的出现而动作控制受限的人们在使用这种定位的界面时会遇到困难。他们可能需要依靠移动式的手臂支撑来抬起他们的手臂和手部。通常，我们会根据个体的视力、动作控制和姿势，将带有灯或光指示器的界面定位在与地面有 45°~90° 夹角的位置。当界面的定位夹角在 45°~90° 时，需要注意不要阻挡个体看到其他人或其他活动，如操纵轮椅、看教学材料。对于那些采用头部或眼部追踪策略的人们，界面的定位夹角通常接近 90°。

选择策略

选择策略（selection technique）是指 AAC 使用者从选择集合里选择或确定项目的方式。使用 AAC 技术的人们通常有两种选择策略，即直接选择和扫描。

直接选择

借助直接选择（direct selection）策略，AAC 使用者可以直接从选择集合里指明想要的项目。大多数人都有过直接选择的体验。打字时，个体可以通过按压一个键直接选择或激活打字机或计算机键盘上的任何一个项目。单指打字的人也可以采用这种方式。此外，大多数人都用过自然言语和手势，许多人也观察或使用过手部符号。这些模式都是直接选择策略，因为手势或手部符号是从一个大的选项集合里被直接选择去沟通特定信息的。

直接选择选项

通过手指点指或触摸进行的直接选择是最常见的选择方法。一些个体使用光学指示仪、灯指示仪、头部追踪仪或者眼睛追踪仪选择项目，通过眼睛注视表明选择（见本章开头克里斯的故事），甚至使用言语识别（Fager, Beukelmann, Jakobs, & Hossum, 2010）。接下来，我们将简要描述直接选择的选项。

肢体接触（physical contact）　在面对许多非电子化的 AAC 选项时，个体通过肢体接触而非感压或按压选择项目。例如，个体在使用沟通板（或书）时，通过触摸项目从选择集合里确定项目。因为不涉及电子激活，压力也就失去了用武之地。新的移动技术和诸如 iPad 这样的平板电脑的激活就是通过一定时间的或手势运动的触摸实现的。

肢体压力或按压（physical pressure or depression）　个体可以通过按压一个键或一个感压的表面激活许多 AAC 设备。标准键盘、微波炉以及 AAC 技术上的触摸板（即薄膜开关）都在使用这种激活模式。当一个设备的激活需要压力才能实现时，个体通常借助某个身体部位产生这种压力，如手指、脚趾，或者借助与身体相连接的某个设备，如头柄或者安装在手部或手臂上的夹板。身体部位或身体部位延伸（如头柄）的运动必须能够得到有效控制以便每一次按压只激活一个项目。个体可以在辅助者的帮助下给压力感应键和触摸板设置不同的压力阈限值以实现准确的激活。

点指（没有接触）　个体在从选择集合里选择一个项目时，并不总是需要做出实际的肢体接触。例如，个体在使用眼睛看向、追踪或注视策略时，会看着一个物品足够久以便沟通同伴确定注视的方向并确认所选择的物品。许多由于肢体障碍而无法说话的人会使用眼睛看向策略，因为他们通常保留了相对准确的眼睛运动。此外，还没有学会其他沟通策略的幼儿以及因较差定位、慢性疲劳或因目前的健康状况而无法使用对肢体有更高要求的选项的个体通常也会使用这种策略。一些非电子化的目光注视沟通策略相当先进，包含的编码策略也很复杂（Goossens' & Crain, 1987）。图 4.6 和图 4.7 分别描绘了一个与眼睛联结的界面和一个目光注视沟通背心。

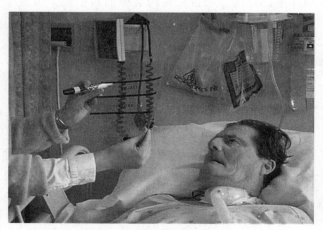

图 4.6　与眼睛联结的界面。

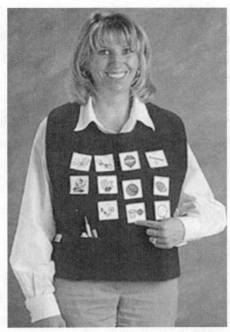

图 4.7 目光注视沟通背心。（The Picture Communication Symbols ©1981–2012 by DynaVox Mayer-Johnson LLC. All Rights Reserved Worldwide. Used with permission.）

🔍 许多眼睛追踪技术现已开发出来。EyeMax（DynaVox）、ECOpoint（Prentke Romich 公司）、My Tobii（Tobii ATI）和 EyeTech 的视力追踪设备以及 Quick Glance 软件（眼睛技术数字系统）都是该技术的应用。总体而言，这些产品提供光标控制以回应眼睛运动。AAC-RERC 的网上节目"支持动作受限个体的沟通"展示了眼睛追踪 AAC 技术的使用。有关这些技术的额外信息可从书后的"资源和网站链接"里获得。

借助以某种方式安装在头上（如安在头箍上、与眼镜或帽子相连接；见图 4.8）或者拿在手里的光学技术或产生光（或激光）的技术，AAC 使用者也可以进行不需要接触的点指。高技术和低技术的 AAC 选项都可以使用这种技术。例如，使用沟通板的个体可以通过将一束光或激光束指向想要的物品表明选择。个体也可以用光或灯的点指激活电子化的 AAC 技术，即具备这项功能的 AAC 技术通过电子化的方式监控光束或光学传感器的位置，如果光束或传感器停留在一个特定的位置一段时间，该位置上的项目就会被选中。使用该策略需要具备两种动作能力：将光束指向想要的物品的能力和在该方向维持一个预先规定好的时间长度的能力。因为光点指器和光学传感器通常安装在头上，个体必须能很好地控制头部以防出现过多的震颤或额外的动作，从而又快又准地选中项目。

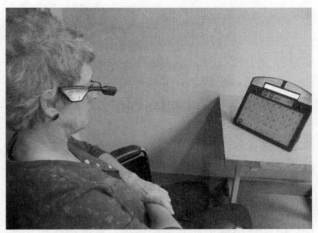

图 4.8 安装在头上的激光点指器。（GEWA 激光点指器，由 ZYGO-USA 所销售；http://www.zygo-usa.com。）

个体也可以通过声呐或红外线技术而不是直接的肢体接触做出选择。AAC 使用者通过精细的头部运动，将安装在前额或眼镜上的传感器（通常被称作头部追踪器）指向屏幕上的符号。安装在电脑屏幕附近的接收装置接收人类感官无法感知的红外线信号。个体通过这些运动，控制电脑屏幕上的光标，进而从选择集合里选中项目。针对红外线技术的动作控制要求与那些针对光点指和光学技术的动作控制要求是相似的。

🔍 将声呐或红外线技术运用于直接选择中，且通过头部运动做出选择的应用有 HeadMouse Extreme（Origin Instruments）、SmartNav（NaturalPoint）以及 AccuPoint（InvoTek, Inc.）。菲兹捷勒、斯波萨托、波利塔诺、赫特林和欧·尼尔（Fitzgerald, Sposato, Politano, Hetling, & O'Neill, 2009）比较了三种由头部控制的鼠标模拟器在三种不同灯光条件下的表现。他们报告说，总体而言，每一种鼠标模拟器在三种灯光条件下的表现都是一致的；只是在其中一灯光条件下，它们在准确性方面出现了一些差异。

言语识别（speech recognition） 在过去，能正常说话但是无法书写或控制一个传统电脑键盘的个体，如脊髓损伤个体，主要选择语音识别策略。尽管这些人的言语出现了轻度或中度的失真，但言语模式基本一致。因此，语音识别作为一种替代选择模式得到了 AAC 研究者和开发者的持续关注。在我们写这本书时，言语障碍人士使用的言语识别策略已经获得了大量的研究关注，但是在为 AAC 使用者提供支持方面，这一策略还没有得到常规验证（Fager et al., 2010）。因此，我们在这一版中不讨论言语识别策略。

直接选择激活策略

当个体以直接选择的方式从一个电子化界面里选择一个项目时，他／她必须激活该项目，以便 AAC 技术能够识别它并将其转译成有用的输出。因为许多 AAC 使用者的动作控制能力有限，他们必须使用替代的激活策略。例如，一些个体无法在选择界面上选择单个压力键，他们往往需要在界面上移动手指，从而无法避免地激活了其他项目。一些电子化选项有助于解决这些困难。

计时激活（timed activation） 大多数支持直接选择的电子技术提供计时激活选项。该激活策略要求个体以某种方式（例如，通过肢体接触，通过闪烁一个灯或激光束，或者通过眼睛注视）确认界面上的一个项目，然后维持该接触（或者停留在一个位置上）一个预定好的时间长度，从而让该选择能够被设备识别。这种激活方式允许个体在界面表面移动手指、头柄、灯束或者光标而不用担心可能会激活他们遇到的每一个项目。"停留时间"（dwell time）的长度可以根据个体的能力和场合进行调整。该策略明显的优势在于它能减少不经意的激活，降低动作控制方面的要求。

释放激活（release activation） 释放激活是一些电子化 AAC 技术使用的另一种激活策略。只有在界面是由直接的肢体接触来控制的时候，如通过一个身体部位或者通过某种类型的延伸，个体才可以使用释放激活。例如，该策略要求个体用一个手指一直与界面保持接触，直至定位好想要的物品，然后通过释放与界面上某个图像（符号）的接触做出选择。个体可以在界面表面将他／她的手指移至任何地方而无须做出选择，但要一直维持与界面的直接接触。此外，接触时间也可以根据个体的能力和需求进行调整。该策略的优点在于它允许个体将手一直放在界面上并保持稳定，同时，对于因动作太慢或无效率而无法从计时激活中获益的个体，该策略可以将他们的失误降至最低。

过滤或均化激活（filtered or averaged activation） 有些 AAC 使用者能够在界面上选择一个整体的区域，但是难以与所选的项目保持充分、稳定的接触。然而，设置一个足够短的激活时间来适应他们的选择能力是不可能的。通常，他们能够使用安装在头上的灯或光点指器，但是做不出精确选择所需的准确和有控制的头部运动。过滤或均化激活技术通过感知点指器在每一个项目上的时间，"原谅"（即忽略）偏离了特定项目的简短运动，然后计算出平均时间，最后激活灯或光设备指向时间最长的项目。辅助者可以根据个体的情况对激活前要忽略的时间长度进行个性化设置。

在为 AAC 需要者选择使用方式时，须将使用特征与个体的能力相匹配。有些关于移动技术的 AAC 应用支持上述所讨论的选项，有些则不支持。

扫描

有些 AAC 使用者无法直接从选择集合里选择项目。原因有很多，最常见的原因是缺乏动作控制。在这些情况下，选择集合里项目的呈现由辅助者（即一名训练有素的沟通同伴）或者预置的电子技术来实现。受助者必须等待辅助者或电子设备先扫描过不想要的项目再到达所要的选择。这时，AAC 使用者以某种方式表明想要的项目已经出现了。这个选择过程被称作扫描（scanning）。通常，在 AAC 设备中使用扫描方式的那些人通过激活一个开关认可想要的物品。比克尔曼、加勒特和约克斯顿（Beukelman, Garrett, & Yorkston, 2007, 表 4.3）描绘了大量不同的开关。

在 2010 年，鲍尔和同事们指出这样一种印象，AAC 使用者不像 10 年前那样频繁地使用扫描方式，但他们更加频繁地使用头部和眼睛追踪策略。扫描 AAC 界面会对个体产生很大的认知负荷且相关的学习要求也很多。不过，我们在以下部分还是要讨论扫描选择的不同方面。

扫描模式

选择集合里项目的布局形态就是扫描的一个重要特征。很重要的是，选择集合里项目的确认应具有系统性且可预测，以便 AAC 使用者的意图和辅助者或设备的动作得到协调。三种主要的选择集合模式是循环、线性和类别－项目扫描策略。

循环扫描（circular scanning） 在用电子设备呈现选择集合里的项目的模式中，循环扫描是最不复杂的模式（见图 4.9）。该技术以圆圈的形式呈现项目，并对其进行电子化的扫描，每次一个，直至个体停止扫描仪并选择一个项目。扫描仪通常是一个像闹钟上大指针的扫手，或者是选择集合里每一

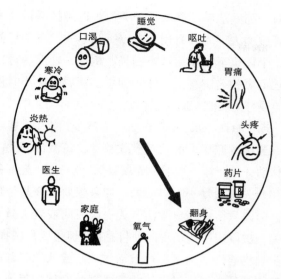

图 4.9　一名重症监护室里患者的循环扫描界面。（The Picture Communication Symbols ©1981–2012 by DynaVox Mayer-Johnson LLC. All Rights Reserved Worldwide. Used with permission.）

个项目旁边的独立光线。尽管循环扫描对视觉有要求，但在认知上相对易于掌握，因此可以先介绍给儿童或初始 AAC 沟通者使用。霍恩和琼斯（Horn & Jones, 1996）在研究一名 4 岁儿童使用循环扫描时发现，尽管评估信息表明扫描会是更合适的选择，但对于这名儿童，扫描要比借助头部上的光的点指所进行的直接选择更加困难。

线性扫描（linear scanning）　在视觉线性扫描中，光标的光或箭头移过第一行的每一个项目，第二行的每一个项目，接下来一行的每一个项目，直至一个项目被选择为止。图 4.10 描绘了一个视觉界面，其中选择集合里的项目是以三行或三排的方式排列的。在听觉线性扫描中，合成式语音或辅助者一次念一个项目直至个体做出选择。例如，辅助者可能会问："你今天想要穿哪一件衬衫？红色那件？蓝色那件？有条纹那件？紫绿色那件？"直至个体表明想要的选择辅助者已经说到了。线性扫描尽管要比循环扫描要求更高，但是简单易懂而且易于学会。然而，因为项目是以特定的顺序每次一个地呈现出来，如果选择集合包含了许多项目，这种策略的效率可能不高。

莱特（1993）报告的个案研究记录了用于教授一名有严重肢体和沟通障碍的儿童自动化线性扫描的教学程序，该程序以发展为基础。在这之前，该儿童还没有从聚焦于动作控制的教学中学会扫描。对使

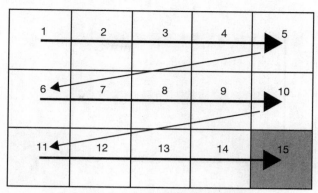

图 4.10　有三行符号的线性扫描界面。

用扫描的个体的表现的分析表明，自动化线性扫描需要协调光标（光线）和排列里的目标符号之间的关系，以及协调开关和选择过程之间的关系。通过学习，该儿童从理解部分任务（开关和选择过程之间的关系）进步至能够使用扫描策略。

类别–项目扫描（group-item scanning）　为了提高扫描的效率，AAC 技术设计者开发了许多类别–项目扫描方法。类别–项目扫描通常先确定一组项目，然后逐步排除选项，直至做出最后的选择。例如，在类别–项目的听觉扫描中，设备或辅助者可能会一个接一个地问："你想要食品类吗？饮料类吗？个人护理类吗？"直至个体确定了类别或主题。然后，设备或辅助者会复述该类别里预先确定好的选项清单。例如，如果个体选择饮料类，辅助者可能会问："水？汽水？茶？啤酒？"直至个体做出一个选择为止。很明显，如果辅助者先过一遍类别的清单，然后针对确定的类别重复里面的项目直至可以做出一个选择为止，这样做效率可能更高。

类别–项目的视觉扫描经常采用行–列扫描（见图 4.11）。视觉界面里的每一行是一个类别。每行一旦显示出来，就会以电子化的方式得到突出直至个体选择了目标行为止。然后该行里的个别项目逐一得到突出，直至扫描到个体所想要的项目。

也有许多行–列扫描变式。为了提高效率，用于容纳许多选择集合里项目的精密的 AAC 技术通常采用类别–行–列扫描，这是行–列扫描常见的一种变式。类别–行–列扫描要求个体做出三次选择。首先，整个界面里的两个或三个类别逐一得到突出。在个体确定了类别后，例如，屏幕上方的类别，该类别里的每一行才会得到扫描。接着，在个体选择了一个特定的行之后，扫描模式便会改变成突出该行里的每一个项目。最后，个体确定一行里想要的项目。

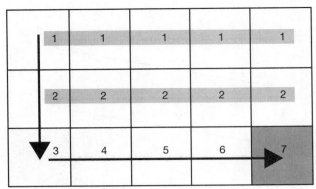

图 4.11 行 – 列扫描界面。

扫描时机与速度

除了扫描模式需要个别化设置外，扫描的速度与时机也必须根据个体的肢体、视觉和认知能力得到个别化设置。在非电子化扫描中，辅助者可以按照个体所需要的速度读出项目或者指向沟通界面（如字母表或沟通板）上的项目。辅助者通常可以观察个体的反应模式并相应地调整扫描的速度。然而，在电子化扫描中，扫描速度应根据个体的需要设定，因为辅助者并不参与扫描呈现。大多数电子化 AAC 技术有充足的扫描速度选项来满足个体需求。

选择控制策略

不论是在听觉扫描中还是在电子化视觉扫描中，当设备对界面上的项目进行系统扫描时，个体都应选择一个项目。通常有三种选择控制策略：指导式（逆向）扫描、自动化（规律的或中断的）扫描和逐步扫描。

指导式（逆向）扫描 [directed（inverse）scanning] 在指导式扫描中，当个体激活（如压住）某种类型的开关时，指示器或光标开始移动。只要这种激活状态能够得到维持，指示器就会按照预设的扫描模式（如循环、线性、行 – 列）移动。个体释放开关的时候就是做出选择的时候。指导式扫描对于那些难以激活开关但在开关出现时可以维持激活并能将之准确释放的人们尤其有用。

自动化（规律的或中断的）扫描 [automatic（regular or interrupted）scanning] 在这类扫描中，根据预设的模式（如循环、线性、行 – 列），指示器或光标的运动是自动化的、持续的。当指示器指向个体想要选择的类别或项目时，个体激活开关以做出选择。这类扫描对于那些能够准确激活开关但难以维持激活或释放开关的人们尤其有用。在以听觉形式呈现的界面中，个体也可以使用这类扫描。例如，辅助者可以复述电影的名字直至个体听到想要观看的电影时停止（或打断）他 / 她的复述。

逐步扫描（step scanning） 在逐步扫描中，指示器或光标按照预设的选择模式移动，每激活开关一次移动一步（即一个类别或项目）。换言之，光标移动和开关激活是一一对应的。如果想要选择某个项目，个体只需要停止激活开关一段时间或者再激活开关一次以表明所呈现的项目是他 / 她想要的选择。逐步扫描通常适用于有严重动作控制或认知问题的或者刚开始学习操纵电子化扫描器的个体。因为逐步扫描要求重复的、频繁的开关激活，这一点通常让人感到疲乏。

反馈

基于沟通技术的反馈主要有两类：（1）让 AAC 使用者知道他 / 她已经从选择界面中选择了一个项目（激活反馈）；（2）提供有关个体已经组织或选择了什么符号或信息的信息（信息反馈）。一些沟通设备对这两种反馈类型都不支持，一些只支持一种但不支持另一种，还有一些则两种都支持。反馈可以是视觉的、听觉的、触觉的或本体感觉的。

激活反馈

李和托马斯（Lee & Thomas, 1990, p.255）将激活反馈界定为"在激活输入设备的时候反馈给个体的信息"。不同于信息反馈，激活反馈告知个体激活已经发生了，但是通常不提供有关个体已经选择了什么符号或信息的信息。与输出设备不同的是，激活反馈向操纵技术的人提供有用的信息，但一般不会为沟通同伴提供信息。

激活反馈必须以个体可感知的模式出现。听觉激活反馈可能是一个哔哔声、咔嗒声或者其他电子化沟通设备所产生的通用声音。非电子化界面不提供听觉激活反馈。电子化沟通设备上的视觉激活反馈可以在开关得到激活之后通过闪光灯或者背光界面上的一个区域或符号闪光来给出。非电子化界面上的视觉激活反馈可能包括看见一个人的身体部位接触了设备。触觉激活反馈是通过接触电子化或非电子化设备上符号的表面纹理获得的。当个体向受力面（一个开关或者一个键）施加的压力超过压力阈限时，这会导致该表面发生移动，个体也就获得了本体感觉激活反馈。使用手部符号和手势的人也会通过他们的手在空间中的位置和移动获得本体感觉和肌肉运动知觉的反馈。

信息反馈

信息反馈在信息形成后提供有关符号或信息本身的内容。不同于激活反馈，信息反馈对沟通同伴也有用，尽管这一重要性是次要的。例如，个体每次敲击键盘上的一个字母，该字母就会通过合成式言语得到回声式重复，这种回声式重复就是一种信息反馈。如果沟通同伴听到该回声并且注意倾听其内容，该回声就是一种服务于沟通同伴的输出，但是该输出不是其主要用途。类似地，大多数动态界面设备都会以符号的屏幕界面的形式向使用 AAC 技术的人提供信息反馈，就像这些符号在一个序列里得到了激活一样。

和激活反馈一样，信息反馈也可以借助听觉、视觉、触觉或本体感觉的模式获得。在一个电子化设备上，听觉信息反馈可以是一个键的回声（例如，当个体使用正字法符号激活一个字母时，言语合成器就会读出这个字母），或者一个单词／短语的回声（例如，当信息生成时，言语合成器就会说出信息里的单个单词或短语）。在非电子化界面（辅助式和非辅助式）中，沟通同伴通常通过复述每一个个体所生成或选择的字母、单词或短语提供听觉信息反馈 [有时候被称作 "同伴再听觉化"（partner reauditorization）；Bedrosian, Hoag, Calculator, & Molineux, 1992]。

电子化设备可以将个体所选择的字母、单词或短语呈现在电脑屏幕式界面上，从而提供视觉信息反馈。许多沟通设备和软件产品会在个体选择符号的时候在屏幕上呈现对应的符号序列以提供信息反馈。辅助式和非辅助式非电子化设备提供的视觉信息反馈与激活反馈大致相同——个体看见他／她所生成的符号。除了视觉障碍者所使用的书写辅具以外，AAC 应用一般都不提供触觉和本体感觉信息反馈。

信息输出与输入

像所有沟通者一样，AAC 使用者在沟通互动中既是信息的发送者也是信息的接收者。在这个部分，信息输出（message output）是指他们发送给沟通同伴的信息。信息输出模式的例子包括合成式言语、印刷文字、手势、手部符号以及非电子辅助式符号。相反，信息输入（message input）是指 AAC 使用者从他人那里获得的信息。尽管信息输入的形式可能是手写或印刷材料（如信件、笔记）或者手部符号（见第 15 和 16 章），但常见的形式是自然言语、手势和声音（假定大多数同伴没有残疾）。

将信息输入、输出与反馈（feedback）区别开来很重要。反馈主要是在信息构建期间而非结束的时候提供，对此我们已经在上一部分讨论了。反馈使得个体知道他／她已经选择了一个项目，而且在某些情况下也会为他／她提供所选择的项目的信息。

一些个体接收信息的输入模式和发送信息的输出模式都可能需要干预。例如，比克尔曼和加勒特指出 "在失语症成人群体中，听觉接收问题的发生率是很高的"（1988, p. 119），而且这些个体可能还需要除了言语之外的手势、图片或书写等形式的扩大式输入。认知、感官和语言加工受损（如智力障碍、创伤性脑损伤）的人可能也需要扩大式输入策略。以下部分将简要介绍 AAC 中主要几类信息输出和输入的总体特征及所需的学习和表现能力。

合成式言语

合成式言语（synthesized speech）技术一直在改善。过去，除了使用那些发出机械式，几乎无法理解的语音设备外，人们都别无选择。现在，这些语音不仅有自然的男声版、女声版和童声版，还有几十种语言版本。当前有关这些新语音的可理解度或可接受度的公开信息少之又少。我们鼓励读者去查阅研究报告以了解这些新语音的特征。商业公司在网站上提供了它们合成式言语产品的样品。以下部分将介绍合成式言语的主要类型。

可以在以下期刊上找到言语技术的研究，如《扩大和替代沟通》（*Augmentative and Alternative Communication*）、《辅助技术》（*Assistive Technology*）以及《国际言语技术期刊》（*International Journal of Speech Technology*）。

合成式言语和言语沟通的类型

文本至言语（text-to-speech）　文本至言语合成是 AAC 设备中合成式言语生成的常见方法。该方法一般包括三个步骤。首先，AAC 设备将录入的或从其记忆卡里提取出来的文本（单词或句子）以代码的形式转换成音位（phonemes）和音位变体（allophones）。其次，设备使用储存好的言语数据来生成对应文本语音的数字化言语信号。最后，该设备将数字化信号转换成听者可以解释和理解的类模拟语音（analog speech）波形。

规则生成式言语是一个灵活的数学算式，用于表征发音、特殊发音、语音转调和口音的规则。在标准的文字至言语合成应用中，算式生成反映文本语音表征的言语声音。设备不是以数字化形式储存言语本身，而是根据基于规则的算式为说出的每句话生成言语。对这些应用中用到的算式的完整讨论不在本书的讨论范围内（参见 Venkatagiri & Ramabadran, 1995，以了解额外的信息）。

另一种文本至言语合成使用是基于双音（diphone）的策略来产生言语。因为双音是从自然说话者所记录的媒介单词（carrier words）中抽取的，利用该策略所产生的言语比传统的文本至言语合成听起来更加自然。AAC 技术正在定期引入新的双音语音，但是这些发展超出了本书讨论的范围。

先记录个体说话时的言语，然后使用该言语样本建立一个言语合成模型，最后生成个性化的文本至言语语音，这也引起了人们越来越多的兴趣。通过这种方式，合成器所生成的言语听起来有点像个体的语音。该策略是否会在 AAC 技术中普及，现在还不清楚。

数字化言语（digitized speech）　数字化言语，也被称为波形编码，是另一类在 AAC 技术中得到应用的电子化言语。该方法需要对自然言语进行记录、储存和复制。在数字化言语中，自然言语的记录由一个麦克风完成，其传递则由一系列过滤器和数字至类模拟转换器（digital-to-analog converter）完成（Cohen & Palin, 1986）。通过复制，言语成为原始言语输入的仿制品。数字化言语以单词或信息的形式储存，并且必须以单词或信息的形式提取。因此，它不具有将文本转换成言语的功能。

若想要进一步了解 AAC 中言语输入的作用，可参考《扩大和替代沟通》2003 年 3 月的那一期，里面有一些很棒的总结式文章，包括 Blischak, Lombardino, & Dyson（2003）；Koul（2003）；Schepis & Reid（2003）；和 Schlosser（2003d）。

有关数字化言语可理解度的研究，数量有限。因为它是自然言语的数字化记录，所以数字化语音的可理解度被假定可以与自然言语的可理解度相提并论。然而，在实践中，研究者和临床工作者逐渐意识到这并不总是真的。差异可能会出现在数字至类模拟转换器的质量、回放机制或者部件（有些部件在一些系统中比在其他系统中能够产生更佳的言语）上。这一评估有待未来的比较研究。

合成式言语的优点与缺点

清晰的合成式言语的主要优点在于：（1）它可以显著地减少沟通同伴在互动中的负担，因为他/她能够理解口头语言就能对输出进行解释；（2）以一种沟通同伴相对熟悉且不具威胁性的模式提供信息；（3）甚至允许 AAC 使用者与不识字的沟通同伴（只要他们理解口头语言）以及有视觉障碍的沟通同伴进行沟通；（4）允许 AAC 使用者在没有通过其他模式获取同伴注意的情况下发送信息；（5）允许沟通在远距离发生。对合成式言语的使用也可以促进电话互动。例如，有研究表明，一名 45 岁的脑瘫女士通过普通的对讲器（audio speakers）和电话发出的合成式语音要比她的言语（85% 的可理解度）更能够被人理解（Drager, Hustad, & Gable, 2004）。

阿哈迈德，一名重度障碍男孩，接收性语言能力有限且不会说话，在有着 30 名孩子的普通幼儿园班级里接受融合教育，透过他，我们可以看到高质量的合成式言语输出所具有的优点。如果阿哈迈德使用的是一个非辅助式 AAC 策略，如手部符号或者像沟通板那样的低技术辅助系统，他的老师和同学也必须学会使用并理解该系统中的符号。而且，当阿哈迈德使用沟通板进行沟通时，他的沟通同伴必须靠近他才能看见界面上的符号。现在，想象一下，阿哈迈德只需要触摸界面上的一个符号，就可以使用一个产生高质量的合成式言语输出的 AAC 设备。现在他的老师和同学在接收和理解输出上面临的困难更少，如果设备上的音量可以得到充分调节，阿哈迈德就可以在班级里的任何地方进行沟通。

言语输出也有一些缺点。甚至当合成式或数字化言语在优化的听觉场合里相当清晰时，一些语音在嘈杂环境中还是难以为有听觉障碍或非母语说话者所听见和理解。AAC 专家组必须考虑到个体的这些局限性，然后决定某个特定的言语输出选项是否适合该个体。一般来说，建议使用者在购买之前，通过试用了解特定合成式言语选项的局限性。幸运的是，言语合成在可理解度和质量上一直在稳步改善。

视觉输出

随着合成式言语的质量这些年来在不断改善，视觉输出已经从 AAC 的主要输出方式转变成一个支持手段。总体而言，视觉输出的作用是在听者不能理解合成式或自然言语时明确信息。当 AAC 设备提供电脑输出屏幕时，听者可能就不会那么频繁地请求明确或重组信息（Higginbotham, 1989）。视觉输出对于有听觉障碍的、不熟悉使用 AAC 及其系统的，或者在合成式言语听起来可能不清晰的嘈杂环境中进行沟通的沟通同伴而言尤为重要。除了使用视觉输出补充合成式言语输出外，许多 AAC 使用者还可以像普通人一样使用印刷出来的输出——书写信件、完成作业、留下便签条、列单子以及坚持记个人日记。

在重要性上，AAC 专家组常常将对电子设备中视觉界面的选择视为仅次于对符号集合、使用模式以及编码策略的选择。然而，随着可以获得的选择越来越多，随着固定式 AAC 电脑界面已经在学校和工作场所中变得越发常见，对视觉界面的选择已经变得与设备选择更加相关。然而，关于 AAC 设备中用到的视觉策略的具体讨论超出了本书的范围（参见 Cook & Polgar, 2008，了解有关视觉屏幕的讨论）。

打印件

有些沟通设备装有或附带打印机，它在纸上产生的输出是永久的，即打印件（hard copy）。许多沟通设备可以与标准的外部打印机相连接或者与小型便携式打印机相连接。打印机可以产生许多纸张和字体大小不一的整版的、宽列的或带状的输出。一些软件／硬件组合也可以用非正字法的符号打印出信息。例如，电脑可以使用诸如 Boardmaker 和 Speaking Dynamically Pro（Mayer-Johnson, Inc.）等软件呈现和打印 PCS 符号，此外，使用诸如 AccessBliss 这样的软件可以打印布利斯符号（McNaughton, 1990a, 1990b）。

电脑屏幕信息

电脑生成的信息作为反馈与输出在 AAC 技术中得到了广泛应用。该技术既可以管理正字法的符号，也可以管理特殊的符号。在屏幕上呈现电脑生成的符号，有许多技术可以帮助实现这一点（参见 Cook & Polgar, 2008，了解详细信息）。

非辅助式符号

诸如手势或手部符号这类非电子的输出形式对沟通双方的记忆都提出了要求。在这个过程中不存在任何永久的呈现，所有的手势或手部符号必须在发送者的记忆中产生，而在接收者的记忆中加工。这些任务可能对于有记忆缺陷的（如有创伤性脑损伤的）或者难以加工转瞬即逝的信息的（如孤独症人士；Mirenda, 2003b）人们是非常困难的。针对这一点，许多研究者和临床工作者给出的解决方法是鼓励个体使用支持永久呈现的辅助式技术。

对于非辅助式符号的使用，另一个担忧是能够理解这种输出方式的普通人凤毛麟角。例如，似乎只有 10%~30% 的美国手语和 50%~60% 的美洲－印第安手势是普通成人可以猜得出来的（Daniloff, Lloyd, & Fristoe, 1983; Doherty, Daniloff, & Lloyd, 1985）。因而，如果个体向不熟悉的同伴发出非辅助式符号且只有这一种输出方式，那么他／她几乎总是需要一名翻译。重申一下，包含辅助式和非辅助式符号的多元模式系统常常可以解决这一两难境地。

辅助式符号呈现

在以非电子化的方式使用辅助式符号时，沟通同伴与符号集合本身直接地互动。同伴通常会大声地说出 AAC 使用者确定要选择的符号作为反馈。在信息的形成过程中，不熟悉的（即半透明的或不透明的）符号的出现将限制沟通同伴对该信息的理解。

含义是随意分配的且有材质的符号、在第 3 章里所讨论的所有线条图符号、布利斯符号、正字法符号、抽象的图形文（lexigrams）、盲文和摩斯代码这样的辅助式符号都有可能产生这样的问题。为了使这些辅助式输出更易于理解，AAC 专家组通常会为识字的沟通同伴提供同步的书面翻译系统。如果沟通同伴不识字，AAC 专家组可能要为个体选择一个多元模式的 AAC 系统，该系统至少可以提供合成式的言语输出。

非电子辅助式符号输出的另一个弊端与同伴对界面的注意力有关。当人们用书籍、板或其他低技术的界面进行沟通时，他们必须先获取同伴的注意力。然后，同伴必须能够转向或移向 AAC 使用者以便看见呈现信息符号的板、书或设备。最后，沟通同伴必须拥有能看见输出的感官敏锐度。有些时候，这些要求中的一个或多个是难以或不可能实现的，例如，与视觉障碍同伴的沟通互动，在繁忙、拥挤或灯光昏暗的环境中或只允许有限移动的地方（如教室、工厂、电影院、足球赛场）进行的互动。针对这些情况，AAC 专家组给出的最佳解决办法可能是引入一种或多种形式的言语或印刷输出作为多元模式、个别化沟通系统的一部分。

> "沟通（输入）的作用和潜在影响……在已有的干预方法中还未得到充分利用……研究重点应转向（AAC）系统中同伴沟通（输入）的影响上。"
>
> （Romski & Sevcik, 1988b, p. 89）

视觉输入

对于某些个体，视觉输入好像促进了他们的接收性语言理解。例如，相较于短暂或视觉短暂的信息，如言语或手部符号，孤独症谱系障碍人士更容易加工具体的视觉空间信息（Biklen, 1990; Mirenda & Schuler, 1989）。视觉输入好像也促进了他们的沟通和语言能力或读写技能，如罗姆斯基和舍夫契克（1996；参见第 12 章以了解更多信息）的著作中的示例。此外，一些失语症个体也可以从扩大式输入中获益，正如第 15 章将讨论的那样。

非辅助式符号

手势和手语是便利的输入方式，因为它们不需

要借助其他设备（如书籍、板、电脑），而且因为不需要像电子设备那样开启，所以随时都可以使用。发展性障碍人士的老师和家庭成员通常在一个整体（或同时）沟通范式里使用手部符号输入，在该范式中沟通同伴一边说一边使用相应的符号（Carr, 1982）。一些研究证据表明，与只单独使用言语相比，沟通同伴使用整体沟通时说话和打手势的速率会减慢并出现更多的停顿（Wilbur & Peterson, 1998; Windsor & Fristoe, 1989, 1991）。这至少在某种程度上解释了为什么在使用这种方法后一些孤独症和其他发育迟缓人士在表达性和接收性语言上会有所进步（Kiernan, 1983）。然而，同伴应该为个体提供什么样的以及多少的输入，这是重点要考虑的。手部符号输入是否应该伴随所有或大多数口头单词呢，或者沟通同伴是否应该选择一个电报式或关键词的方法以取而代之呢？个体是应该一整天都使用整体沟通方法还是只在指定的教学时段里使用呢？遗憾的是，现在的研究并没有对这些重要的问题做出回答，因此临床工作者必须利用他们的最佳判断对这些问题做出个别化的决定。

辅助式符号

沟通同伴也可以使用各类辅助式符号为 AAC 使用者提供输入。例如，在与接收性失语症人士说话时，辅助者可以通过绘制简单的图案或书写字母和单词帮助他 / 她理解信息（见第 15 章）。两种最普遍的输入辅助式符号的方法是辅助式语言刺激（aided language stimulation; Elder & Goossens', 1994; Goossens', Crain, & Elder, 1992）和扩大式语言系统（System for Augmenting Language; Romski & Sevcik, 1996）。在这两种方法中，辅助者都需要一边说话一边以类似整体沟通中所使用的方式点指关键符号。为了实现这一点，辅助者必须准备好必要的可用符号并且组织好适合符号应用的环境。对于辅助式语言刺激，辅助者必须提前准备好带有必要符号的活动板以备不时之需（Goossens', 1989）。遗憾的是，尽管研究证据表明辅助式符号输入随着时间的积累会对言语和语言的发展产生积极影响（Romski & Sevcik, 1996; 见第 12 章以了解额外信息），但上述提到的那些要求经常会阻碍辅助者大量地使用该策略。

问题

4.1 固定界面和动态界面有什么不同？

4.2 网格界面和视觉场景界面有什么不同？

4.3 在直接选择中，停留（dwell）这个词是什么意思？AAC使用者需要具备什么能力，才能成功地使用停留？

4.4 哪一类群体可能希望使用在释放时产生的激活？

4.5 合成式和数字化言语之间有什么不同？

4.6 反馈与输出有什么不同？

4.7 因孩子无法使用直接选择且有重度肢体障碍，他／她的家长希望知道指导式扫描和自动化扫描之间的区别。你会怎么向这位家长说明呢？

4.8 沟通的发送者－接收者（sender-receiver）与共同构建（co-construction）模型之间的区别是什么？

4.9 辅助式和非辅助式AAC策略之间的相同点和不同点是什么？

第 5 章　评估原则

从最宽泛的意义上来说，AAC 的干预目标是：（1）帮助个体满足当前的沟通需求；（2）让他们做好准备满足未来的沟通需求。AAC 评估包括收集和分析信息以帮助 CCN 个体及为其提供支持的人们在以下几个方面做出合理决策：（1）当前沟通的充分性；（2）个体当前的与未来的沟通需求；（3）看起来最为适当的 AAC 策略；（4）如何教授这些策略；（5）如何评估结果。本章介绍了一些 AAC 评估的普遍原则与程序。（参见第 6 章以了解如何评估在选择 AAC 系统时所涉及的特定能力。）

参与 AAC 干预的人员

服务于 CCN 个体的 AAC 专家组通常是由指导 AAC 干预决策过程并实施沟通支持的人员组成的。这些成员通常包含 CCN 个体本人、他们的家庭成员和 / 或照顾者，以及扮演多种角色的专业人员。我们在这一部分列举了所有对 AAC 使用者的进步发挥重要作用的人员，如表 5.1 所示（Beukelman, Ball, & Fager, 2008; Beukelman & Ray, 2010）。

表 5.1　参与 AAC 干预的人员的角色

人员	可能的角色
CCN 个体	提供与沟通需求有关的输入；参与以下几个方面的决策：个人护理及医疗护理、生活选择及目标、社交关系以及有关 AAC 系统及干预偏好的选择
AAC 辅助者	为 CCN 个体提供日常辅助；支持多元模式干预的实施；支持不熟悉的沟通同伴；维护 AAC 技术；准备低技术材料；辅助 CCN 个体选择和编码 AAC 设备上的单词与信息；联系其他 AAC 人员和设备制造商
AAC 寻找者	找出 CCN 个体；认识到当前什么样的沟通选项适合 CCN 个体；储备潜在的决策者；组织决策过程以寻求 AAC 评估；征询适当的 AAC 干预提供者（们）的意见；（适当的时候）验证 AAC 解决方案的有效性
普通执业临床医师或教育工作者	实施多元模式干预；在恢复式 / 发展式与补偿式干预中整合低技术 AAC 材料；执行适当的低技术 AAC 选项；执行日常的高技术 AAC 选项；监控单一的 AAC 干预的影响；储备 AAC 辅助者并为其提供支持；指导沟通同伴
AAC 专业人员	实施多元模式干预；在恢复式 / 发展式与补偿式干预中整合低技术 AAC 材料；执行适当的低技术 AAC 选项；执行复杂的或独特的高技术 AAC 选项；监控单一的 AAC 干预的影响；为干预技术获取资金赞助；储备 AAC 辅助者，并为其提供支持；支持普通执业临床医师；指导沟通同伴；为 AAC 辅助者提供继续教育；合作以支持技术转移（technology transfer）；合作以支持 AAC 研究；支持 AAC 专业组织和活动；为法律和政策诉讼提供专业证词
AAC 专家	在项目或机构水平上促进、维持并提升 AAC 服务；为 AAC 寻找者、干预专业人员和专家提供职前准备；为 AAC 寻找者提供继续教育；为普通执业临床医师、AAC 干预专业人员和专家提供继续教育；完善 AAC 政策；开展 AAC 研究；合作以支持技术转移；准备 AAC 教育材料；参与 AAC 专业组织的领导与管理；支持 AAC 专业组织和活动；为法律和政策诉讼提供专业证词

From Beukelman, D., Ball, L., & Fager, S. (2008). An AAC personnel framework: Adults with acquired complex communication needs. *Augmentative and Alternative Communication*, 24, 256–267; adapted by permission of Informa Healthcare.

CCN 个体

AAC 使用者总是团队里的重要成员。这些个体的角色会随着自身成熟度的变化、能力的恢复或衰减而相应地改变。如果可能的话，他们应该在以下几个方面参与决策：个人护理及医疗护理、生活选择与目标、社交关系以及支持选择，包括与 AAC 系统及干预有关的选择。

AAC 辅助者

在此处（以及贯穿本书），我们使用辅助者（facilitator）指称家庭成员、朋友、专业人员以及沟通频繁的同伴，这些人以不同的方式承担责任以保证 AAC 系统与时俱进且可操作，并且／或者为 CCN 个体有效地使用 AAC 系统提供支持（Beukelman et al., 2008）。辅助者通过训练同伴、共同构建信息、充当翻译以及应对沟通破裂来支持与新的或不那么熟悉的同伴之间的沟通互动。此外，辅助者需要经常检查 AAC 设备以确保设备正常工作，并且在必要的时候，辅助 CCN 个体选择信息并将其编码到 AAC 设备中。须谨记，辅助者的角色是支持 CCN 个体尽可能独立地沟通，而不是替代他／她完成沟通（Beukelman & Ray, 2010）。

在 2007~2008 年间，本着为使用 AAC 的 CCN 个体培养辅助者的目的，加拿大扩大沟通社区合作伙伴（Augmentative Communication Community Partnerships Canada, ACCPC）开发了"沟通助理"（communication assistants）训练项目，并对该项目做出评估。结果表明，训练有素的沟通助理的参与显著地提高了被试沟通及融入社区的能力，提升了他们的自尊感、享有权利的感觉、自主感并提高了其隐私意识（Collier, McGhie-Richmond, & Self, 2010）。

AAC 寻找者

AAC 寻找者的任务是找出有实际或潜在沟通需求未被满足的儿童、青少年和成人，并向他们推荐 AAC 干预。通常，尽管他们不是 AAC 专家或专业人员，但需要了解那些可能让 CCN 个体受益的 AAC 策略。许多人都可以扮演 AAC 寻找者的角色，包括家庭医生、儿科医生、神经学家、护士、言语语言病理学家、社会工作者、精神病学家（即康复医生）以及教师。AAC 寻找者通常让家庭做好准备以及时寻求适当的 AAC 服务。一些 AAC 寻找者通过确认医学诊断、明确沟通需求以及签订适当的准备方案或干预计划，为申请资金购买 AAC 技术或干预服务提供支持。

普通执业临床医师和教育工作者

普通工作者可能包括言语语言病理学家、作业治疗师、教师、非专业教育工作者以及其他在教育、健康护理和辅助式居住环境里工作的人。作为日常工作的一部分，他们提供大量的临床和教育服务。他们尽管并不专门从事 AAC 工作，但通常与一名 AAC 专业人员共同合作，支持并实施 AAC 服务与干预。通常，他们了解低技术 AAC 选项并且具备一些能力来操作常用于特定场合（如康复中心或长期护理机构）里的 AAC 策略或者针对他们服务的对象（如失语症人士）的 AAC 策略。他们通常也为辅助者及其他沟通同伴提供支持（如同班同学、团体之家里的新职员）。

"（AAC 专业人员）几乎每年都会与他的新老师见面交谈，试着解释他们的打算……就像打开了一扇门，站在中间的某个人和老师们开始了直接沟通。"（卡森的妈妈，卡森是一名年轻的脑瘫患者，in Lund & Light, 2007, p. 300）

AAC 专业人员

AAC 专业人员定期向 CCN 个体提供直接的 AAC 干预服务。他们指导其他人学习 AAC 的知识，设计并实施普通执业者无法独立完成的独特或复杂的 AAC 干预。有些 AAC 专业人员还承担起 AAC 专家的一些职责，如为普通执业者和其他专业人员提供继续教育、参与 AAC 相关的研究、储备参加过大学项目的职前学生。

AAC 专家

AAC 专家，如研究者、大学老师、政策制定者、临床专家以及行政人员，关注发展 AAC 领域里的知识、技术、政策以及服务基础。他们可能负责促进、维持和提升在项目或机构层面上提供的 AAC 服务，并且一般会定期地提供职前和／或继续教育课程或工作坊。AAC 专家可能也承担着专业组织里的领导者角色并为与 AAC 相关的法律和政策诉讼提供专业证词。

建立干预团队以服务有 AAC 需求的特定个体

在由 AAC 使用者、家庭成员、专业人员、研究者、开发者和制造商组成的这一基础广泛的国际社会背景下，AAC 领域已经获得了发展并持续发展着（参见 Zangari, Lloyd, & Vicker, 1994 以了解具体的 AAC 发展年表）。尽管用于提供 AAC 服务的模型在不同国家之间有着极大的差异，但是目标都是一致的——让人们能够有效地沟通。而且，尽管与 AAC 相关的政策、立法和组织在不断改变，但是包括 CCN 个体及其家庭在内的团队成员在评估和干预过程中所起的重要作用一直未变。鉴于团队对于任何 AAC 干预方法的成功都非常重要，本部分特引入一些 AAC 团队发展的特征。关于干预团队更具体的讨论，读者可以参考鲁滨逊和所罗门－赖斯（Robinson & Solomon-Rice, 2009）的著作，他们介绍了用于支持 AAC 干预中涉及的合作式团队和家庭的策略。

团队发展

为什么无论如何都要以团队的形式展开工作呢？让专业人员在各自专业领域里"做他们自己的事情"、写报告或者偶尔开个会分享下信息不是更容易吗？答案是"是的，对于专业人员来说这会更容易，但是通常对于 AAC 使用者及其家庭这不是更好的方式！"有效的沟通是成功地参与社交关系、接受教育、参加社区活动、就业和从事志愿者工作的关键所在。因此，AAC 团队不仅应由 AAC 使用者、关键家庭成员以及 AAC 专业人员组成，也应包括为 CCN 个体在活动和情境中使用 AAC 提供支持的专家和辅助者。随着个体从家庭转衔至学前教育、学校教育、中学后教育，就业或从事志愿者工作，实现支持式或独立居住，团队的人员构成也必须相应地改变（McNaughton & Beukelman, 2010）。

从干预一开始，就将 CCN 个体及其他重要人员纳入 AAC 团队中，这很重要。而且，AAC 团队必须基于大量的信息做出干预决策。这些信息不仅包括个体在当前沟通策略上操作能力、语言能力、社交能力及策略使用能力的信息，还包括有关个体认知、语言、感官和动作能力的信息。团队也必须知晓当前和未来的沟通情境以及个体可以使用的支持系统。团队还必须确认并尊重 CCN 个体、他们的家庭或监护人以及他们的私人顾问的偏好。几乎没有 AAC 专业人员可以独自地对所有这些领域开展评估与干预；因此，一般都有必要以团队的形式提供适当的 AAC 服务。在谈及 AAC 时，用"三个臭皮匠赛过一个诸葛亮"这句话来形容再适合不过——合作式努力对于大多数干预的成功是不可或缺的（Utley & Rapport, 2002）。

> "早些年，大约有 40 个人围绕乔希工作，从医生到学校工作人员，然而他们彼此不交流……尽管大家都具备了很好的能力，也有很好的问题解决技能，但是由于专业理念的差异以及很多人不知道如何一起工作，整个过程收效甚微。"（乔希的妈妈，乔希是一名患有脑瘫的年轻人，in Lund & Light, 2007, p. 328）

团队成员资格和参与

对于谁应该成为 AAC 干预团队的一员，我们须经过认真思考再做出决策。在组织任何一个团队时我们都应回答以下三个问题：

1. 谁具备团队做出最佳决策所需要的专业技能？"成员越多越好"已不再作为评价 AAC 团队的标准。资金、时间和其他限制通常使得人们开始精打细算，但是小一些的团队也可以更为有效。相关文献表明，团队成员人数在 4~6 名比较理想，这样的规模既能确保观点的多样性，又能支持有效的沟通（Johnson & Johnson, 1987）。然而，随着服务对象的需求的变化，团队成员也不是固定不变的。例如，在评估 AAC 系统或设备的初期，如果问题相当清晰，1~2 名团队成员的参与可能就够了。之后，团队可能就要邀请其他成员来商讨出现的动作、感官或其他问题。"核心团队"里的人员与 CCN 个体以及由具备额外所需的专业技能的人员组成的"扩展团队"都有着最直接的联系，这种小的团队规模不仅可能促进团队的有效性，也可能提高团队的效率（Swengel & Marquette, 1997; Thousand & Villa, 2000）。

2. 谁会受到决策的影响？绝大多数时候，这个问题的答案很简单——CCN 个体及其家庭。很讽刺的是，这些人通常是在 AAC 评估与干预过程中最少参与且最少被征求意见的个体（McNaughton, Rackensperger, Benedek-Wood, Williams, & Light, 2008）。因此，消费者所想要的结果可能会"让步于"团队里专业人员所确定的重要目标。正如使用 AAC 有 70

多年的男性脑瘫患者迈克尔·威廉姆斯提醒我们的那样，"那到底是谁的结果呢？"（1995, p.1）。

3. 谁会有兴趣参与？这个问题旨在鼓励团队集思广益。每一个社区都有乐意帮助解决特定问题或利用自己的专业技能解决问题的人们。例如，我们就知道有这么一位父亲，他在高中教授计算机科学这门课程，同时也在女儿就读的小学当一名非正式的"技术咨询员"。他认为只要学校做出简易的调整，肢体障碍学生就能更好地使用计算机，在这方面他给出了许多建议。尽管有点不同寻常，但他在团队里的成员身份在帮助这些学生成功地使用技术时起到了关键作用。广泛吸收团队成员通常也为个体融入更大的社区创造了机会。

> "不仅仅是父母，也不仅仅是这个领域里的专业人员，来自各行各业的人们应该聚在一起，进行点儿头脑风暴。因为我们每一个人通常都对真实生活有着大量的观察，这些观察不一定是非常高度专业化的东西。有人已经在使用我们不懂的东西，可能我们中的每一个人都在自己的小小领域里确实知道点儿什么特别的东西，我们完全可以把这些放在一起做一个资源库。"（来自印度的 AAC 专业人员，in Srinivasan, Mathew, & Lloyd, 2011, p. 241）

当 CCN 个体在教育、工作或居住环境上面临转变时，调整团队以提供与预期的转衔相关的专业技能就很有必要（McNaughton & Beukelman, 2010）。在制订转衔计划时，团队应由广泛的成员构成，而且 AAC 使用者及其家庭成员应是团队中不可或缺的——而不仅仅是"有代表性的"——成员。这些个体没有作为团队成员参与评估过程和干预计划的制订过程，将可能导致一些负面结果。首先，团队会缺乏与随后干预努力相关的信息。其次，没有团队里的其他人的输入和同意，CCN 个体及其家庭可能无法取得这些人所形成的干预的"所有权"。再次，不管评估或干预的质量如何，如果家庭不被允许参与的话，他们就无法对提供 AAC 服务的机构产生信任。最后，在团队驱动力和互动风格形成之际，如果家庭成员被排除在外，他们可能无法学会作为团队成员参与各项事务。

如果有些很重要的专业人员，尤其是负责管理 CCN 个体所参与的自然环境的人员，被排除在团队之外或没有得到作为团队成员应有的重视，这也可能会造成负面的后果。例如，普通和／或特殊教育教师通常负责管理个体所处的教育环境，言语语言病理学家通常负责管理沟通－对话环境，雇主们负责管理工作环境，而家庭成员或寄宿机构里的职员负责管理居住环境。AAC 团队做出的每一个决定都有可能对这些成员中的一人或多人产生影响。因此，为了避免之后可能出现不合作或不执行团队决策等问题，确保他们的参与至关重要。AAC 团队一旦初步形成，就可以着手评估个体的沟通需求与参与目标、在参与上存在的困难以及能力。

评估模型

这些年来，在指导 AAC 评估上我们已形成一些模型，包括候选模型（candidacy models；这种模型已不再是最佳的做法，也不应该再得到使用，但是出于其在历史上的重要性我们在这里还是将它列出来并对其进行讨论）和作为本书基础的参与模型（Participation Model）。接下来，我们将简要地描述这两种模型。

候选模型

AAC 评估的首要目的是确认个体是否需要 AAC 辅助。这看似是件简单的任务，因为显然所有无法通过自然言语满足自身日常沟通需求的个体都需要 AAC 干预。然而，尤其在 20 世纪 70 年代和 80 年代，关于获得 AAC 服务，我们还存在大量"候选"或"资格"标准的争议。在一些案例中，个体被视为"太……"而没有资格接受 AAC 服务，例如，太小、太老或认知上（或动作上或语言上）缺陷太严重。具有讽刺意味的是，一些被认为（尤其在自然言语方面）有"太多的"技能的个体也被排除在 AAC 服务对象之外。例如，有儿童期言语失用症的儿童经常不被允许接受 AAC 支持以期他们的言语能力可能会得到改善，以及／或者出于这样一种担忧，即如果他们接受了 AAC 系统，可能就不会努力地学习自然说话。与之相似，失语症成人和有创伤性脑损伤的个体经常会被视为接受 AAC 干预的不适当候选者，直至情况变得明朗——有时候是在他们受伤后的数月甚至数年后——言语已经无法恢复了。结果，这些个体通常就是在试图重建生活以适应自身的重度沟通障碍及其他障碍的这一时期，被剥夺了沟通愿望、需求、偏好和感受的能力。

有些案例由于误读了探究普通儿童沟通和语言发展的研究，使用了"没准备好"的标准（参见 Kangas & Lloyd, 1988; Reichle & Karlan, 1985; 以及 Romski & Sevcik, 1988a 以了解对该做法的驳斥）。尤其是当个体因智力障碍、孤独症谱系障碍、先天盲聋或多重障碍而成为 CCN 人士时，他们经常被认为"没有准备好"接受 AAC。这一思想占据着主导地位，以致提供服务的教育机构通常先对个体的认知或语言表现提出特定要求，然后判断他/她是否是一名适当的 AAC 候选者。为了"变得做好了准备"，这些个体通常被期待参加许多活动，这些活动被认为能教给他们所缺乏的"前提"（prerequisite）技能。很多这样的活动，例如，通过寻找藏在毛巾下的玩具学习物品永恒性或者通过跟随在视线上移动的填充玩具学习视觉追踪，是不具有功能性的，通常与年龄不相符，也无法让他们"变得做好了准备"。

最后，许多个体被排除于 AAC 服务对象之外，因为在正式测验上他们的认知和语言/沟通功能之间的差异量是"不充分的"；因为他们患有被视为不适合 AAC 支持的特定的医学病症或诊断（如痴呆、亨廷顿疾病或雷特综合征这样的退行性障碍）；或者因为他们还未从之前的沟通服务中受益。外部因素，如与保险规定相关的教育、职业和/或医疗必要性的限制、缺乏接受过适当培训的人员以及缺乏充分的资金或其他资源，或独自或叠加地限制了他们获得 AAC 服务。

作为对这些做法的回应，全美重度残疾者沟通需求联合委员会（National Joint Committee for the Communication Needs of Persons Disabilities, NJC）就获得沟通服务与支持的资格在 2003 年发布了一份立场声明。声明强调：

……所提供的服务的类型、数量和持续时间，干预情境以及提供服务的模型，个体的沟通需求与偏好应是做出有关这些方面的决定的依据。基于预定标准的资格确认因未考虑个体需求而违背了所推荐的实践原则。这些预定标准包括但不限于：a. 认知与沟通功能之间的差异；b. 生理年龄；c. 诊断；d. 被视为前提条件的认知或其他技能缺失；e. 无法从之前的沟通服务与支持中获益；f. 教育、职业和/或医学方面的限制；g. 缺乏接受过适当训练的人员；h. 缺乏

充足的资金或其他资源。（NJC, 2003a, 2003b；完整的立场声明与支持材料公布在 NJC 网站上）

在很大程度上，因为这份立场声明和随后的倡导努力，大多数发达国家不再使用候选模型。

参与模型

在 2004 年的一份技术报告里，ASHA 将参与模型确立为实施 AAC 评估与干预的框架。参与模型最早由比克尔曼和米伦达（1998）提出，他们扩展了最初由罗森伯格和比克尔曼（Rosenberg & Beukelman, 1987）描述的指导 AAC 决策与干预的概念。历年来，一些作者基于实施该模型的研究提出了对该模型的微小调整（Light, Roberts, Dimarco, & Greiner, 1998; Schlosser et al., 2000）。基于与 CCN 个体有着相同生理年龄的普通同伴的功能性参与要求，图 5.1 呈现的修订版的参与模型描绘了实施 AAC 评估并设计干预这一系统过程。这与库克和波尔格（Cook & Polgar, 2008）所描述的人类活动辅助技术模型（Human Activity Assistive Technology model）相似，在该模型中干预者要考虑辅助技术使用者的互动、即将完成的活动以及活动出现的场合。

评估阶段

AAC 干预是一个长期且持续的过程，因为需要 AAC 干预的个体通常由于长期存在的肢体、认知、语言和/或感官障碍而无法说话并且/或者无法写字。然而，随着 AAC 使用者年龄的增长，他们的沟通需求和能力通常也会改变。有些人随着机会的增多体验到越来越广阔的世界，而有些人随着年龄的增长或障碍程度的增加参与力减弱了。因而，AAC 评估与干预是一个动态的过程，通常包含四个阶段。

阶段 1：转介至 AAC 评估

在这个阶段（根据现有的资源可短可长），CCN 个体或者（通常是）一名 AAC 寻找者（见前一部分）发起一个进行 AAC 评估的转介。在这个阶段，寻找者将扮演一些重要的角色：（1）他们不仅要识别出 CCN 个体，还要判断 AAC 干预是否是一个适当的解决之道；（2）他们辅助将要使用 AAC 的个体

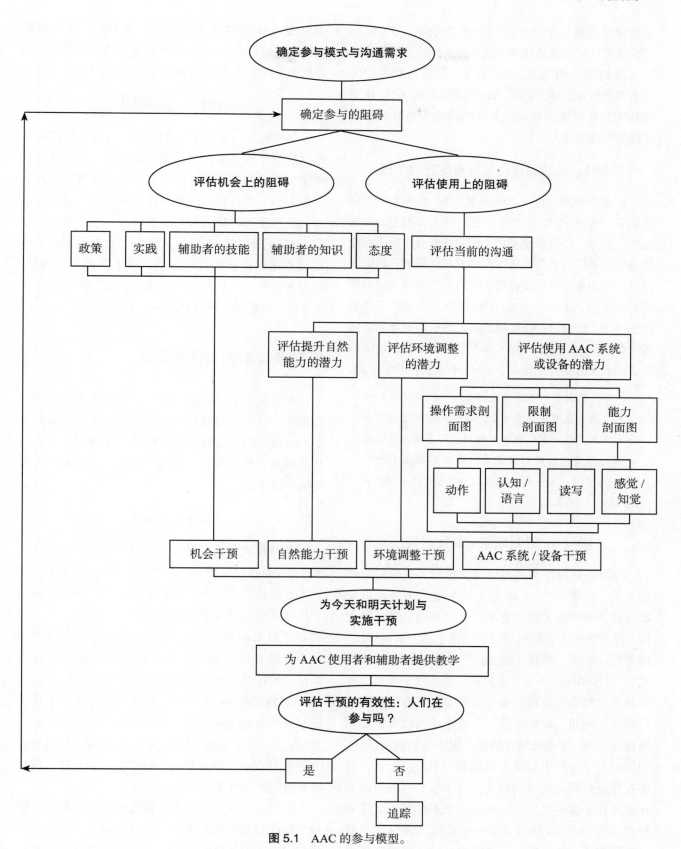

图 5.1 AAC 的参与模型。

及其家庭发起一个获得适当资源的转介；（3）他们可以通过认可医学诊断和／或开具推荐某类服务的证明支持 CCN 个体申请 AAC 资金。尽管寻找者的角色通常是短期的或片段式的，但是他们在 AAC 评估过程中起着重要的作用，并且他们需要充分的信息才能发挥这些作用。

阶段 2：最初的评估与针对现在的干预

在这个阶段，由一名或多名 AAC 专业人员组成的团队评估个体当前的沟通互动需求以及他／她的肢体、认知、语言和感觉能力以便在转介之后尽可能快地为其提供互动与沟通方面的支持。因而，该阶段的目标是收集信息以设计与个体当前的需求与能力相匹配的干预。最初的 AAC 干预的焦点通常在于促进 CCN 个体与熟悉的 AAC 辅助者之间的沟通互动。随着个体对 AAC 操作要求了解的深入以及 AAC 团队收集到的额外信息的增多，AAC 干预也在不断完善。

"（我们需要）观察她现在需要什么，她将如何发展，她未来可能需要什么，以便判断事情朝哪个方向发展，从而制订相应的计划，而学校也可以做一样的事情，从而形成合力，每个人都朝着相同的方向努力。"（一名使用 AAC 的儿童的家长，in Goldbart & Marshall, 2004, p. 202）

阶段 3：针对未来的具体评估

针对未来的评估的目标是要形成一套稳定的沟通系统，以便 CCN 个体无论是在现在还是在未来都能在各种环境（哪怕是不熟悉的环境）中获得支持。这些环境主要指可以反映个体生活方式的环境，如学校、就业、居住（独立的、辅助式的、退休式的）、娱乐和休闲环境。这样的环境要求个体可以进行基本的对话沟通以及参与每种安置环境所需的专门沟通。例如，教室里的一名孩子使用的系统必须既能允许他／她参与教育活动，也能参与社交活动。同样，工作场所中的成人可能要写字、打电话，也要在休息时间与同事们聊天。当年纪大一些的成人在家里住了多年之后要转衔至一个退休式或支持式护理机构时，他／她将需要一个能使其参与这一新环境的沟通系统。因而，该阶段不仅需要对个体当前的参与模式展开认真的评估，还要本着完善 AAC 系统以适应未来参与的目的展开评估。该阶段也要

求其他 AAC 辅助者参与进来，如教师、沟通助理（Collier et al., 2010）、私人护理照顾者以及住宿／职业机构支持人员（Beukelman et al., 2008）。

阶段 4：追踪评估

总体而言，追踪评估旨在维护 AAC 系统的全面性以适应个体不断改变的能力和生活方式。该评估可能包括定期检测沟通设备以查明是否有更换和修复的需要、评估新的沟通同伴和辅助者的需求与能力以及在个体的能力发生改变时展开重新评估，频率不必过于频繁。生活方式和能力相对稳定的个体可以不定期地接受追踪评估，频率不必过于频繁；而对于有些人，如有退行性疾病的人们，追踪评估就可能是他们的干预计划的一个主要部分。

确定参与模式与沟通需求

本章余下部分将按照图 5.1 所描绘的参与模型流程图展开。该模型的最初部分呈现了评估者如何参照和个体同龄且没有残疾的同伴的参与需求展开对个体的参与模式和沟通需求的描绘。以下部分将展现这一过程。

实施参与量表

参与模式的评估始于一份参与量表（participation inventory；见图 5.2），评估者可针对 CCN 个体在家、学校、工作场所或其他场合里定期参与的每一项活动填写该量表。除了填写活动量表之外，评估者还需要识别出可能与 CCN 个体产生沟通的个体。布莱克斯通和亨特·伯格（Blackstone & Hunt Berg, 2003a, 2003b）在描述社交网络框架（Social Networks framework）时，提供了一个评估工具以记录五个可能组成个体社交网络的"沟通同伴圈"：家庭成员／生活伴侣、朋友、熟人、需要支付报酬的专业人员以及不熟悉的人。我们会在第 9 章中更具体地讨论社交网络。

很显然，社交、职业和教育等许多因素都会影响个体的特定活动以及沟通同伴的构成。在这个评估阶段，不论何种情况，AAC 团队成员都应在参与量表里要评估的环境和活动上达成共识，这一点很重要，因为该列表将会影响随后的评估过程和干预

个体的名字：_____　　日期：_____

情境与活动：_____

活动的目标：_____　　填写人：_____

完成活动所需的关键步骤	独立水平				机会上的阻碍				使用上的阻碍			
	独立的	有条件的独立	需要口语辅助	需要肢体辅助	政策	实践	知识	技能	肢体/动作	认知	读写	视觉/听觉
1.												
2.												
3.												
4.												
5.												
6.												
7.等												

图5.2 参与量表。(Source: Blackstien-Adler, 2003.)

Augmentative & Alternative Communication, Fourth Edition, by David R. Beukelman & Pat Mirenda Copyright © 2013 by Paul H. Brookes Publishing Co., Inc. All rights reserved.

计划。而且，团队如果无法就个体生活中的关键活动达成共识，将很难确定 AAC 干预是否有效以及是否已实现想要的结果。

确定同伴的参与模式

完成针对一个特定活动的参与量表的第一步是团队通过记录成功地完成这个活动所需的关键步骤，确定同伴是如何参与该活动的。团队应该选择一个与个体年龄相仿的（如果活动与性别有关的话，还应是同性别的）同伴作为榜样，这个人的参与表现代表了在给定场合里的适宜表现。然后，团队成员观察同伴在活动中的表现，并将其作为参照记录在参与量表中（见图 5.2，写在 "独立水平" 一栏里）。

- 独立的：能够在没有辅助的情况下参与活动。
- 有条件的独立：当活动安排好时，能够独立参与（例如，为一名学生摆好了美术工具、为一名雇员汇编好了一份工程报告的原始数据）。
- 需要口语或肢体辅助：当被给予口语或肢体提示或指导时，能够完成一个活动（例如，训练者口头提示雇员操作一件新设备、家长或老师肢体辅助学生完成一项任务）。

准确地确定完成一项活动所需要的关键步骤是 AAC 评估过程中的重要一步。CCN 个体以及 / 或者他们的老师、同事、照顾者或家庭成员有时候会为一项活动设定不现实的目标。例如，一名初中社会研究老师曾经向我们指出，她班上的一名重度脑瘫学生应该为在每节课上讨论所布置的阅读内容做好准备。然而，对班级里同伴参与模式的评估表明，其他学生几乎都不愿意每天讨论阅读内容，而事实上他们中有一些几乎从未准备这么做。如果 AAC 团队将这位老师的标准作为目标，他们就会对这名 CCN 学生期待过高。相反，在这位老师收到同伴参与模式的评估结果之后，作为团队成员的她同意改变自己对这名学生的期望。

评估 CCN 个体的参与有效性

一旦团队成员确定了同伴完成一项活动所需的关键步骤和参与模式，他们就可以使用相同的标准来评估与记录 CCN 个体的参与情况。在某些步骤上，个体与同伴的参与表现不存在差距。然而，在其他步骤上，个体和同伴参与上的差距还是非常明显的。可参见图 5.2 参与量表的 "独立水平" 一栏。

确定参与阻碍

根据参与模型，有两类阻碍会影响个体的参与——与机会有关的阻碍以及与使用有关的阻碍。机会阻碍是指由 CCN 个体之外的人们所施加并且不能仅仅通过提供一个 AAC 系统或干预就能消除的阻碍。例如，尽管 AAC 系统是适当的，但由于辅助者不具备相应的技能，个体的参与表现仍然无法达到期望水平。使用阻碍主要是由个体当前的能力或沟通系统存在的局限性所致。例如，当个体的 AAC 设备存储的针对特定活动的专门词汇不足时，使用上的阻碍可能就会出现。因此，为了形成针对每一个阻碍的有效评估与干预策略，展开评估以确认阻碍源于哪里就很有必要。接下来，我们将具体讨论与机会阻碍和使用阻碍的评估有关的特定议题。

> "我的儿子上学那会儿没有那么多的机会……老师们对 AAC 一无所知，而且也不想知道。不知道为什么，他所在的学校不期望，也不鼓励或允许他使用这个设备，这一点真让人想不通。因此，他失去了许多机会。"（芭芭拉，一名 20 岁的男性脑瘫患者的母亲，in McNaughton et al., 2008, p. 49）

机会阻碍

AAC 团队可以在参与量表（见图 5.2）上记录下可能存在的四类机会阻碍：政策、实践、知识和技能阻碍。我们会在以下部分简要地讨论每一类阻碍。

政策阻碍

政策阻碍是由与 CCN 个体所处的环境相关的法律法规与管理制度造成的。学校、工作场所、寄宿中心、医院、康复中心以及护理之家这些机构的管理政策通常是以书面文件的形式写出来的。在不那么正式的场合里，如在家里，政策可能没有写出来，但是也由该环境中的决策者（如家长、监护人）制定好了。

很多政策都会阻碍参与。例如，许多教育机构和学区仍然有将残疾学生隔离安置的政策。依据这种政策，残疾学生不能被安置在普通教育班级里、参与学区的普通教育课程或者与没有残疾的同伴定期地沟通。而且，实施这些政策的学区很多只在特定学校提供教育项目，因此学生可能会被公交车拉到离他们居住区很远的机构。这不仅限制了这些学生在上学的日子里接触没有残疾的同伴，而且极大地减少了这些学生在他们的居住区里交朋友的机会。这些阻碍集中起来就严重地限制了提供给 CCN 学生的沟通机会。类似的情况也会出现在庇护式工作坊、团体之家或机构以及其他专为残疾人而设的安置环境中。

另一个例子是许多急性医疗情境与重症监护中心规定的"有限使用"（limited-use）政策。由于这些地方装有精密、昂贵的设备，为了避免这些设备受到机械或电子上的干扰，一些医院对病人随身携带的某些类型的设备有着严格的管控政策。电子化 AAC 设备的使用者可能就会遭遇由这些政策带来的机会阻碍。这样的情况可能也存在于面向 AAC 成人使用者的服务机构或护理之家中。

实践阻碍

政策阻碍是法律法规和管理制度的产物，而实践阻碍则由家庭、学校或工作场所中规程或惯例所致。机构的职员可能认为长期存在的做法就是正式的政策，其实它们并没有形成书面文件。例如，限制在校外使用学区资助的 AAC 设备，这在有些学区是长期存在的做法。据我们所知，还有些老师或行政人员在告诉家长不准 CCN 学生将他们的 AAC 设备带回家时，给出的理由是"这是学区政策"，实际上，这样的政策并不存在。专业领域的做法也可能限制参与机会。例如，20 世纪 90 年代，仍有一些言语语言病理学家未将无法说话的个体作为服务对象，因为他们认为他们受训是要去辅助有言语问题的人。现在，尽管这种情况还个别存在，但绝大多数言语语言病理学家还是放弃了这种做法。

> "遗憾的是，除了我之外，谁都没有帮助过（我的儿子）学习手语，在这方面他几乎得不到任何支持，这种情况持续到他差不多上六年级时，学校来了一位会手语的班级助手。直到上中学，他的生活中才有了 AAC，更令人难过的是，这个时候让他学会适应，真的很难。"（罗茜，一名 17 岁的男性脑瘫患者的母亲，in McNaughton et al., 2008, p. 49）

知识阻碍

知识阻碍是指辅助者或其他人因缺乏信息而限

制了个体参与的机会。AAC 干预选项、技术和教学策略这些知识的缺乏通常会阻碍 CCN 个体的有效参与。这种知识阻碍可能存在于团队成员在实施 AAC 干预的某个时刻。因此，评估的目的之一在于提前确定这些阻碍，从而可以提供信息以消除这些阻碍或将其影响降至最低。

技能阻碍

有的时候，辅助者尽管有着充足的知识储备，但是仍难以运用某个 AAC 技术或策略，这就是技能阻碍。例如，你听了一堂课、参加了一个会议或者一次工作坊，接触了很多好主意与信息，结果，当你在周一早晨付诸实践时，却困难重重！辅助个体成为"称职"的沟通者往往需要许多技术和互动技能。因此，团队有必要对 AAC 干预实施者的"动手操作"技能进行评估，以便确定其技能缺陷并设计干预以减少这些沟通能力上的阻碍。

态度阻碍

个体所持有的态度与信念也会构成第五类阻碍。我们之所以没有将态度阻碍这一项列在图 5.2 的评估表中，是因为如果 AAC 团队的成员都或多或少地有这个问题，那么公开确认这一阻碍可能并无裨益。或隐晦地或直接地告诉某个人"你有态度问题"，都不可能解决这个问题！然而，意识到有许多原因导致潜在的态度阻碍，并且它们可能会以多种形式表现出来，这很重要。父母、亲戚、同事、督导、专业人员、同伴以及整个大众都可能持有负面的或消极的态度。

> 不久前，我们遇到这么一件事，一位大学教授不想让一名使用 AAC 的学生注册他的课。大学明令规定：已经被大学接收的残疾人士都有权利注册所有课程。遵守这项规定就是大学应有的做法，即使这意味着要把课堂移到更加无障碍的地方。此外，大学的残疾资源中心也为学生和授课教师配备了兼具所需知识和技能的辅助者。然而，这位教授对残疾学生持有的负面态度却构成了一个阻碍。当然，机构的政策与做法都不允许他将这一阻碍继续下去，最终，这位学生也获得了注册他的课程（以及在该课程的学习过程中获得支持）的权利。

态度阻碍，有时候是明目张胆的，但是更多时候是微妙的、潜伏的，毕竟公众还是不认可这种态度的。态度阻碍降低了 AAC 团队成员对 CCN 个体的期望值，而这又反过来限制了个体获得沟通的机会。对现存的各种态度阻碍的讨论超出了本书的范围。然而，消极态度会阻碍 CCN 个体参与普通同伴的活动，评估者应对此保持敏感和警惕。

尽管 AAC 使用者正在接受越来越好的小学、中学和中学后教育机会，但他们在就业过程中依然严重受限。例如，虽然美国已在 1990 年通过了《美国残疾人法》（Americans with Disabilities Act），然而 AAC 使用者在找工作时依然在最初的面试阶段遭到了拒绝。正如 2 名使用 AAC 的男性脑瘫患者指出的那样，"真实的阻碍……（是）人们对有言语障碍的人们……的迟滞的和过时的态度……当人们看见我的时候，他们并没有看见我。他们只是看见一个坐在轮椅上的人。"（麦克诺顿，Light, & Arnold, 2002, p. 66）

使用阻碍

在参与模型（见图 5.1）中，使用阻碍与通过 AAC 进行沟通的双方的能力、态度和资源限制有关，而不是与社会或支持系统的限制有关。许多类型的使用阻碍会干扰个体的参与。尽管与沟通有关的使用阻碍是本书的重中之重，但使用阻碍可能也与缺乏移动能力或者难以操作和管理物品、认知功能和决策上的问题、读写问题以及 / 或者感知觉缺陷（即视觉或听觉缺陷）有关，记住这一点也很重要。参与量表（见图 5.2）也列出了这一栏，AAC 团队可以在上面记录他们对似乎影响参与的使用阻碍的观察结果。然而，确定个体能力的本质和水平是很重要的，因为它们与沟通尤其相关。个体当前的沟通情况、言语使用和 / 或提升的潜力以及调整环境的潜力都应得到充分评估。

评估当前的沟通

每个人都有自己的沟通方式，记住这一点很重要。因而，评估沟通的第一步是确定个体当前沟通系统的有效性与性质。总体而言，对当前沟通的评估关注沟通能力的两个方面：操作和社交。一些个体难以运用特定的沟通技巧。例如，一个孩子可能无法持续地进行目光注视，或者一名失语症成人可能无法用标准的钢笔或铅笔书写信息。然而，一些个体可能有能力操作特定的策略，但是没有能力将之应用于社交中。例如，一名个体可能能够操作一台电子沟通设备，但是可能从未用它来发起互动。因此，在评估当前沟通系统时，研究个体在当前所使用的每一个策略上的操作和社交能力是必要的。这方面信息的收集可以借助针对当前沟通策略的调查问卷（见图 5.3）来完成。此外，有许多很好的观察和 / 或访谈工具可用于辅助 AAC 团队确定个体当前沟通的形式与功能。表 5.2 总结了一些针对不同环境中，主要是初始沟通者（如发展性障碍人士）当前沟通行为的评估工具。针对有急性或慢性医学病症的成人的评估工具，很多可以在比克尔曼、加勒特和约克斯顿（Beukelman, Garrett, & Yorkston, 2007）提供的 CD-ROM 里找到。

可从 ASHA 处获得的《成人沟通技能的功能评估》（Functional Assessment of Communication Skills for Adults, ASHA FACS; Frattali, Holland, Thompson, Wohl, & Ferketic, 2003）和《沟通生活质量量表》（Quality of Communication Life Scale, ASHA QCL; Paul et al., 2004）是既可靠又有效的测量工具，可用于评估神经源性沟通障碍成人的沟通参与，也可用于辅助制订干预计划以及记录结果。

在评估个体当前的沟通系统及其使用过程之后，AAC 团队可以开始寻求消除现有沟通阻碍的方法。接下来，我们将简要讨论其中一种解决方法——提升个体的言语沟通能力。

评估言语使用和 / 或提升的潜力

在 AAC 评估尤其是针对儿童的评估中，最具争议的议题为是否有必要使用 AAC 来扩大现有的但不充分的言语或者完全作为言语的替代品（这倒并不常见）。父母们经常担心 AAC 的使用会阻碍言语发展，认为如果孩子使用了"更容易的"替代方式，如手部符号、图片或 SGD，可能就更不想说话了。对于由创伤或中风引起的获得性脑损伤的成人患者，其家人通常也担心这个问题，认为如果提供了一种替代方式，患者可能就不会那么积极地参与言语康复（通常这种康复过程也挺艰辛的）。

当前沟通策略

1. 列出 CCN 个体当前使用的沟通策略（techniques），如自然言语、发声、手势、身体语言、手部符号、点指有图片的沟通板、目光注视照片、用设备进行扫描、在打字机上打字、头部鼠标等。

2. 列出每一个策略用到的身体部位（如双眼、右手、左拇指、头的右边）。

3. 列出每一个策略所需要的独特的调整（如必须坐在妈妈的大腿上、使用锁屏、需要注视离面部 15 厘米的图标）。

4. 在观察个体使用策略之后，评定他／她的操作能力（1 = 差；5 = 优）。操作能力是个体在一段时间内能准确、有效地使用策略且不感到疲惫的能力。

5. 在观察个体的互动情况之后，评定他／她的社交能力（1 = 差；5 = 优）。社交能力是个体以互动、符合社交情境的方式使用策略的能力。

策略	身体部位	调整	操作能力					社交能力				
			差 1	2	3	4	优 5	差 1	2	3	4	优 5
1.												
2.												
3.												
4.												
5.												
6.												
7.												

图 5.3 针对当前沟通策略的问卷调查表。

表5.2　经过筛选的用于记录当前沟通行为和／或功能的工具

工具	评估项目	适用人群	来源
《沟通矩阵》（Communication Matrix; Rowland, 1996, 2004）	沟通行为与功能	使用任何一种沟通形式（如前符号沟通或AAC）的个体	Design to Learn
《扩大沟通的互动核查表（修订版）》（Interaction Checklist for Augmentative Communication–Revised Edition; Bolton & Dashiell, 1991）	沟通行为与功能	使用任何一种沟通形式（如前符号沟通或AAC）的个体	PRO-ED, Inc.
《潜在沟通行为量表》（Inventory of Potential Communicative Acts, IPCA; Sigafoos, Arthur-Kelly, & Butterfield, 2006, Appendix A）	前语言沟通行为与功能	有发展性和／或肢体障碍的前符号沟通者	Paul H. Brookes Publishing Co.
《SCERTS® 模式评估表》（SCERTS® Model Assessment forms; Prizant, Wetherby, Rubin, Laurent, & Rydell, 2006a）	用于沟通和调节情绪的行为	社交同伴、语言同伴和进入对话阶段的儿童	Paul H. Brookes Publishing Co.
《社交网络：针对CCN个体及其沟通同伴的沟通量表》（Social Networks: A Communication Inventory for Individuals with Complex Communication Needs and Their Communication Partners; Blackstone & Hunt Berg, 2003a, 2003b）	沟通技能与能力、沟通同伴、表达模式、表征策略、选择策略、支持互动的策略、对话的主题以及沟通的类型	跨年龄与能力范围使用AAC的个体	Augmentative Communication, Inc.

我们既要理解这些担忧，也要客观地将之作为AAC评估的一部分予以解决。幸运的是，越来越多的研究表明，使用AAC策略不会抑制言语的产生，事实上可能是在促进言语的产生。例如，米勒、莱特和施洛瑟（Millar, Light, & Schlosser）指出，大量有关发展性障碍人士使用AAC的研究提供了

实证证据支持……AAC干预促进自然言语的产生这一观点。再加上，已有证据表明AAC干预能够促进沟通能力与语言技能的发展，因此对无法通过自然言语满足自身沟通需求的发展性障碍个体实施AAC这一做法就得到了强有力的支持。（2006, p. 258）

随后，米勒在一份针对ASD人士的AAC研究的综述中指出"没有任何数据支持这样一种见解，即实施AAC会对ASD人士的言语产生不良影响。事实上，大多数现有研究表明AAC可以促进他们的言语发展"（Millar, 2009, p. 187）。

大多数CCN个体还是有一些言语沟通能力的，他们不是100%无法发声或说话。从功能上说，可以根据《言语的有意义使用量表》（Meaningful Use of Speech Scale, MUSS; Robbins & Osberger, 1992）将用

于沟通互动的言语的有效性划分为10个水平：

1. 在沟通互动中，发出口头声音
2. 使用言语获取另一个人的关注
3. 根据信息的意图与内容使用不同的口头声音
4. 使用言语主要与熟悉的人对已知的主题进行沟通
5. 使用言语与不熟悉的人对已知的主题进行沟通
6. 使用言语主要与熟悉的人对新的主题或场合进行沟通
7. 使用言语主要与不熟悉的人对新的主题或场合进行沟通
8. 使用言语生成熟悉的人要理解的信息
9. 使用言语生成不熟悉的人要理解的信息
10. 当沟通失败时澄清或重塑信息

AAC团队可以采用MUSS对家庭成员进行访谈以评估言语使用的通常情况。按照0~4的等级对每个项目进行评分，0表示行为从未出现，而4表示它总是出现。尽管MUSS是专为重度听力障碍儿童而设计的，肯特、米尔勒和布勒德尔（Kent, Miolo, & Bloedel, 1994）指出，它也可以在一定程度上适用于有言语但言语不易于理解的儿童。与儿童和成人的言语可理解度有关的更多信息可通过标准化测量工

具获得，例如，ASHA 网站列举的那些测量工具。

可理解度指的是传递信息时声音信号的充分程度，它受许多内在因素的影响，如发声、呼吸、发音（phonation）、言语速度、定位（position）、说话长度等（Kent et al., 1994; Yorkston, Strand, & Kennedy, 1996）。通常，受这些因素的多重影响，AAC 使用者在沟通时可理解度要么极其低，要么会有大幅度的起伏。补充式可理解度是指听者在获得情境信息的情况下，如主题、单词的首字母和手势，可以理解个体言语的程度。汉森、约克斯顿和比克尔曼（2004）完成了一项元分析并为这些补充式言语技巧的使用提供了实践指南。为了评估补充式可理解度，专业人员也开始开发临床使用的评估工具。例如，开发的《儿童扩大式言语可理解度指标》（Index of Augmented Speech Comprehensibility in Children, I-ASCC）适用于小至 30 个月大的孩子（Dowden, 1997）。首先，确认常见类别里的目标单词（例如，你早餐时可以吃的食物、你在生日派对上可能见到的东西、1 到 10 之间的一个数字）。接下来，按照以下顺序通过言语引出目标单词：（1）只有一个图片提示（例如，你可以告诉我这是什么吗？）；（2）一张图片加上一个情境提示（例如，这是你在生日派对上看见的东西。你可以告诉我它是什么吗？）；（3）一张图片加上一个嵌入式示范（例如，它是蛋糕。你可以说出来吗？）。评估者录下正在接受评估的个体的言语，然后由熟悉和不熟悉的听者在支持性情境和非支持性情境下听录音。在无情境倾听任务中，评估者要求听者播放每个单词的录音两次，然后写下他们所听到的单词。在有情境的条件下，先为听者提供与每个单词有关的一个情境提示短语（例如，晚餐时可能会吃到的某样东西），然后让听者按照要求去听，并写下他们听到的最适合该情境的单词。像 I-ASCC 这样的量表测查的是言语在不同条件下可以被理解的程度，而不只是言语在没有情境的情况下可以被理解的程度。

克莱斯（Cress, 1997）以及克莱斯和马尔温（Cress & Marvin, 2003）为正在考虑要不要让幼儿使用 AAC 的家长及其支持团队提供了很好的资源。关于家长经常问到的问题，如"使用 AAC 会不会干扰我孩子的发声发展呢？"以及"我的孩子还会说话吗？"他们总结了许多方面的研究，克莱斯（1997）的总结可以在巴克利 AAC 中心的网站上获得。

评估环境调整的潜力

像改变物理空间、位置或结构这样的环境调整可能是增加沟通机会和/或减少使用阻碍相对简单的办法。例如，在班级里，学校工作人员可以把课桌和讲台抬高或降低，用一块倾斜的板搭出一个垂直的工作平面，或者切割出工作台面来适应轮椅或 AAC 设备。在家里，家庭成员可能有必要重新布局居住环境和/或重新装修房子，例如，将门框变宽或者降低柜台面，以适应刚出现后天障碍的居住者的需求。团队可根据常识判断是否有这样的调整需求，通常通过仔细观察有问题的地方也可以做出判断。

评估使用 AAC 系统或设备的潜力

在参与模型中（见图 5.1），团队通过操作要求剖面图、限制剖面图和能力剖面图这三项评估确定个体使用 AAC 系统或设备以减少使用阻碍的能力。接下来，我们将讨论前两个剖面图，在第 6 章里会详细地讨论能力剖面图。

操作要求评估

通常，AAC 团队会将非电子化和电子化 AAC 策略结合起来以减少现有沟通上的使用阻碍。因而，确定许多 AAC 选项中哪一个可能是适当的很有必要。评估团队首先要熟悉不同的 AAC 策略的操作要求。例如，行列的大小和布局以及选择集合里整体项目的数量，这些是对界面的要求。又或者，对替代的使用系统的要求包括人与设备之间要有动作和感官的连接，以便个体可以准确且有效地操作设备。此外，设备所提供的输出可能要求个体具备特定的技能或能力。（见第 3 章和第 4 章有关多个 AAC 选项操作和学习要求的描述。）

> "为了获取准确的（信息），对的人必须在对的地点和对的时间以对的方式问对的人对的问题（六个对）。"（Bevan-Brown, 2001, p. 139）

限制评估

与个体及 AAC 策略并不直接相关的实际问题也可能影响 AAC 系统以及教学策略的选择。AAC 团队应该在评估早期就确定它们是哪些限制，这样随后的决策不会与这些限制相冲突，团队成员也知道要减少这些限制。最常见的限制通常与个体和家庭的偏好、沟通同伴的偏好和态度、沟通同伴和辅助者的技能与能力以及资金赞助有关。

德鲁因（Druin, 1999, p. xviii）指出"针对孩子的技术应该具有高度的微笑（high smile）价值。如果微笑价值低的话，它就是没有任何好处的技术。"德鲁因等人指出"在孩子们眼里，东西看起来怎么样和它是怎么运作的或用它来做什么一样值得关注"（1999, p. 67）以及"当他们感觉他们'拥有'这个环境时……被赋予了权利"（p. 65）。

CCN 个体及其家庭的偏好和态度　毋庸置疑，在 AAC 团队必须评估的限制中，与 CCN 个体及其家庭的偏好有关的限制是最重要的一项。这项限制具体包括：（1）系统的可携带性、耐用性以及外观（即外在吸引力）；（2）SGD 中言语输出的质量和可理解度；（3）通过系统所实现的沟通的"自然性"。如果 CCN 儿童及其家庭成员担心 AAC 设备的使用会让自己（孩子）看起来或听起来与普通同伴更加不一样，就会对那些限制尤为敏感。关于这个议题的探讨，莱特、佩奇、柯伦和皮特金（Light, Page, Curran, & Pitkin, 2007）要求没有残疾的儿童使用绘画和手工材料为一名使用轮椅且不能说话的虚构的男孩"创造"沟通设备。孩子们创造出来的五个 AAC "设备原型"包含了现有 AAC 设备的一些特征（如语音输出、多水平的词汇、避免杂乱的活动、鲜艳的颜色），但是也包括许多其他要素（如卡通人物、幽默、完成非比寻常的技艺所需的能力、灯光以及流行的主题）。这些结果表明，专业人员或其他成人没有优先考虑的 AAC 设备的要素可能是儿童所重视的。事实上，许多研究已表明重度智力障碍或孤独症儿童与青少年能够对他们所使用的 AAC 系统表现出喜恶，研究也提供了评估他们喜恶的策略（Canella-Malone, DeBar, & Sigafoos, 2009; Sigafoos, O'Reilly, Ganz, Lancioni, & Schlosser, 2005; Son, Sigafoos, O'Reilly, & Lancioni, 2006）。

在一项有趣的加拿大研究中，奥基夫、布朗、舒勒（O'Keefe, Brown, & Schuller, 1998）要求 94 名 CCN 个体、他们的沟通同伴、AAC 服务提供者、AAC 设备制造商以及不熟悉 AAC 的人们评定 AAC 设备的 186 个可能特征的重要性。在场合灵活性、可靠度、学习容易度以及言语输出的可理解度这几

项上，AAC 使用者评定的重要性的分数显著高于其他四组。此外，CCN 个体在这次调查中提出设备还应具备以下几个适宜特征：（1）除了英语，还应提供其他语种的言语输出；（2）使得个体可根据需要进行私人对话；（3）可以在床上使用；（4）易于同伴编程。该研究以及莱特、佩奇等人（2007）所做的那些研究清晰地表明，CCN 个体提出的要求可能"比那些为他们提供临床服务或者负责 AAC 沟通辅具的设计、制造和分配的人们的更为苛刻"（O'Keefe et al., 1998, p. 47），在做 AAC 设备决策时，他们的意见无比重要。

AAC 使用者及其家庭对 AAC 的喜恶存在很大的差异，这受到许多因素的影响。最显著的因素之一是种族和文化，它们影响了人们对残疾的认知，尤其是对沟通或 AAC 的认知（Bridges, 2004）。在北美和其他地方，基于盎格鲁 - 欧洲理念与价值观的 AAC 评估与干预方法往往占据主导地位，尽管它们可能与来自其他文化群体的家庭所拥护的价值观相冲突（Hetzroni, 2002; Judge & Parette, 1998）。例如，在北美占主导的盎格鲁 - 欧洲文化重视个人主义和隐私、公平性、轻松随意、为未来做计划、有效地使用时间、工作与成就、直接性以及自信（Judge & Parette, 1998）。盎格鲁 - 欧洲文化鼓励儿童独立、自立、努力工作并且具有竞争意识。在这种文化中，人们认为残疾是由多种原因造成的；残疾的"标签化"只是作为获得服务的一个必需步骤；同时，针对与残疾相关的阻碍，药物、手术、适应设备等技术通常作为一个潜在的解决方法而得到重视。

这些价值观可能与许多其他文化群体的价值观形成鲜明的对比。很多其他文化群体非常重视集体主义和合作、相互依赖、阶层式家庭结构、礼貌、当前生活、对时间的流体理解、间接的沟通以及 / 或者对年长者和权威人物的尊重和认可。在这些文化中，儿童通常被培养成重视教育和努力工作的人，但不鼓励他们在社交互动中积极表现自己，倡导将家庭忠诚度置于所有亲缘关系之上。人们对残疾的观点可能也有很大的差异，可能既强调自然的原因，也强调超自然的原因。有的人认为"标签化"既是一种侮辱，也毫无必要；有的只是勉强接受"只能使用现代技术，而不能使用民间疗法、精神疗法以及 / 或者自然疗法"这一做法。

经济发展和社会发展落后的地区和国家在制订和实施 AAC 干预计划时须考虑一些特殊情况。《扩大和替代沟通：超越贫穷》(*Augmentative and Alternative Communication: Beyond Poverty*; Alant & Lloyd, 2005) 这本书呈现了 AAC 服务提供者在为世界各地的贫困群体提供支持时遇到的问题，同时也提供了许多潜在的解决方法。

当然，面对来自不同背景的家庭，"一概而论"肯定不当，因为许多因素（如文化、社会经济地位、口头和书面语言精通程度、教育背景）可能影响他们对 AAC 使用的认知 (Parette, Huer, & Scherer, 2004)。幸运的是，因为这些因素普遍存在于北美某些特定的种族/文化群体里，自 20 世纪 90 年代后期起，很多研究者已经对之展开探究。例如，关于来自以下背景的家庭在教育、AAC 评估实践、设备以及/或者教学上所持有的态度和表现出的偏好，已有不少研究者撰写了相关内容。

- 非裔美国人 (Huer & Wyatt, 1999; Parette, Huer, & Wyatt, 2002)
- 墨西哥裔美国人 (Huer, Parette, & Saenz, 2001)
- 拉丁美洲人 (Binger, Kent-Walsh, Berens, del Campo, & Rivera, 2008; Rosa-Lugo & Kent-Walsh, 2008)
- 亚裔美国人 (Parette & Huer, 2002)
- 越南裔美国人 (Huer, Saenz, & Doan, 2001)
- 华裔美国人 (Parette, Chuang, & Huer, 2004)

还有研究者对来自以下背景的家庭的沟通风格、实践以及/或者偏好进行了研究：

- 美国印第安人 (Bridges, 2000; Inglebret, Jones, & Pavel, 2008)
- 西班牙裔美国人和墨西哥裔美国人 (Harrison-Harris, 2002; McCord & Soto, 2004)
- 菲律宾裔美国人 (Roseberry-McKibbin, 2000)
- 东南亚人 (Hwa-Froelich & Westby, 2003)
- 南部印第安人 (Srinivasan et al., 2011)
- 华裔加拿大人 (Johnston & Wong, 2002)
- 印度裔加拿大人 (Simmons & Johnston, 2004)

从这些研究中，AAC 团队发现真正理解来自不同背景的价值观、期望、历史情境、育儿和沟通风格以及对家庭的认知非常重要。在 AAC 评估与干预开始之前以及实施过程中，团队成员发现对他们自身知识、意识、态度和技能的评估也很重要。胡尔 (Huer, 1997) 提供了一份具有文化包容性的 AAC 评估计划，其中涉及了自我评估的内容（见图 5.4）。

此外，团队成员必须认识到为人口比率越来越高的双语个体实施 AAC 评估的复杂性。2010 年的《全美社区调查》(American Community Survey) 报告指出，在 5900 多万双语美国人中，42% 的人英语说得"不太好"，可能在一些场合中需要英语辅助（美国审查局，2010）。因为截至现在还没有什么研究来指导双语个体的 AAC 实践，团队成员必须与家庭紧密合作以适应个体的情况。庆幸的是，除了英语之外的其他语言的评估工具越来越多，这些工具可在主要的测验分销商的网站上获得（见书后"资源和网站链接"）。

语言和文化之外的因素一般也会影响人们对残疾和干预整体上的态度和偏好，特别是对 AAC 的态度和偏好。其中一个因素与人们的技术体验以及对技术的态度有关（见 Goldbart & Marshall, 2004; McNaughton et al., 2008; Saito & Turnbull, 2007）。例如，沟通障碍儿童的父母有一方可能对电子化 AAC 选择非常感兴趣，而另一方则可能强烈地偏爱低技术的方法。这种不一致可能由多个因素导致。一方可能比另一方对技术有过更积极的体验，或者一方可能对技术更着迷，而不管这个技术适不适合当时的情况。

> "我必须调试好（我儿子的）设备并让它运转起来……而且我原以为将他学校所需要的东西记下并将它们放进（AAC 设备里）这件事必须由我完成……很长一段时间我觉得压力很大，就像……好吧，这真的很难。我真的对这毫不理解，但这已经是我的责任了。在给这个设备编程的时候，不论学区还是学校，一点忙也没给我帮上。是的，在我繁忙的安排中还要加入这一项，压力真的太大了。"（鲍伯，乔的父亲，乔是一名中重度障碍初中生，in Bailey, Parette, Stoner, Angell, & Carroll, 2006, p. 56）

也有这种情况出现，不论是低技术的还是高技术的，任何类型的 AAC 都被排斥。如前所述，幼儿的家长反对 AAC 并非少见，因为他们担心如果孩子使用这种替代选择，他/她的自然言语将得不到发展。获得性脑损伤个体的家庭成员可能也会拒绝 AAC 选项，原因要么是迫切希望他们的孩子、配偶或父母重新使用自然言语，要么只是无法想象他们的亲人竟然要操作一个人工言语系统。个体在面对某个病症不知所措时也会拒绝 AAC 选项。例如，有些患者不希望在重症监护室里尝试替代的沟通形式，即使他们由于

AAC 的文化融合性评估程序

自我评估：多元文化能力的程度

© Mary Blake Huer, Ph.D.

说明：阅读以下 20 条表述，如果你觉得你拥有对应能力，就在旁边的横线上写下"是"，否则就写下"否"。当你具备了至少 70%（20 个回答里至少有 14 个"是"）的能力时，即可参与 AAC 的服务提供。

知识基础

_____ 我具备关于 AAC 成分、技术、策略、符号和辅助技术的广泛知识。

_____ 我已经研究了一些残疾病症的特征。

_____ 我具备关于多元文化主义的历史及对其态度的知识。

_____ 我可以辨别出我自己文化以及其他不同文化／语言群体在沟通行为上表现出来的跨文化的相似性与差异性。

_____ 我具备关于影响 AAC 和多元文化主义的政策和法律的知识。

_____ 我具备针对所有当事人的社区和专业资源的知识。

_____ 我可以界定诸如种族、世界观和文化适应这样的术语。

对自己文化偏见和信念的意识

_____ 无论是与来自我自己文化的人还是与来自其他文化的人互动，我都一样喜欢。

_____ 在与文化背景和我不同的家庭互动时我觉得舒服。

_____ 我很确定能从家庭中得到什么。

对文化适当的评估策略的意识

_____ 我有信心对不同语言群体的 AAC 需求情况进行评估。

_____ 在收集信息期间，适当的话，我会动用所有家庭成员，如父母、祖父母、阿姨／叔叔、表兄弟姐妹、朋友、长辈和民间医生。

_____ 我有信心使用全面的评估工具。

_____ 我拥有实施具有文化敏感性的访谈和无偏见评估的经验。

_____ 我使用不同方法来收集信息，即观察、访谈、开放性问题以及二手资料来源。

_____ 我可以对一个与自己有不同文化背景的家庭进行有效的访谈。

_____ 在与有不同文化背景的人进行沟通时，我监控并纠正自己的错误、防卫心理、焦虑和误解。

与不同文化／语言的家庭的关系

_____ 我相信大多数的家庭都认为我是值得信赖的。

_____ 我相信那些家庭在与我互动一段时间后都感觉舒适。

_____ 我相信大多数人都认为我不持有偏见或刻板印象。

自我评估总分：_____   日期：_____   行动：_____

图 5.4 多元文化能力的自我评估。（From Huer, M.B. [1997]. Culturally inclusive assessments for children using augmentative and alternative communication [AAC]. *Journal of Children's Communication Development*, 19,27; reprinted by permission. Copyright © Mary Blake Huer, Ph.D. All rights reserved.）

In *Augmentative & Alternative Communication, Fourth Edition*, by David R. Beukelman & Pat Mirenda Published by Paul H. Brookes Publishing Co., Inc. 1-800-638-3775; www.brookespublishing.com

暂时言语缺失而无法沟通重要信息。个体处于高度的生存压力下时，会丧失使用基本操作技能所需的认知或情绪能力，这似乎也是常有的事。

在评估限制中，重要的是，要帮助正在考虑使用 AAC 的个体及其家庭明了他们的偏好和态度，以便 AAC 团队可以在随后的决策中考虑到这些。团队在与个体及其家庭达成共识时与他们产生共情并关注他们，这在限制评估中也很关键，即使这意味着从团队中 AAC 专业人员的角度来说，最终有关辅助设备的决策"不那么完美"。毕竟，无论做出什么决定，结果都要由 CCN 个体及其家庭来承受，而不是其他人。若没有考虑个体和家庭的偏好，AAC 策略几乎没法继续下去（Johnson, Inglebret, Jones, & Ray, 2006），还会引起一大片的惋惜声："他 / 她的这个系统 / 设备多棒，但是几乎从没用过它！"（Creech, Kissick, Koski, & Musselwhite, 1988）。

关于辅助和教学技术的众多资源，可在技术与残疾家庭中心的网站上获得，《辅助技术的家庭指导手册》（*Family Information Guide to Assistive Technology*）（有英文版和西班牙文版）也可在该网站上免费下载。

其他沟通同伴的偏好与态度　与 AAC 使用者定期或偶尔互动的其他个体的偏好与态度，虽然不如 CCN 个体及其家庭成员的偏好来得重要，但依然需要团队给予关注。许多研究都在试图通过实证的方式测量不同沟通策略对不熟悉的沟通同伴认知的影响。在这些研究中，研究者通常先让没有残疾的个体观看一名 AAC 使用者与一名自然说话者之间的互动的视频录像，然后在许多维度上评定他们的认知或态度。

在涉及学龄儿童的研究中，那些对残疾同伴已经熟悉的儿童似乎要比那些不熟悉的儿童对 AAC 有更积极的态度（Beck & Dennis, 1996; Beck, Kingsbury, Neff, & Dennis, 2000; Blockberger, Armstrong, & O'Connor, 1993）。一些研究发现，女孩对 AAC 的态度要比男孩更积极（例如，Beck, Bock, Thompson, & Kosuwan, 2002; Beck, Kingsbury, et al., 2000; Beck, Thompson, Kosuwan, & Prochnow, 2010; Blockberger et al., 1993; Lilienfeld & Alant, 2002）。一些针对特定的 AAC 策略的研究发现，学龄儿童在观看同伴使用电子化、辅助式非电子化（如字母板）和 / 或非辅助式（即手势符号）系统之后，态度没有任何差异（Beck

et al., 2002; Beck & Dennis, 1996; Beck, Fritz, Keller, & Dennis, 2000; Blockberger et al., 1993; Dudek, Beck, & Thompson, 2006）。然而，研究发现，青少年和成人评定者对使用 SGD 的脑瘫或失语症患者要比他们在使用低技术界面时有更积极的态度（Gorenflo & Gorenflo, 1991; Lasker & Beukelman, 1999; Lilienfeld & Alant, 2002）。最后，有一些证据表明，不管 AAC 的类型是什么（即低技术的与电子化的）或使用设备的个体的年龄有多大，当沟通界面上的信息是短语或句子而非单个单词时，更积极的态度更易出现（Beck, Kingsbury, et al., 2000; Raney & Silverman, 1992; Richter, Ball, Beukelman, Lasker, & Ullman, 2003）。

鉴于 AAC 设备主要满足的是将要使用它们的人的沟通需求而不是不熟悉的沟通同伴的沟通需求，我们从这些研究结果中可以得到什么启发呢？首先，整体而言，与残疾儿童有过积极的交往体验比 AAC 系统的类型对儿童的影响更大。该结果表明，接收残疾学生进入普通班级就读的融合学校的儿童一般对 AAC 策略持更开放的态度，而且在首次遇到使用 AAC 的同班同学时，他们可能只需要基本的培训。男性可能要比女性需要更多的支持，但是这一需要将会随着年龄的增长而发生变化。提供给成人有关 AAC 的信息（Gorenflo & Gorenflo, 1991）以及提供给儿童以角色扮演的方式使用 AAC 策略的机会（Beck & Fritz-Verticchio, 2003），这些支持都可能促进更多积极态度的出现。

其次，尽管有一些证据表明青少年和成人对电子化设备的认知要比对低技术界面的认知更为积极，但也有证据表明任何一种 AAC 选项都极大地优于清晰度差的言语（Richter et al., 2003）。最后，该研究表明，沟通速度的效率对于不管年龄多大的不熟悉的沟通同伴都是一个重要的考量，而且无论使用的是什么类型的 AAC 设备，这方面的策略都很关键。遗憾的是，有关来自不同文化、种族和社会经济背景的沟通同伴的态度的信息极度缺乏，该领域亟待研究（McCarthy & Light, 2005）。

沟通同伴与辅助者的技能与能力　除态度和偏好外，潜在沟通同伴和辅助者的技能和能力也是团队要考虑的因素。潜在沟通同伴能够理解通过沟通系统传达的信息并且 / 或者提供必要的支持以最优化这个沟通系统的使用，这一点极为重要（Kent-Walsh & McNaughton, 2005）。例如，如果不熟悉的听者无法很快地理解 AAC 系统的输出，就像使用手部符号或低质量的合成言语时遇到的状况，沟通将会频繁出现破裂（见第 4 章）。如果沟通同伴不知道如何与 AAC 使用者适当地互动——例如，如果他们通过询问许多指示性问题主导互动，而无法为个体提供充足的时间以构建信息——沟通互动的质量将会相应受损（Müller & Soto, 2002）。潜在同伴的年龄和读写技能以及其他与界面相关的问题也会对选择哪一个系统产生影响。目前，诸如这样的常识考量指引着团队对同伴能力的评估，因为关于这些问题对 AAC 系统使用的影响，该领域几乎没有相关的实证研究。

辅助者技能也在许多方面影响着沟通系统的使用。如果辅助者没有支持 AAC 系统使用所需的技能或责任感，放弃该系统是可能的（Galvin & Donnell, 2002）。例如，辅助者需要具备对电子化 AAC 设备进行编码、使用和维护的操作能力。他们通常需要知道如何操作持续生成沟通界面所需的不同技术（如软件程序、数码相机）。他们可能需要为正在学习使用象征式编码或其他学习密集型沟通策略或者正在努力改善自己的语法、社交互动或其他技能的个体提供延伸教学（例如，Light & Binger, 1998; Lund & Light, 2003）。他们在使用 AAC 策略时，也必须表现出良好的社交和策略能力，从而为其支持的个体提供好的示范和教学。若缺乏有充足技能的辅助者，这也就意味着没有必要且持续的专业技能作保障，那么个体对干预的选择也会受限。若在评估期间团队未对辅助者技能的完备性进行充分考虑，实施上的失败往往也不可避免，对要求更为严苛的电子化设备尤其如此。遗憾的是，很少有训练或评估工具能用于评估潜在辅助者的能力（Beukelman et al., 2008）。在缺乏额外评估工具的情况下，AAC 团队必须依靠非正式的方法来评估同伴和辅助者的专

业技能（Kent-Walsh & McNaughton, 2005）。

资金赞助　不同国家在对 AAC 技术和服务的资金赞助上存在着极大的差异。甚至在同一个国家里，资金赞助的模式通常会随时间、区域的改变而改变。因而，在这里我们将不会对 AAC 的资金赞助进行具体讨论。美国的读者可以参考 AAC 资金赞助网站上有关当前资金赞助规定与要求的信息。其他国家的读者宜向他们国家或地区的 AAC 中心咨询资金赞助的信息。

问题

5.1 AAC 寻找者、辅助者、专业人员和专家们通常承担什么样的角色？

5.2 CCN 个体及其家庭在 AAC 评估过程中的角色是什么？

5.3 在决定谁应该成为 AAC 团队一员时，三个要问的基本问题是什么？

5.4 AAC 候选模型是什么？它为什么不再被广泛地使用？

5.5 AAC 评估的阶段是什么？在每个阶段要解决什么问题？

5.6 为什么评估 CCN 个体的参与模式与需求是重要的？如何实现评估？

5.7 五种机会阻碍类型是什么？针对每一种类型，举出一个本章没有提及的例子。

5.8 关于 AAC 干预对言语发展和产生的影响，研究告诉了我们什么？

5.9 文化通常如何影响 AAC 评估与干预过程？

5.10 关于不同 AAC 策略与潜在沟通同伴的态度之间的关系，研究告诉了我们什么？

第6章 特定能力的评估

能力评估是收集个体在多个领域里能力的信息以确定适当的 AAC 选项的过程。在本章，我们提出一些构建能力剖面图的一般原则和程序。在第 8 至 18 章中，我们为有特定残疾与需求的人们提供了其他的能力评估方法。不过，我们首先要讨论的是用于能力评估的一些通用方法。

能力评估方法概览

能力评估涉及确定个体在动作控制、认知、语言和读写等与 AAC 干预相关的关键领域里的表现水平（Yorkston & Karlan, 1986）。团队应通过评估构建出与不同的 AAC 选项的操作要求相匹配的个体能力剖面图。能力剖面图强调的是个体的优势与技能而非缺陷，这样评估者就可以根据个体的优势选择一个或多个 AAC 技术。

在用于评估个体 AAC 使用技能的方法中主导当前实践的是组合使用效标参照评估与特征匹配，而对于另一种方法，即常模参照评估，我们应谨慎使用。我们先来讨论常模参照评估的不足。

常模参照评估的不足

许多心理、教育和言语语言病理等领域的专业人员使用的是常模参照评估方法，即通过正式或标准化测验比较个体与同龄人的能力。但专业人员在试图使用常模参照评估工具评价 CCN 个体时就会举步维艰，因为这些测验很难以标准化的方式来实施。例如，如果个体不能说话，评估者就无法使用一个需要口语反应的测验。一个需要操作物品的测验可能就不能用于评估上肢有缺陷的个体。甚至像可以提供多项选择这种具备 "AAC 友好格式" 的工具，如果有时间要求或者要求使用者具备高级读写技能，使用起来也会有难度。

所幸 AAC 评估几乎从不需要专业人员以标准化的方式实施常模参照测验，因为 AAC 评估的目的不是将个体与同龄人进行比较。因而，许多专业人员

在 AAC 评估中会使用包含适当内容的常模参照测验，并根据需要调整测验。例如，一些个体可能需要反应选项以 "是 / 否" 的格式呈现，而不是开放式格式或多选题的形式。许多正式的语言评估工具经过调整后适用于有上肢缺陷且需要使用目光注视或替代反应策略的人们。如果评估者大声将问题（以及多项题中的答案选项）读给受测者，那么读写限制也就不存在了。经过调整后的常模参照测验可用于获取与个体能力相关的一般信息。然而，使用这些测验比较 CCN 个体与没有残疾的同龄人或者确定个体是否具有接受 AAC 服务的 "资格"，都是不适当的（Snell et al., 2003）。

效标参照评估与特征匹配

大多数 AAC 专业人士采用特征匹配的方法进行 AAC 评估（Costello & Shane, 1994; Glennen, 1997; Yorkston & Karlan, 1986）。根据该方法，团队首先实施许多精心挑选的效标参照任务，即提出相关的问题。例如，为了确定最适当的 AAC 选择策略，最先问到的问题常常是，"这名个体可以借助直接选择模式使用设备吗？" 如果答案是不能，那么团队通常会更有方向地探索其他扫描选项。然而，如果答案是能，团队就不再考虑其他扫描选项，而将关注点放在选择最为适当的直接选择选项上。这一迭代的过程也可以用于回答有关个体认知、语言、读写和感觉能力的具体问题。

一个知识渊博的 AAC 团队应该能够基于评估结果，以合理的准确度预测一种或多种可能适合 CCN 个体的 AAC 设备或策略。团队可以根据这个预测，对所选择的 AAC 成分进行一次持续一段指定时间（从几周到几个月不等，取决于所涉及的技术）的 "试用"。很显然，特征匹配要求 AAC 团队成员熟知各种 AAC 选项对操作和学习的要求。换句话说，在评估时或之后，准备许多可用的 AAC 选项作为备选可能就很有必要，以便 CCN 个体可以连续试用每一个设备。但这种对设备可获得性的要求在许多情境中都是无法实现的。

AAC TechConnect 提供了一个叫作设备助理（Device Assistant）的特征匹配工具，该工具包含了差不多 100 个由主要制造商生产的 AAC 设备的信息。它旨在帮助确定设备的特定特征，以便评估时会用到。许多免费的资源和评估表格也可以在 AAC TechConnect 网站上获得。

根据 2004 年《辅助技术法案修正案》（Assistive Technology Act Amendments, PL 108-364）的规定，美国在 50 个州以及其他领土范围内都建立起了辅助技术（Assistive Technology, AT）中心，以提高针对残疾个体的 AT 设备和服务的可获得性与使用率。这些中心开发了多种 AT 评估程序和信息收集工具，其中有许多与 AAC 评估相关。此外，各种 AAC 评估指导手册也用于指导能力评估和 / 或为临床工作者提供有关特征匹配的信息。表 6.1 提供了一些在 AAC 评估中得到广泛应用的工具和软件产品的信息。

表 6.1　用于评估 AT 以及 AAC 策略的工具

评估工具或程序	目的	特征	目标人群	资料来源
《ACES Low-to-Lite 技术评价工具包和高技术评价工具包》（ACES Low-to-Lite Tech Evaluation Toolkit and High-Tech Evaluation Toolkit; McBride, 2008a, 2008b）	找出一个适当的 AAC 技术	Low-to-Lite 技术评价工具包为 AAC 初始设备提供了评估资源；高技术评价工具包提供了电子设备的资源	所有年龄	AAC TechConnect
《扩大和替代沟通资料来源》（The Source for Augmentative Alternative Communication; Reichert Hoge & Newsome, 2002）	找出评估过程中的关键成分	提供用于评估有目的的反应和精细动作能力的工具、一个沟通核查表和一个辅助技术核查表	3 岁至成人	LinguiSystems
《AAC 技术的医疗护理资金、评估 / 应用程序》（Medicare Funding of AAC Technology, Assessment/Application Protocol; 2004）	记录对 SGD 的需求	程序包括用于记录沟通缺陷本质表现的指导、结果评估（听觉、视觉、肢体、语言和认知技能）、日常沟通需求、功能性沟通目标以及所推荐的 SGD 和附件的特征。在美国，该程序是申请 SGD 医疗护理资金所必需的。	有获得性沟通障碍的成人	AAC-RERC
《AAC 的文化融合性评估程序》（Protocol for Culturally Inclusive Assessment of AAC; Huer, 1997）	记录与 AAC 相关的评估信息	程序包括专业人员的文化自我评估和对沟通同伴、沟通需求以及使用 AAC 和其他技术所需能力的评估。	来自不同文化和 / 或语言背景的儿童	Huer (1997)
《肯塔基大学辅助技术（UKAT）工具包》[University of Kentucky Assistive Technology (UKAT) Toolkit; University of Kentucky Assistive Technology Project, 2002]	通过提供 AT 服务指导专业人员	包含使用打印好的表格收集信息、观察评估和收集数据、总结评估数据、记录仪器 / 设备生成的结果、实施计划、监控学生的进展以及针对 AT 知识和技能的专业化的自我评估	学龄期	University of Kentucky Assistive Technology Project
《评估学生对辅助技术的需求》（Assessing Students' Needs for Assistive Technology; ASNAT; Gierach, 2009）	评价学生在典型环境中对 AT 的需求	提供打印好的表格来指导评估团队收集与学生的能力和困难相关的信息、确定相关的环境与任务、设定优先顺序、找到潜在解决办法、作决策、安排试用仪器 / 设备以及监控试用结果和长期效果。	学龄期	Wisconsin Assistive Technology Initiative
《辅助技术的功能性评价》（Functional Evaluation for Assistive Technology, FEAT; Raskind & Bryant, 2002）	促进对 AT 需求的生态评估	程序包含五个量表：《情境匹配量表》《优势与劣势核查表》《技术体验核查表》《技术特征核查表》以及一份单独的《技术评价量表》，外加一个总结与建议手册。	所有年龄	National Professional Resources
《扩大和替代沟通剖面图》（Augmentative and Alternative Communication Profile; Kovach, 2009）	评估沟通能力并设计 AAC 干预	剖面图测量优势领域以及可能需要干预与教学的领域。	2~21 岁	LinguiSystems

评估领域

在 AAC 评估中，会经常用到调查的领域包括评估定位与坐姿、直接选择和／或扫描所需的动作能力、认知／语言能力、读写技能以及感觉／知觉技能。

评估定位与坐姿

对于有大量动作缺陷的个体，定位与坐姿的评估很关键。运动极其受限（如脑瘫、脊髓损伤、肌萎缩侧索硬化）的人们有可能在一天的绝大部分时间内都是坐着的；因此，他们需要能够安全地做到这一点且功能性沟通的有效性不会受到影响。其他个体可能有着更细微的动作缺陷，这些缺陷会影响他们的注意力、运动范围和以不同姿势功能性地使用 AAC 的能力。因此，一般来说，作为能力评估的第一步，咨询作业和物理治疗师等临床工作者非常重要，他们擅长处理有关动作控制的问题并且能够辅助评估坐姿和定位。基于这一点，我们感谢唐娜·德里南（Donna Drynan）所作的贡献，她是一名作业治疗师，也是英属哥伦比亚大学作业科学与作业治疗系（Department of Occupational Science and Occupational Therapy at the University of British Columbia）的学术实地工作协调者（Academic Fieldwork Coordinator），在撰写定位与坐姿这一部分的内容上她给予了我们很多帮助。

神经动作缺陷

一些类型的神经和动作缺陷会影响定位和运动。一些个体的肌张力增强了或减弱了；张力太高会使自主运动变得困难，而张力太低则会给维持姿势、平衡和力量带来困难。许多个体的四肢有着高张力或者处于强直状态，而躯干的张力低，因此根据手头任务的不同，他们可能会面临以上所有的问题。若想让个体有效地使用 AAC 设备，那么团队需要提供外部支持或者调整环境以帮助个体克服这些困难。

其他问题是由原始反射的存在造成的。原始反射指的是在正常发展的婴儿身上存在但会随着他们的成长和成熟而消失的非自主肌肉反应。例如，当我们轻抚婴儿的一边脸颊时，孩子将头转向那一边并且张开嘴。该反应是觅食反射（rooting reflex），通常在生命的最初几个月内消失。如果该反射持续存在，它会干扰自主头部控制（Orelove & Sobsey,

1996）。必须要注意不要将使用开关安装在会诱发该反射的位置。

诸如非对称紧张性颈反射（asymmetrical tonic neck reflex, ATNR）等其他反射模式也会影响使用开关或其他适应设备所需的动作控制。ATNR 通常到婴儿 6 个月的时候会消失。婴儿的头转向一侧时，该反射会被激活，即婴儿向他／她的头转的方向伸展同一侧的胳膊和腿，同时弯曲另一侧的胳膊和腿（见图 6.1a）。一旦反射被激活，许多个体就会"受困于"这种异常的动作模式并且无法在没有辅助的情况下恢复到中线的位置。为仍有 ATNR 的个体设计的 AAC 系统应避免需要个体转动头部以扫描界面的操作，因为一旦个体的头部转动了，他／她将无法使用那一侧的胳膊进行直接选择（见图 6.1b 和图 6.1c）。AAC 团队应该实施全面的动作评估以确保每名个体都有适当的开关安置（见图 6.1d 和图 6.1e）。

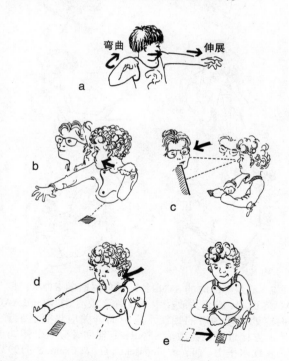

图 6.1 a. 非对称紧张性颈反射（ATNR）；b. 辅助者和／或 AAC 界面不应位于旁边；c. 辅助者和／或 AAC 界面位于中线处更好；d. 开关不应放在旁边；e. 将开关安置于中线处更好。（From Goossens', C., & Crain, S. [1992]. *Utilizing switch interfaces with children who are severely physically challenged* [p. 40]. Austin, TX: PRO-ED; copyright © Carol Goossens'; reprinted by permission.）

另一种常见的反射模式是对称紧张性颈反射（symmetrical tonic neck reflex, STNR），它会随着颈部的伸展或弯曲而出现。当个体的颈部弯曲（即向前弯）时，STNR 激发手肘部的弯曲和臀部的伸展（见

图 6.2a）。当他 / 她的颈部伸展（即向后移动）时，则会出现相反的情况：个体的胳膊向外伸展而他 / 她的臀部弯曲（见图 6.2b）。同样，个体经常"受困于"这种反射姿势并需要辅助以恢复功能性姿势。由于 STNR 会干扰个体功能性地使用胳膊，因而个体的 AAC 的动作使用也就受到了限制。一种避免引发 STNR 的策略是将界面或开关定位于垂直而非水平的方向（例如，在一张课桌上；见图 6.2c 和图 6.2d）。同样，与个体互动的人们不应该从上方接近他们（见图 6.2e），而应该与他们保持在同一视线水平上（见图 6.2f）。

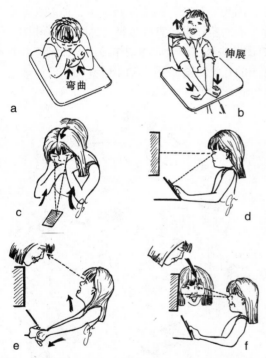

图 6.2　a. 颈弯曲时的 STNR；b. 颈伸展时的 STNR；c. 将 AAC 界面和 / 或开关放在水平位置会激活 STNR；d.AAC 界面应处于使用者的视线水平上而开关应该竖直放置；e. 从上方接近可能会激活 STNR；f. 辅助者应与个体处于同一视线水平上。（From Goossens', C., & Crain, S. [1992]. *Utilizing switch interfaces with children who are severely physically challenged* [p. 43]. Austin, TX: PRO-ED; copyright © Carol Goossens'; reprinted by permission.）

　　骨骼畸形也会影响个体的定位。两个常见的例子包括会影响直立位和舒适度的脊柱侧凸（脊柱的侧向弯曲）以及会影响坐时平衡和姿势的髋部的迎风姿势（即髋部脱位、骨盆旋转和脊柱侧凸）。对于这样的情况，预防是第一要务，但是如果这种情况已经出现并固定了，AAC 团队里的动作专家就需要解决因此造成的困难。

　　此外，手足徐动症（athetosis，特征是面部和四肢的非自主运动）等运动障碍常见于有着特定类型脑损伤的人群。这些个体不能充分地控制他们的上肢进行书写或者点指界面上的符号，因而他们可能需要使用开关以激活 AAC 设备。

　　由宾夕法尼亚州立大学的作业治疗师艾琳·科斯蒂根（Aileen Costigan）制作的名为《AT 使用者的坐姿与定位》的网络节目，引人入胜，信息翔实。可以在 AAR-RERC 网站上获得。

原理与技术

　　大多数有神经动作缺陷的个体可能会以固定在轮椅上、学校里的课桌或工作场所中的桌子上或者家里的一种坐姿使用他们的 AAC 设备。如果个体的坐姿得不到适当的定位或支持，其能力有可能会被严重低估。不适当的定位和不充分的肢体支持会影响个体的疲劳和舒适水平、情绪状态以及移动和关注一项任务的能力。因此，评估的第一步应该是优化个体的定位，以便 AAC 团队可以准确地评估他们的认识、语言和动作能力。这并不意味着直至用于改善个体体位的最优化的轮椅或座位插入设计出来，AAC 团队才应该开始其他的 AAC 评估。相反，这意味着擅于评估肢体姿势与控制的团队成员至少应该准备好将个体暂时地定位以完成一个适当的评估。随着时间的推移，团队应该完成对个体坐姿和定位需求的全面评估，从而找到更长久地解决个体姿势和运动困难的办法，并将其作为 AAC 干预的一部分来实施。

　　理想情况下，坐姿应该是对称的；然而，对于许多有重度神经动作缺陷的个体，尤其是有着固定畸形的个体，这是无法实现的。关于定位与坐姿的评估（以及之后的设计与支持），有许多指导原则。这些原则改编自罗德尔（Radell, 1997）以及约克和魏曼（York & Weimann, 1991）提出的观点，具体如下：

　　1. 将你自己作为参照。没有残疾的人们在完成任务的过程中几乎会自动化地定位自己以获得舒适、稳定与功能性运动。因此，在评估有动作缺陷的个体的姿势时，你可以将你自己作为一个参照。在开始一项任务（如激活开关、使用键盘）时，你可以问你自己这样的问题，例如，"为了完成这项任务，我会如何定位我自己？"以及"我会如何支撑我的躯干？"以及"我会如何定位我的头部、胳膊和腿？"然后将答案作为指导原则以优化个体的定位来满足其 AAC 需求。

2. 确保提供稳定的支撑。如果一个人的躯干和四肢不足够稳定，他 / 她就不可能以功能性的方式移动。例如，如果你将一张纸放在桌子上并试图不依靠前臂撑在桌面上进行书写，你可能会发现这个任务相当困难。这是因为前臂可以稳定手臂、肩膀、上身和手腕，如果要用到这些身体部位中的任何一个，前臂都必须得到支撑。同样，双脚能稳定身体和躯干的下半部分，这就是为什么你不将双脚放在地面上就很难坐很长时间。

座椅安全带、横撑（bars）、背带、髋部托盘和其他旨在获得稳定姿势的适应设备（见图 6.3~6.5），都可以为正在接受 AAC 评估的个体提供支撑。

3. 减少异常肌张力的影响。低肌张力的个体通常需要外部的支持以实现适当的坐姿来接受 AAC 评估。例如，无法将头保持直立的人可能暂时地或长期地需要一个支撑头部或颈部的物品。有着高肌张力（即强直）的个体需要谨慎定位其 AAC 界面、开关和其他辅助设备以避免触发反射模式并在运动上实现最大限度的轻松。通常，专业人员使用试错法来帮助个体找到可以做出最大功能性运动的定位。

4. 适应固定畸形并矫正可变畸形。如之前提到的，理想的坐姿是对称且稳定的坐姿。通过运用第一个原则（"将你自己作为参照"），AAC 团队成员可以通过适当地使用定位设备矫正最具可变性的畸形。尽管很多时候，固定畸形会阻碍对称的获得，但个体可以通过获得的支持维持仅存的运动、获得最大限度的舒适、减少疲劳以及将运动所需的努力降至最低。例如，有重度脊柱侧凸或其他畸形的个体可能无法以直立的姿势坐着，但团队会为他 / 她提供暂时的或长期的支持以实现尽可能具有功能性的姿势（McEwen & Lloyd, 1990）。

5. 提供最少量的干预以实现最高水平的功能。很重要的一点是，对个体坐姿提供的支持不应一成不变到令其无法移动的地步。当个体重心随着上身的移动（如前倾、靠近、后倾）而变化时，他 / 她的双脚和双臂必须能够自由地移动并得到补偿。更何况，

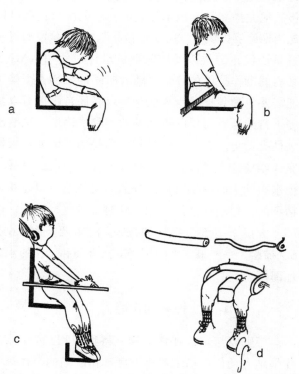

图 6.3 a. 坐在椅子上不佳的定位；b. 好的定位，骨盆在椅子后方并且用一个座椅安全带以 45° 的角度将其固定；c. 伸肌推进，髋部伸展而臀部抬高于椅子上；d. 安装了下支撑（用于稳定骨盆和预防伸肌推进的固定的骨盆限制），有两种类型的下支撑。（From Goossens', C., & Crain, S. [1992]. *Utilizing switch interfaces with children who are severely physically challenged* [p. 26]. Austin, TX: PRO-ED; copyright © Carol Goossens'; reprinted by permission.）

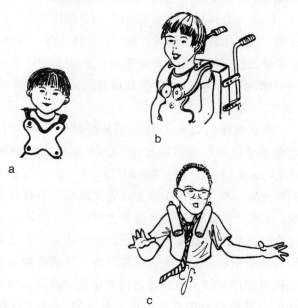

图 6.4 用于固定躯干和肩膀的设备。a. 蝴蝶背带；b.Danmar 背带；c. 肩部牵引器。（From Goossens', C., & Crain, S. [1992]. *Utilizing switch interfaces with children who are severely physically challenged* [p. 32]. Austin, TX: PRO-ED; copyright © Carol Goossens'; reprinted by permission.）

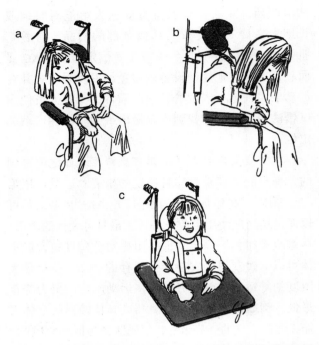

图 6.5 a. & b. 没有髋部托盘，头和手臂是不稳定的；c. 髋部托盘保障了躯干、肩膀、颈部和头部的稳定性。（From Goossens', C., & Crain, S. [1992]. *Utilizing switch interfaces with children who are severely physically challenged* [p. 36]. Austin, TX: PRO-ED; copyright © Carol Goossens'; reprinted by permission.）

大多数人一天内都需要变换不同的姿势，也很享受这种变化。

6. 为休息提供支持。要确保 AAC 使用者在感到疲劳，想要休息时，能够有适当的肢体支持。例如，由于诸如肌萎缩侧索硬化等退行性疾病而变得虚弱的个体在使用 AAC 技术感到疲劳时需要得到休息（见第 14 章）。

团队在评估与 AAC 使用相关的定位与坐姿时，通常要遵循一些普遍的程序（Cook & Polgar, 2008; McEwen & Lloyd, 1990; Radell, 1997）。首先，AAC 团队要观察个体坐在轮椅上或者普通椅子上时的情况。如果个体的髋部已从椅子上滑下来，团队应抬起个体，使其骨盆集中在椅子后边缘或者一个定制嵌入物的中心。团队应根据需要为个体的双脚和双臂提供支撑，使个体获得适当的位置与运动。如果个体以其他姿势频繁地使用一个 AAC 设备，团队也应对这些情况进行观察。其次，如果个体无法独立地实现或维持一个适当的坐姿，AAC 团队应在提供这方面支持的同时允许个体尽可能多地参与。评估者（们）应为个体提供稳固的支撑以允许其在椅子上就可实现稳定且对齐的姿势。骨盆的稳定应得到优先保障，因为这是基础。接下来，AAC 团队应该定位个体的下肢，然后是他 / 她的躯干、上肢、头部和颈部。事实上，团队成员双手所提供的支持近似辅助仪器提供的支持。再次，团队应该帮助 CCN 个体移出椅子（如果可能的话），以便团队成员可以记录下座位、后背的角度以及所做的任何调整（如流线型的座椅后背）。最后，团队应该查看个体不在椅子上时的身体状况，看看有无出现畸形、褥疮、挛缩（即特定肌肉群的萎缩）以及其他肢体问题。

一旦完成观察，AAC 团队就可以实施暂时的改变以改善个体的定位。表 6.2 总结了一个优化的坐姿所应具备的要素，不过并非每个个体都要具备这些要素。团队需要定位好个体的骨盆、髋部和大腿并将其固定好以形成一个稳定基础，这也为个体的躯干、上肢、下肢、头部和颈部提供了支撑。卷起来的毛巾、泡沫置入物、厚重硬纸板、暂时的夹板、尼龙搭扣带、积木和其他非永久性材料都可以充当最终要提供支撑的"模拟品"。这个阶段的目标只是要优化定位以便团队继续进行对使用 AAC 所必需的动作技能的评估。随着时间的推移，个体可能需要各种各样的永久性支持以确保自己拥有以坐姿进行沟通所需要的运动的效率和准确度。这些永久性支持可能在本质上是相对简易的，诸如地板椅座或座椅这类可以在孩子坐在地板上、浴缸里或其他水平面上时提供支撑的物品。支持也可以是相当精细的，包括那些用于稳定和对齐骨盆、躯干、髋部、大腿、腿部、肩膀和 / 或头的东西。图 6.6 和 6.7 描绘了一些最常见的用于支持坐姿和定位的永久性部件。

评估动作能力

与坐姿与定位评估一样，将物理和 / 或作业治疗师纳入动作评估中对有重度动作缺陷的个体来说很关键。关于动作评估，有两点需要注意：确定个体在评估过程中可以使用的动作策略以及确定从长远来看个体可以使用的替代使用策略（具体内容可参见第 4 章的替代使用选项）。针对评估和长期使用两种情况，AAC 团队选择的动作策略可能相同，也可能截然不同，这取决于 CCN 个体的情况。不管怎样，重要的是要记住 AAC 动作评估的目标是发现动作能力，而不是描述动作问题。

确定要评估的动作技能

AAC 评估涉及了个体的许多技能，包括认知、符号、语言、读写和其他与沟通相关的技能。因此，无论谁参与评估，都必须确保个体在评估过程中可以以可靠且还算有效的方式回答问题和提供其他信息。沟通的方式应是一种直接选择的策略，因为扫描对认知的要求更高（McCarthy et al., 2006; Mizuko, Reichle, Ratcliff, & Esser, 1994; Ratcliff, 1994）。此外，格兰尼（Glennen, 1997）指出，团队若使用扫描进行最初的评估，会很难确定出现错误的原因——个体可能不理解扫描的工作原理，可能不能及时地使用开关以选择想要的反应，可能在等待扫描光标移动至想要的反应上时已经忘了问题，或者只是不知道问题的答案！因此，至少在评估过程中，有必要选用一个直接选择策略。

表 6.2　一个优化的坐姿所应具备的要素

理想状态下，**骨盆、髋部和大腿**应被定位，从而

- 坐着的骨头（即坐骨结节）承担相等的重量
- 骨盆略微前倾或者处于中间位置
- 骨盆的中心位于椅子的后边缘
- 骨盆一侧没有向前转动
- 髋部弯曲至 90°
- 髋部被固定至椅子上，以 45° 的角度将安全带横跨髋部（不是横跨腹部）
- 大腿长度相同
- 大腿略微外展（分开）

理想状态下，**躯干**应被定位，从而

- 它是对称的，而不是弯曲至旁边
- 它在背下部略微弯曲
- 它是直立的或略微前倾

理想状态下，**肩膀、手臂和手**应该被定位，从而

- 肩膀处于让人感到放松、中间的位置（没有拱起或低垂）
- 上臂略微向前弯曲
- 手肘在适中处弯曲（大约 90°）
- 前臂安放于一个托盘之上以获得支持，如果维持对齐状态需要的话
- 前臂位于中间位置或者略微向下转动
- 双手放松，手指和大拇指是打开的

理想状态下，双腿、双脚和脚踝应该被定位，从而

- 膝盖弯曲至 90°
- 校准双脚，使之直接在膝盖之下或者在膝盖后方
- 脚踝弯曲至 90°
- 双脚得到脚凳的支撑
- 双脚的脚后跟和脚掌承重
- 双脚和脚趾朝前
- 当上身向前移动时，双脚可以向后移动至膝盖之后（即除非必要，否则不要使用任何带子或其他限制性设备）

理想状态下，**头部和颈部**应该被定位，从而

- 朝向身体的中线位置
- 下巴有略微褶皱（即后颈部得到拉伸）

From York, J., & Weimann, G. (1991). Accommodating severe physical disabilities. In J. Reichle, J. York, & J. Sigafoos (Eds.), Implementing augmentative and alternative communication: Strategies for learners with severe disabilities (p. 247). Baltimore: Paul H. Brookes Publishing Co.; adapted by permission.

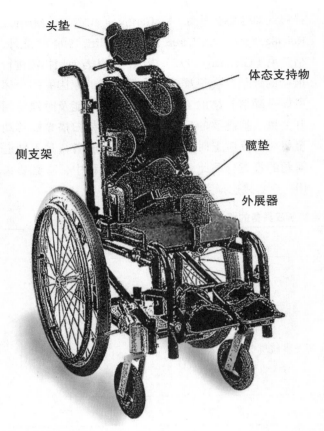

头垫

体态支持物

侧支架

髋垫

外展器

图 6.6　可用于定位的坐姿系统。（This article was published in *Cook & Hussey's assistive technologies: Principles and practice* [3rd ed.], p. 204, by A.M. Cook and J.M. Polgar. Copyright Elsevier [2008].）

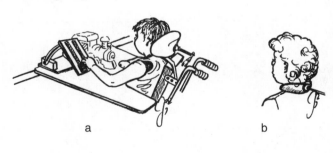

a

b

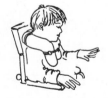

图 6.7　头部和颈部支持。a. 弯曲的靠头垫；b. 颈环；c. Hensinger 头领。（From Goossens', C., & Crain, S. [1992]. *Utilizing switch interfaces with children who are severely physically challenged* [p. 40]. Austin, TX: PRO-ED. Copyright © 1992 Carol Goossens'; reprinted by permission.）

确定选择哪一种短期的直接选择策略，通常从确定个体能否准确地回答"是 / 否"问题开始，因为

这种形式的问题在之后的评估过程中都将派上用场。问题要问得适当，这一点很重要，例如，问一个孩子"你的名字是圣诞老人吗？"或者"这是一辆车吗？"（同时举起一辆玩具车或另一个物品），问一个成人"你今天是坐飞机来这儿的吗？"等。许多个体能够用发声、眨眼、面部表情、摇头、转头或点头以及其他手势准确地回答这些问题。团队是否继续使用"是 / 否"问题，取决于个体的回复是否高度准确且清晰。如果个体的反应模糊不清，团队接下来会考虑手指或手的使用策略。评估者可以将多种食物选项、玩具或其他具有激励作用的物品放在桌子或膝托上，然后在鼓励或要求 CCN 个体去接触、举起或点指物品的同时记录下个体动作的准确性、范围和运动模式（如越过身体中线的能力）。如果个体使用手和手臂的能力有限，评估者可以在个体视野里不同距离和位置处举起物品，从而以相似的方式评估他 / 她的目光注视。

　　在直接选择评估初期，评估者要给予个体充分的反应时间，因为没有定期使用这些策略的个体可能需要大量的加工时间才能执行必需的动作行为。例如，我们认识的一名女性曾经连续两次被不同的 AAC 团队视为"无法评估"，因为她在最初的筛查中无法表现出可靠的动作行为。在现实中，她可以用她的手相当准确地点指图片和物品——只要评估者愿意等待两分钟，让她可以慢慢地拖着她的手越过大腿上的托盘来选择一个答案！尽管该方法因为太耗时间而不能作为一种永久性的策略来使用，但它可以在确定这名女性语言、符号和读写等大量技能的初步评估中得到成功的应用。

确定长期动作技能

　　一旦确定了暂时的反应策略，团队接下来可以通过评估确定最佳的长期策略。如前所述，有两种方法用于指出选择界面上的项目：直接选择和扫描。总体而言，直接选择对有充分动作控制的个体更为有效且通常比扫描策略更受欢迎，往往成为动作评估的首选策略（Dowden & Cook, 2002）。如果事实表明直接选择策略对于正在接受评估的个体是不准确的、非常缓慢的或令人疲劳的，团队就会实施扫描评估。当然，也要具体情况具体分析。例如，有的人在早晨可以使用直接选择进行沟通，但是在下午或晚上随着疲劳袭来就要改用扫描。有的人当以

适当方式定位于轮椅上时，可以使用直接选择策略，但是当坐在其他类型的椅子上、躺在床上或参与完成个人护理活动时，就必须通过扫描控制沟通系统或电脑。在这样的案例中，评估者不仅要评估个体的直接选择能力，也要评估他/她的扫描能力。庆幸的是，因为许多生产商在制造电子化 AAC 设备时就在设备中设置了扫描和直接选择选项，个体可以根据需要将这两种选择策略都纳入他们的系统中，同时针对这两种策略使用相同或相似的符号表征、信息组织和输出策略。

　　直接选择　直接选择能力的评估通常按照以下顺序展开：（1）评估手和手臂的控制；（2）评估头和口面部的控制；（3）评估脚和腿的控制。之所以评估者先评估个体的上肢，是因为手作为一个替代的使用部位，可实现最大限度的独立控制，社会接纳度也是最高的（Dowden & Cook, 2002）。其次，评估头、颈部和口面部（如眼睛看向、头部点指）的运动。团队通常最后评估个体的脚和腿的控制，因为有肢体缺陷的人很少可以实现对下肢的精细动作控制，而这是直接选择技巧所需要的。

　　图 6.8 的直接选择调查表用于收集和总结来自直接选择评估的信息。以下部分总结了团队可以用来收集该信息的技巧。直接选择评估的其他表格也可以在库克和波尔格（2008）一书中找到。

　　评估范围与运动准确性　团队对直接选择能力的评估通常从观察个体一段时间开始，以确定他/她在沟通或其他日常活动中做出的运动的类型。对个体、家庭成员、照顾者以及其他人的访谈也提供了有关当前运动模式与活动的信息。例如，有些个体能够通过手指向或通过眼睛看向所选择的项目。这样的信息对于指导评估是有帮助的。

　　接下来，评估通常包括测验个体在没有接受调整的情况下手指、手、头和眼睛运动的范围和准确性。AAC 团队往往使用水平的格状平面评估手部控制（如用于点指），而在电脑屏幕上用垂直平面评估头部控制（如用于鼠标控制或激光点指）和眼睛运动控制（如用于眼睛追踪或点指）。当然，CCN 个体必须理解任务要求，这样结果才是有效的；因此，团队应该尽力将评估对个体认知、语言和技术的要求降到最低，以便研究个体的动作控制。出于这个原因，在最初的筛查过程中团队通常不使用 AAC

符号或者要求人们组织信息。相反，团队成员将不同类型的目标放置于界面平面上，并要求个体用一种或多种直接选择技巧选择每一个目标。有获得性病症的成人可能会用单独的数字或字母标识他们被要求去点指的位置。对于儿童，硬币或小糖果经常可以变成绝佳的目标，尤其是在他们被告知可以保留用手指或手触摸或点击的每一个硬币或糖果的时候。我们甚至经常发现重度认知障碍儿童几乎能够立即理解该任务。当然，团队也可以使用小玩具或其他具有激励性的图片或物品作为目标。在一些情况下，CCN 个体可能能够用双手去够取物品，但是缺乏准确地和有效率地点指的能力。如果是这种情况，AAC 评估者可以提供多种手部支持或设备以辅助个体在评估期间的点指。这些辅具包括暂时的手指或腕部夹板、手持点指器（如前臂、小闪光灯）以及诸如吊腕带或带铰链的手臂定位器（hinged arm positioners）这样的可移动式手臂支持。

　　为了评估头部控制，AAC 团队可以将一个低成本的激光笔装在眼镜框上，并要求 CCN 个体将光束指向固定在墙壁或另一个展示平面上的不同大小的特定目标。当然，在评估期间，评估者必须严格监控激光笔的使用以确保个体没有将光束指向人。儿童和成人都可能愿意用激光笔玩"捉迷藏"，即追逐在固体背景上缓慢移动的目标（如大图片）。因此，这种方式也可以用于评估个体头部控制的范围与准确度。当然，如果个体有头部鼠标和计算机的话，团队也可以使用许多计算机游戏评估个体的头部控制。

　　用于头部鼠标评估的计算机游戏可在 GameBase 的网站上获得。

　　许多用于评估头部控制的技巧也可以用于评估非电子化目光注视或眼睛看向的能力。对计算机屏幕或 AAC 设备上眼睛追踪的评估需要特定的眼睛追踪软件和相关的仪器。

　　优化控制　个体在筛查期间被评估为成功的动作技巧，可以在以下方面得到进一步评估：（1）个体可以运用技巧指向不同大小的目标的准确度；（2）个体可以指向的目标的最大范围与数量；（3）锁屏、不同界面的角度、不同纹理（例如，丝滑的相对于粗糙的）、头部支持和躯干支持等调整可以在多大程度上优化他/她的准确度、效率和动作范围。因为

直接选择调查表

部位	直接选择设备	所使用的调整（如夹板、锁屏）	目标（大小、数量、间隔、相对于身体的方位）	击中/错过的次数	负面影响（如增加的肌张力、反射激活、姿势、疲劳）	评论
右手/手臂						
左手/手臂						
头	头部鼠标					
头	安全的激光					
头（其他）						
眼睛	注视/看向					
眼睛	追踪					
其他						

图 6.8 直接选择调查表。

CCN 个体可能对评估中所使用的指向技术没有什么经验，所以 AAC 团队成员在对个体动作控制的判断上应谨慎。在初步的评价中，不经过学习与实践，个体可能几乎表现不出相应的能力，尤其当个体使用的是头部鼠标或光学点指器时，因为几乎没有个体在接受评估前曾经用过这些替代的使用方式。团队应重新评估甚至那些看起来只是略微可行的选项——如果可能的话，先让个体练习上几周。

评估负面影响　在动作控制评估过程中，AAC 团队也应该关注每一种指向技术对 CCN 个体的整体影响。例如，一些直接选择控制技术可能会导致不想要的后果，如持续的异常反射、过度的肌张力、异常体姿或者过度疲劳。在评估中，AAC 团队必须确保在获得潜在收益的同时，将不同替代选择的负面影响降至最小。通常团队可以在这两者之间找到某种平衡；然而，使用某个特定的替代选择产生的负面后果有时会有害到团队必须暂时放弃该选择的地步。因此，通常在经过额外教学、练习或调适之后，团队才可以考虑让个体使用这样的技术。

手部符号　令人惊讶的是，在人们普遍认可的评估工具中，还没有哪一个可以确定手部符号对 CCN 个体的适当性。一些研究已经表明模仿手和手指位置/运动的能力与手部符号的习得相关（Gregory, DeLeon, & Richman, 2009; Seal & Bonvillian, 1997; Tincani, 2004）；然而，研究者还无法确定精细动作能力与符号学习之间清晰的因果关系（Ogletree, 2010）。因而，考虑使用手部符号的 AAC 团队应该首先尝试教一些具有高度激励作用和功能性的手势。然后，团队可以监控手部符号形成的准确度以及个体开始准确且独立地使用这些手部符号所花的时间，以作为评估手部符号适当性的指标。如果手部符号不能以合理的速率被习得或者不能容易地为熟悉和不熟悉的同伴所理解，它们就可能不真正具有功能性。

针对扫描的开关评估　如果个体无法从界面中直接选择项目，AAC 团队将需要完成一个针对扫描的开关评估。庆幸的是，在过去几年里诸如眼睛追踪（一种直接选择技术）这样的技术已开发出来，它极大地减少了对比直接选择慢得多的扫描的需求。然而，开关评估在一些情况下可能是必需的，它可以确定一处或多处个体可以用于激活一个或多个开关的身体部位，以及评估个体使用不同扫描策略和

安排的能力（见第 4 章）。

筛查出个体用于激活开关的身体部位是扫描评估的第一步。注意：在确定适合个体的开关激活部位时，AAC 团队倾向于使用过于复杂的任务。团队应该试着将开关控制评估对认知、视觉和沟通的要求降至最低；因此，我们很少使用 AAC 设备收集这些信息。我们发现在扫描评估中要求个体控制一个简单的电脑游戏（或打开一个电池驱动的玩具）是提供后果（consequence）的有效方式。然后，团队可以在评估诸如手指、双手、头和脚等各种动作控制部位时试着使用不同的开关。

Nanogames、OneSwitch、RJ Cooper & Associates, Inc.、Shiny Learning 和 Inclusive Technology Ltd. 这些网站提供了易于理解的计算机游戏，这些游戏可用于确定扫描评估中激活开关的身体部位且适用于各年龄段人群。后一个网站也提供了一份免费的《开关进阶路线图》（*Switch Progression Road Map*）小册子，该册对如何将一个或多个开关连接至计算机以及如何使用计算机游戏和其他数字媒体教导扫描进行了描述。

总体而言，在确定开关激活部位时，团队应使用基于效标的评估方法。为了达到这个目的，开关评估应从手这个控制开关且最具社交适宜性的身体部位开始。如果手或手指可以使用准确、有效率且不易疲劳的替代选择控制开关，团队就无须继续评估其他身体部位。如果手部控制看似不充分的话，接下来团队就应该评估头，然后是脚、腿和膝盖。

开关控制的成分　开关控制有六个基本成分。为了操作电子化扫描仪，个体必须首先能够等待（wait）正确的时机，从而避免不小心地激活开关。一些个体由于认知或动作控制困难而难以等待。开关控制的第二步是激活（activation）或关闭开关。在评估期间，团队应对个体是否能够激活多种开关做出判断、指出每个激活发生所需的大概时间以及观察个体完成激活运动的效率。开关控制的第三步是保持（hold）开关处于激活状态并按要求维持一段时间。一些能够准确且及时激活开关的个体可能无法保持开关闭合。开关控制的第四步是准确且有效率地释放（release）开关的能力，这对于一些人可能有些困难。最后，第五和第六步包括个体等待（waiting），然后在适当的时间重新激活（reactivating）开关。

AAC 团队可以使用之前所描述的计算机游戏或玩具策略评估这些成分。例如，团队根据旨在评估每一个成分的指令要求 CCN 个体打开和关上一个 mp3 播放器，例如，等一下，还不能点击它；好的，现在点击它；停下来；以及再次点击它。或者，如果个体由于认知或其他限制无法跟从口头指令，AAC 团队可能需要对个体在自然环境中使用开关控制玩具、计算机游戏或者一个器具（如搅拌机）的情况进行观察。不管怎样，团队应通过评估从整体上了解个体用不同动作控制部位激活开关的能力。可使用图 6.9 的表格记录个体用于扫描的动作（开关）控制的评估结果。我们要再次提醒读者，尽管这张表格上列出了许多身体部位，但通常没有必要对它们全都进行评价。

光标控制技术与开关控制能力　用于扫描的光标控制技术（如自动化的、指导式的或逐步扫描；见第 4 章）的选择受个体的动作控制能力的影响。表 6.3 和表 6.4 描绘了技术与能力之间的匹配。表 6.3 的列标题对应扫描的类型，而之前描述过的六种开关控制成分列在第一列。每一种扫描类型对动作成分的准确度的要求都列在这个表格里。在自动化扫描中，光标自动地在选择集合里移动，直至 CCN 个体让光标停在一个想要的项目上。等待直至光标落在正确的位置上，以及激活开关以停止光标，这都要求个体具有较高的技能准确度。因为项目是在开关激活的时刻被选择的，与个体保持开关闭合的时间无关，所以对保持技能的准确度要求低。释放对准确度的要求也比较低，因为在自动化扫描中这个阶段对什么都不做要求。此外，该技术对等待和

重新激活开关有着高的准确度要求。自动化扫描依靠时机而非重复的运动或持久力，因此它产生的疲劳是低水平的。

在指导式扫描中，光标只有当开关被激活时才会移至个体想要的项目上，而个体必须释放开关以做出选择。在这类扫描中，对激活前的等待有着中等的准确度要求。尽管等待不直接影响项目选择的准确性，但此时不小心的激活（个体还没做好准备）也会引发光标的移动。由于不涉及精确的时机，在指导式扫描中，对开关激活的准确度的要求较低。在指导式扫描中，对保持的准确度要求较高，因为个体必须保持开关闭合直至光标被定位至他 / 她想要的项目上，无法充分地保持开关闭合会造成选择错误。在指导式扫描中，个体需要在开关释放阶段做出选择，因此对释放的准确度要求较高，而等待和重新激活对个体有着中等的准确度要求。指导式扫描中的疲劳度中等，因为个体必须具备一定的动作持久力以保持开关闭合一段时间。

在逐步扫描中，每激活开关一次，光标就会移动一步。因此，对个体等待能力的要求较低，因为项目选择并不涉及等待。对开关激活的技能要求中等，因为尽管激活不一定要快速、准确或算准时机，但它可能让人感到很疲劳。在逐步扫描中对保持能力的要求低，因为每激活一次，光标才会移动一次，所以保持并不是选择过程的一部分。基于这一点，对释放的准确度的要求也较低。等待和重新激活需要中等的动作控制能力，因为在这些阶段不小心的开关激活会造成错误的选择。由于多次和重复的开关激活，逐步扫描的疲劳度很高。

表 6.3　用于扫描的光标控制技术对技能准确度的要求

动作成分	光标控制技术		
	自动化扫描	指导式扫描	逐步扫描
等待	高	中	低
激活	高	低	中
保持	低	高	低
释放	低	高	低
等待	高	中	中
重新激活	高	中	中
疲劳度	低	中	高

自主动作控制（单一开关）

	能否等待		能否激活		能否保持		能否释放		能否等待		能否重新激活		准确度 *
	是	否	是	否	是	否	是	否	是	否	是	否	
左手的手指													
右手的手指													
左手（手掌？手背？）													
右手（手掌？手背？）													
右肩													
右肩													
头部旋转（右？左？）													
头部弯曲													
头向一侧弯曲（右？左？）													
头部伸展													
垂直的眼睛动作													
水平的眼睛动作													
舌头或下巴													
腿 / 膝盖左外侧													
腿 / 膝盖右外侧													
腿 / 膝盖左内侧													
腿 / 膝盖右内侧													
左脚（上？下？）													
右脚（上？下？）													

* 准确度＝在 0～4 的标尺上的整体准确率，其中 0＝从不，而 4＝总是。

图 6.9 用于扫描的动作（开关）控制评估。

表 6.4　用于扫描的动作控制轻松度与能力的临床描绘

动作成分	动作控制轻松度		
	弗兰西丝卡（手足徐动症）	艾萨克（痉挛）	吉恩（虚弱）
等待	难	中等	容易
激活	难	中等	中等
保持	中等	容易	难
释放	容易	难	容易
等待	难	中等	容易
重新激活	难	中等	中等
疲劳度	中等	中等	难

临床描绘　之前的讨论都是基于临床经验而非研究的。然而，共事的专业人员告诉我们，这些基于经验的指导原则通常有助于他们实现个体动作控制能力与用于扫描的光标控制模式之间的有效匹配。在以下个案研究中我们通过讨论 3 名使用扫描作为替代的使用方式的个体描绘这些指导原则的临床应用。这绝非表明所有手足徐动症个体或者出现痉挛或虚弱状态的个体都有着与这些个案研究中的个体相似的开关激活剖面图。我们只是通过这些例子说明如何将个体的能力与扫描的动作控制要求相匹配。读者们也应该注意到这么做的目的在于评估个体的动作能力从而开始干预。除了完成这一初期的评估之外，在干预开始之后 AAC 团队还应该持续地评估个体的动作控制从而进一步完善替代使用技术，确保个体做出越发准确和有效率的动作，并且不易感到疲劳。

表 6.4 描绘了针对弗兰西丝卡这名手足徐动型脑瘫患儿的开关评估的结果。与许多手足徐动症个体一样，对弗兰西丝卡来说，准确的等待很困难。由手足徐动症引发的非自主动作运动（"过剩"）使弗兰西丝卡在等待期间总会不小心地激活开关。同样，对弗兰西丝卡来说，又快又准地激活开关也是困难的，因为弗兰西丝卡的过剩运动在压力或有预期的时候会更加明显，她无法按照指令快速地激活开关。保持阶段对于弗兰西丝卡来说难易度中等，因为她一旦激活开关，就能保持与开关的接触。相较于开关激活阶段的困难，释放阶段对她来说容易得多，她能够又快又准地释放开关。由于多余的动作运动，等待和重新激活对于弗兰西丝卡来说又开始变得困难。

将弗兰西丝卡的开关控制剖面图与表 6.3 的光标控制要求相比较，我们会发现，指导式扫描对于她来说可能是一个替代模式。指导式扫描对保持和释放的准确度要求较高，而这与她的能力相匹配。相反，自动化扫描对等待和激活的技能要求较高，这是开关激活中弗兰西丝卡觉得最为困难的两个阶段。逐步扫描可能会使她的非自主动作运动更加频繁，因为它要求大量的实际操作，而这也很容易让人感到疲劳。

艾萨克是一名由于创伤性脑损伤而有重度痉挛的年轻男子。我们在表 6.4 中概括地描述了他的开关激活剖面图。评估表明，等待和开关激活对艾萨克来说难易度中等，而他的激活显得非常慎重、缓慢。他能够轻松地保持开关闭合一小段时间，但不能及时且准确地释放开关。释放对艾萨克来说有难度，这是因为痉挛使得他无法在他想要的时候松开与开关的接触。他在等待和重新激活上的情况就好得多。

根据光标控制模式的要求，艾萨克在释放开关上的困难可能使得他不能成功地使用指导式扫描。相反，自动化扫描对他来说可能是一个更为适当的选择，尽管它对等待和激活要求较高，但这些活动对艾萨克来说还算容易。自动化扫描对开关释放的准确度要求较低，而这对艾萨克来说正好是最有难度的。

吉恩是一名因肌萎缩侧索硬化而出现全身重度虚弱的女性患者。她能够通过轻微地抬起她的前额操作一个固定在她眉毛正上方的高灵敏度的开关。吉恩发现等待很容易并能够在被要求的时候以中等的轻松度激活开关。由于虚弱，她感到很难保持开关闭合，但是她可以轻松地将之释放。她在等待上没有任何困难，并且能够以中等的轻松度重新激活开关。通过比较表6.3和表6.4，我们发现自动化扫描似乎比较适合吉恩，因为这种模式要求有最多的等待且只会造成最少的疲劳，这是像吉恩这样几乎没有任何动作耐力的人优先要考虑的方面。

评估认知/语言能力

在参与模型中，对个体当前的沟通技能的评估出现在评估的早期阶段（见第5章）。在这个阶段，我们可以使用额外的评估收集与特定认知、语言和相关技能有关的信息。

认知/沟通评估

AAC中的认知/沟通评估的目的是确定个体如何理解世界以及AAC团队如何更好地帮助个体实现在这个理解过程中的沟通。罗兰和施魏格特（2003）指出了与AAC高度相关的认知/沟通发展的六个方面：意识、沟通意图、世界知识、记忆、符号表征和元认知。此外，威尔金森和杰格鲁（Wilkinson & Jagaroo, 2004）指出在做出有关AAC设备或技术的决策时，考虑多种视知觉技能很重要。

意识（awareness） 涉及许多益发精细的理解：（1）个体是独立的且不同于个体的周围环境；（2）个体所表现出的特定行为（如踢东西、朝着熟悉的面孔微笑）有着特定的后果（如汽车移动、一个人给予微笑和发声作为回应）；（3）其他人有着可能与自己不同的想法、渴望和知觉（即心理理论）。

沟通意图（communicative intent） 作为社交依联意识（social contingency awareness）的一种延展，是指"有目的地指向另外一个人并双向定位（既定位于沟通同伴也定位于主题或所指物）"的行为（Rowland & Schweigert, 2003, p. 251）。当然，沟通意图性（communicative intentionality）不是在一夜之间"发生"的；相反，它是随着照顾者对前意图式行为（preintentional behavior）做出积极回应而发展起来的，这些前意图式行为因此会变得更加具有目的性。

世界知识（world knowledge） 指的是对世界的整体体验，它让个体产生了对人类应该如何行事和无生命物品应该如何运作的期望，以及（甚至更重要的是）激发了个体重复愉快的体验和避免不愉快体验的动机。对于使用约定俗成但非符号的模式重复体验到不成功的沟通尝试的个体，动机可能会受到损害；该效应已被称为"习得式无助"（Seligman, 1975）。

记忆（memory） 是一套所有学习所必需的复杂的技能的组合，对个体注意、分类、提取、选择和排序信息的能力有着极大的影响，这些信息通过非辅助式和辅助式符号或编码得到表征（Light & Lindsay, 1991; Mirenda, 2003b; Oxley & Norris, 2000）。在涉及电子化沟通设备的决策时，尤其是使用动态界面或听觉扫描的设备，记忆也是一个重要的考虑因素（Kovach & Kenyon, 2003）。

符号表征（symbolic representation） 指的是理解符号（如手部符号、照片、线条画）与对应指示物之间的关系。正如第3章所述，许多研究表明，符号越接近对应的指示物，其含义越易于学习和推断。

元认知技能（metacognitive skills） 允许人们考虑自己在语言使用和学习（元语言）、记忆策略（元记忆）和自我调节（执行功能）上的认知体验。这些更为高级的认知技能对将电子化扫描作为选择策略（Light & Lindsay, 1991）和/或使用容纳了（按照水平或类别组织的）大量词汇的低/高技术AAC设备的个体（Oxley & Norris, 2000）尤为重要。

遗憾的是，没有任何经实证证实有效的评估工具可用于评估个体的这六种能力。不过，结合观察、访谈或者直接评估等方法，有一些工具可用于评估至少基本的认知和沟通技能，如依联意识、沟通意图、符号表征，以及与世界知识相关的基本概念。表6.5总结了一些在这方面可能有用的工具和资源，有用于实施整体评估的，也有专门针对AAC使用者的。这些工具中有一些尽管可能对评估非符号沟通者的技能有用，但可能需要调整以适应个体的动作或感觉缺陷。例如，亚科诺、卡特和胡克（Iacono, Carter, & Hook, 1998）为脑瘫患者修订了《沟通与符号行为量表™》（CSBS™; Wetherby & Prizant, 1993）里的"沟通诱惑"（communicative temptations），即通过提供重复的活动以允许个体有时间进行定位并且添加微动开关以实现玩具或音乐活动的自我激活。有些研究者强调一些正式的测量工具不适用于沟通形式奇特的非符号沟通者，并描述了一种动态评估过程，这种评估目的是在任务、材料、程序和评估

表 6.5　经过挑选的用于评估与 AAC 相关的基本认知 / 沟通技能的工具和资源

工具或资源	为 AAC 而设计的吗？	所评估的技能	评估的类型	适合的被试	资料来源
《针对有急性或慢性医学病症的成人的扩大沟通策略》（Augmentative Communication Strategies for Adults with Acute or Chronic Medical Conditions; Beukelman, Garrett, & Yorkston, 2007）	是	理解、表达、认知、动作 / 知觉技能、同伴需求及其他	直接评估、访谈、观察	有着各种急性和慢性医学病症的成人	Paul H. Brookes Publishing Co.
《急性和核心护理机构里的扩大和替代沟通》（Augmentative and Alternative Communication in Acute and Critical Care Settings; Hurtig & Downey, 2009）	是	理解、表达、认知、动作 / 知觉技能、同伴需求及其他	直接评估、访谈、观察	重症监护和其他医学场所里的成人	Plural Publishing
《Bracken 基本概念量表（修订版）》（Bracken Basic Concept Scale–Revised; Bracken, 1998）	否	基本概念和接受性语言技能	带有口头指令以及通过点指做出反应的直接评估	2 岁 6 个月~7 岁的无法说、读或写英语的儿童	Harcourt Assessment
《儿童引导式策略：评估的 van Dijk 方法》（Child-Guided Strategies: The van Dijk Approach to Assessment; Nelson, van Dijk, Oster, & McDonnell, 2009）	否	行为状态、定向反应、学习渠道、方法移除、记忆、社交互动、沟通、问题解决	观察、互动式诱发	不同年龄段的多重残疾和 / 或盲聋个体	American Printing House for the Blind
《沟通和符号行为量表™》（Communication and Symbolic Behavior Scales™, CSBS™; Wetherby & Prizant, 1993）	否	沟通功能、手势、发声和口语沟通方式、互惠性、社交－情感信号、符号行为	照顾者问卷、父母在场情况下的互动式行为样本	发展年龄在 6~72 个月之间、存在认知迟缓的个体	Paul H. Brookes Publishing Co.
《沟通和符号行为量表发展剖面图™》（Communication and Symbolic Behavior Scales Developmental Profile™, CSBS DP™; Wetherby & Prizant, 2002）	否	情绪与目光注视、沟通、手势、声音、单词、理解、物品使用	筛查检核表、照顾者问卷、父母在场情况下的互动式行为样本	发展年龄在 6~72 个月之间、存在认知迟缓的个体	Paul H. Brookes Publishing Co.
《沟通矩阵》（Communication Matrix; Rowland, 1996, 2004）	是	与沟通的四种功能性类别相关的符号能力	观察、访谈或直接诱发	功能处于沟通最早阶段的个体	Design to Learn
《问题解决技能的学校量表》（School Inventory of Problem-Solving Skills, SIPSS）和《问题解决技能的家庭量表》（Home Inventory of Problem-Solving Skills, HIPSS; Rowland & Schweigert, 2002）	是	基本的物品技能（如使用简单的动作、转移）、获取物品使用权限（如物品永恒性、工具的使用）、物品使用（如功能性使用、匹配）	针对每一项技能的评定量表：已掌握、已掌握但有局限、正在出现、不存在	有多重残疾的非口语儿童（如重度智力障碍或感觉缺陷，包括盲聋）	Design to Learn
《早期沟通和萌芽期语言的测验》（Test of Early Communication and Emerging Language, TECEL; Huer & Miller, 2011）	是	婴幼儿的接受性和表达性沟通 / 语言能力	访谈、观察，或二者兼有；多种反应模式	不同年龄段有中重度语言迟缓的个体	PRO-ED
《三个 C：沟通能力检核表（修订版）》（The Triple C: Checklist of Communication Competencies–Revised; Bloomberg, West, Johnson, & Iacono, 2009）	是	自反性与反应性、依联意识、物品使用、模仿、物品永恒性、因果关系、沟通意图、符号表征	需要视频录像的观察检核表	有重度或多重残疾的青少年或成人	Scope Communication Resource Centre

者方面适应个体的需求（Iacono & Caithness, 2009; Snell, 2002）。尽管动态评估通常比静态（即正式的）评估需要更多的时间，但在个体沟通技能、最可能促进沟通的情境与互动方法以及需要的干预的类型与数量方面，它们提供了更为丰富的信息。

此外，对个体的认知能力进行正式的评估有时候是必要的或者有用的，当然，旨在实现个体与AAC技术之间良好匹配的这种情况除外。例如，总有人要求我们推荐一些可以在教育情境中使用的认知评估工具，尤其是针对发展性障碍个体的个别化教育计划使用的。在过去一些年里，针对无法说话的儿童、青少年或成人，研究者已开发了一些足够可靠和有效的标准化认知能力测验，如表6.6所示。这些测验有许多不需要点指以外的其他动作反应。有些则需要调整，例如：将带有图片的测验页面剪切成单独的项目，然后将这些项目放在可用于点指的目光注视界面或个别化行列中；限制个体要从中选择的选项数量；为视觉障碍个体放大测验刺激（即图片）；以及使用"是/否"或多项选择格式而非询问开放式问题（Glennen, 1997）。例如，原来的测验问题是"橙子和苹果的相似之处是什么？"现在评估者可以按照随机的顺序在测验问题之后呈现一系列"是/否"选项，如"它们都是红的吗？""它们都是圆的吗？""它们都是水果吗？""它们都是玩具吗？"尽管这样的调整在技术上使得标准化认知评估的结果无效，但是它们可能有实际价值，原因就在于它们允许团队评估测验项目所要测量的认知技能。

表6.6 经过挑选的认知能力非口语评估的工具

工具	所评估的技能	指令与反应模式	适合的被试	资料来源
《非口语智力全面测验（第2版）》（Comprehensive Test of Nonverbal Intelligence-Second Edition, CTONI-2; Hammill, Pearson, & Wiederholt, 2009）	非口语推理能力	通过手势给出指令；通过点指给出反应	6~90岁无法说话的个体和无法用英语阅读或书写的个体	PRO-ED
《Leiter国际表现量表（修订版）》（Leiter International Performance Scale-Revised; Roid & Miller, 1997）	视觉化与推理（智力能力）、注意力与记忆	通过点指、手势和表意动作给出指令；通过点指、卡片匹配或者操弄物品给出反应	2~20岁无法说话的个体和无法用英语阅读或书写的个体	Stoelting
《Naglieri非口语能力测验——个别施测》（Naglieri Nonverbal Ability Test-Individual Administration; Naglieri, 2003）	非语言推理和一般问题解决能力	通过手势给出指令；通过点指给出反应	5~17岁无法说话的个体和可能不会用英语阅读或书写的个体	Pearson Assessments
《智力的图片测验（第2版）》（Pictorial Test of Intelligence-Second Edition, PTI-2; French, 2001）	一般认知能力	口头给出的指令；通过点指给出的反应	3~9岁无法说话的个体	PRO-ED
《Stoelting简要智力测验》（Stoelting Brief Intelligence Test, S-BIT; Roid & Miller, 1999）	非口语认知能力	通过表意动作给出指令；通过点指或卡片匹配给出反应	6~21岁无法说话的个体和可能无法用英语阅读或书写的个体	Stoelting
《非口语智力测验（第4版）》（Test of Nonverbal Intelligence-Fourth Edition, TONI-4; Brown, Sherbenou, & Johnsen, 2010）	非口语智力、性向、抽象推理、问题解决	通过表意动作给出指令；通过点指、点头或者符号手势给出反应	6~90岁无法说话的个体和可能无法用英语阅读或书写的个体	Pearson Assessments
《通用非口语智力测验》（Universal Nonverbal Intelligence Test, UNIT; Bracken & McCallum, 1998）	记忆、问题解决、符号推理、非符号推理、整体智力能力	通过表意动作和手势给出指令；通过点指、纸笔任务或操弄物品给出反应	5~18岁无法说话的个体和可能无法用英语阅读或书写的个体	Riverside

🔍 《儿童非口语 IQ 测量指导手册》（*A Guide to Child Nonverbal IQ Measures*）（DeThorne & Schaefer, 2004）这篇文章对北美最常用的这类测验的心理测量学属性（如信度、效度）进行了有用的总结。文章提供的描述式表格总结了包含在每一个测验里的动作要求和分测验。

尽管各种 AAC 技术要求不同类型和不同程度的认知能力，但这些要求在临床和研究文献中只得到了非常有限的描述。因而，在大多数情况下，AAC 团队必须对特定方法的认知要求进行分析，同时估计个体能够满足这些要求的程度，然后用一种或多种 AAC 技术或设备实施干预尝试以确定最优的匹配。重要的是要认识到已有数以千计的成功的 AAC 干预在没有正式的认知能力记录的情况下得到了实施。

符号评估

符号或编码表征着 AAC 系统里所包含的绝大多数信息（见第 3 章）。AAC 使用者成功地使用几类符号的情况并不少见。因而，符号评估的目标并不是要确定一个可以表征所有信息的某个符号集合。相反，评估的目标是要选择将会满足个体当前沟通需求并与其当前的能力相匹配的符号类型，以及确定可能会在未来使用的符号选项。

评估个体使用符号的能力通常包括一些步骤。在开始之前，负责符号评估的团队成员应该根据家庭成员、教师或频繁接触的沟通同伴的建议确定大约 10 个个体熟悉的功能性项目。这些功能性项目可能包括杯子、牙刷、毛巾、勺子等。接下来，团队成员应该就个体对所选项目的熟悉度达成共识，因为最常见的错误之一是试图使用个体不熟悉的项目进行符号评估。在达成共识之后，他们应该将表征每一个项目的符号收集起来。这些符号可能包含彩色和黑白照片、微型物品、各种不同的线条画符号（见第 3 章）和书面单词。

🔍 《触觉符号系统（第 2 版）》（*Tangible Symbol Systems*, 2nd ed.; Rowland & Schweigert, 2000b）提供了用于实施基本的符号评估的方案以及相关的记录表。可以在特殊教育项目办公室的 Ideas That Work 网站上免费下载它。

功能使用格式 理解物品功能性使用的能力是最基本的符号理解水平（Glennen, 1997）。AAC 团队可以在游戏情境中评估孩子的功能性理解水平，即给他／她用于评估的项目并观察他／她是否功能性地使用它们（如在拿到杯子时试图去喝东西）。对于年龄大些的个体，团队可以提出与使用功能性物品相关的直接请求，例如，让我看看你怎么用这个？或者哪一个你用来（吃东西、梳头发等）？通常，团队通过访谈家庭成员、教师或其他人收集这方面有用的信息。例如，一位母亲可能会告诉你，每当她拿出孩子"去公园"的夹克时，孩子就变得激动并看着房门，这表明他知道夹克的功能。如果评估者愿意充当"示范者"的角色，他们也可以针对物品使用的功能性理解对因重度动作障碍而无法操弄物品的个体进行评估。在这种情况下，示范者模仿每一个物品的正确和不正确的使用并观察个体的反应。例如，评估者可能用勺子梳自己的头发，或者使用杯子作为帽子，然后等着个体给出手势或其他指示来表明示范者所呈现的动作是错误的。个体的反应应不同于那些由正确的模仿所诱发的反应（如用勺子吃东西、用杯子喝东西）。个体的正确反应表明了他／她能够识别测验物品特定的使用方式。图 6.10 提供了用于评估物品功能性使用的表格。

接受性命名与"是／否"格式 观察个体的接受性命名能力通常是符号评估的下一步，因为这是确定个体能否将符号与表征的指示物进行匹配的最直接方式。实施评估的人向个体呈现两个或多个特定类型的项目或符号，然后要求他／她把其中一个项目给评估者或者点指或看着其中一个项目。或者，评估者可以使用一个"是／否"格式，每次举起一个项目或符号都会问道："这是一个_____吗？"评估者安排的测验应能够针对所有目标项目随机呈现"是／否"问题。只有当个体能够理解"是／否"概念并且以清晰和准确的方式回答"是／否"问题时，这种测验方式才算适合。团队可以采用这两种格式中的一种评估几类符号，每次评估一类。评估者在表上（见图 6.11）记录下个体可以从不同符号集合里确定的目标项目。

替代性视觉匹配格式 在一些情况下，例如，接受符号评估的个体不理解任务的期待或所呈现的口语命名，AAC 团队成员可能无法使用接受性命名或"是／否"格式。然而，实证表明，视觉匹配格式产生的结果类似接受性命名格式所诱发的结果（Franklin, Mirenda, & Phillips, 1996）。因而，图 6.12 提供的视觉匹配格式可以作为接受性命名选项的替代的

所使用的格式：直接请求（"让我看看你怎么用这个"）_____ 照顾者访谈_____

　　　　　　　评估者示范正确的使用_____

所使用的教学指令_____

将什么样的反应视为正确的_____

_____

列出所使用的物品	对项目的了解是否为知情者所确认？

请在对应栏中写下测验结果是正确的还是不正确的，并描述反应

测验序号	物品	功能正确吗？（请描述）	功能不正确吗？（请描述）
1			
2			
3			
4			
5			
6			
7			
8			
9			
10			
11			
12			

图 6.10　符号评估：物品功能性使用格式。

所使用的格式：接受性命名＿＿＿＿＿＿＿＿＿＿＿＿＿ 是／否＿＿＿＿＿＿＿＿＿＿＿＿

组合里的项目数量：＿＿＿＿＿＿＿＿＿＿＿＿＿＿＿＿＿＿＿＿＿＿＿＿＿＿＿＿＿＿＿

所使用的教学指令＿＿＿＿＿＿＿＿＿＿＿＿＿＿＿＿＿＿＿＿＿＿＿＿＿＿＿＿＿＿＿

将什么样的反应视为正确的＿＿＿＿＿＿＿＿＿＿＿＿＿＿＿＿＿＿＿＿＿＿＿＿＿＿＿

列出所使用的物品	对项目的了解是否为知情者所确认？

请在对应栏中标明测验结果是正确的（＋）还是不正确的（－）

测验序号	目标项目	实际物品	彩色照片	线条图	其他（请指明）
1					
2					
3					
4					
5					
6					
7					
8					
9					
10					
11					
12					

图 6.11 符号评估：接受性命名与"是／否"格式。

所使用的格式：标准的匹配＿＿＿＿＿＿＿＿＿＿＿ 分类＿＿＿＿＿＿＿＿＿＿＿

组合里的项目数量：＿＿＿＿＿＿＿＿＿＿＿＿＿＿＿＿＿＿＿＿＿＿＿＿＿＿＿＿＿＿＿＿

所使用的教学指令＿＿＿＿＿＿＿＿＿＿＿＿＿＿＿＿＿＿＿＿＿＿＿＿＿＿＿＿＿＿＿＿＿

将什么样的反应视为正确的＿＿＿＿＿＿＿＿＿＿＿＿＿＿＿＿＿＿＿＿＿＿＿＿＿＿＿＿

列出所使用的物品	对项目的了解是否为知情者所确认？

请在对应栏中标明测验结果是正确的（＋）还是不正确的（－）

测验序号	目标项目	实际物品	彩色照片	线条图	其他（请指明）
1					
2					
3					
4					
5					
6					
7					
8					
9					
10					
11					
12					

图 6.12 符号评估：视觉匹配格式。

使用方式来使用。在标准的匹配评估中，团队为个体提供一个物品，并在桌子上放上两个或多个符号，其中一个与物品相匹配（见图 6.13a）。然后，评估者要求个体使用目光注视、点指或其他直接选择方式将物品与相应的符号进行匹配。或者，团队先拿给个体一个符号，然后个体试图将符号与组合里的正确物品相匹配（见图 6.13b）。有关替代性符号评估策略的研究发现，这些格式在难度上是相当的（Franklin et al., 1996）。AAC 团队也可以调整组合里的布局、间隔和项目数量来满足特定个体的需求。目的在于通过系统的调整团队获得关于个体根据知觉特征匹配物品和符号的能力的准确和有用的信息。

　　关于匹配格式有一些注意事项。首先，个体能否将物品和符号相匹配对于成功地学习使用符号并不重要（Romski & Sevcik, 1996）。如果一个人能够做到这一点，显然他 / 她理解了符号和对应指示物之间的视觉关系；但是个体不理解这一关系也不意味着他 / 她不能学会使用符号。其次，匹配评估不是一个标准化的测验程序；相反，它是一个灵活的格式，团队可以改变它以符合个体的能力和兴趣。例如，许多认知能力有限的人们可能在实际评估之

前需要接受匹配项目和符号的教学。通过"教导，然后，测验"方法和回合式教学法（Lovaas, 2003），团队通常可以在短时间里完成这个教学。在"教导"阶段，团队成员先引入然后逐渐地撤走肢体辅助或其他辅助，以便让 CCN 个体学会匹配真实物品。一旦个体能够独立且准确地做到这一点，团队就可以按照前面提到的方式呈现各种物品 – 符号匹配任务来测验个体的符号理解水平（参见 Mirenda & Locke, 1989，以获得对该方法更加全面的描述）。

　　分析基本的符号评估的结果　至此，有两件事情应该是清晰的：（1）个体是否理解所选择的且熟悉的物品的功能性使用；（2）个体能否识别出各种符号的口语命名或将它们与对应的指示物相匹配。如果在后者的技能中个体没有哪一个是突出的，也许"初始沟通者"策略适合他 / 她，这些策略指的是在教导符号与指示物之间关联的同时帮助个体建立沟通技能。第 9 章所描述的视觉时间系统和单键语音沟通器技术属于这一类策略。个体成功地完成评估任务的能力至少在最初阶段可以用于预测其最可能获得成功的符号类型。所选择的最初符号集合应使沟通变得准确、有效率和不累人并且只需要最少的教学。随着时间的推移，个体可以根据需要学习

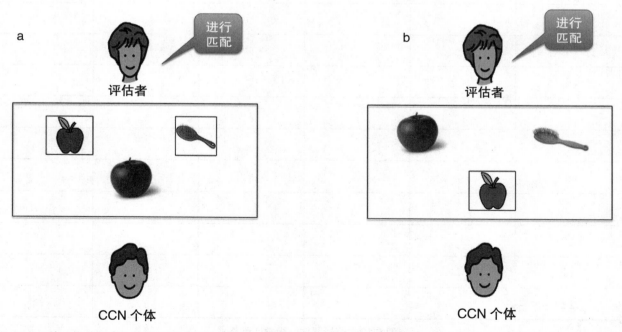

图 6.13　a. 单一物品至多个符号的匹配格式；b. 单一符号至多个物品的匹配格式。（The Picture Communication Symbols © 1981–2012 by DynaVox Mayer-Johnson LLC. All Rights Reserved Worldwide. Used with permission. Pics for PECS ™ images used with permission from Pyramid Educational Consultants, Inc. [www.pecs.com]. Pyramid Educational Consultants, Inc. reserves all rights to the Pics for PECS ™ images.）

和使用更为精细的符号类型。需要大量学习和练习的符号集合以后可能是上乘的选择，但可能不适合最初的使用。

因为真实的沟通很少涉及接受性语言命名或符号匹配，所以将评估延展至这些基本任务之外以确定个体能否以更具有沟通性的方式使用符号，这很重要。无论个体能否成功地完成最初的符号任务，AAC 团队都应将以下部分纳入评估过程中，因为一些个体可能在自然互动中更容易理解符号。AAC 团队成员可以使用以下一种或两种格式评估情境中的符号使用。

问答格式 团队可以用图 6.14 的表格评估个体能否使用符号回答口语问题。与基本评估一样，评估者应该首先通过访谈熟悉的沟通同伴和将项目列在表格上确定个体所知道的项目或概念。评估者应该呈现两个或多个特定类型的符号，如物品、照片或线条图，然后问个体问题，这些问题应由个体指出其中一个符号就能得到正确回答。所以，在这种场合中，评估者不应使用诸如你可以给我看看汽车吗？或者你的狗的图片在哪里呢？这样的接受性命名问题。相反，评估者应该询问以知识为基础的简单问题，例如，你早餐吃了什么？同时呈现符号选择（如个体最喜欢的早餐食物、汽车和狗）。对于基于书本的活动，评估者也可以使用这种格式，首先将一个故事读给有 CCN 的孩子听，然后基于故事询问简单的问题，同时提供用于回答的正确和不正确的符号。

为了成功地完成这一任务，个体必须理解任务期望、问题、所呈现的符号选项，而且必须在评估期间有动力和肯合作。如果个体在评估中表现不佳，团队要极力找出是这个问答任务的哪一方面给个体造成困难。在自然情境中完成问答评估，类似这样的做法可能有助于抵消一些造成不佳表现的因素，对有重度认知缺陷的个体尤其如此。例如，如果个体坐在他们通常吃东西的厨房里而不是从未就餐过的教室里，他们可能就能回答你早餐吃了什么？这个问题。图 6.14 中的问答格式的符号评估使评估者得以提供与情境相关的信息。

请求格式 有重度沟通和认知限制的个体可能能够将符号匹配至物品，甚至使用符号回答简单的问题，然而可能无法使用符号提出请求。在图 6.15中，我们提供了一份表格来指导团队以请求格式评

估个体的符号使用。AAC 团队通常会在适当的自然情境中实施该评估，如吃零食、游戏、手工活动或者其他对于接受评估的个体有趣的情境。与之前一样，团队列出并确认个体知道并且在情境中可以获得的项目。然后，评估者提供代表两个或多个可获得的选项的符号，一次尝试一类符号。互动的结构让个体有机会在没有评估者教导的情况下，通过选择可用的一个符号来请求物品或动作。诸如我不知道你想要什么。我可以帮你一把吗？这样的间接提示可以用来诱发请求。应避免诸如"点指图片，告诉我你要什么"这样的直接提示，因为评估的目的是确定个体能否做出自发的、没有辅助的请求。

分析问答和请求格式的符号评估的结果 问答和请求格式提供了有关个体能够用符号进行沟通的基本信息，但并未指明他 / 她在语言上或知觉上识别出哪些符号。只能完成一项任务或者两项任务都无法完成的个体将需要在功能情境中接受教学以便能够使用最初评估期间所确定的符号。第 10 章中所描述的用于请求、拒绝等的策略在这方面可能会有所帮助。能够使用符号回答问题或发出请求的个体可能正如以下两种格式所评估的那样拥有更高级地使用符号所必需的技能。

《辅助沟通符号表现测验》（Test of Aided-Communication Symbol Performance, TASP; Bruno, 2005）适用于儿童与成人，用于决定组合里符号的最优尺寸和数量以及评估语法编码、分类与句法表现。TASP 采用图片沟通符号，只需要目光注视或点指反应，从 DynaVox Mayer-Johnson 处可以获得。

高级的符号使用 擅长在沟通情境中使用单一符号的个体可能能够使用符号表征除了名词之外的其他单词，或者将两个或多个符号链锁在一起以构建信息。团队可以使用活动界面评估这两方面的能力，活动界面上的符号表征各种不同的句法元素（如名词、动词、形容词）。例如，我们常常使用双重的 Go Fish 界面，上面的符号表征了一款简单的卡片游戏里的各种元素，这款游戏适用于各年龄段的群体（见图 6.16）。在玩游戏时，评估者使用界面构建多个单一符号和双符号的信息（例如，**你有吗？ +王**），这为高级地使用符号提供了模型。在接受评估的个体学会了如何快速地使用界面后，评估者可以观察该个体在被提供机会的情况下能否使用任何不

组合里项目的数量_____

所使用的教学指令_____

情境：脱离情境_____　在情境中（请指明）_____

将什么样的反应视为正确的_____

列出所使用的物品	对项目的了解是否为知情者所确认?

请在对应栏中标明测验结果是正确的（＋）还是不正确的（－）

测验序号	目标项目	实际物品	彩色照片	线条图	其他（请指明）
1					
2					
3					
4					
5					
6					
7					
8					
9					
10					
11					
12					

图 6.14　符号评估：问答格式。

组合里项目的数量_____

所使用的教学指令_____

选项是：可见的吗？_____ 看不见的吗？_____

情境：脱离情境_____ 在情境中（请指明）_____

将什么样的反应视为正确的_____

列出所使用的物品	对项目的了解是否为知情者所确认？

请在对应栏中标明测验结果是正确的（＋）还是不正确的（－）

测验序号	目标项目	实际物品	彩色照片	线条图	其他（请指明）
1					
2					
3					
4					
5					
6					
7					
8					
9					
10					
11					
12					

图6.15 符号评估：请求格式。

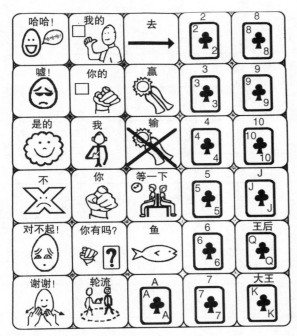

图 6.16 用于评估高级符号使用的 Go Fish 界面。（The Picture Communication Symbols © 1981–2012 by DynaVox Mayer-Johnson LLC. All Rights Reserved Worldwide. Used with permission.）

是名词的符号或者将两个符号进行排序。例如，在适当的时候，评估者可以创造机会让个体沟通双符号的信息，例如，**你 + 输，我 + 赢**，等等。当然，手部动作受限的个体将需要与管理卡片的同伴玩游戏，也可能需要使用带有适当信息的目光注视界面。团队可以在这样的评估中使用假扮游戏、书本阅读或桌游等替代性活动。

符号分类评估 一些个体能够使用按照类别组织的沟通系统。例如，沟通书或沟通板里的符号可能就是按照语义或活动类别组织的。同样，动态界面设备也要求个体能够使用分类技术找到位于隐藏水平里的符号。团队可以用分属于两个或多个语义类别的符号评估个体现有的分类技能，如车辆、食物、衣服和动物。个体按照要求将符号分成类别（将所有的动物放在这个盒子里，所有的车辆放在那个盒子里）或者在被给予辅助的情况下用目光注视完成某个任务（我应该将这个放在哪一个盒子里呢？），或者团队可以要求个体针对两个非常不同的活动进行符号分类，例如，去海滩和参加生日派对（将你会在海滩上用到的东西放在这个盒子里，把你在生日派对上需要的东西放在那个盒子里）。这类评估的结果有

助于确定个体是可以立即使用一个基于类别的系统还是首先需要辅助者提供脚手架（scaffold）、示范和教学。关于教 CCN 个体使用按照类别组织的 AAC 符号界面，Porter（2007）提供了相关建议。

Minspeak 等符号编码技术的使用需要个体具备将多种意义与图片相联系的能力。《评估图片隐喻使用的程序》（*A Protocol for Assessing Metaphoric Use of Pictures*; Van Tatenhove, 2005）以及相关的图片模板和数据收集表都可以从 Gail Van Tatenhove 的网站上免费获得。

语言评估

语言评估应该包括评估个体单个单词的词汇能力以及他 / 她对常见语言结构（即词素、句法结构；Roth & Cassatt-James, 1989）的使用。以下部分会讨论用于评估这些领域的基本策略。

单个单词的词汇 通常这两类语言评估都基于 AAC 目的而展开。在这一类评估中，AAC 团队尝试测量与个体整体功能水平相关的词汇理解。AAC 评估中评估者通常使用《皮博迪图片词汇测验（第 4 版）》（Peabody Picture Vocabulary Test–Fourth Edition, PPVT-4; Dunn & Dunn, 2007）或者《接受性单个单词图片词汇测验（第 4 版）》（Receptive One-Word Picture Vocabulary Test–Fourth Edition, ROWPVT-4; Martin & Brownell, 2010）等评估工具评估个体的非相对单词（如名词）知识，因为评估者可以根据有动作限制的个体的需求灵活调整这些单词，而不会牺牲效度。通过使用 PPVT 之前的版本（Peabody Picture Vocabulary Test–Revised; Dunn & Dunn, 1981），布里斯托和弗瑞斯托（Bristow & Fristoe, 1987）对使用标准程序和六种替代反应模式所获得的分数进行了比较，这些反应模式包括目光注视、扫描和头灯点指。结果表明，除了个别情况外，在改进条件下获得的分数都与那些使用标准测验程序所获得的分数高度相关。若评估幼儿对单个单词的理解能力，评估者可以采用通过家长报告完成的《麦克阿瑟 – 贝茨沟通发展量表》（MacArthur-Bates Communicative Development Inventories; Fenson et al., 2007）（Romski & Sevcik, 1999）。

除了评估非相对单词，评估者还要评估个体对动词和相对单词（即没有具体所指的单词，如里面、

外面、热和冷）的理解（Roth & Cassatt-James, 1989）。这方面的评估量表有《Bracken 基本概念量表（修订版）》（Bracken Basic Concept Scale–Revised; Bracken, 1998）、《语言听觉理解测验（第 3 版）》（Test for Auditory Comprehension of Language–Third Edition, TACL-3; Carrow-Woolfolk, 1999）和《沟通发展序列化量表（修订版）》（Sequenced Inventory of Communication Development–Revised; Hedrick, Prather, & Tobin, 1984）。对于无法完成正式测验的个体，团队可以让家庭成员、照顾者和学校工作人员以日记形式记录个体好像理解的单词和概念以完成对其词汇理解力的评估。

形态句法与语法知识（morphosyntactic and grammatical knowledge） 在过去 10 年里，AAC 研究者越来越注意到评估 AAC 使用者形态句法与语法知识的重要性，因为缺乏这方面知识和技能的个体可能难以表达想法、完成学业以及求职或就业（Binger, 2008b; Binger & Light, 2008; Blockberger & Johnston, 2003; Blockberger & Sutton, 2003; Fey, 2008）。对于能够参与正式测验的个体，有许多基于简单的多项选择或点指格式并且不需要任何口语输出的标准化工具。这些工具包括《语言基本原理的临床评估》（Clinical Evaluation of Language Fundamentals, CELF; Semel, Wiig, & Secord, 2003, 2004）、TACL-3（Carrow-Woolfolk, 1999）和《语法接受性测验（版本 2）》（Test for Reception of Grammar–Version 2, TROG-2; Bishop, 2003）中的分测验。尽管这些测验可能需要根据个体的需求得到调整，但在信度和效度上它们得到了实证支持。

此外，针对 AAC 个体的语言评估，研究者已开发了许多非正式的评估技术。例如，布洛克伯杰和约翰斯顿（Blockberger & Johnston, 2003）设计了两种评估任务以探究儿童对词素的习得，包括过去时态 -ed（例如，walk/walked）、复数 -s（例如，boy/boys）以及第三人称规则形式 -s（例如，I drink/he drinks）。在第一个任务——图片选择中，评估者向 CCN 个体展示三张相似的图片（例如，一只脏兮兮的玩具猪和一个婴儿的图片、穿着脏兮兮衬衫的婴儿的图片以及一只猪妈妈和一只脏兮兮的猪宝宝的图片），然后要求个体选择与口语表达（例如，小婴儿的猪是脏的）最为匹配的图片。对于无法通过点

指或目光注视选择图片的孩子，任务可以调整成是 / 否格式。在第二个任务——结构化写作中，评估者大声读出一篇会让 CCN 个体感兴趣的带插画的小故事，然后要求个体通过复印或打字的方式在故事句子的空白处填写单个单词。例如，在关于名叫凯特的女孩的故事里，故事的一部分可能是 "Yesterday Kate woke up. She ate breakfast. Then she pl_____ with her teddy bears."。

此外，有些研究者使用语法判断任务进行 AAC 评估。在一项针对 AAC 成人使用者的研究中，伦德和莱特（Lund & Light, 2003）以口语和印刷文字的方式呈现正确和不正确的句子（例如，Please give me the blue book 相对于 Please give me the book blue/Please give me blue the book），然后要求被试用手势表明每个句子是否遵循了特定的语法规则。在一项针对 AAC 儿童使用者的研究（Blockberger & Johnston, 2003）中，研究者向 CCN 儿童介绍了一个刚要学习说话的小狗玩偶，要求孩子帮助它练习说一些句子。将两个水桶放在孩子面前，一个水桶装有狗饼干，另一个水桶装有石头。要求孩子去听小狗玩偶大声"说"出的句子。如果句子是正确的，孩子就给它一块饼干；如果句子是错误的，他 / 她就给它一块石头。例如，对于第三人称规则形式 -s，正确句子的示例是 Hockey players wear helmets，而不正确句子的示例是 The cows eats the grass。无法拿起一块饼干或石头的孩子使用目光注视或手势告诉研究者应该把哪一个拿给小狗玩偶。雷德蒙和约翰斯顿（Redmond & Johnston, 2001）对 CCN 青少年使用了一个相似的任务，只不过小狗玩偶被两个叫作"月亮人"（moon guys）的可动人偶所替代。研究者告知青少年可动人偶来自外太空，而且才开始学习说英语，因此对于什么时候说得"对"，什么时候说得"不那么好"，他们需要帮助。

在评估 CCN 成人对特定语言形式的理解与使用时，研究者还会用到一些更为复杂的任务。例如，萨顿和同事们（Sutton, Gallagher, Morford, & Shahnaz, 2000; Sutton & Morford, 1998; Trudeau, Morford, & Sutton, 2010）使用塑料小雕像的照片评估个体对关系从句的理解和构建该类句子的情况，例如，The girl pushes the clown who wears a hat（女孩推戴一顶帽子的小丑）相对于 The girl who pushes the clown wears a hat（推小丑的女孩戴一顶帽子）。理解任务

要求接受评估的个体指出对应图片符号的照片，而产生任务要求个体使用图片符号构建句子以描述照片（见图 6.17）。

最后，评估者可以使用双向游戏或对话情境中符号化和书面式的语言抽样研究 CCN 个体的形态句法能力（Kelford Smith, Thurston, Light, Parnes, & O'Keefe, 1989; Lund & Light, 2003; Sutton & Gallagher, 1995）。因为语言抽样需要对表达进行有意义的转录和 / 或编码，所以它要比其他任务需要更多的时间。然而，它也可能会产生更丰富和更为广阔的信息（Binger & Light, 2008; Sutton, Soto, & Blockberger, 2002）。

🔍　可以使用通用语言活动监控仪（Universal of Language Activity Monitor, U-LAM; Hill, 2004）收集和分析言语生成设备所生成的语言样本。AAC 研究所提供 U-LAM。

分析语言评估的结果　再次强调，正式和非正式的语言评估的目的不是获悉个体的分数或发展年龄，而是为制订干预计划收集所需的信息。评估者通过构建个体当前语言能力的功能性剖面图确定适合个体的符号、词汇项目和教学程序。评估者如何根据个体语言剖面图的特征为其选择 AAC 策略和技术，这没有什么秘诀，若要做出判断，仅依据语言情况是不够的，还必须结合个体的动作、感觉和其他能力情况。例如，想象一下，一名没有任何动作或视觉缺陷的个体的语言剖面图表明其有 300 个线条符号的单一单词的词汇，不能产生任何两个或三个单词的组合，但能够用符号提出简单的请求和回答问题。针对该个体的最初的 AAC 干预可能是一个旨在提高词汇能力的干预系统，该系统易于扩展，系统里的技术可以鼓励个体进行多词组合并提高他们在对话和其他互动情境中的沟通能力。相较于另一名有着严重的动作和视觉缺陷、只有 10 个手部符号的词汇、无法做选择和发起任何互动的个体的剖面图，显而易见，给出的干预建议大不相同——这不仅仅是由二者不同的语言能力造成的，也是许多因素综合比较的结果。这两个例子表明，语言评估所获得的信息是所有干预信息这个"大图景"中很重要的一部分。

评估读写技能

读写技能指的是以渐进方式构成个体阅读、拼

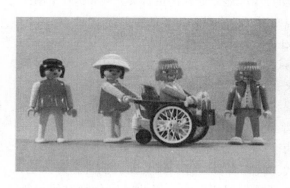

推小丑的女孩戴一顶帽子。

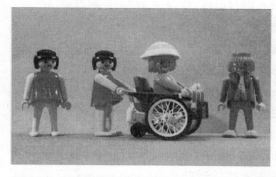

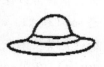

女孩推戴一顶帽子的小丑。

图 6.17　用于评估个体对关系从句的理解和构建该类句子的抽样任务。（Photos courtesy of Ann Sutton. The Picture Communication Symbols © 1981–2012 by DynaVox Mayer-Johnson LLC. All Rights Reserved Worldwide. Used with permission.）

写和书写能力的技能（见第12章）。由于读写技能的发展通常是一个重要的目标，读写评估对 AAC 使用者尤为重要。使用英语字母表的 26 个字母构建信息的能力使得 CCN 个体能够说出想要表达的任何东西！遗憾的是，在学校，许多 AAC 使用者并未接受这方面的常规教学，因此可能有着零散的能力剖面图。许多基本技能领域构成了读写的基础，对这些技能领域优势与劣势的评估很重要。针对因 ASD、唐氏综合征、脑瘫和其他发展性障碍而需要 AAC 的人士，评估者可以采用"无障碍读写学习"（Accessible Literacy Learning, ALL）课程（Light & McNaughton, 2009a）里的评估策略，该课程专门教授读写技能。

字母－声音对应（letter-sound correspondence）

评估将字母与对应的声音（而非其名字）联系起来的能力是整体读写评估中一个行之有效的初始步骤。字母－声音关系（例如，r 听起来像 /rrr/）要比字母－名字关系（例如，字母 r 的名字是 ar）更为重要，因为解码（decoding）和声音结合（sound blending）常常用到的是前一个技能。通过要求个体按照声音点指、看着、印出或打出特定的字母，AAC 团队借助简单的字母板、目光注视界面或键盘就能很容易地实施该评估。莱特和麦克诺顿（2009a）认为，对于每个字母声音，评估者应该在学生面前放四张字母卡片（包括目标字母），并确保目标字母不是总在相同的位置。然后，评估者给出一个教学指令，例如，我将会发出一个声音。请注意听，然后把发那个声音的字母指给我看。评估者应随机呈现字母声音，若学生第一次未能正确识别字母声音，应再给他/她一次机会以确保结果可靠。来自 ALL 课程的数据记录表（见图 6.18）适用于该评估。评估者应将学生没有正确识别的声音作为教学目标。

声音－结合（sound-blending）技能

自 20 世纪 90 年代中期起，越来越多的 AAC 研究者强调语音加工所涉及的技能的重要性，对于没有残疾（Adams, 1990; Wagner & Torgeson, 1987）和有严重言语和肢体缺陷的人们（Dahlgren Sandberg, 2001; Dahlgren Sandberg & Hjelmquist, 1996a, 1996b; Foley & Pollatsek, 1999; Iacono & Cupples, 2004; Vandervelden & Siegel, 1999, 2001），语音加工对他

们的阅读成就至关重要，这一点已得到人们的公认。声音－结合技能是语音加工的最重要成分之一，评估者可以通过多种方式对之进行评估。

在 ALL 课程（Light & McNaughton, 2009a）里，评估者使用许多反应板（response plate）对声音结合进行评估，每块反应板上都有四个图片沟通符号（见图 6.19）。评估者首先命名每一张图片，然后给出一个教学指令，例如，我会慢慢地说一个单词。请注意听，然后在你的头脑里把声音结合在一起并把单词的图片指给我看。例如，如果目标符号是 CUT，评估者慢慢地说 /c-u-t/，然后给 CCN 个体以点指或看着相应图片的方式做出反应的时间。ALL 的作者们建议，声音结合的标准是至少 80% 的准确度；如果在一段评估时间（重复以确保一致的表现）后个体仍未达到该标准，那么评估者就要考虑在声音结合方面对个体进行重点指导。

《语音意识与阅读的评估》（Assessment of Phonological Awareness and Reading, APAR; Iacono & Cupples, 2004）可用于评估各种早期读写技能。它为无法说话和/或书写的 CCN 成人而设计，但适用于所有年龄段的人们。可以在网上或使用打印出来的刺激实施 APAR 以评估声音结合、单个单词词汇、句子理解和文本听力理解。用于实施 APAR 的教学指令、刺激卡片和评分表可以在网上免费获取。当与无障碍单词阅读干预计划（Accessible Word Reading Intervention Program）一起使用时，APAR 旨在教授早期阅读技能，该干预计划可以从莫纳什大学发展性障碍健康维多利亚中心（Monash University Centre for Developmental Disability Health Victoria）网站上获得。

音素分割（phoneme segmentation）

音素分割在许多方面是声音结合的对立面。它涉及将单词分解成单个声音的能力 [例如，将单词 run 分成声音 /r/、/u/（短 u）和 /n/]。在 ALL 课程里，评估者使用有四个图片符号的反应板对个体确定一个单词里首个音素声音的能力进行评估，每一个符号开始于一个不同的声音（见图 6.20）。首先，评估者会呈现一张由四个符号组成的反应板并命名这四个符号。接下来是一个教学指令，例如，我将要说一个声音。请注意听，然后把它以那个声音打头的单词指给我看。接着，评估者示范一个声音（如 /m/）并问哪一个以 /m/ 打头？同时允许学生点指或看

数据记录表

声音结合、音素分割、字母－声音对应、单个单词解码和常见字的评估与教学

学生的姓名：吉尔　　　　　　　圈出一个：（评估）

日期：10-12　　　　　　　　　基线

教学者：安　　　　　　　　　　教学指导式实践

目标技能：字母-声音对应　　　教学独立实践

3 页中的第一页

测验	目标	所提供的选择				+/-
		选择 1	选择 2	选择 3	选择 4	
1.	e	e	m	ⓘ	p	–
2.	k	h	a	k	ⓛ	–
3.	g	d	ⓣ	o	g	–
4.	r	ⓑ	r	c	u	–
5.	t	ⓘ	e	c	t	–
6.	m	p	ⓜ	g	l	+
7.	v	k	ⓟ	v	e	–
8.	a	a	r	ⓕ	l	–
9.	q	q	v	m	⓰	–
10.	x	ⓒ	d	q	x	–

学生表现的总结　　　参见第三页

正确的数量 /10 次测验　＿＿＿＿＿＿＿

% 准确度　＿＿＿＿＿＿＿

错误分析

评论

图 6.18　字母－声音对应评估的数据记录表。（From Light, J., & McNaughton, D. [2009a]. *Accessible Literacy Learning [ALL]: Evidence-based reading instruction for individuals with autism, cerebral palsy, Down syndrome, and other disabilities* [p. 49]. Pittsburgh: DynaVox Mayer-Johnson; reprinted by permission.）

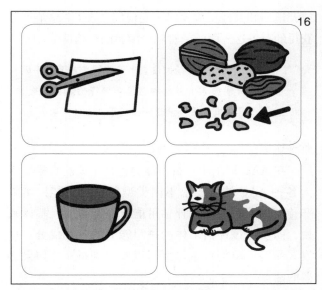

图 6.19 用于评估声音结合的反应板，板上有 CUT、NUT、CUP 和 CAT 这四个符号。（From Light, J., & McNaughton, D. [2009a]. *Accessible Literacy Learning[ALL]: Evidence-based reading instruction for individuals with autism, cerebral palsy, Down syndrome, and other disabilities* [p. 38]. Pittsburgh: DynaVox Mayer-Johnson; reprinted by permission. The Picture Communication Symbols © 1981–2012 by DynaVox Mayer-Johnson LLC. All Rights Reserved Worldwide. Used with permission.）

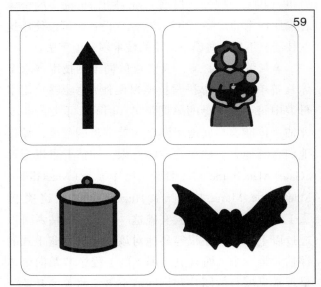

图 6.20 用于评估音素分割的反应板，上面有 UP、MOM、POT 和 BAT 这四个符号。（From Light, J., & McNaughton, D. [2009a]. *Accessible Literacy Learning [ALL]: Evidence-based reading instruction for individuals with autism, cerebral palsy, Down syndrome, and other disabilities* [p. 43]. Pittsburgh: DynaVox Mayer-Johnson; reprinted by permission. The Picture Communication Symbols © 1981–2012 by DynaVox Mayer-Johnson LLC. All Rights Reserved Worldwide. Used with permission.）

着图片选项。与声音结合一样，ALL 的作者们指出，对于在首个音素声音上没有达到至少 80% 准确度的学生，评估者需要在他们的读写课程中加入首个音素分割的教学。这样的评估程序也可以用于评估最后和中间的音素的分割技能。针对这些技能的刺激卡片也可以在 APAR 中获得。

单词解码

解码（即阅读新单词）要求将字母－声音对应和声音－结合这两个技能结合起来；因而，只有在这两个领域都具备胜任力的学生才需要接受这个评估。在 ALL 课程里，实施这个评估需要一块反应板，上面印着一个单词（例如，bed）和四个符号（例如，RED、BEG、BAD 和 BED）（见图 6.21）。评估者首先通过示范和描述任务里的每一个步骤向学生说明任务的要求。然后，评估者提供给 CCN 个体一块反应板并命名每一张图片。评估者给出一个教学指令，例如，这是一个单词（指向单词）。看这个单

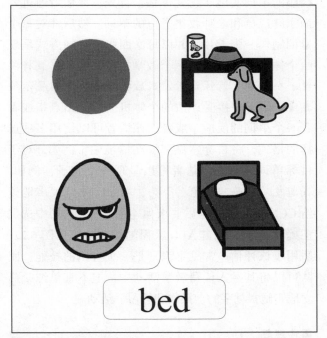

图 6.21 用于评估单词解码的反应板，上面有 RED（彩色的）、BEG、BAD 和 BED 这四个符号。（From Light, J., & McNaughton, D. [2009a]. *Accessible Literacy Learning[ALL]: Evidence-based reading instruction for individuals with autism, cerebral palsy, Down syndrome, and other disabilities* [p. 53]. Pittsburgh: DynaVox Mayer-Johnson; reprinted by permission. The Picture Communication Symbols © 1981–2012 by DynaVox Mayer-Johnson LLC. All Rights Reserved Worldwide. Used with permission.）

词并且在你的头脑里说出每个字母的声音。将声音结合在一起并且在你的头脑里说出这个单词。然后，向我呈现单词的图片。正在接受评估的个体可以看着或点指图片作为反应；如果可以的话，此人也可以使用手部符号、沟通界面或 SGD 做出回应。低于 80% 的准确度意味着被试需要接受解码教学。

常见字识别（sight word recognition）

即便个体的其他读写技能有限，对个体进行常见字识别评估也不失为明智之举。个体经常自发地进行常见字识别，因为在许多 AAC 界面上单词是与符号相匹配的（Romski & Sevcik, 1996）。此外，一些 CCN 个体可能一直都在学习识别熟悉的单词（如他们的名字、家庭成员的名字）、极具吸引力的食品或极其感兴趣的活动的单词。团队可以将个体通过视觉能够识别的单词融入围绕他 / 她感兴趣的主题展开的分享式读写活动中。

AAC 团队可以使用个体已经正式或非正式定期接触的单词实施非正式评估。首先，评估者通过咨询家庭成员和老师收集类似的单词。然后针对每个单词制作一张卡片，并以每次四张卡片的方式呈现给个体。评估者给出一个教学指令，例如，我将要说一个单词。请注意听，然后把我说的单词展示给我看。给正在接受评估的个体机会以做出点指或看着一个单词的反应。或者，评估者可以使用多项选择的格式，将目标常见字放在情境中。例如，对于目标单词比萨，评估者可以呈现一个句子，例如，我想吃（比萨、椅子、小狗、鞋子）并且大声地读给 CCN 个体听，然后要求他 / 她从四个选项中选出正确的单词。来自 ALL 课程的数据表（见图 6.22）适用于该评估。常见字识别是一个有用的技能，团队可以将其融入读写教学活动中，但不宜单纯或孤立地实施常见字的"操作和练习"活动。

阅读理解

对阅读理解的评估通常需要个体先阅读文章的一个段落，然后针对文本的内容回答问题。这类评估最适用于已经具备了基本阅读技能且能够使用沟通界面或 SGD 上的图片符号的个体。一些北美常用的读写评估工具上的分测验用于评估阅读理解，这些测验只需要是 / 否反应或者简单的点指反应，和 /

或调适后和其他反应模式一起使用。表 6.7 总结了可获得的有关这方面的测验和分测验的精选部分。

SEDL 网站为初始阅读者（幼儿园之前至三年级）提供了可供搜索的效标和常模参照评估工具的数据库，这些工具中有许多经调适可适用于 AAC 使用者。

拼写评估

在 AAC 评估中，拼写能力也是重要的目标。因为各种 AAC 技术要求不同类型的拼写技能，实施非传统的语言或拼写评估可能就很有必要。整体来说，团队应该评估个体的拼写能力的三个成分：自发式拼写、单词首字母拼写以及识别拼写（如果必要的话）。

自发式拼写　在自发式拼写中，CCN 个体需要逐字母地拼写单词。评估者可以对个体的自发式拼写能力进行非正式的评估，或者通过《全范围成就测验》（Wide Range Achievement Test; Wilkinson & Robertson, 2006）或《伍德柯克 – 约翰逊 III》（Woodcock, McGrew, & Mather, 2006）等测量工具的拼写分测验进行评估。能够拼写或至少能够按照发音进行拼写（例如，根据 f-o-n 拼出 phone）的个体在操作指定的或基于电脑的 AAC 设备时可以使用这些技能，不过这些设备采用的技术须是正字法。

单词首字母拼写　大多数单词预测技术要求个体具备单词首字母拼写技能以便他 / 她能够使用字母表中每一个字母的单词菜单。因而，重要的是要评估个体能够自发地指明单词首字母的程度，即使他们在其他方面的拼写技能有限。评估者可以通过《Gates-MacGinitie 阅读测验（第 4 版）》（MacGinitie, MacGinitie, Maria, Dreyer, & Hughes, 2006）这类测量工具的首字母分测验实施这一评估。评估者可以通过以下两种程序很容易地对该技能进行非正式的评估。第一个（而且更为困难的）程序涉及向个体呈现常见项目的图片和询问这个单词的首字母是什么？不要求大声说出这个单词。第二个程序是在问 *cat* 的首字母是什么？等问题的同时说出这个单词。没有言语的个体要想在 AAC 中使用单词首字母拼写技术，须能完成首个任务；然而，评估者在早期评估中确认个体是否具备这些技能也很重要，以便根据需要培养和扩展这些技能。

数据记录表

声音结合、音素分割、字母－声音对应、单个单词解码和常见字的评估与教学

学生的姓名：＿＿艾米丽＿＿　　　　　圈出一个：（评估）

日期：＿＿9-20＿＿　　　　　　　　基线

教学者：＿＿B.女士＿＿　　　　　　教学指导式实践

目标技能：＿常见字识别＿　　　　　教学独立实践

妈妈报告说艾米丽可以识别以下单词：艾米丽、扎克、麦当劳

测验	目标	所提供的选择				+/-
		选择1	选择2	选择3	选择4	
1.	艾米丽	扎克	(艾米丽)	沙莉	伊迪丝	+
2.	麦当劳	(麦当劳)	妈妈	目标	玛丽	+
3.	扎克	动物园	杰克	(扎克)	艾米丽	+
4.	麦当劳	星期一	玛丽	温迪的	(麦当劳)	+
5.	艾米丽	家	扎克	(艾米丽)	伊迪丝	+
6.	扎克	攻击	动物园	杰克	(扎克)	+
7.						
8.						
9.						
10.						

学生表现的总结

正确的数量/10次测验＿＿6/6＿＿

% 准确度＿＿100%＿＿

错误分析

评论　在个别化书籍的分享式阅读中使用这些单词。展开关于新的、极其有趣和极具吸引力的单词的常见字识别教学。

图6.22　用于评估常见字识别的数据记录表。（From Light, J., & McNaughton, D. [2009a]. *Accessible Literacy Learning [ALL]: Evidence-based reading instruction for individuals with autism, cerebral palsy, Down syndrome, and other disabilities* [p. 60]. Pittsburgh: DynaVox Mayer-Johnson; reprinted by permission.）

表 6.7 精选的不需要口语回应的读写技能评估工具

工具	所评估的技能	反应模式	适当的被试	资料来源
《Gates-MacGinitie 阅读测验（第 4 版）》（Gates-MacGinitie Reading Tests–Fourth Edition; MacGinitie, MacGinitie, Maria, Dreyer, & Hughes, 2006）	针对基本读写概念、语音意识、字母和字母/声音对应、首/末辅音和辅音群、元音、单词解码、阅读理解、词汇的分测验	点指（多项选择）	从幼儿园到成年期；针对不同年龄段有不同测验	Riverside
《团体阅读评估与诊断评价》（Group Reading Assessment and Diagnostic Evaluation, GRADE; Williams, 2001）	针对语音意识、视觉技能、概念、早期读写技能、音素－字素理解、单词阅读/含义能力、听力、句子、篇章理解、词汇的分测验	在纸上做标注；可以根据个别化施测的需要轻松地将反应模式调整成点指	从幼儿园之前到成年期；说英语和西班牙语	Pearson Assessments
《皮博迪个别化成就测验（修订版）——常模更新》（Peabody Individual Achievement Test–Revised–Normative Update, PIAT-R/NU; Markwardt, 1998）	针对识别印刷字母、阅读理解、正确的拼写理解的分测验	点指（多项选择）	从幼儿园到成年期	Pearson Assessments
《语音意识测验（第 2 版）》（Test of Phonological Awareness–Second Edition; Torgeson & Bryant, 2004）	语音意识（首末声音）、假词拼写	点指（多项选择）	幼儿园、一至三年级（5~8 岁）	PRO-ED
《阅读理解测验（第 3 版）》（Test of Reading Comprehension, TORC-3; Brown, Hammill, & Wiederholt, 1995）	针对一般词汇、句法相似性、段落理解、句子序列、家庭作业中阅读指令的分测验	标注或点指（多项选择）	7~17 岁	PRO-ED
《伍德柯克－约翰逊 III 完整组合》（Woodcock-Johnson III Complete Battery; Woodcock, McGrew, & Mather, 2006; 精选的分测验）	针对声音结合、声音意识、不完整单词、视觉匹配、阅读流畅性、听力理解、拼写、书写速度与能力的分测验	点指、是/否；有些分测验用到了书写	学前至成年期	Nelson

识别拼写 在没有适当书写系统的情况下习得读写技能的许多个体可能已经学会了按照识别进行拼写，即他们可以识别拼写正确的单词，但无法自发地拼出这些单词或其首字母。事实上，他们积累了"常见字词汇"，因为他们已经记住了特定单词的构造。只有当个体既不能自发地拼出单词的首字母又不能自发地完成正确拼写时，评估者才有必要评估个体的识别拼写。评估的过程是要求个体从一系列选项中识别正确或不正确的单词。例如，评估者可能会呈现一张橡皮（eraser）的图片以及单词 esarar、eraser 和 erisir，而个体的任务是找出拼写正确的单词。评估者可以使用《皮博迪个别化成就测验（修订版）——常模更新》（Markwardt, 1998）中的分测验评估个体的识别拼写能力。

分析读写评估的结果 AAC 团队应将评估期间确定的个体的任何阅读技能以适当的难易度融入对个体的 AAC 系统的整体设计中。在最基础层面上的应用是，将 CCN 个体能够通过视觉识别的单词作为符号来取代图片符号或者作为对图片符号的补充。若不然，团队可以参照第 15 章里针对失语症成人患者的设计，提供以多项选择格式使用单个单词选项的界面。此外，在设计适当的读写教学项目时，团队也可以用到有关阅读评估的信息。我们将在第 12 章里具体讨论 AAC 使用者读写教学的重要性，并将根据本章的评估内容对读写教学提出建议。

CCN 个体通常有着参差不齐的拼写和阅读剖面

图。例如，个体的阅读技能很好，但拼写技能却达不到相同的水平。评估者不应该高估这些个体的拼写技能，因为每一类与 AAC 有关的拼写技能都有着极大的差异。例如，摩斯代码的学习貌似需要人们至少具有二年级水平的自发拼写技能（Marriner, Beukelman, Wilson, & Ross, 1989）。然而，不是那么精通但有着单词首字母拼写能力和充分阅读能力的个体也可能能够使用单词预测或单词菜单选择技术。和其他类型的评估一样，重要的是 AAC 团队应对可用的干预选项和操作要求有充分的认识以确保系统与个体之间的良好匹配。

评估感觉/知觉技能

由于个体的视觉缺陷伴有许多发展性障碍和后天障碍（这常见于 AAC 使用者），准确的视力评估显得尤为重要。评估结果通常会影响有关符号的类型、大小、位置、间隔和颜色的决策。对听力能力的评估尽管不那么重要，但也影响 AAC 团队在输出选项（例如，个体能够听见的合成式或数字化言语的类型）以及与语言输出（例如，是否用手势或符号来补充言语）有关的选项上做出的决策。以下部分将对这两个领域的评估展开讨论。

视力评估

视力是一个三阶段的系统，包括：（1）通过眼睛（即视觉）接受感觉刺激；（2）通过视神经传递图像；（3）通过大脑视皮层解释图像。在解释期间，图像被转化成有意义的信息。对图像的解释涉及许多因素的参与，包括动机、经验和自我意象，这些都是功能性视力工具。个体如何通过不同方式实际使用和促进其现有视力，从功能性角度来看，至少和视觉缺陷本身的性质或严重性同样重要。这当然也适用于对 AAC 系统的考量；因而，干预团队不仅需要考虑个体的缺陷，也要对其视觉能力和残疾有清晰的认识。

对个体视觉状态的评估涉及评价许多成分，包括视敏度、视野广度、眼球运动功能、光和颜色敏感度、视觉稳定度以及功能性视觉能力。每个要素都对个体的功能性视觉技能有影响。这些成分中有许多将需要在 AAC 评估之前或期间由眼科医师、验光师或视力专家进行评估。

视敏度 视敏度或视力的清晰度让个体得以区分细节。视敏度可以通过个体描述视觉目标的大小和与目标的距离来表达。最经常使用的是分数表达，分子表示测试距离，而分母表示视力表上可以确认出来的测试项目的大小（见图 6.23）。正常视力的定义是 20/20（Cline, Hofstetter, & Griffin, 1980）。视敏度在 20/70 和 20/200 之间的人被视作有着部分视力，而那些视敏度低于 20/200 的人则被定义为法定盲。当个体的视力减少至只能意识到光的时候，该视力水平被称作光感（light perception），而缺乏光感的个体则被视为全盲。

评估者应近距离测量视敏度，因为个体的视觉表现可能随着任务以及整体能力和造成缺陷的视觉病症的不同而不同。间接测试、迫选优先注视（forced-choice preferential looking, FPL）程序和视觉诱发电位测试都可以用于检查不适宜接受标准"视力图"检查的个体的视敏度（Orel-Bixler, 1999）。索伯西和沃尔夫 - 沙因（Sobsey & Wolf-Schein, 1996）描述了一个简单的 FPL 程序，它要么使用相同照度的两个电脑屏幕，要么使用一个大的切分屏幕（split screen）。在一些测验中，两张图像交替出现在屏幕上，一张图像不包含任何模式，而另一张图像是实线条纹、棋盘状或者波浪线（见图 6.24）。大多数个体都会持续地盯着有模式的屏幕看，视力评估者可以由此确定个体看东西的能力。如果个体看向实线

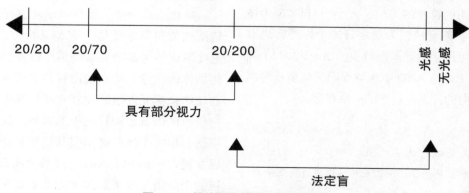

图 6.23 描绘视觉缺陷范围的横轴。

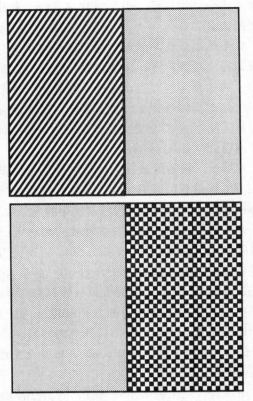

图 6.24　用于评估功能性视敏度的迫选优先注视程序所用到的计算机屏幕的例子。

模式，那么接下来评估者就要不断地呈现益发精细的模式匹配直至个体无法区辨。评估者也可以系统地改变方块的大小以接近潜在沟通符号的大小（例如，10 厘米 ×10 厘米，5 厘米 ×5 厘米）。此外，评估者可以通过改变个体与屏幕的距离以决定个体表现出模式偏好的最小和最大的距离。FPL 程序尽管只是对个体的视敏度的非正式的估计，但在缺乏替代性测验的情况下是有用的。

　　AAC 团队需要有关个体的视敏度的信息以决定是否使用辅助式或非辅助式符号（例如，对于有视力的个体，可使用手部符号），以及如果选择了辅助式符号，要使用的符号的类型、大小、与 CCN 个体眼睛的距离等。甚至被视为法定盲的个体经常也有一些残余视力可用于沟通。阿特里（Utley, 2002）描述了一些可用于评估 AAC 中视觉界面最优呈现距离和角度（如横向的、纵向的）的简单程序。

　　🔍《针对视力缺陷学生的技术评估检查表》（Technical Assessment Checklist for Students with Visual Impairments）和其他用于评估的表格可以通过得克萨斯州盲人和视觉障碍者学校在线获得。

　　视野　视野是指眼睛在没有注视转移的情况下可以看见的物品的区域，通常处于横向 150 度、纵向 120 度的弧线范围内（Jose, 1983）。中央视野对应视网膜的中央凹和黄斑区域，里面有最适合产生高视敏度的细胞。视觉冲动对这些区域的刺激可产生最清晰的视力。正常的视敏度随着目标与中央凹和黄斑的距离的增加而成比例地减少。因而，周边视野的视力不如中央视野的视力来得清晰。周边视野监测物体的运动并在照度减少的情况下辅助视力（Cline et al., 1980）。

　　与视野相关的缺陷有许多，包括：（1）中央视野或周边视野里的视力降低；（2）在特定区域内视觉灵敏度下降；（3）不同形状和大小的盲点 [也被称作模糊点（opacities）或暗点（scotomas）]；（4）半球损失；（5）在获得性脑损伤、中风或其他原因之后可能会出现的视野损失，包括视野全部缺失。这些损失可以出现在一只或两只眼睛上。中央视野损失的个体难以看见呈现在身体中线位置的视觉目标。个体通常必须通过水平或垂直地移动头或眼睛将焦点从中心转移以看见目标。周边视野损失的个体往往在移动时会遇到困难，因为他们可能无法监测两侧或下方的运动或定位这些位置上的物品。降低的视觉灵敏度会造成视敏度的下降，并根据受影响区域的位置以及它们的形状和大小影响功能性视力。同样，视野里的盲点或半球损失也会导致各种各样的问题，因而个体的视觉注视点、头部位置和材料的安置方式需要得到调整。如果有视觉缺陷的 AAC 使用者还伴有干扰他们移动、维持头部控制或精确指引他们目光注视的额外的肢体缺陷，这样的调整通常难以实现。有资格的专业人员应该对个体的视野缺陷展开认真的评估以确保针对这些个体的沟通符号和设备放置与安排得适当。

　　眼球运动功能　眼球运动功能是指个体操作眼睛肌肉使得双眼能够一起朝某个方向顺畅地移动。这些肌肉使得眼睛能够朝某个位置和地方移动并且将物体的图像维持在视网膜的最优区域里。眼球运动功能包括允许眼睛建立和维持视觉固定、定位和扫描物体以及追随移动中的物体。眼球运动功能的损伤会损害个体精确指引其注视的能力，可能会造成复视觉（double vision）或其他问题。例如，有斜视的个体由于眼睛肌肉无力无法实现双目同时注视目标，眼睛要么汇聚（即交叉）要么分开。眼球震颤是另一种眼球运动障碍，其特征是眼睛出现各种非自主运动，视敏度显著下降。有这种眼球运动障碍的个体经常试图通过重新定位他们的眼睛、头和 / 或其正在仔细看的材料得到补偿。干预团队在为肢体残疾个体设计 AAC 系统时，检查是否存在眼球运动障碍尤为重要，因为个体可能缺乏补偿眼球运动障碍所需的自由调整其身体位置的能力。有关 AAC 设备的定位、符号组合的构造以及界面上项目的间隔的决策都受个体眼球运动和协调的影响。此外，有眼球运动问题的个体可能很难使用需要追踪界面上移动的光的扫描设备（见 Utley, 2002; Wilkinson & Jagaroo, 2004）。

光和颜色敏感度　团队在评估个体的视力情况时，也必须考虑他们的光敏感度。一些障碍需要减少或增强环境的光以实现个体最优的视觉功能。例如，有视网膜问题的个体可能表现出对光的异常敏感，并且需要弱的光线来发挥最佳的表现。有退行性近视（近视眼）等问题的个体需要很高的照度才能看见。除了视觉缺陷最为严重的个体之外，许多人都需要考虑强光引起的问题。强光是一种由明亮的光或明亮的光的反射造成的耀眼的感觉，它会产生不舒适的感受并且干扰个体的最优视觉（Cline et al., 1980）。对于使用塑封的界面或者用塑料覆盖的界面进行沟通的个体，强光是一个顾虑，因为这样的封面增强了界面表面的光线反射。此外，对于使用装有计算机屏幕界面的 AAC 设备的人们，强光可能也是一个问题，尤其是那些具有高度反射性的界面。团队若想将强光的影响降至最低，注意照明环境中的灯光来源以及具有反射性表面的界面的定位至关重要。

当光的特定波长刺激了特定的眼睛结构时，个体就会出现颜色知觉。若颜色知觉出现问题，准确的视觉区辨（即对比与细节）就会受到影响。通常来说，颜色知觉问题发生在眼睛解释特定（但不是所有）波长频率的能力上，因此完全的色盲是相当罕见的。人们可以学会适应颜色知觉问题，但是在非常幼小的孩子身上或者在那些难以命名或匹配的个体身上这样的问题可能难以确定。然而，AAC 团队需要准确地确定个体的颜色缺陷以确保将功能性影响降至最低。例如，个体的特定缺陷造成的涉及颜色波长的颜色编码问题可能只会减少沟通准确度和加剧个体的沮丧感。AAC 界面上用于组织或编码的颜色对于该界面的使用者必须可以区辨和有用，并须以提高而非降低沟通准确度的方式得到使用（Bailey & Downing, 1994; Wilkinson & Jagaroo, 2004）。

视觉稳定度　另一个影响 AAC 使用的视觉成分是视觉稳定度。有些人的眼睛状态稳定，不会相对地随时间的推移而改变。有些人的眼睛状态则会随着身体状况或环境因素的变化而出现波动，这种波动有时是每天都会出现。此外，一些病症会恶化，恶化的速度各有不同，对视觉造成的影响也是千差万别。例如，患有视网膜色素变性（一种进行性基因型视觉缺陷）的个体感到他们视野的范围在不断减小，同时出现夜盲、对光异常敏感以及颜色缺陷等问题。他们可能最终能保留一些视力，也可能失去所有视力。因为这种病症是进行性的并且不可预测，也无法得到治疗，在做长期决策时，这些个体必须考虑他们当前的和潜在的视觉状态。甚至在初始评估时，团队就应该考虑针对个体当前和未来状况的 AAC 技术。

功能性视觉能力　功能性视觉能力是指个体如何通过各种方式实际使用并促进他 / 她现有的视力。从实践的意义上说，对功能性视觉能力的考虑至少与考虑可能存在的任何视觉缺陷的性质和严重程度一样重要。例如，存在相同的眼睛问题且视敏度都处于 20/200 的水平（即法定盲）的 2 名个体，其中一位过着普通的生活——经过调整她可以执行特定的任务，也可以工作、养家，并且通常在社会中独立地生活，另一位独立生活的能力弱得多，并且无法执行基本的任务，包括就业所必需的任务。这 2 名个体主要的差别在于对视力的功能性使用上，而不在于缺陷。功能性使用视力上的差异当然会影响对 AAC 系统的选择和使用，因为这个过程不仅要考虑个体的缺陷，也要考虑他 / 她补偿缺陷的知觉与能力。

有许多实际评估策略和评估表格可用于评估幼儿、学龄期个体和成人的功能性视力，包括那些多重残疾个体（见 Lueck, 2004）。罗曼－兰齐（Roman-Lantzy）的著作（2007）和《针对学校里皮层视觉缺陷的个体的团队方法》（*A Team Approach to Cortical Visual Impairment in Schools*; Shaman, 2009）（可免费下载）就提供了专门的策略以评估皮层视觉缺陷个体。此外，可以从美国盲人出版社获得一份很棒的《功能性视力：学习与居住的桥梁——功能性视力评估》（*Functional Vision: A Bridge to Learning and Living: Functional Vision Assessment*）的DVD。美国盲人出版社也出版了许多受欢迎的用于测量整体认知能力和学业成就的盲文版本的测验。

分析视觉评估的结果　关于每一个领域的信息如何在AAC系统的整体设计中发挥作用，我们已经提出了建议。根据我们的经历，不充分的视觉评估或者对评估信息不充分地应用都会造成个体放弃使用他们的系统，这样的例子比比皆是。在AAC应用上，对个体视觉能力（abilities）的考虑要比对其视觉缺陷（impairments）的考虑重要得多。团队需要询问的一些最为重要的问题包括：个体可以准确地看见什么？刺激需要离个体多近以及刺激需要多么大？刺激间的距离应为多少合适？彩色或黑色背景会有助于个体适应对比的问题吗？个体有盲点或视力减少的区域吗？如果有的话，视觉在视野里的哪个地方是最准确的？应如何定位界面从而让个体获得最大化的视觉效能？如果个体存在眼球运动问题，如何最大限度地降低其影响或适应它们？个体可以看见什么颜色？为了获得最优视力，个体需要什么样的光线？如果个体的视力随着时间的推移出现额外的损失，时间轴和预期的进程是什么？这些问题的答案在正式的视力评估中经常是隐含着的，如果没有来自其他团队成员的辅助，一名检查者可能无法直接获得这些问题的答案。AAC团队有责任确保系统设计所需的信息对于实施视觉评估的人明确无误，并且我们已经发现大多数视力专家经请求能够并愿意提供这样的信息。

听力评估

AAC团队经常为重度视觉缺陷人士推荐听觉扫描系统。当选择集合里的项目通过CCN个体的同伴或SGD发出时，听觉扫描要求该个体是能够听见并理解这些项目的。具体地说，如果听觉扫描采用的是SGD，听力评估就必须包括对个体理解潜在设备中合成式或数字化言语的能力的评估。许多SGD也提供激活反馈，通过哔哔声或以口头回声的形式表明一个项目已被选择。评估者也应提前评估个体听见这些声音的能力。此外，许多SGD也提供口头输出，主要是便于沟通同伴使用。当然，如果CCN个体能够听见并理解这些口头输出，那就更好了。

对个体的听力能力的评估通常简单且易于操作，一名有资格的听力学家即便没有接触过AAC，也能

够组织实施。如果需要的话，团队可以额外提供对个体理解合成式或数字化言语的能力的评估。ASHA（2004）提供了一份题为《从出生至5岁儿童的听力学评估的指导原则》（*Guidelines for the Audiologic Assessment of Children from Birth to Five Years of Age*）的文件，该文件为无法参与约定俗成的听力评估的个体提供了建议和策略。

能力评估的目的与数量

能力评估的目的是为AAC团队收集充分的信息以做出满足个体当前和未来沟通需求的干预决策，AAC团队由CCN个体、家庭成员、专业人员和其他辅助者组成。由于这些评估涉及许多复杂议题，团队往往会出现过度评估个体的能力的倾向。对个体动作、认知、语言和感觉能力的过多测验实际上会干扰AAC干预，因为它会占用太多的时间，并对家庭和将会使用AAC进行沟通的个体提出许多不适当的要求。在本章，我们为完成评估提供了一个范围广泛但未必详尽的框架。我们将在第14~18章中讨论有关评估患有获得性沟通障碍的人士的更多细节。

问题

6.1　为什么在做AAC决策时效标参照评估要优于常模参照评估？

6.2　在AAC评估中，与坐姿与定位相关的初始评估的六个指导原则是什么？

6.3　在直接选择评估中需要回答的一些特定问题是什么？如何解决这些问题？

6.4　描述针对CCN人士的认知评估所涉及的议题，以及实施认知评估的两种方法。

6.5　开关控制的六个成分是什么？它们如何影响对用于扫描的光标控制技术的选择？

6.6　描述可用于全面符号评估的四种格式。

6.7　为什么评估单个单词词汇很重要？如何实施？

6.8　描述可用于评估AAC评估中形态句法知识的三种策略。

6.9　描述在读写评估中应该检视的五个成分以及如何评估每一种成分。

6.10　描述在视力评估中要考虑的五个方面以及每个方面是如何与AAC相关的。

第 7 章 决策、干预与评估的原则

一旦完成评估，AAC 团队就可以做出干预决定并对结果进行评估。在第 5 章中，我们讨论了在实施 AAC 评估与干预计划时团队的重要性。在实施期间，CCN 个体及其家庭以及参与的干预者必须一起工作，以分享有关偏好和策略的信息。在本章，我们将讨论许多可用于指导干预阶段及随后阶段的一般原理。第 8~18 章针对不同残疾类型的 AAC 使用者，提供了特定干预指导原则和策略。

机会阻碍干预

在评估期间，评估机会阻碍的性质目的在于在这一阶段促进适当的干预。政策、实践、辅助者知识和 / 或技能缺陷，或者限制 AAC 获得或实施程度的限制性态度都可能与机会阻碍有关。

政策阻碍

在遵循以书面形式存在的"正式的"法律、标准或规定的同时，CCN 个体也面临着由此产生的政策阻碍，这一阻碍需要通过旨在改变限制性的法规或规定的倡导努力来解决。在美国，2004 年的《辅助技术法案修正案》（Assistive Technology Act Amendments of 2004, PL 108-364）与 1990 年的《美国残疾人法案》（Americans with Disabilities Act, PL 101-336）已经消除了许多曾经使得很多需要 AAC 服务的人们无法获得这些服务的阻碍。例如，直至 2001 年，医疗保险政策（针对 65 岁以上老人和残疾人士的美国联邦健康保险项目）还一直把 AAC 设备界定为"便利项目"（convenience items）并且没有资格获得资金赞助。在一群全心奉献的 AAC 专业人员连续数月的努力之后，该政策于 2001 年得到了变更，现今 SGD 被视为"可持续性的医学仪器"并得到了医疗保险的资金赞助。类似地，在 2010 年，专业人员、CCN 个体及其家庭成员与（加拿大）英属哥伦比亚地区的政府官员们共同努力，最终实现了所有 19 岁以上的 CCN 个体都可以获得 SGD。这些都是倡导者们通过合作减少政策阻碍的范例。

实践阻碍

实践阻碍由家庭、学校或者工作场所中规程或惯例所致，但与允许提供服务的官方政策相悖。实践阻碍通常通过倡导来解决，但是这些努力也几乎总是与教育和宣传工作相结合。由全美重度残疾者沟通需求联合会（National Joint Committee for the Communication Needs of Persons with Severe Disabilities）开发的《针对重度残疾者干预服务的沟通支持核查表》（*Communication Supports Checklist for Programs Serving Individuals with Severe Disabilities*）旨在帮助 AAC 团队在提供的服务上"达成共识并建立共同愿景"，这就是一个旨在减少实践阻碍的干预范例（McCarthy et al., 1998, p. 7）。本书提供了表 7.1 的《沟通权利法案》（Communication Bill of Rights）和许多自我评估核查表，AAC 团队根据需要将之用于评估他们当前与干预有关的实践和计划。总体而言，实践阻碍要比政策阻碍更易于消除，如果改变所需的支持政策已经存在，更是如此。

从 1998 年的夏天起，辅助技术质量指标（Quality Indicators for Assistive Technology, QIAT）联盟已经将精力集中在开发一组描述词上以作为学校提供辅助技术服务的指导原则。这些描述词的最新版本（QIAT Consortium, 2009）和评估矩阵可以从 QIAT 网站上下载。

知识与技能阻碍

知识阻碍是指辅助者或其他人因缺乏信息而限制 CCN 个体沟通的机会。知识阻碍（甚至在支持沟通的政策和实践都到位时也可能出现这种情况）可以通过在职培训、课程、工作坊、指导式阅读等教育努力得到最好的补救。与这些相关的技能阻碍是指，团队成员尽管有着充足的知识储备，仍难以运用某个 AAC 技术或策略。你在听了一堂课或参加了一次工作坊之后，斗志满满地准备实际操作时，却发现困难重重，这时你就在遭遇技能阻碍！减少技能阻碍的努力包括提供指导式实践、辅导或教导、技术

表 7.1　沟通权利法案

所有人，无论残疾的范围或程度如何，都享有通过沟通改善自己的生存条件的基本权利。除了保障这一基本权利，该法案还确保了重度障碍人士在日常互动和干预中享有的许多特定的沟通权利。这些权利包括：

1. 请求所需物品、动作、事件和人以及表达个人偏好或情感的权利。

2. 被提供选择和替代物的权利。

3. 拒绝或回绝不想要的物品、事件或动作的权利，包括拒绝或请求提供的选择的权利。

4. 请求以及被给予关注以及与他人互动的权利。

5. 就一个感兴趣的状态、物品、人或事件请求反馈或信息的权利。

6. 有权利获得积极的治疗与干预以实现重度障碍人士能够以任何模式沟通信息，并在其特定能力允许的情况下确保其沟通尽可能地有效且有效率。

7. 有权利让沟通行为得到认可及回应，即便这些行为的意图不能完全被回应者所实现。

8. 有权利在任何时候获得所必需的任何扩大和替代沟通设备和其他辅助设备，并且获得设备运转良好的保障。

9. 有权利获得与其他人共同参与某个场合、互动的机会，该机会期待并鼓励残疾人士作为全面的沟通同伴参与进来。

10. 有权利获悉与个体所处直接环境有关的人、事情以及事件的信息。

11. 有权利获得他人以识别并认可个体内在尊严的方式与之进行的沟通，包括参与在其在场时进行的个人沟通。

12. 有权利获得他人以有意义的、可以理解的、文化上和语言上适当的方式与之进行的沟通。

支持以及其他个别化的"实际动手的"努力。与该领域里经验丰富的同事共事或者围绕将理论转化为实践的策略展开头脑风暴，都是培养技能的适当方式。

态度阻碍

此外，一些机会阻碍与限制或阻止沟通参与的态度有关。有时候，个体所持有的态度是有问题的；有时候，提供服务的机构或学校系统中存在的文化也是一个阻碍。经常会出现这样一种情况，即连政策和实践阻碍都消失不见了，态度阻碍依然存在。例如，据我们所知，一个由非常开明的机构运作的团体之家制定了清晰政策以明确提供支持的重要性，力求确保住在这里的人能够尽可能地做选择和控制自己的生活。实际的做法也与这一政策相符，团体之家鼓励住在这里的人参与设计用餐菜单、装饰他们的家、安排他们自己的活动时间表等。然而，一名职员的态度产生了一个机会阻碍，他认为不应该允许这些人将让他觉得令人反感或不敬的单词或短语编进他们的 AAC 设备中。通常，类似的态度阻碍最好通过提供所关注问题的相关信息、提供公开讨论这个问题的机会以及示范适当做法来解决。然而，

尽管团体之家做出了这样的努力，该职员依然不愿意听取这些人的意见，即设备发出的应该是他们的声音，不应该是他的！他们有权利按照他们的意愿进行编程。最后，因为他就是无法转变观念，在团体之家居住者的坚持下，他被解雇了。在有些案例中，态度阻碍是通过倡导的方式得到解决的，这也是唯一的方式。

计划与实施针对当前和未来的干预

一旦团队成员针对一段时间内所确定的机会阻碍有了一个解决计划，他们便可以收集并分析评估信息，然后做出决策，找到最适合个体能力和限制剖面图的 AAC 干预。这样的决策过程应该遵循循证实践（evidence-based practice, EBP）的原则，即"将当前最佳的研究证据与临床 / 教育专业技能以及相关利益者的观点进行整合以找到对于某个特定的利益相关者有效且高效的评估和干预的决策"（Schlosser & Raghavendra, 2003, p. 263）。遵循 EBP 并不意味着在做有关优化的 AAC 技巧和策略的决策时，团队可以认为临床的推理或 CCN 个体及其家庭的观点不

重要。但它确实意味着，除了这些重要的成分之外，另一个成分——当前的研究证据——也应纳入考虑范围。因而，声称使用 EBP 的 AAC 团队在做出临床决策时必须熟悉并考虑研究的结果。

> "提供者不仅应做正确的事，还应正确地做正确的事"（Pames, 1995）。

值得庆幸的是，对 EBP 重视的积极结果之一是出现了许多对 AAC 研究的整合性综述。在这些综述中，作者们使用元分析或其他技术研究与某个特定类型的干预（如带有语音输出的沟通辅具）相关的现有研究。干预对何种类型的个体有效、使用技术有什么好处、获得积极结果的前提条件等，这些都可以在综述中找到答案。AAC 团队在制订干预计划时可以充分地使用这些信息。例如，如果研究表明某种特定的技术只适用于某些类型的沟通者，团队

就可以据此判断他们正在支持的个体获得积极结果的可能性。表 7.2 列举了一些自 2000 年以来出现的整合性综述。

> 在 EBP 方面，施洛瑟指出效用（efficacy）和有效性（effectiveness）的差别如下：效用指的是"一个界定好的群体……在理想条件下使用（某个 AAC 干预）获得收益的可能性"，然而有效性是指"……在一般条件下使用（某个 AAC 干预）获得收益的可能性"（2003a, pp. 16-17）。

针对一名指定个体，哪些干预成分最有可能产生积极结果，这一决策可通过施洛瑟和雷格哈文卓（Schlosser & Raghavendra, 2003）所描述的 EBP 过程来做出。该过程的六个步骤或阶段如下：（1）询问建构良好的问题（Schlosser, Koul, & Costello, 2007）；（2）选择证据来源（如课本、研究数据库和期刊）；

表 7.2 有关 AAC 研究证据的整合性综述的示例

综述的主题	作者
针对发展性障碍人士的 AAC	Schlosser & Sigafoos, 2006; Sigafoos, Drasgow, & Schlosser, 2003
针对盲聋个体的 AAC	Sigafoos et al., 2008
针对重度智力障碍个体的沟通干预（含 AAC）	Snell, Chen, & Hoover, 2006; Snell et al., 2010
辅助式和非辅助式 AAC 策略对于促进泛化与维持的有效性	Schlosser & Lee, 2000
PECS 对孤独症儿童的有效性	Flippin, Reszka, & Watson, 2010; Lancioni et al., 2007; Preston & Carter, 2009; Tien, 2008
AAC 对发展性障碍和／或孤独症人士自然言语生成的影响	Millar, 2009; Millar, Light, & Schlosser, 2006; Schlosser & Wendt, 2008
针对孤独症个体的图片符号技术和手部符号	Wendt, 2009
孤独症个体使用 SGD	Schlosser, Sigafoos, & Koul, 2009
针对使用辅助式 AAC 的肢体障碍和发展性障碍个体的读写干预	Machalicek et al., 2010
前符号沟通干预	Olsson & Granlund, 2003
选择图片符号表达请求	Schlosser & Sigafoos, 2002
针对雷特综合征儿童的言语和 AAC 干预	Sigafoos et al., 2009
针对有残疾的婴幼儿使用 AAC	Branson & Demchak, 2009
针对重度或极重度智力或多重障碍人士使用微动开关和言语输出系统	Lancioni, O'Reilly, & Basili, 2001
护士与使用 AAC 的 CCN 人士之间的沟通	Finke, Light, & Kitko, 2008
针对慢性重度失语症人士的 AAC 干预的效用	Koul & Corwin, 2003

（3）搜寻文献（Schlosser & Sigafoos, 2009; Schlosser, Wendt, Angermeier, & Shetty, 2005）；（4）系统地研究证据（Schlosser, Wendt, & Sigafoos, 2007）；（5）代表AAC 特定使用者依据证据作决定；（6）评价在一段时间内的决策结果。如前所述，整合性综述（见表 7.2）对于在执行该过程的第 2~4 步骤上时间或资源有限的AAC 团队非常有用。

名为《基于证据的沟通评估与干预》（*Evidence-Based Communication Assessment and Intervention*）国际期刊对与沟通评估、干预（含 AAC）、诊断和预后相关的研究和综述提出评鉴。它由 Informa Healthcare 每年发表四次。此外，ASHA 的国家沟通障碍循证实践中心也会就各种沟通主题（含 AAC）收集来自世界各地的系统性综述。可以在 ASHA 的网站上获得这些综述。

　　总体而言，从一开始就应该做出与 AAC 相关的两个决定：针对"今天"的决定和针对"明天"的决定（Beukelman, Yorkston, & Dowden, 1985）。图7.1 描绘了针对当前和针对未来的决定之间的关系。"今天"的决定应旨在满足个体立即的沟通需求并匹配其现有能力与评估过程中所确定的限制。"明天"的决定是基于对未来机会、需求和限制以及教学和实践所可能造就的能力的预测。两个决定对于干预计划的长远成功都很关键。通常来说，针对 CCN人士的沟通干预包含三个成分：（1）旨在提升自然能力的干预；（2）需要调整环境的干预；（3）融入AAC 策略和技术的干预。

自然能力干预

　　团队必须做出的第一个决定通常与强调自然能力干预和调适性方法的相对重要性有关。当然，这个决定取决于个体沟通障碍的根源、阶段和进程。例如，末期肌萎缩侧索硬化个体不会从旨在增加自然言语的干预中获益，而一名学前孤独症儿童则可能从中获益。

　　CCN 人士的家庭往往担心 AAC 干预将会抑制个体的自然能力的发展。例如，对于一名患有创伤性脑损伤的年轻成人，其言语有限且无法为不熟悉的人们所理解，他 / 她的家庭可能会将"由团队提供 AAC 系统"这一建议视为团队不再为改善个体言语付出治疗努力的表现。或者一名重度脑瘫患儿的家庭可能会将"团队将使用头部鼠标"这一建议看作团队将终止当

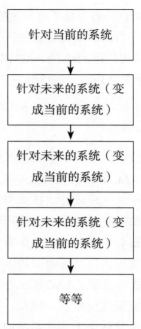

图 7.1　针对当前和未来的 AAC 干预的纵向属性。

前的治疗式干预，而这个干预的目的是改善孩子用于书写的上肢的动作功能。

　　显而易见，解决此等顾虑首先要做的是提供具体证据，让他们相信自然能力干预将不会被终止。在现实中，我们很难找到这样的证据，也很难预测自然能力未来一定会得到改善（见 Schlosser, 2003b）。因而，在大多数情况下，妥协是一个合理的解决之道，即将自然能力和 AAC 方法组合起来。通常，我们用投资文件夹（investment portfolio）类比妥协方案，按协商好的划分比例分配用在（例如）自然言语和 AAC 上的专业时间。因此，团队可能会将可用的干预时间的50% 投入到增加自然言语（和 / 或动作技能）的治疗中，50% 的时间投到 AAC 系统的发展与使用上，或者投入 10% 的时间至自然能力领域，90% 的时间至AAC 领域，又或者团队可以实现的任一种合理的妥协。当达成妥协时，团队应该遵循所协商好的计划并且定期会面以分享进展情况，从而对"投资文件夹"做出相应的调整。在第 8~18 章，我们会更具体地探讨与特定残疾相关的自然能力干预。

环境调适干预

　　在参与模型（见图 5.1）里"使用"这条线上的第二个干预成分是通过调整环境解决沟通困难。主要有两类调整：空间和位置的调整以及物理结构的调整。

每个干预都有特定的空间和位置的问题，在大多数情况下应该很容易为 AAC 团队所解决，只要建立的共识已经如之前所讨论的那样卓有成效。要想移除干扰 AAC 系统使用的物理阻碍，团队可能需要调整空间。例如，一名住在居民看护之家（residential care home）的脑干中风女性患者可能无法将她的沟通设备带进咖啡馆，因为桌子和椅子靠得太近而无法让安装在她的动力轮椅上的设备从中穿过。或者一名患有脊髓损伤的大学生可能因为没有足够的空间而无法将他的言语识别计算机系统安装在他的宿舍里。在第一种情况下，团队可以很简单地完成必要的调整：移动椅子和桌子，使之隔开得远些；在第二种情况下，团队可能就需要进行更为复杂的空间调整。

相较于设备的位置，位置调整更多地涉及 CCN 人士的位置。例如，让一名使用沟通书的女孩坐在教室后面，这样的安排使她很难与老师定期地互动。通过将她移至教室的前面以便老师可以容易地使用她的沟通书，团队解决了该问题。

不同于空间和位置的调整，物理结构的调整可以帮助个体适应或使用沟通系统，例如，用一个可调节的摇臂来调整床从而为在一定程度上卧床不起的个体安装 AAC 系统，把门道改宽以允许个体轮椅上的设备通过。在美国，ADA 明确要求调整物理结构以实现公共场所的无障碍环境。

AAC 干预

在参与模型（见图 5.1）里"使用"这条线上的第三个干预成分是使用特定的 AAC 策略和技术。在第 8~18 章，我们会具体地讨论与发展性障碍和后天障碍个体相关的这个成分。

"学习使用沟通设备并不难，难的是通过使用设备过上一种积极、有趣的生活。"（迈克尔·威廉姆斯，一名依靠 AAC 的脑瘫男性患者，in Rackensperger, Krezman, McNaughton, Williams, & D'Silva, 2005, p. 183）

针对当前的 AAC 干预

重要的是要首先考虑现有条件下能够满足个体的紧急需求并且准确、有效率且不累人的 AAC 技术。一个准确的系统应是可以让个体产生预期的信息并出现最少量的沟通失败和错误的系统。一个有效率的系统使得个体能够在可以接受的时间里产生信息，而不需要大量的练习或训练。一个不累人的系统使得个体必要时能够尽可能长时间地沟通而不会变得过度疲劳或者出现准确度或效率的显著减少。一个准确的、有效率的且不累人的 AAC 系统应尽可能地与个体当前的语言、认知、感觉和动作能力相匹配。团队在选择 AAC 系统时也应考虑当前的限制和存在的机会阻碍。"针对当前的系统"应该要求最少量的训练和练习，以便个体能够有效地使用它沟通最重要和最即时的需求信息。当然，大多数时候，"针对当前的系统"仍需要一些初步的教学和训练，但是应将训练的长度和复杂度降至最低。

"当我们最初使用这个（AAC 设备）时，安娜的头部控制非常差。让光线点击正确的方块成了每天的战斗。但是她以让我惊叹的决心坚持着。她准是知道这个设备最终将会解放她，至少会把她从没有言语的限制中解放出来。我从来没有像在那些时光里那样为我的女儿感到自豪。"（赛·贝洛维茨，这样描述他患有脑瘫的女儿，in Beriowitz 1991, p. 16）

针对未来的 AAC 干预

在大多数情况下，针对未来的决策应该与针对当前的决策并存。也就是说，AAC 团队在实施一项与个体当前能力和即时需求相匹配的沟通系统时，也应该制订计划以扩展个体的技能基础，从而使其为未来的系统做准备。这些计划可能涉及提供教学以改善个体的特定动作、符号识别、社交实用性或读写技能，也可能涉及减少或消除经确定会对个体的沟通数量或质量产生限制的阻碍。对于患有肌萎缩侧索硬化、帕金森疾病或雷特综合征等退行性病症的个体，计划需要预见个体的动作、沟通和其他技能在未来会出现的缺损并为个体做出相应的准备。针对未来的计划，无论其关注点是什么，目标都应该是实施一项将会让个体的沟通需求更多地得到满足的干预，并且 / 或者这个干预能够维持或提高当前系统使用的准确度、效率和容易度。

针对未来的系统可以是针对当前系统的扩展或延伸，也可以是一种不同的设备或技术。例如，对于一名脑瘫患儿，针对"今天"的 AAC 系统主要是一系列带有彩色照片的目光注视沟通界面。为了促进这个孩子的语言和沟通的发展，团队可以在一天里各种活动中都使用这套系统，先将图片沟通符号放在对应的照片旁边，然后随着孩子对这个新符号熟悉起来而逐渐将它们扩大（见图 7.2）。通过这种方式，团队将该符号系统调整成针对未来的系统。同时，通过动作训练活动，即使用计算机游戏和电子书，这个孩子学习使用头部开关进行扫描。一旦他学会了在这种相对容易（而且具有激励性）的情境下使用开关，他的目光注视系统就会逐渐被一个用于沟通的 SGD 取代（见图 7.3）。针对未来的系统一旦得到实施，就成了针对当前的新系统，而另一个针对未来的计划也可以马上开始。因而，一项纵向的 AAC 计划应该总是包含两个方面，即针对当前的计划和针对未来的计划——随着 AAC 系统变得越来越接近满足个体所有的沟通需求，连续的"明天"之间的时间间隔有可能延长。

有些时候，针对当前的系统应该是什么样的可能一目了然，但是如何为未来作计划可能并不那么清晰。如果个体的认知和 / 或动作缺陷非常严重，上述这种情况通常就会出现。在这样的情况下，通常建议的做法是同时实施多种针对未来的训练项目，每个项目都旨在改善个体控制和使用不同动作部位的能力。例如，年轻男士卡尔患有手足徐动型脑瘫，但读写技能良好。评估结果清楚地表明与非独立型听觉扫描（dependent auditory scanning；"20 个问题"的方法）相结合的简单的正字法目光注视系统与他当前的能力最为匹配。同样显而易见的是，为了使用更为有效率和全面的系统，他将需要在至少一种动作运动序列上提高控制力。然而，团队很难断定哪一种动作运动序列可以被最好地教导，因此同时实施了旨在提高他用头、右手和左脚操作单一开关的能力的训练项目。结果很明显，他的头部控制能力提高得最快，而且经过 6 个月的努力，他能够准确、有效地使用头部开关控制单一开关的扫描仪，而且不会感觉到不应有的疲劳。当针对未来的逻辑方向不清晰时，多目标的方法极大地优于（且带来的挫折感肯定小于）那种不断地设立并检测单一的训练目标直至选出最佳目标的方法。

向 CCN 个体及其辅助者提供教学

在针对当前的 AAC 系统的使用以及针对未来的技能建立上，CCN 个体及其辅助者都可能需要一些指导。AAC 技术的教学从过去大部分教学是由一两名专业人员在隔离的治疗室里完成的到今天，已经有了长足的发展。如今，AAC 研究已经明确表明，干预的焦点，即使不是大多数，也是许多都发生在教室、家庭、社区环境和工作场所等自然情境中。与强调在人为场合里的单独技能训练的教学计划相比，强调自然情境干预的教学计划更可能引起更佳的反应泛化（至相同反应集合里的新目标）和更佳的刺激泛化（至新的人、环境、材料和场所）（见Calculator & Black, 2009）。

> "我发现对我来说学习任何东西的最佳方式就是跳进去并且使用它。这迫使我快速地学习，并强烈地激励着我。我的原则是（对于 AAC 设备，）我使用得越多，我就会学得越多。"（丹，一名脑瘫男性患者, in Rackensperger et al., 2005, p. 175）

根据 AAC 系统及其使用者的不同，辅助者也需要接受不同的训练。例如，辅助者可能需要接受同伴辅助式扫描技术或如何解释特定沟通手势和发声方面的训练。辅助者也可能需要学习如何对电子化 AAC 设备进行编程和维护，或者如何为使用这些技术的人设置好一个微动开关或头部鼠标。在本书的第二和第三部分，我们为辅助者提供了训练项目和策略以帮助因特定病症或残疾而依靠 AAC 的个体（见 Kent-Walsh & McNaughton, 2005）。

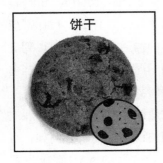
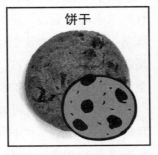
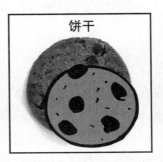
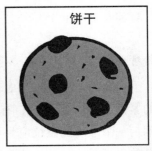

图 7.2　逐渐引入针对未来的符号以取代针对当前的照片。

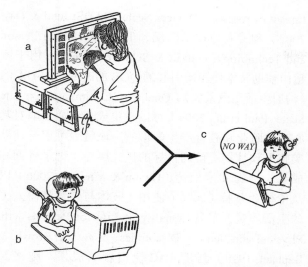

图7.3 a. & b. 对于"今天",一个孩子通过眼睛看向来沟通同时学习使用头部开关进行扫描;c. 对于"明天",他使用扫描操作一个 SGD。(From Goossens', C., Crain, S., & Elder, P. [1995]. *Engineering the preschool environment for interactive symbolic communication*. Birmingham, AL: Southeast Augmentative Communication Conference Publications; reprinted by permission.)

测量与评价干预成果

在过去10年里,在 AAC 领域里成果评价日益获得关注。施洛瑟将 AAC 里的成果研究定义为"在平均或低于平均水平的条件下呈现……行为改变习得、维持与泛化的过程(即有效性)"(Schlosser, 2003a, p. 22)。我们强调成果评价应该测量对 CCN 个体及其家庭都重要的参数。因而,相较于建立特定干预成分和特定改变之间精确的因果关系,评估者应该更关注"个体能否成功地参与对他/她有意义的活动和情境?"和"AAC 干预是否以有意义的方式扩展了个体的社交网络?"这些更普遍的问题(Blackstone & Hunt Berg, 2003a, 2003b; Calculator, 1999; Schlosser, 2003c)。因而,在参与模型(见图5.1)里对干预有效性的评价需要检视个体成功地参与在初始需求评估中确定为重要的特定活动和情境的能力。如果个体没有达到适宜的参与水平,参与模型需要重新检视并消除可能是阻碍的机会和使用因素(见图5.1)。

一些额外的成果评价的方法作为附加手段可能对参与模型的实施有帮助。这些方法包括针对功能性限制的特定测量和针对消费者满意度和生活质量的一般测量。

功能性限制

功能性限制是指"个体在整个……上的表现限制"(Nagi, 1991, p. 322)。团队可以测量在这个方面 AAC 干预的影响以判断个体的特定功能性技能的改善情况。团队可以对许多参数进行这样的测量,如 CCN 个体发起互动、对同伴的信息做出回应、修复失败的沟通、做出选择、参与社交对话等的次数(Calculator, 1999)。频数计算和传统的语言抽样程序可以用于测量这些参数。

🔍 可以使用"通用语言活动监控器"(Universal Language Activity Monitor, U-LAM)等自动化系统记录并分析来自电子化 AAC 设备的使用者的语言样本(见 Romich et al., 2004)。也可以使用《目标实现量表》(Goal Attainment Scaling)测量个体在实现特定功能性沟通目标上的进步(见 Granlund & Blackstone, 1999; Hanson, 2007; Schlosser, 2004)。此外,在美国,ASHA(2003)发表了《全美成果测量系统》(National Outcomes Measurement System, NOMS),其中包含了15个旨在描述成人功能性沟通能力在一段时间内变化的功能性沟通测量工具。NOMS 可以从 ASHA 的网站上获得。

消费者满意度

测量消费者对 AAC 服务和干预的满意度被视为获得成果数据的一个关键方式(Cook & Polgar, 2008; Weiss-Lambrou, 2002)。在这一语境下,满意度是指个体对服务、特定 AAC 技术或整体 AAC 干预的看法。这方面的测量工具是《魁北克辅助技术的使用者满意度评价》(Quebec User Evaluation of Satisfaction with Assistive Technology, QUEST 2.0; Demers, Weiss-Lambrou, & Ska, 2002)。QUEST 2.0 是首个专为辅助技术服务设计的标准化工具,涵盖了12个领域的问题。它旨在为任一残疾类型的成人所使用,由其自我施测或者在别人的辅助下完成测量(Weiss-Lambrou, 2002)。

🔍 加拿大、美国和荷兰的研究中心已对 QUEST 2.0 进行了实地检测。QUEST 2.0 已经被翻译成多种语言并得到了验证,其中包括法语版和中文版。它评估个体对使用的简易性、有效性、持久性、修复与服务以及服务提供等方面的满意度。可通过人与技术匹配研究所(Institute for Matching Person and Technology, Inc.)订购 QUEST 2.0。

一个相关的方法是测量使用者所感知的由 AAC 干预带来的"沟通满意度"，即就个体在接受干预之后所能达到的沟通程度访谈 CCN 个体及其辅助者（如父母、老师）（例如，Bruno & Dribbon, 1998; Culp & Ladtkow, 1992）。例如，Slesaransky-Poe（1997）开发了《沟通有效性的消费者问卷》（Consumer Survey on Communicative Effectiveness），它要求 AAC 的成人使用者评估自己对沟通、独立性、生产力和社区融合的满意水平。哈姆和米伦达（Hamm & Mirenda, 2006）开发了《沟通问卷》（Communication Survey），它探究各种沟通情境、同伴和功能的重要程度以及个体对这些方面的满意度。

生活质量

"成果测量应受消费者驱动，灵活并且持久。AAC 干预的结果应该是 AAC 使用者生活质量的改善。应使用成果测量的结果改善成本－有效性以及设备和服务的质量。"（由 AAC 成果评价的国际会议——'95 同盟的参与者发表的一致声明，in Blackstone & Pressman, 1995）

与生活质量（quality of life, QOL）相关的成果评价关注 AAC 干预对个体进入和融入心仪的学校、社区、家庭、休闲和职业环境的能力的影响。自 20 世纪 90 年代中期起，与这方面有关的成果评价的重要性已经益发得到认可（Blackstone & Pressman, 1995; DeRuyter, 1995; Heaton, Beliveau, & Blois, 1995）。QOL 评价可用于回答 AAC 干预是否促进了个体的（例如）自我决定、社会融合、独立性、社区参与、有收益的就业、学业成就和／或教育融合（Blackstone & Pressman, 1995）。

"病人报告的成果与生活质量工具数据库"（Patient-Reported Outcome and Quality of Life Instruments Database, PROQOLID）网站旨在确定和描述成果和生活质量测量工具并促进它们的应用（Emery, Perrier, & Acquadro, 2005）。它包含了对 600 多个工具的描述和综述且可免费获得。

结构化访谈可用于收集 QOL 信息，如英国坎布里奇和福利斯特-琼斯（Cambridge & Forrester-Jones, 2003）的工作成果中提供的示例。一些正式的 QOL 测量工具已在 AAC 领域中得到应用。例如，专门开发的《辅助设备心理影响量表》（Psychological Impact of Assistive Devices Scale, PIADS; Jutai & Day, 2002）和《人与技术匹配》工具（Matching Person and Technology; Galvin & Scherer, 1996）可用于测量由辅助技术使用所引起的 QOL 的改变。ASHA 的《沟通生活质量量表》（Quality of Communication Life Scale; Paul et al., 2004）可以收集成人沟通缺陷对其心理、职业和教育产生的影响。该量表可用于辅助实施干预计划、排列目标的优先顺序、记录咨询和成果。哈姆和米伦达（Hamm & Mirenda, 2006）以及伦德和莱特（2006）使用《肢体与感觉障碍人士的生活质量》工具（Quality of Life for Persons with Physical and Sensory Disabilities; Renwick, Brown, & Raphael, 1998）测量 AAC 使用者的成果。施洛瑟（2003c）综述了许多针对不同障碍群体开发的 QOL 工具。

《肢体和感觉障碍人士的生活质量》工具可以从多伦多大学的生活质量研究机构（Quality of Life Research Unit at the University of Toronto）获得。《辅助设备心理影响量表》可以从渥太华大学的辅助技术研究实验室（Assistive Technology Research Lab at the University of Ottawa）获得。《人与技术匹配》工具可以从人与技术匹配研究所（Institute for Matching Person and Technology, Inc.）获得。《沟通生活质量量表》可以从 ASHA 和皮尔森评估公司（Pearson Assessments）获得。

追踪

根据针对当前和未来的干预原则，大多数 AAC 干预从未结束！换言之，个体一旦掌握了一个针对当前的设备或系统，便可以开始接受平行的训练和练习来为一个更为准确、有效率且不累人的针对未来的设备或系统做准备。一旦个体习得了这些新技能，今天就成了昨天，明天就成了今天，这也就意味着团队要为一个新的明天做计划。

如果 AAC 使用者是一个孩子，这一周期可能在每个转衔阶段都需要重复——从入学前到幼儿园，从小学到初中，从初中到高中以及从高中到就业或高中后学校（postsecondary schooling）。有着先天缺陷（如脑瘫）或习得性非退行性缺陷（如中风）的成人有可能不需要频繁地更改系统，除非他们的就业、居住或家庭状态发生了明显的改变。然而，有退行性障碍（如雷特综合征、肌萎缩侧索硬化、多发性硬化症）的儿童或成人随着能力的减弱和居住情境的改变可能需要频繁地改变系统。此外，大多数 AAC 使用者在快退休、开始转移优先目标以及能力因年老而发生改变的时候，他们的系统需要得到额外的调整（见 Light, 1988）。

> "这到底是谁的成果？是投资者的成果吗？是想要以最低的价格获得最快的干预的人的成果吗？是追求漂亮数字而让项目看起来有效的项目管理者的成果吗？还是 AAC 潜在使用者的成果？针对他能够有效使用的 AAC 系统，他将获得这方面的训练……吗？难道这不是我们所有人努力奋斗的成果吗？"
>
> （Williams, 1995, p. 6）

问题

7.1　为什么说机会阻碍干预在 AAC 中很重要？

7.2　可以使用什么策略解决五类机会阻碍？

7.3　针对当前和未来的 AAC 干预的原则是什么？

7.4　做出循证实践决策需要用到的三个主要成分是什么？

7.5　循证实践过程的六个步骤是什么？

7.6　为什么旨在增加自然动作和提升言语能力的策略作为 AAC 干预的一部分非常重要？

7.7　干预效用和干预有效性之间的不同是什么？

7.8　为什么说辅助者训练是 AAC 干预的重要成分？

7.9　通过评价功能性限制、消费者满意度和生活质量，团队可以回答哪些与 AAC 相关的问题？

7.10　说出用于测量 CCN 人士功能性限制、消费者满意度和生活质量的两种特定工具或过程。

第二部分

发展性障碍者的扩大和替代沟通干预

第 8 章　发展性障碍者的扩大和替代沟通议题

本书的第二部分着重阐述了首次获得沟通及语言技能的个体的沟通需求，而本章作为第二部分的开端，则为即将展开讨论的第二部分提供了相应的背景知识。这些个体在出生时或在发展早期就存在一些障碍，而这些障碍明显地影响了他们在一个或多个领域的发展（如沟通 / 语言、肢体、感官、社交、认知）。有脑瘫、智力障碍、孤独症谱系障碍、盲聋以及儿童期言语失用症等的发展性障碍者常常会用到 AAC。本章会一一阐述上述各类发展性障碍的定义、发生率和特征，随后会概述与这些障碍相关的 AAC 议题。

"一个健康的心智是没有界限和限制的。作为不会开口说话的人，我们可能比会开口说话的人更能表达和发声。如果我们能写出我们是怎样的个体并持续写出我们自己的特性，那么其他人就能够看到真实的我们。"（托尼·迪亚曼蒂，一位男性脑瘫患者，in Diananti, 2000, p.98）。

脑瘫

由科学家和研究者组成的脑瘫定义执行委员会（Executive Committee for the Definition of Cerebral Palsy）在 2007 年把脑瘫描述为："在胎儿或婴儿期发生的非进行性失调而导致的活动受限，表现为永久性的运动和姿势发展障碍"（Rosenbaum, Paneth, Leviton, Goldstein, & Bax, 2007, p.9）。据初步估计，脑瘫的发生率在发达国家中差异不大，大约为每 500 个新生儿中有一个；而发展中国家脑瘫的发生率尚未确定（Pakula, Van Naarden Braun, & Yeargin-Allsopp, 2009）。自 20 世纪 90 年代中期以来，虽然新生儿重症护理得到了提高，但脑瘫总的发生率似乎没有什么大的变化（Winter, Autry, Boyle, & Yeargin-Allsopp, 2002）。尽管脑瘫患者会伴随多重问题，但是大多数患者都能够活到成年阶段。不过，相较于一般人，脑瘫患者的预期寿命明显较低。

造成脑组织发育过程中的损伤或畸形的成因非常多。直到 20 世纪 80 年代，人们仍然认为大多数脑瘫病例是由生产过程中的缺氧造成的，但是现在我们已经清楚地知道，这种情况很少发生（Moster, Lie, Irgens, Bjerkedal, & Markestad, 2001）。确切地说，早产和子宫内发育的问题才是大多数病例的成因（Croen, Grether, & Selvin, 2001; Pakula et al., 2009）。在早产儿当中，造成脑瘫的最主要的原因是出生后由脑出血或其他问题造成的大脑白质（white matter of the brain）损伤。在足月生产的婴儿中，目前所知的造成脑瘫的主要原因则是子宫内发育过程中出现的大脑畸形。但是在脑瘫群体中，仍然有大约 38% 的人（无论他们是早产还是足月产）脑瘫成因不明（Pellegrino, 2002）。然而，脑瘫更常见于多胞胎和通过试管婴儿等辅助生育技术获得生命的儿童中（Pakula et al., 2009）。现有的研究也表明，环境与基因之间的相互作用也增加了脑瘫发生的风险（Pakula et al., 2009）。

扩大沟通系统在线使用者团体（Augmentative Communication Online Users Group, ACOLUG）是一个对所有 AAC 使用者及其家庭开放的网络讨论群体。有意者请到 ACOLUG 网站点击"订阅"链接进行订阅。

特征

脑瘫患者主要在动作技能方面有困难，而这些动作技能的困难又会因为大脑损伤的位置不同而有所差异。最常见的情形是导致肌张力增加的痉挛型脑瘫（spastic cerebral palsy），其可能表现为：患者下肢比上肢更受影响的双侧瘫痪（diplegia）；主要是身体单侧受影响的半身瘫痪（hemiplegia）；或者四肢及身体躯干以及口部运动结构出现弥漫性严重损伤的四肢瘫痪（quadriplegia）（Pellegrino, 2002）。第二种情形是运动障碍型脑瘫（dyskinetic），其主要特征为在一天的不同时刻个体会有非自主的动作和不稳定的肌张力（经常表现为清醒时肌肉痉挛，入睡后肌张力正常或低肌张力）。运动障碍型脑瘫的一种亚型是颈部和躯干僵硬的肌张力异常型脑瘫（dsytonic cerebral palsy）；另外一种亚型为徐动型脑瘫（athetoid cerebral palsy），其特征为四肢会出现突然的、非自主的动作，这将导致动作难以调节和姿势维持困难。最后一种情形是运动失调型脑瘫（ataxic cerebral palsy），该类型脑瘫与肌张力增加或减少有关，表现出平衡、躯干及四肢定位的问题。运动失调型脑瘫个体在行走时会出现下盘较大、步态不稳的特征并且在伸展时难以控制手臂和手。此外，一些个体会出现存在多种运动模式障碍的混合型脑瘫（如痉挛－徐动型脑瘫）。毋庸置疑，这些脑瘫患者所表现出的各种动作问题让AAC团队在服务于这个群体时面临着巨大的挑战。

沟通障碍是脑瘫患者常见的后遗症。约38%的脑瘫儿童会存在发音障碍和语言可理解度受损的问题（Ashwal et al.,2004）；此外，在脑瘫患者的早期发展阶段，即婴幼儿阶段，由于运动障碍阻碍了其语言学习的体验及机会，他们的语言迟缓及语言障碍问题也广泛存在。由肌力较弱及其他因素造成的呼吸控制困难、咽喉部失能以及由口脸肌肉动作受限导致的口部发音问题都影响了脑瘫患者的言语问题。构音障碍因运动损伤的类型和程度的不同而有所不同。脑瘫患者其他的沟通特征（如全面的语言迟缓）与合并出现的智力障碍、听力障碍以及习得性无助有关（Pakula et al., 2009）。

在脑瘫患者中，有一些相关症状也很常见。有1/3~2/3的脑瘫儿童具有某种程度的智力障碍（Pakula et al., 2009）；半身瘫痪型及痉挛双侧瘫痪型的脑瘫患者受智力障碍影响的可能性最小。另外，脑瘫患者的视觉问题并不少见，包括眼睛肌肉不平衡（如斜视）、视野狭小、视知觉问题和/或丧失视敏度（特别是远视），这些问题都可能对他们的教育及沟通方案产生重大影响。据统计，大约有30%的脑瘫患者存在听力、言语及语言损伤；而潜在的脑损伤会使40%~50%的脑瘫患者突发癫痫（Pellegrino, 2002）。进食问题、发育困难、注意力缺陷/多动症等情绪/行为障碍以及学习困难也经常出现。

"我不喜欢别人同情和怜悯我，就像店里的女士和街上的行人做的那样。他们盯着我看，就好像我是一个怪人，我真的很讨厌这种眼光。我希望人们能够接受我本来的样子。有的时候，我真想对这些人吐舌头，但是我从来没有这样做过。我对自己说，这样做不值得。我经常问自己这样一个问题，为什么人们不愿意理解我，那不是很简单吗？"（马达莱纳·拉奇科夫斯卡，一位来自美国波特兰的女性脑瘫患者，in Rackowska, 2000, p.88）

AAC 的相关议题

AAC团队在对脑瘫患者计划和执行AAC干预时需要特别关注三个议题：干预的团队取向、干预的平衡原则以及成人阶段的计划。

干预的团队取向

相较于其他发展性障碍，对脑瘫患者的沟通干预可能更需要不同领域的专家组成的团队来提供专业知识。在评估过程中，这一人群的运动损伤的多样性决定了需要作业和物理治疗师、器械矫形学专家以及康复工程师等专业人员的参与以便为每一位脑瘫患者选择适宜的沟通系统。专业人员必须熟悉个体的定位与坐姿调整，因为这些具有个别化的调整是确保每一位脑瘫患者在操作沟通系统时所需的最佳稳定性与动作效率的基础。专家团队也必须了解现有的多种沟通选项并考虑使用者和沟通系统之间的最佳适配性。美国拉方丹和德鲁特（Lafontaine & DeRuyter, 1987）的研究强调了这种个别化的重要性，他们的研究结果指出，64位配有AAC设备的脑瘫患者用到了17种不同的沟通设备。这些设备包括几种不同类型的非电子设备（如图片或文字沟通板）以及13种不同类型的电子设备。在拉方丹和德鲁特（1987）的研究中，有47%的脑瘫患者能够用手指操作沟通设备，其余的人则使用了大量的替代使用技术，如光学鼠标、下巴式指针、摇杆以及多种扫描开关。类似的AAC系统使用的多元模式最近也在其他国家被报告，例如，苏格兰（Murphy, Markova, Moodie, Scott, & Boa, 1995）、澳大利亚（Balandin & Morgan, 2001）、以色列（Hetzroni, 2002）。在发展中国家，如南非（Alant, 1999），由于AAC系统可使用的类别更加有限，这种多元化可能还看不到。

此外，因为视敏度和视知觉的问题也会影响个体对沟通符号的大小、空间间距以及图形背景对比的选择，所以小儿眼科医生和其他有相关背景知识的团队成员常常有必要参与进来进行全面的评估（DeCoste，1997）。感知觉损伤（如听力损失）也会影响个体的阅读和拼写的学习过程，因此专业人士的加入，如言语语言病理学家或专门解决这些问题的教育工作者，也很有必要。最后但同等重要的是，在评估过程中，言语语言病理学家和普通教育教师以及特殊教育教师的共同参与是非常必要的，因为他们可以共同培训 AAC 使用者及辅助者并管理 AAC 干预的过程。

> "由于 AAC 设备的有限，对 AAC 使用者来说，声音的发展构成了挑战。例如，一个想要表达的符号或文字并没有出现在沟通板上，声音合成器可能没法发出正确的音调，所有这些都会限制和改变一个人试图想要说的话……因为我依赖 AAC，所以我花了很多年学习如何使用 AAC 进行有效沟通。我现在使用混合的模式，包括口语、书面文字、无线电通信、文字沟通板及语音输出设备。所有这些设备都是为了让我的'声音'可以被'听见'。"（诺拉·米利，一位年轻的女性脑瘫患者，in Millin，1995，p.3）

干预的平衡原则

比克尔曼（Beukelman，1987）强调，为 CCN 人士设计的沟通方案通常遵循的是平衡原则。团队需要尽可能地将对 AAC 的重视与脑瘫患者的动作发展训练、言语治疗和教学指导相平衡。例如，一些脑瘫患者需要大量的动作训练来帮助其更好地使用替代的使用方式，如眼控鼠标、头控鼠标或扫描开关等。但是，在寻求脑瘫患者可以立即使用的技术时，一个常见的错误是放弃这种对动作要求很高的选择。其结果是，长期效能往往被短期利益所牺牲。相反，为脑瘫患者设计的纵向项目如果既以大量易于使用的沟通方式满足患者的即时沟通需求，又"投资未来"，通过系统化的运动或言语治疗计划训练患者更复杂的技能，常常更富成效并更为平衡（参见 Treviranus & Roberts，2003，对此问题有更多的讨论）。

在团队为脑瘫患者选择多元模式沟通系统时，该原则也同样适用。许多 AAC 技术可在不同的情境中得到应用且由不同的人沟通不同的信息（见 Light，Collier，& Parnes，1985a，1985b，1985c）。此外，虽然脑瘫患者的动作损伤严重地影响了他们的口语、手势和面部表情，但这并不意味着他们不应使用这些自然的沟通模式进行交流（Hustad & Shapley，2003）。相反，平衡原则鼓励和支持这样的多元模式沟通系统，包括支持个体及其沟通伙伴在多样化的情境中使用最为有效的沟通技术。例如，一位脑瘫患者能够非常有效地和家庭成员用他们都能理解的自然语言和手势进行沟通，而当面对不熟悉的沟通对象时，他/她可能就需要依赖 AAC 技术了（Balackstone & Hunt Berg，2003a，2003b）。

> "我相信，从我的父母得知我患有脑瘫的那一天起，我就开始了向成人阶段、独立生活和就业的转衔。他们带我去接受各种治疗，参加学前教育项目，并逐渐提高对我的期望……你越推迟接受教育和康复的时间，你就越不可能看到你想要的东西。"（安托尼·阿尔诺，一位依赖 AAC 的男性脑瘫患者，in Arnold，2007，p.94）

成人阶段的计划

根据美国人口统计局（U.S. Census Bureau）的数据，在 2005 年，在重度障碍者中只有 30% 有全职或兼职，而非障碍者的这一比例为 83.5%（Brault，2008）。在该人口统计局的报告里，"重度障碍者"这一类别不仅包括其他障碍者，还包括许多脑瘫患者。无独有偶，同一年在丹麦进行的一项仅以脑瘫成人为调查对象的研究也得出了几乎相同的数据，该研究发现，相较于非障碍者 82% 的就业率，脑瘫成人只有 29% 的就业率（Michelsen，Uldall，Mette，& Madsen，2005）。该研究还发现，在没有智力障碍并且完成普通学校教育的脑瘫成人中，只有一半的人在 21~35 岁时找到了工作。

> "我认为，从孩子差不多 12 岁起，我们便要开始思考他们将来要去向何处……由于真实的转衔给人的压力已经够大了，因此你需要尽早而不是更晚开始讨论这些问题。不过，如果转衔是在有一定确定性并抱有自然期望的情况下进行，它就会变成较容易跨出的一步。"（一位依赖 AAC 的年轻男性脑瘫患者乔希的妈妈，in Lund & Light，2007，pp.328-329）

当然，就业可能不是所有脑瘫患者首要或唯一的目标。大多数人也会考虑其他选项，如高等教育、志愿者工作或参与一些有意义的休闲活动（McNaughton & Kennedy，2010）。关键是，虽然对于大多数 AAC 使用者，尤其是脑瘫患者和其他口语受限的患者，长期的成人计划很重要，但是这样的计划并非是很随意的行为。针对这些个体制订的长期计划需要与他们依赖 AAC 设备和技术的需求相匹配，这些设备和技术可以满足本质为沟通的广泛人际交往、学业及就业需求。例如，进入高等教育机构的脑瘫个体需要能够和教师及同学互动，必要时申请住宿或替代性安排、引导私人陪护员的活动、完成任务、搜寻图书馆资源、收发邮件以及参与各种各样的课内和课外教学活动（Horn & May, 2010）。不管是有偿就业还是志愿活动，人们都必须能够使用与工作和社交相关的词汇、从事多重工作（例如，一边说话一边做笔记、在操作电动轮椅的同时与他人沟通）以及自主、快速地产生信息（McNaughton, Arnold, Sennott, & Serpentine, 2010; McNaughton, Light, & Arnold, 2002）。如果没有事先的计划和准备，AAC 系统就不可能满足上述众多需求，甚至即便它们能满足，脑瘫患者也有可能不太具备利用 AAC 系统的技能。AAC 团队（包括患者的家庭成员）在脑瘫患者上学期间就必须开始为其计划学后转衔，而且是越早越好。

关于学后转衔计划的更多、更详细的信息请参见《使用 AAC 的青少年的转衔策略》（*Transition Strategies for Adolescents and Young Adults Who Use AAC*; McNaughton & Beukelman, 2010）以及贝丝·安妮·卢西亚尼（Beth Anne Luciani）和大卫·麦克诺顿（David McNaughton）在 AAC-RERC 网页上的网络广播。

智力障碍

根据美国智力及发展性障碍协会（American Association on Intellectual and Developmental Disabilities, AAIDD）的最新定义，智力障碍指"发生在 18 岁以前且表现在概念、社会性和应用性技能上的智力功能和适应行为方面的限制"（Schalock et al., 2010）。AAIDD 定义所依据的假设强调，适当的支持能够对智力障碍者在由普通同龄人构成的社区环境中成功生活、工作、休闲和学习的能力产生重大影响。确定需求并提供个别化支持的过程已经取代了以前定义中过时的分类系统，在以前的定义中，智力障碍按照智商分数分为轻度、中度、重度或极重度四类（Thompson et al., 2009）。

北美的大部分地区和欧洲的部分地区使用《支持强度量表》（Support Intensity Scale, SIS; Thompson et al., 2004）评估个体在七个生活领域（居家生活、社区生活、终身学习、就业、健康与安全、社会、保护和倡导）上的支持需求以及确定特殊的医疗和行为支持需求。可以将其评估结果用于规划和实施相关领域的个别化支持。SIS 目前有印刷版、CD-ROM 版，可在 AAIDD 支持强度量表网站上获得。

根据世界卫生组织（World Health Organization, WHO）2001 年的数据，全球智力障碍的发生率在 1%~3% 之间，而在发展中国家，由于儿童早期脑部感染以及出生时大脑受伤和缺氧的发生率更高，这一比例更高。地方性碘缺乏是导致智力障碍的一个普遍的世界性原因，同时也是世界上最大的可预防脑损伤和智力障碍的单一因素（Delange, 2000）。其他的影响因素有基因问题（如唐氏综合征和脆性 X 染色体综合征），怀孕期间的问题（如母亲孕期饮酒会造成婴儿在出生时出现胎儿酒精综合征），百日咳、麻疹及脑膜炎等健康问题，以及暴露在铅和汞等环境毒素中。

在一项对美国佛罗里达州言语语言病理学家的调查中，34% 的需要 AAC 的学龄儿童被报告有智力障碍（Kent-Walsh, Stark, & Binger, 2008）。美国宾夕法尼亚州的一项对言语语言病理学家的类似调查显示，38% 的有 AAC 需求的学前儿童被初步诊断为发展迟缓（如智力障碍）。而新西兰（Sutherland, Gillon, & Yoder, 2005）和以色列（Weiss, Seligman-Wine, Lebel, Arzi, & Yalon-Chamovitz, 2005）等国家的人口调查也表明，在需要 AAC 的学龄儿童中，智力障碍儿童所占的比例最大。无论其障碍程度如何，AAC 团队都能够并应该为这些个体提供某种类型的沟通服务（National Joint Committee for the Communication Needs of Persons with Severe Disabilities, 2003a, 2003b）。

关于 AAC 的议题

早在 20 世纪 80 年代中期，智力障碍者就被视作 AAC 干预的合适对象了。事实上，许多学区、成人服务机构和住宿机构仍然不合时宜地保留着所谓的"候选标准"来确认智力障碍者是否有资格接受 AAC 干预服务（National Joint Committee for the Communication Needs of Persons with Severe Disabilities，2003a, 2003b）。尽管如此，从 20 世纪 80 年代中期起，社会人士和专业人士对待这些个体的态度开始出现重要而积极的转变。越来越多的智力障碍者得到了在包容、动态的环境中进行沟通所需的机会和技术。但是，在为依赖 AAC 的智力障碍者提供支持时 AAC 团队仍然需要特别考虑以下三个方面：机会阻碍、沟通与问题行为之间的关系以及该障碍类型人群的多样化需求。

机会阻碍

当本书第一版在 1992 年出版时，我们认为"机会阻碍"是影响智力障碍者使用 AAC 的具体问题之一。只有在包容的家庭、学校以及社区环境中和回应式沟通同伴沟通时，智力障碍者才有机会使用 AAC（Mirenda, 1993）。令人感到悲哀的是，20 年过去了，仍然有许多智力障碍者继续在隔离的环境中生活、工作和休闲娱乐，在这样的环境中，他们只能够与同样有复杂沟通需求的人或者带薪的工作人员交流。此外，许多地方仍然有这样的观念，即针对该群体的 AAC 教学应该在高度结构化的环境中进行并且在达到某种主观标准后，该群体才能在实际需要沟通技能的自然环境中运用 AAC 的沟通技能。非常不幸的是，由于智力障碍者通常都存在泛化困难，因此这种方法通常是无效的。卡尔库勒特和贝德罗西安认为，"没有理由将沟通干预作为一种隔离式的活动来实施，因为沟通本身就是一种促进个体执行各种各样日常活动的工具"（Calculator & Bedrosian, 1988, p.104）。包容的、自然的沟通机会将直接影响个体所选择的词汇以及所使用的教学技术，因此我们必须将其作为 AAC 干预的一个组成部分。而使用 AAC 到何种程度才是在支持真正的功能性沟通也是受上述机会的可及性的影响，真正的功能性沟通对于 AAC 使用者既是一种激励，也是一种生活提升。

> "不要试图控制我。作为一个人，我有权拥有我的权力。你们所谓的不顺从或难掌控，或许是我能够对我的人生进行一点掌控的唯一一方式。"（from "A Credo for Support", by Kunc & Van der Klift, 1995）

问题行为

大多数智力障碍者并不会做出不适当的社交行为，但是他们出现问题行为的频率确实比非障碍者

多（Batshaw & Shapiro, 2002），其原因很明显，例如，缺乏可去的功能性的地方、可以相处的人、可以做的事以及可用于沟通的方式。数十年来，用于"管理"智力障碍者行为的主要方法包括监禁（如机构化安置）、药物治疗及使用厌恶型的行为矫正技术（如惩罚）。在 20 世纪 80 年代中期，这种"管理"方法有所转变，更强调采用积极的、生态的技术预防问题行为以及使用大量的策略教导作为替代方式的功能性沟通技巧（Sigafoos, Arthur, & O'Reilly, 2003; Sigafoos, Arthur-Kelly, & Butterfield, 2006）。该转变与 AAC 领域有很大关系，因为很多智力障碍者并不适合用口语作为他们主要的沟通方式。至关重要的是，为有问题行为的智力障碍者服务的辅助者熟悉行为支持的沟通方法，这便于他们在这方面担任干预者和倡导者。许多用于支持问题行为个体的策略都涉及 AAC 的输入策略，如视觉时间表（visual schedule）、可能性地图（contingency map）及规则脚本（rule scripts）（Bopp, Brown, & Mirenda, 2004; Mirenda & Brown, 2007, 2009），或 AAC 的输出策略，如教导做选择和功能性的沟通训练（Bopp et al., 2004; Tiger, Hanley & Bruzek, 2008）。

不同人不同的干预方法

如前所述，"智力障碍"这个术语是一个真正的"伞形结构"的术语，它包含了一系列导致认知损伤的综合征和情况。有些落入这个"伞形结构"之下的人，如天使综合征（Angelman syndrome）、唐氏综合征，除了出现认知损伤之外，通常也会出现明显的口语沟通问题；不过，也有其他的智力障碍者，如威廉氏综合征（Williams syndrome）、普拉德－威利综合征（Prader-Willi syndrome），并没有口语沟通方面的问题（Dykens, Hodapp, & Finucane, 2000）。此外，即使是那些有沟通困难的人，其损伤的本质也不尽相同。例如，唐氏综合征人士通常会发展出足够的功能性口语，而天使综合征个体常常做不到（Didden, Korzilius, Duker, & Curfs, 2004）。

鉴于这种多样性，根据所涉及的具体障碍，针对自然语言发展和 AAC 的治疗干预在智力障碍群体中会有很大的不同（Wilkinson & Henning, 2007）。因此，AAC 团队成员应该认识到，理解特定智力障碍者的语言、沟通和社交的特点，学习优势以及典

型的总体发展模式非常重要，以便结合这些特质分阶段实施干预方案（Ogletree, Bruce, Finch, Fahey, & McLean, 2011）。需要记住的是，一方面，许多智力障碍者都可能有多重诊断，例如，唐氏综合征合并孤独症（Rasmussen, Bsrjesson, Wentz, & Gillberg, 2001），而这势必又会进一步将其发展概况和干预需求复杂化。另一方面，大部分的 AAC 策略和技术都可以在不同综合征及情况的个体身上得到应用，我们将在第 9~13 章里逐一讨论这些通用方法。

> "我用图片来思考。于我，文字就像第二语言。我将口语和书面语言转换成彩色电影并配以声音，就像一部录像带在我的脑海中播放。当有人和我说话的时候，他的字词会被我立即转化为图片。"（天宝·格兰丁，一位有孤独症的教授，in Grandin, 1995, p.19）

孤独症谱系障碍

孤独症谱系障碍（Autism Spectrum Disorder, ASD）包含了广泛的社交 – 沟通障碍，这一概念已经为越来越多的人所接受（Wing, 1996）。虽然其致病原因至今不明，但是现有的大量研究表明孤独症并非家庭或情绪原因所致（Wing, 1996）。大量的研究正集中在可能导致孤独症的基因、神经学及环境因素的讨论上。据统计，每 88 个人中就有 1 人存在 ASD，它发生在所有种族、所有民族以及所有社会经济阶层中（Centers for Disease Control and Prevention, 2012）。但可以确定的是，从早期就展开有针对性的教育及干预会对结果产生影响（National Research Council, 2001）。

若想获得关于北美 ASD 成因的研究信息，请登录美国孤独症研究学会（International Society for Autism Research）、推进孤独症研究和治疗的研究网络（Studies to Advance Autism Research and Treatment network）以及孤独症之声（Autism Speaks）网站。要想了解有关评估和诊断的信息，请登录"曙光"（First Signs）网站。

特征

在 ASD 的一端是可能具有智力障碍同时需要大量的教育、行为、社区支持的个体。而在其另一端，则可能是在社交上表现"古怪"或"害羞"的个体，他们可能独立生活、拥有工作、结婚和 / 或抚养孩子（Aston, 2001, 2003; Stanford, 2002）。大多数 ASD 人

士介于这两个极端之间，他们所需要的支持千差万别，尤其在社交沟通这一核心领域上。

社交、沟通和言语障碍

ASD 人士会经历与语言和沟通的意义及形式相关的一系列复杂问题（Mirenda, & Lacono, 2009）。据统计，大约有 40% 的 ASD 儿童不会说话，另外有 25%~30% 的 ASD 儿童在 12~18 个月大时会说话，但是随后就失去了这个能力（Johnson, 2004; Schneider, 2004）。即使他们有一些口语，这些口语往往也有一些缺陷，如回声式语言、重复、文字的表面意义、语调单调以及单词或短语的特殊使用。

ASD 人士最为显著的特征是其在早期发展中就明显出现了一系列口语和非口语的社交障碍。研究者已经记录了一些可以作为诊断上"危险信号"的核心症状。这些症状包括：在出生 6 个月或之后没有出现灿烂的笑容以及温暖愉悦的面部表情；在出生 9 个月或之后没有声音、微笑或其他面部表情的交流分享；到 12 个月大的时候没有婴儿咿咿呀呀的学语声；16 个月的时候不会说话；到 24 个月时还不会说两个单词的有意义短语（不是模仿或重复）；以及任何年龄阶段的语言以及社会交往技能的丧失（Wiseman, 2006）。

> "随着她逐渐长大，她的口语问题变得比其他所有问题都重要。她必须通过口语才能加入人类。"（一位孤独症女孩的妈妈克拉拉·克莱伯恩·帕克，in Park, 1982, p.198）

大多数 ASD 人士存在接受性和 / 或表达性语言障碍。理解问题通常会被他们在其他领域不寻常的技能所掩盖，这使得他们看上去似乎能够理解别人对他们所说的一切。确实，许多 ASD 人士的视觉空间和视觉记忆能力远远超过了他们在语言方面的能力，因此他们往往具有异乎寻常的阅读和拼写能力 [阅读早慧（hyperlexia）；Newman et al., 2007]。ASD 人士还可能通过记住常规和注意伴随着口语出现的细微情景线索使用视觉空间碎片技能补偿语言理解方面的问题（Mirenda & Erickson, 2000）。

> "作为一个孩子，'人的世界'对我的感官来说太刺激了。平常的一天中，如果日程安排改变了或发生了意想不到的事情，我都会发狂，而到了感恩节和圣

诞节时情况会更糟。每到这些时候，我家里挤满了亲戚。各种喧哗的声音，各种不同的味道——香水、雪茄、湿气很重的羊毛帽子或手套——以各种速度向不同方向移动的人们，持续的噪声和混乱，持续的接触，将我完全淹没……孤独症孩子往往都会有这种感受，因为他们对某些刺激反应过度，而对某些刺激又反应不足。"（天宝·格兰丁描述她童年的经历，in Grandin & Scrariano, 1986, pp.24–25）

认知和加工障碍

隐藏在 ASD 人士言语、语言及沟通障碍之下的是大量发展上及认知加工上的问题，这些问题直接地影响了他们的社交及沟通干预。研究认为，平均而言，大约有 41% 的 ASD 人士有智力障碍，这种共现现象（co-occurrence）并不像之前估计的那样普遍（例如，Bolte & Poutska, 2002）。这个差异可能是由 ASD 诊断标准的改变、早期干预的积极效果以及 / 或其他因素所致。另外，英国的研究者也提出证据表明 ASD 人士的"心理理论"（theory of mind）——把独立的心理状态归因于自己和他人以解释行为的能力——存在缺陷。这种缺陷导致即便是很有能力的 ASD 人士也无法在社会性情境中考虑别人的观点。而普瑞赞特（Prizant, 1983）则进一步把 ASD 人士描述为"格式塔式的处理者"（gestalt processors），意思是指这些个体倾向于处理格式塔式（gestalt）或整体（whole）的情境或表达，而不是其组成部分，这种倾向也可以解释这些 ASD 人士为什么会在语言发展的早期阶段出现大量的回声式语言。

有关 AAC 的特别议题

总的来说，无论是在个体内还是在个体之间，ASD 都是一种极其复杂多样的障碍。这样的复杂性为口语本位（speech-based）干预和 AAC 干预带来了许多挑战。以下三个方面的议题需要特别提及：早期干预的重要性、将 AAC 干预置于社交情境中的必要性以及 SGD 的使用。

早期干预

研究表明，有几个要素在 ASD 的干预中至关重要。其中最为重要的是：

1. 及早开始。
2. 及早开始。
3. 及早开始。
4. 及早开始。
5. 及早开始！

在 2001 年发表的综合报告中，美国国家研究理事会孤独症儿童教育干预委员会（National Research Council's Committee on Educational Interventions for Children with Autism）强烈建议，儿童一旦在诊断时被高度怀疑存在 ASD（不必等到确诊），就应该立即开始接受干预。该委员会也建议儿童在 8 岁之前应接受一个为期一年的每周至少 25 个小时的"高强度的教学方案"，并且这个方案应该包含一对一和小团体的"重复的、有计划的教学机会"（p.219）。该委员会也推荐在以下六个主要领域使用循证（evidence-based）的教学技术：（1）使用口语和 / 或 AAC 进行功能性和自主性沟通；（2）与父母和同伴交往时适宜的社交技能；（3）和同伴的游戏技能；（4）认知发展的多样化目标，但重在泛化；（5）针对问题行为的积极行为支持；（6）适宜的功能性学业技能。

该委员会也认可了许多可用于实现上述目标的教学方法。这些方法包括：回合尝试教学（discrete trial teaching; Smith, 2001）；随机教学法（incidental teaching; McGee, Morrier, & Daly, 1999）；基于应用行为分析的其他结构化教学方法（例如，Leaf & McEachin, 1999; Sundberg & Partington, 1998）；基于发展、个体差异和人际关系的模式（Developmental, Individual-difference, Relationship-Based Model, DIR; Greenspan & Weider, 1999）；SCERTS® 模式（Social Communication,Emotional Regulation, and Transactional Support,SCERTS; Prizant, Wetherby, Rubin, Laurent, & Rydell, 2006a, 2006b; Rubin, Laurent, Prizant, & Wetherby, 2009）；早期干预丹佛模式（Early Start Denver Model; Rogers & Dawson, 2010）；以及其他教学模式和方法。虽然委员会并没有特别推荐某一种特定的课程或方法，但是他们强调了能够满足 ASD 儿童及其家庭需求的目标导向、循证本位以及个别化的方案的重要性。虽然综述或评论各种 ASD 干预方法已经超出了本章的范围，但是我们还是要强调家庭需要持续面对的任务决定了为 ASD 儿童做什么以及怎样做到最好。一些决定会影响家庭对各种 AAC 技术接受和使用的程度（例如，在有些应用行

为分析的方案中，手语可能会被接受，而图片符号可能不会被接受）（Mirenda, 2003b; Sundberg, 1993）。因此，AAC 干预者可能需要和与自己的观点截然不同甚至相矛盾的其他专家一起工作，这就需要一定的协商和合作技能。

霍华德·沙恩（Howard Shane）及其同事在波士顿儿童医院提出了"视觉沉浸式方案"（Visual Immersion Program, VIP）。针对 ASD 人士日常交流中的沟通需求，该方案提供了多样化的视觉支持。霍华德·沙恩和他的同事奥·布莱恩解说 VIP 的网络广播可以在 AAC-RERC 的网站上获得。

在社会性和发展性情境中的沟通

因为 ASD 极大地影响了作为社交中介的沟通的本质，所以，AAC 强调沟通的语用（pragmatic）层面要比形式（form）层面重要（Duchan, 1987）。正如里斯（Rees, 1982, p.310）所说，对于 ASD 个体，"构词 + 语法 + 语义 ≠ 沟通"。尤其对于初始的沟通者而言，注重发展动态的、有人际交往过程的主动性沟通才是至关重要的。与此相关的是团队需要在日常功能性活动发生的自然情境教导个体使用沟通技能。

同样重要的是，干预需要从个体已有的社会交往、沟通及认知水平开始，并在个体自然发展的进程中建构其技能。大量研究证明，ASD 人士的发展概况和典型的智力障碍者的不一样，其特点是技能分布不均，这通常被称为"发展的不连续性"（developmental discontinuity）（Fay & Schuler, 1980）。例如，在知动评量的工具（sensorimotor assessment battery）上，ASD 儿童往往在物体守恒和工具使用（因果关系）方面比在手势和声音的模仿、使用成人为代理人（手段 – 目的）、符号理解或语言理解等人际互动方面（Curcio,1978;Wetherby & Prutting, 1984）表现得更好。

这样的信息将直接地影响 AAC 的干预方案，因为它们可以让干预和个体的社交和语言能力更为契合，而不只是关注儿童的目标能力。例如，手部符号或其他的正式沟通系统（如图片系统）常被推荐给无口语的 ASD 人士。但是这种推荐是基于"这些个体只是缺乏语言输出模式，其沟通意图和语言是完好无损的"这一简单假设。实际上，许多 ASD 人

士，包括在非语言领域（如精细和粗大动作技能或者拼拼图等物体操作方面）发展很好的个体，他们既没有语言，也缺乏进行沟通所必需的社交基础。具有严重发展不连续性的个体在接受正式的语言和沟通干预之前，应接受旨在发展模仿、共同注意以及自然手势沟通技能的干预（Prizant et al., 2006a, 2006b; Rogers & Dowson, 2010）。过早开始使用基于正式语言的 AAC（或口语）方法常常会导致非功能性的、刻板的行为并造成儿童及其辅助者的挫折感。

访问 AAC-RERC 网站以收听关于使用语音输出技术支持读写教学和语言发展的网络广播。访问宾夕法尼亚州立大学的针对孤独症、脑瘫、唐氏综合征和其他障碍的读写教学（Literacy Instruction for Individuals with Autism, Cerebral Palsy, Down Syndrome and Other Disabilities）网站，可以收听更多有关 ASD 学生和其他发展性障碍学生读写发展的网络广播。

言语输出

大量的研究表明，SGD 及其他言语输出技术能够在 ASD 个体的沟通（Schlosser, 2003d; Schlosser, Sigafoos, & Koul, 2009a）和读写技能（Koppenhaver & Erickson, 2009; Light & McNaughton, 2009a）的教学中得到有效应用。这些不断发展的研究令人备受鼓舞，减轻了人们之前关于言语输出技术是否适合 ASD 人士的担心。对于 ASD 人士，SGD 具备的潜在好处包括：（1）言语输出将沟通行为和注意力的获得结合起来；（2）无论是与熟悉还是与不熟悉的沟通同伴沟通，高品质的 SGD 都能起到促进理解的作用，即成为"社交桥梁"（social bridge）（Trottier, Kamp, & Mirenda, 2011）；（3）除了设置单个单词和短语外，SGD 还能够设置整句的沟通信息（例如，你想出去和我一起玩吗？），从而提高了个体的沟通的效率，减少了潜在的沟通障碍。当前，强大的 SGD 通过 Apple iPad 或 iPod Touch 等设备变得越来越可用，它们还可以通过一些不太昂贵的 Proloquo2Go 等应用软件实现动态的 SGD 界面（Kagohara et al., 2010; Sennott & Bowker, 2009）。

盲聋障碍者

盲聋障碍者在视力和听力上有不同程度的损伤，

这极大地限制了他们通过视觉和听觉通道获取信息的能力（Ronnberg & Borg, 2001）。盲聋在法律上通常被定义为视敏度在 20/200 以下，同时至少伴随中度及以上的听力损失（如 60~90 分贝或以上）（Ladd, 2003）。盲聋障碍者可以分为两类：一类是先天的盲聋，他们在出生至 2 岁之间出现听力和视力的损伤（Munroe, 2001）；另外一类则是后天的盲聋，他们在以后的生活中才出现听力和视力的严重损伤。先天盲聋最常见的成因包括子宫内的感染（如先天德国麻疹）、先天脑损伤、染色体异常（如 CHARGE 综合征）。后天盲聋的成因也有基因遗传的问题，如尤赛氏综合征（Usher syndrome），另外包括老龄化、产后或儿童期早期的感染以及获得性脑损伤等（Munroe, 2001）。最近的统计表明，美国有超过 10000 名的青少年和儿童（从出生到 21 岁）和 35000~40000 名的成人是盲聋障碍者（Miles, 2008）。加拿大的数据则显示 55%~70% 的盲聋障碍者是在 2 岁以后才出现盲聋的（Munroe, 2001；Watters, Owen, & Munroe, 2005）。

可以在以下网站获得有关先天和后天盲聋障碍者沟通的信息：针对盲聋的 A-Z（A-Z to Deafblindness）、美国盲聋协会（American Association of the Deaf-Blind）、美国盲聋联合会（National Consortium on Deaf-Blindness）、盲聋资源库（DeafblindResources.org）。

认知与沟通能力

如上所述，盲聋可以是先天的，也可以是后天获得的。大多数的后天盲聋障碍者都有尤赛氏综合征，包括中度到重度的先天失聪和由视网膜色素变性导致的进行性失聪（Ronnberg & Borg, 2001）。当然，失聪和失明也有可能同时出现而形成不同的组合（例如，先天失明和后天失聪、视力和听力同时出现进行性损伤）。在加拿大一项对 182 名先天和后天盲聋障碍者的研究中，多尔比等人（Dalby et al., 2009）发现，前者在认知、日常活动以及社交方面发生中度到重度损伤的概率是后者的 3~5 倍。由于没有口语以外的替代沟通方式，大多数盲聋障碍者的沟通发展都停留在前语言阶段（Bruce, 2005）。多尔比等人（2009）在研究中发现，在能够被他人理解方面，先天盲聋障碍者中只有 21.6% 的人能够做到，在后天盲聋障碍者中，这一比例则高达 81%。

类似的结果也出现在语言理解方面，仅有 5.7% 的先天盲聋障碍者能够清楚地理解他人，而后天盲聋障碍者的这一比例是 39.4%。

> "失明让我感到极度沮丧。即使是和我的家人，沟通也变得很困难。我受尽了折磨，却不能自拔。最终，我们还是闯过了这一关。我的朋友和家人一起来帮我。我们都学会了符号。这就是我们目前的沟通方式。"（一位后天盲聋障碍者，in Watters et al., 2005, p.20）

有关 AAC 的特别议题

由于盲聋障碍者的听觉和视觉加工过程都出现了问题，在为他们设计和实施干预时，AAC 团队需要考虑多种选项，其中许多选项是特别为这个群体设计的。尤为重要的是，要注意这三个方面：双重感官损伤发生的时间（如先天和后天）、干预者所扮演的重要角色以及系统化教学的需要。

先天与后天的损伤

很显然，盲聋障碍者听力和视力损伤发生的时间及严重程度会明显地影响其沟通能力和功能性领域的发展。多尔比等人（Dalby et al., 2009）发现，有 62.4% 的后天盲聋障碍者通过口语或唇读进行沟通。其他盲聋障碍者常用的沟通方法和技术有：触觉的指拼法、单手或双手的触觉手语、改编的国家手语（如美国手语、瑞典手语）以及屏幕盲文沟通器（Screen Braille Communicator）和盲聋沟通器（DeafBlind Communicator）等电子辅助工具。

> "真希望在我女儿萨拉更小的时候我就知道用非口语的方式和她沟通。在萨拉 10 岁时，有人向我们推荐了一位非常出色的擅长非口语沟通的老师。她到萨拉的学校给学校团队介绍目标沟通和行事历盒子。这改变了我们的生活。萨拉学会了用物品表征活动，在家里和学校里她都非常享受这种知识带给她的力量。"（珍妮特·佩拉奇诺，萨拉的妈妈，in National Consortium on Deaf-Blindness, 2011）

多尔比等人（2009）发现仅有 23.9% 的先天盲聋障碍者能够说话，这群人主要使用改编的或者编码的手语（68.1%），或特殊的符号、手势或行为（78.4%）。在有关先天盲聋者使用 AAC 的研究综述中，斯加弗斯等人（Sigafoos et al., 2008）发现大多数被试使用实物符号进行沟通（如用一个杯子表示喝）；其次是使用有线条符号的沟通板或沟通书，这些符号通常被放大或是以双重界面的方式呈现出来以便盲聋者及其沟通同伴都可以操作界面。有 3 项研究使用了有材质的符号（textured symbol），被试使用经过研究者随意挑选的材质请求所需的项目；有的时候，这些材质会作为符号用在微动开关上或 SGD 上。在 5 项不同的研究中，一些被试被教授包括手势、手部符号及手指拼读等传统意义上的非辅助式沟通技术。令人意外的是，17 项研究中，仅有 2 项关注多元模式的沟通系统（例如，手势 + 手部符号 + 实物符号）。斯加弗斯等人（2008）指出，针对这个群体，需要有更多的研究来检验使用多元模式 AAC 的效果、决定如何使用干预前的评估系统性地选择 AAC 技术以及比较不同的教学程序和 AAC 选项。

> "我们意识到安迪生活在一个虚幻的世界里。他只能在他看见和听见的范围内获得信息。因为他的失聪非常严重，并且只有一只眼睛有视力，他的世界非常小。我们并不希望安迪的成长与周围的人以及这个世界隔离开来。我们希望他能够独立。如果他想要独立，那么他就需要学习，而如果他想要学习，那么他就需要获得信息和沟通。为安迪提供他发展所需要的一切，光靠我们自己是无法实现的。唯一可行的方法是有一位训练有素且可以补偿他的听力和视力损失的人来帮助他。一位干预者！"（安迪的父母，in Prouty & Prouty, 2009, p.2）

干预者的角色

越来越多的盲聋儿童和成人在学校和社区环境中得到了训练有素的干预者的支持。这些干预者在盲聋领域和相关的教育策略上都接受过专业且深度的训练，唯有如此，他们才能为这些盲聋个体提供持续且可及的信息和沟通（Alsop, 2004）。干预者的角色是：（1）促进盲聋障碍者获得平常需要通过视力和听力才能获得的环境信息；（2）促进盲聋障碍者发展和 / 或使用接受性和表达性沟通技能；（3）发展和维持能够促进盲聋障碍者社会性和情感健康的信任及互动的关系（Alsop, Blaha, & Kloos, 2000）。因此，干预者是盲聋学生教育团队和盲聋成人社区支持系统中不可或缺的成员。实际上，在很多情况

下，干预者可能比其他专业人员，包括 AAC 专家，更了解他们所支持的盲聋个体的沟通优势和需求。因此，干预者应参与所有的 AAC 评估及干预决策，并在需要的时候提供专业知识和建议。

有关干预者和干预者培训的信息可以从以下网站获得：美国盲聋联合会、盲聋资源库、加拿大盲聋协会（Canadian Deafblind Association）。有关先天盲聋儿童的评估和教学支持的信息可以在 SPARKLE 网站上获得。

系统性教育的需求

在学习使用沟通系统时，哪怕是"请求"这样最基本的沟通功能，先天盲聋障碍者相较于其他发展性障碍人士都更需要细心且系统的教学。教学须采用创新的训练程序来克服这些个体在听力和视力感知上的双重限制，同时促进其多元模式沟通方式的功能性运用。斯加弗斯等人（2008）发现最常用的教学程序包括以下几个方面：（1）呈现差异性的刺激；（2）促进沟通性的行为；（3）渐退辅助；（4）用区别性的增强物强化正确的回应。一些研究也用到了一些行为技术，如中断行为链、最少辅助系统、示范和纠正错误、配对技术等（更多细节见第 10 章）。对 17 项研究成果的回顾发现，教给这些盲聋障碍者最多的目标技能是做选择和表达要求（例如，一个喜欢的物品、帮忙、任务中的休息等），其次是获得照顾者注意。17 项研究中只有 4 项是针对社交对话技能的，例如，向他人问候、回应他人的问候、提问和回答问题。

儿童期言语失用症

儿童期言语失用症（Childhood Apraxia of Speech, CAS）是一种先天的、神经言语声音障碍，即个体"在没有神经肌肉缺陷（如异常的反射、不正常的张力）的情况下，言语基础活动的准确性和一致性被损伤"（ASHA, 2007, pp.3-4）。因为到目前为止并没有明确一致的诊断标准，所以 ASHA（2007）建议使用疑似儿童期言语失用症描述这类障碍者。

儿童期言语失用症可能是由已知或不确定的神经损伤引起的。虽然当前还没有可靠的流行病学数据，但是每 1000 名儿童中会有 1~2 名儿童有这种障碍（ASHA, 2007）。疑似儿童期言语失用症的儿童往往来

自有言语和 / 或语言问题病史的家庭（Lewis, Freebairn, Hansen, Iyengar, & Taylor, 2004），而且至少在某些个案上，该障碍似乎存在遗传基础（Shriberg, 2006）。

特征

在现有研究的基础上，我们很难界定儿童期言语失用症的行为特征，其缺陷可能发生在以下任一或全部方面：非言语动作行为、运动言语行为、言语声音与结构（如词语和音节形式）、韵律、语言、元语言意识、音素意识及读写。关于运动言语行为，人们存在一些共识：（1）当重复音节或字词发音的时候，个体会出现不一致的辅音和元音错误；（2）在语音与音节之间，个体会出现拉长与中断的协同性转换（coarticulatory transition）；（3）不适当的韵律，尤其是在说出词语或短语的重音时（ASHA, 2007）。

《校内语言、言语和听力服务》（Language, Speech, and Hearing Services in School）期刊在 2000 年 4 月的一期中刊出一系列给疑似儿童期言语失用症儿童父母的信。这些信以平实的语言解释了儿童期言语失用症的言语特征、本质、成因以及其他相关的问题和相应的治疗方法（Hall, 2000a, 2000b, 2000c, 2000d）。

有关 AAC 的特别议题

关于儿童期言语失用症患者的 AAC 干预，有以下两个方面值得特别提及：将 AAC 作为次级策略和实施多元干预的途径。

将 AAC 作为次级策略

由于儿童期言语失用症主要是一种动作言语障碍，因此对该障碍个体的治疗主要聚焦在提高自然口语的生成上，此时的 AAC 通常作为次级干预策略发挥作用（ASHA, 2007）。布莱克斯通指出"每一个清晰可辨识的单词 / 短语都是值得的"（Blackstone, 1989, p.4）。ASHA（2007）推荐应向儿童期言语失用障碍者提供高频率的（每周 2~4 次）、时间相对较短的（如 30~45 分钟）言语治疗，并在言语治疗中运用以动作学习理论为基础的治疗策略。这些策略包括不同活动、环境和情景下的分散式练习以及针对目标口语发音的多元范例应用（Strand & Skinder, 1999）。有些研究者推荐了大量促进个体早期言语发展的替代策略，包括 AAC（DeThorne, Johnson,

Walder, & Mahurin-Smith, 2009）。

儿童期言语失用症儿童的父母最主要的一个担心是 AAC 技术是否会阻碍孩子言语的发展和 / 或生成。大量的使用 AAC 的疑似儿童期言语失用症儿童的个案研究已提供了可以减少这种担忧的证据。虽然言语发展不一定是 AAC 使用的结果（Bornman, Alant, & Meiring, 2001; Culp, 1989），但是可以确定的是它也不会阻碍言语的发展，并且随着时间的推移它还可以改善言语发展的状况（Blischak, 1999; Cumley, 1997; Cumley & Swanson, 1999; Waller et al., 2001）。此外，疑似儿童期言语失用症儿童常常出现极其显著的语言发展滞后，这和他们在早期发展阶段缺乏练习语言的能力（Stromswold, 1994）有关。如果等待言语的自然发展，或者投入 99% 的可用的治疗时间来进行言语干预，那么语言发展滞后就是要付出的昂贵代价。所以，从幼儿期就为疑似儿童期言语失用症儿童提供一种或更多的适宜的 AAC 模式至关重要，这样他们就可以有足够的机会去使用和"玩"语言（Binger, 2008a）。库姆里和斯旺森（Cumley & Swanson, 1999）提供了一个以学前的疑似儿童期言语失用症儿童为被试的个案研究，在这个研究中，被试使用了一个带有图片沟通符号的 SGD，这个 PCS 是搭配活动使用的，结果她的平均说话长度从未使用 AAC 之前的 2.6 个单词增加到了使用 AAC 之后的 4.6 个单词。其他研究也报告了引入 AAC 后被试在语言发展方面出现的类似改善（例如，Harris, Doyle, & Haaf, 1996; Waller et al., 2001）。

可以通过"失用症儿童"（Apraxia-Kids）和"辅助机构"（Prompt Institute）获得更多关于儿童期言语失用症言语干预的信息。

AAC 使用的多元模式

基于儿童期言语失用症者功能性自然言语的发展情况和他们的沟通需求，鲍尔和施塔德（Ball & Stading, 2006）提出用多元模式为这些人提供 AAC。该模式包含了五个层面，分别是：传统的 AAC、作为补充言语的 AAC、沟通出现障碍时使用的 AAC、促进读写和学业的 AAC 以及用于练习的 AAC。

"我对 M 上一年级前一年能够获得 SGD 永远心存感激，尽管我希望是更早一年。我建议儿童至少应该从 3 岁就开始使用 SGD。他们越早使用 SGD，效果就越好。"（M 的妈妈，M 是一位 6 岁 6 个月说南非荷兰语的疑似儿童期言语失用症儿童，in Bornman et al., 2001, p.631）

传统的 AAC　疑似儿童期言语失用症患者的言语非常不清晰，他们主要使用单个单词，无法有效地和家人、同伴以及老师沟通，而多元模式的 AAC 干预能够使他们受益。这些干预包括了辅助式技术，如沟通书或沟通皮夹以及 SGD（Blackstone, 1989; Bornman, et al., 2001），也包括了手势和手部符号等非辅助式技术。辅助式技术的优点是，对于不熟悉的沟通同伴，它们比手势和手部符号更清楚、易懂。而辅助式技术主要的缺点是其词汇量和可携带性的限制会对障碍者有影响。克拉维茨和利特曼（Kravitz & Littman, 1990）着重强调了词汇量的重要性，他们提到对于许多儿童期言语失用症患者，除非他们有400~500 的词汇选项，否则沟通书和 SGD 将很难发挥功能。由于绝大多数疑似儿童期言语失用症患者都可以到处走动，因此使辅助式技术能够易于使用和携带也很重要。我们可以用肩带、手提袋、公文包等工具携带 SGD 和沟通板，也可以将迷你沟通板安装在墙上、吃饭的垫子上、汽车仪表盘上、冰箱上、浴缸的墙砖上等患者会去的任何地方，如此一来，沟通的机会和词汇就很丰富（Blackstone, 1989）。

以最有可能促进个体语言和社交能力发展的方式设计辅助式 AAC 界面，这一点十分重要。特定活动的符号界面（无论是在低技术的界面上，还是在 SGD 上）可以通过菲兹捷勒码（Fitzgerald key）来排列（如从左到右地安排主语、谓语、形容词和宾语），而患者便可以借此学习生成符合语法的、更长和更复杂的信息（Binger & Light, 2007; Cumley & Swanson, 1999）。同时，SGD 上预先编程好的信息也可以促进闲聊（small talk）（见第 3 章）、可预测的社交互动（如在快餐店点餐、讲敲门笑话）、讲故事以及开展其他一些可预期的信息交换活动。

"对言语失用症儿童进行这一类正确的治疗，其重要性如何强调都不过分。我们在语言刺激治疗上已经有一年几乎没有进步了。但现在，通过使用视觉、触觉和听觉线索以及大量的重复，我们已经在学习句子的路上了！我们以肯尼迪为荣！"[特拉奇，肯尼迪的妈妈，《失用症儿童月刊》（Apraxia-Kids Monthly）上的"特拉奇"，2003, p.7]

作为补充的 AAC　许多疑似儿童期言语失用症患者能够清晰地说出单词，但是在表达多词句子的时候有困难而且他们想尝试表达的词汇的数量可能非常有限。这样的个体通常可以通过 AAC 从一个或多个版本的语言补充中受益。有读写能力的患者可以从字母的补充中受益，当他们说话时，他们仅须在字母界面上指出每个单词的首字母。这个过程让他们说话的速度放慢了，同时也为他们的沟通同伴提供了信息，这些信息可能会使部分可理解的单词变得易于"猜测"。

患者也可以使用与传统的 AAC 应用程序类似的符号界面，它需要患者在使用时指向与言语相关的关键符号。这样的界面对于设定主题特别有用，但设定主题对疑似儿童期言语失用症患者来说往往极具挑战。当疑似儿童期言语失用症个体尝试用一两个表达不清楚的单词介绍会话中的新主题时，他/她的沟通同伴需要从不确定的范围中猜测这个单词，如果患者能够通过界面上一个或更多的符号缩小可能性范围，那么，沟通同伴可能会发现猜测患者先前难以理解的口语会更容易一些。

沟通出现障碍时使用的 AAC　疑似儿童期言语失用症患者即使能够将言语作为主要的沟通方式，并生成多词的句子表达，也可能因为难以辨识的词或短语而出现沟通中断。例如，布鲁克伯格和坎普（Blockberger & Kamp, 1990）报告了疑似儿童期言语失用症学龄儿童使用自然手语、手势、手部符号和 SGD 的情形。儿童及其家人通常会偏好使用自然语言和非辅助式沟通方式，只有当沟通出现障碍时他们才会求助于 AAC 技术。澄清和修复策略包括使用字母或符号的补充界面、手势、肢体语言或动作表演和/或指向环境线索（Blackstone, 1989）。用预先编程好的信息（无论是书写的还是 SGD 上的）协助沟通同伴解决沟通障碍也是比较有用的策略（例如，**请试着问我问题，然后我可以回答"是"或"不是"**）。

"我只是想要每一个人都知道，我 10 岁的儿子塞缪尔刚刚在学校完成了他人生中的第一次口头报告。那是关于水星的报告。他有一个很好的模型，并使用了卡片引导听众观看，但是他并没有逐字地读卡片。我多么希望我当时能够在那里。可以告诉大家的是，他当时感到非常自豪，并在水星模型旁等待大家前来问问题……相比之下，去年他在三年级的时候，他的口头传记汇报是在家里面逐句录制好，然后播放磁带给全班同学听，而现场的口头汇报只面向他的言语治疗师。一年的差异竟有如此之大！……随着时间的累积以及他的自信的提升，我感觉他以后应该不会像有言语障碍一样机械地进行汇报了。"[塞缪尔的妈妈特里纳，《失用症儿童月刊》（*Apraxia-Kids Monthly*）上的"特里纳"，2004, p.5]

促进读写和学业的AAC 如前所述，许多疑似儿童期言语失用症患者除了言语生成有困难外，还在读写方面存在困难，尤其是在作为读写学习基础的发音技能方面（Light & McNaughton, 2009a）。这种读写能力上的困难通常会给这些患者造成学业困难，因为儿童在学校所学习的大部分东西都要求他们具备阅读、书写、拼写能力。另外，许多疑似儿童期言语失用症儿童存在精细动作计划问题，这将影响他们的书写能力。因此，在儿童进入学校学习之前，AAC团队就应为他们提供如电脑这样的扩大式书写支持，以确保动作计划问题不会阻碍儿童的学习进程。

AAC符号界面可以提供带有文本的符号供阅读，并在大声朗读时突出字词以及提供帮助纠正发音的语音输出（Ball, 2008）。例如，在一项研究中，一位拉丁美洲的疑似儿童期言语失用症的学前儿童的妈妈被教导在亲子阅读活动中向她的孩子示范以两个符号来回应wh-问题（Binger, Kent-Walsh, Berens, del Campo, & Rrivera, 2008）。在这项研究中，孩子在8次故事阅读后开始用两个符号回应妈妈的问题，并在8周后的新故事阅读中也有如此表现。鲍尔（2008）认为SGD还可以诱发患者激活数字化的音素，然后将它们组合起来通过言语合成生成单词，这促进了疑似儿童期言语失用症患者的音素意识（见图8.1）。同样，布里斯查格（Blischak, 1999）使用具有言语合成功能的SGD为3名疑似儿童期言语失用症儿童提供韵律（音素意识的成分之一）教学。尽管"使用SGD促进了疑似儿童期言语失用症儿童的读写技能发展"这一点还需要更多的实证检验，但是看起来这些策略还是很有潜力的。

用于练习的AAC 如前所述，ASHA（2007）建议对儿童期言语失用症儿童每周进行2~4次、每次30~45分钟的高强度的言语治疗。与此同时，要求父母在2次言语治疗活动之间，通过提供适宜的刺激、要求儿童确立目标以及根据他们对准确性的判断进行反馈等方式，在家里为儿童提供结构化的言语治疗。但是有一些阻碍可能会对父母主导的练习产生负面影响，这些阻碍包括父母可投入此种练习的时间有限（Pappas, McLeod, McAllister, & McKinnon, 2008）以及父母所提供的言语模式并不理想（Gardner, 2006）。有专家建议将SGD或者电子化的言语输出设备的使用作为一种替代方法，这些设备使儿童期言语失用症儿童能够在没有父母直接参与的情况下练习自然言语（Ball, 2008）。

为数不多的用于检验数字化图像这一功能的研

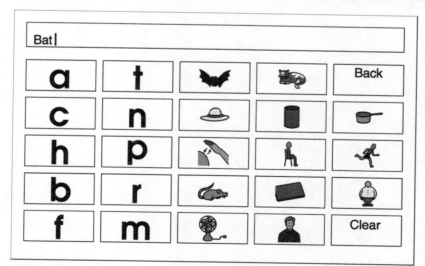

图8.1 输出以 at 和 an 结尾的词（例如，bat、mat、can、fan）的SGD界面。（From Ball, L. [2008]. Childhood apraxia of speech: Augmentative & alternative communication strategies. In J. Wambaugh, N. Alarcon, L. Shuster, & L. Ball [Eds.], *Traditional and AAC approaches for apraxia of speech in adults and children*. Miniseminar presented at the American Speech-Language-Hearing Association annual conference, Chicago. The Picture Communication Symbols © 1981–2012 by DynaVox Mayer-Johnson LLC. All Rights Reserved Worldwide. Used with permission.）

究都是通过电脑屏幕呈现数字化图像（如电脑化图片、照片）并使用数字化言语模式标示和描述这些图像（例如，Choe, Azuma, Mathy, Liss, & Edgar, 2007; Nordness & Beukelman, 2010）。例如，诺德内斯和比克尔曼（Nordness & Beukelman, 2010）用Macintosh 计算机的微软幻灯片（2004）制作了 10 个目标单词，每个单词都配有被试的言语语言病理学家所示范的声音和视频。研究人员随机安排每位儿童对每个目标词语进行 5 次练习，总计 50 次的练习，每天 10 分钟。研究人员将结果和父母主导的练习、无任何练习的情况进行了比较。结果表明，相较于单纯由父母主导的练习，电脑主导的练习提供了更多的整体练习时间。虽然这个研究用的是电脑而不是 SGD 提供图像和言语模式，但是没有理由认为配备适宜符号的 SGD 不能够提供类似的练习经验。其他能够提供高品质的言语模式并能够对儿童模仿性的回应（如 ArticPix）录音的数字化设备（例如，iPad、iPod Touch）也能够用于提供具有激励机会的独立练习。

问题

8.1　辨别痉挛型、运动障碍型、运动失调型及混合型脑瘫并讨论针对每一类障碍的 AAC 应用。

8.2　描述为脑瘫患者提供 AAC 服务时的三个要点。

8.3　当前如何定义及评估智力障碍者？

8.4　描述为智力障碍者提供 AAC 服务时的三个要点。

8.5　ASD 特征如何影响 AAC 服务及支持的提供？

8.6　目前的研究对 ASD 和 CCN 人士使用 SGD 有哪些看法？

8.7　盲聋主要的两种类型是什么？请描述针对每类盲聋障碍者的沟通方法和 AAC 应用。

8.8　描述盲聋障碍者的 AAC 团队成员作为干预者起到的作用。

8.9　如何定义疑似儿童期言语失用症？

8.10　请描述鲍尔和施塔德（2006）针对疑似儿童期言语失用症儿童提出的 AAC 干预模式的五个层面。

第 9 章 支持初始沟通者的参与和沟通

在本章及后面的章节中，我们会用初始沟通者（beginning communicator）这个专业术语指代具有以下一个或多个特征的个体（无论其年龄大小）：

·他/她主要依赖像手势、发声、面部表情和肢体语言这样的非符号行为进行沟通。这些行为可能是无意使用的（例如，只有当其他人认为这些行为起到了沟通的作用时，这些行为才有"沟通功能"，反之则没有），也可能是有意使用的（例如，沟通者是带着明确的意图使用这些行为的，如促进沟通的持续性、沟通中的共同注意，或把它们当作沟通失败时的替代沟通模式；见 Ogletree, Bruce, Finch, Fahey, & Mclean, 2011）。

·他/她学习使用辅助式或非辅助式符号表达具有沟通功能的基本信息，如请求、拒绝、分享信息和参与社交互动。

·他/她在参与活动时或早期沟通中使用非电子化沟通界面或简单的特殊开关或 SGD。

初始沟通者也许是有着各种障碍的幼儿，这些幼儿沟通的发展与他们生理年龄是一致的。他们可能是有发展性障碍的儿童、青少年或成人，但是他们的语言发展还处于初始阶段。他们可能是经历严重的获得性脑损伤或其他神经创伤后处于恢复初期的人。无论这些个体的年龄如何，造成沟通障碍的病理如何，他们都需要支持来学习（或者重新学习）基本的沟通技能，以便对周围的人和环境产生积极的影响。本章我们将讨论的干预可以增加初始沟通者的沟通机会，促进他们参与沟通，进行非符号沟通以及使用初始符号。在接下来的第 10 章，我们会继续讨论促进语言发展和基于界面的符号沟通的策略。

在儿童语言研究文献中有许多的专业术语用于指我们所说的非符号沟通。这些专业术语包括了同伴认知沟通（Wilcox, Bacon, & Shannon, 1995）、前语言沟通和潜在的沟通行为（Sigafoos, Arthur-Kelly, & Butterfield, 2006）以及早期 AAC 行为（Siegel & Cress, 2002）。这些专业术语的共同点就是都涉及了语言的有意性（例如，言外）和无意性（例如，言后）的行为

（McLean & Snyder McLean, 1988; Ogletree, et al., 2011），这些传统的或非传统的沟通行为并不涉及抽象模式的使用，如图片、手部符号和书面文字。

沟通和问题行为之间的关系

初始沟通者常常会出现非符号行为，如发脾气、打人、尖叫、推人、各种自伤行为等，这对和他们共同生活、学习、玩耍和工作的人提出了巨大的挑战。许多研究者认为大部分的问题行为本质上都属于沟通行为（Carr et al., 1994; Donnellan, Mirenda, Mesaros, & Fassbender, 1984; Durand, 1990; Reichle & Wacker, 1993）。本章会结合其他具体的情境来讨论出现问题行为的个体的沟通干预。

对问题行为的沟通干预，无论是符号沟通还是非符号沟通，都有三个重要原则。第一项原则先是功能性对等原则，即通常最适宜的干预应教给个体与问题行为功能相同的替代行为。该原则意味着干预者必须精熟并能够执行全面的功能性行为评估（functional behavioral assessment，FBA）来确认问题行为的功能，从而提出并教导适宜的替代行为（见 Bambara & Kern, 2005; Crone & Horner, 2003; Dunlap et al., 2010; Hieneman, Childs, & Sergay, 2006; and Sigafoos et al., 2006 提供的 FBA 示例）。例如：如果行为的功能是获得关注，那么新的替代行为也要能够获得关注；或者如果行为的功能是让个体避免某些不喜欢的事件，那么新的行为也必须让个体能够达成这样的目标。

可以从有效合作与实践中心（Center for Effective Collaboration and Practice）及特殊教育项目办事处（Office of Special Education Programs, OSEP）下属的积极行为干预与支持技术辅助中心（Technical Assistance Center on Positive Behavioral Interventions and Supports）获得有关 FBA 的网络资源。

第二项原则是行为效率及回应有效性原则。该原则强调人的沟通能够在任何时间点成为最有

效率和最有效的沟通。这就意味着替代行为至少必须和问题行为一样易于个体执行并能够有效地获得个体所需求的结果。如果新的行为较难执行或不够有效，那么问题行为就会一直持续。第三项原则是最佳匹配原则。该原则意味着有时候对问题行为最适宜的回应是在个体与其所处环境之间建立起最佳匹配。这项原则通常会基于 FBA 结果去对环境做一些改变。下面的个案研究报告为第三项原则提供了例子。

克里斯托是一名来自希腊的孤独症男士，他除了具有复杂沟通需求外，还有癫痫和快速切换的双相情感障碍（Magito-McLaughlin, Mullen-James, Anderson-Ryan, &Carr, 2002）。他经常出现破坏性很强的问题行为，如自伤、攻击他人、破坏设施以及逃跑。FBA 结果表明克里斯托以上所有行为都是为了逃避不喜欢的环境或社交活动（如拥挤的环境、燥热的环境、与男性工作人员的互动、社区活动）。当克里斯托所处的环境变得比较符合他的需求和喜好时，他的问题行为出现的频率与强度就会急剧下降。针对该个案，所使用的干预策略包括让克里斯托搬到属于自己但是有支持的公寓中、聘请一位会说希腊语的工作人员来与克里斯托分享兴趣、教给克里斯托自我控制和沟通的技能技巧、为他提供视觉时间表以便他能够预知接下来的活动，以及让他参与到更多他喜欢的家庭和社区活动中。

遗憾的是，许多像克里斯托这样进行非符号沟通的人是居住在隔离且没有互动的环境中的；他们参与的多数任务或活动是无聊的且自己不喜欢的；并且他们无法控制和选择他们的日常生活，只有被迫严格遵守这些毫无变化的日程（见 Brown, 1991）。如同卡尔、鲁滨逊和帕伦博（Carr, Robinson, & Palumbo, 1990) 在这个议题上的经典讨论一样，针对这种情况，要做的应是改变环境或事件顺序，而不是个体本身。当我们对环境和问题行为之间的关系知道的越来越多的时候，我们就会意识到提供沟通机会和控制有意义的互动活动与环境是至关重要的。

参与模型与初始沟通者

参与模型中的沟通机会（见图 5.1）指的是沟通发生的情境。在参与模型中，计划与实施 AAC 干预都需要对个体在社区、家庭和学校等自然情境中的参与和沟通需求做出评估。正如我们在第 5 章所讨论的，要确定 CCN 人士的参与模式，我们首先要评估普通同伴在相关情境中的参与模式；然后在相同的情境中评估 CCN 人士的参与模式并将其与普通同伴的参与模式作比较；最后，为该初始沟通者设计干预来提升他们的参与，并使得他们的参与模式尽可能地接近普通同伴的水平。对婴幼儿而言，这一步需要分析普通同伴在家和社区环境中的互动模式。对学前幼儿和学龄儿童而言，AAC 干预团队还需要在教室中进行类似的评估。当初始沟通者是成人时，AAC 干预团队需要对其家庭、社区和工作环境进行参与分析。在接下来的章节中，我们会提供一些特定策略去减少或消除对沟通机会的阻碍以及安排最佳的环境来支持各个年龄层的初始沟通者。

解决机会阻碍并加强 CCN 幼儿的参与

在本书中，我们使用概括性的术语幼儿（young children）指代所有参与早期干预的个体，包括婴儿、学步儿和学前幼儿。幼儿的 AAC 干预具有多项原则。第一，AAC 团队应该意识到常模参照的评估工具无法精准和有意义地测量大多数 CCN 个体的能力，尤其是年龄很小的个体，因此不能过于相信此类测验的结果。第二，至关重要的是我们要以幼儿的优势为基础，而不能只看到他们的缺陷。第三，我们应该基于"所有幼儿都有潜能获得重要技能"这个假设开展幼儿的 AAC 干预。

除了坚持以上基本原则之外，AAC 团队在实施沟通干预时还应以发展的眼光看待幼儿的需求，不应过早地下结论。因此，团队在对这个年龄段的幼儿进行沟通干预时，应将支持他们自然口语发展的策略纳入整个沟通干预策略之中。同样，在制订干预计划时，AAC 团队应针对此年龄段儿童的读写技能（如阅读、写作）的发展制订相应的支持策略，即使是对于一些看起来不太可能发展出这些读写技能的孩子，也是如此（Light & Kent-Walsh, 2003）。另外，虽然有的幼儿可能需要大量的支持才能在普通幼儿园这一安置环境中获得最佳的参与，但是AAC 专业人员还是应本着"所有幼儿最终都应安置在普通幼儿园里"这一目标设计干预策略。这种干预倾向对 CCN 幼儿具有积极的结果，并且能够防止后知后觉的情况出现，即如果幼儿能在早期获得充分的沟通与读写学习，他们就能够发展出许多重要的技能。通常来说，增加沟通机会和教导特定的沟通和社交技能的干预对于获得积极结果都是非常必要的。

早期干预服务

在儿童生命的头几年，他／她的主要照顾者通常会在家里为他们提供早期干预服务。家庭成员通常会学着去为儿童提供适宜的资源和支持，包括与一些定期来家中的教师和治疗师进行沟通。大约从 3 岁开始，孩子就至少可以在白天的部分时间里参与学前教育项目来直接获得专业人员的服务。毋庸置疑，有普通儿童参与的班级环境优于全部都是CCN 幼儿的班级环境，因为在融合的环境中沟通和社交的机会非常多（Romski, Sevcik, & Forrest, 2001）。在本章及接下来的章节中，我们都抱着这样一个看法，即在学前安置环境中有与普通同伴定期的、系统

的融合安排；如果没有发生，我们就会认为这是机会阻碍并且会将补偿作为干预的目标。

> 对于特殊幼儿，"很明显，与同伴交往的能力与个人独立能力……个人选择能力一样重要。成功地与同伴建立适宜的人际关系的能力应该是最有意义的。"（Guralnick, 2001, p.496）

沟通机会

表 9.1 呈现的示例就是针对学前儿童在学校的一日活动所做的参与分析与干预计划。在该示例中，教师对一名 CCN 幼儿及其同伴设定了不同的参与期望，AAC 团队也发现了这些差异。AAC 团队设计了大量的环境的、教学的、辅具的调整来减少贯穿这位幼儿一日常规活动中的差异。所有情况都指向了参与模型中的基本机会原则：提升沟通的第一步就是在有利于沟通的自然情境中增加有意义的参与。从 CCN 幼儿的角度来看，这样的自然情境包括了几个常见的特征：能够极大激发沟通动机、较为熟悉、被儿童及他／她的家庭所重视以及这些情境能够提供很多有意义、持续的社交与沟通互动机会（Light et al., 2005）。接下来，我们会概述一些在学前环境中增加 CCN 幼儿沟通参与机会的策略。

表 9.1 针对 CCN 学前儿童的参与分析与干预计划示例

活动	同伴如何参与（对这些儿童的期望是什么？）	CCN 幼儿如何参与？	干预计划
音乐（小组）	选择歌曲，唱歌曲的重复部分，随着歌曲摆动手或身体	没有做选择或唱歌，无法播放音乐，需要辅助才能随着音乐摆动手或身体，大部分时间是坐着观看或聆听	提供一些 CCN 幼儿能够用特殊开关播放并跟唱的歌曲；提供可供 CCN 幼儿选择歌曲的图片符号；通过别人的辅助继续模仿手与身体的动作
点心时间（小组）	在别人的帮助下洗手，要求提供点心和饮料，吃点心、喝饮料的行为得体，把脏盘子和杯子拿到水槽，在别人的帮助下洗手、洗脸	在别人的帮助下洗手，没有要求提供点心、饮料或帮助，没有把脏盘子和脏杯子拿到水槽，洗手、洗脸需要帮助	提供点心和饮料的实物来让 CCN 幼儿选择；通过目光注视或靠近物品表达选择；和物理治疗师讨论在水槽边使用站立架支持 CCN 幼儿，使他们能够参与完成清洁这一常规活动
角色扮演时间（单独或小组）	在厨房或化妆区玩娃娃家游戏、玩积木和汽车游戏、玩假扮游戏；当老师用口语鼓励时，幼儿能够和同伴一起玩	星期二和星期四：坐在轮椅上看着同伴玩游戏；星期一、星期三和星期五：和教师助手一起用装有电池的玩具练习特殊开关的操作	鼓励同伴将 CCN 幼儿的轮椅桌板作为游戏台面；将玩具粘上魔术贴，让 CCN 幼儿用改造过的魔术贴手套拿起玩具；在 CCN 幼儿的轮椅桌板上而不是玩具厨房里玩费雪牌的炉子和水槽；使用带有电动开关装置的搅拌器；将小物品摆放在 CCN 幼儿可以够得着的活动架上

在家中和幼儿园里安排可预期的常规活动

如果照顾者能够根据为幼儿提供沟通机会这个目标组织一日生活常规，那么这些生活常规就能提供很多沟通机会。在家中和教室里，这些常规包括穿衣、洗澡、吃饭、上厕所以及（对于动作障碍幼儿）在固定时间改变定位等。如果幼儿的一日生活还未常规化，照顾者应尽快将这些活动规律化，好让幼儿可以预期这些活动的发生。另外，照顾者在每一次的常规活动中应使用相同的步骤，这可以让幼儿很清楚地知道下一步会发生的事情。只要有可能，照顾者就应该考虑用充足的时间实施这些常规活动，同时在活动中进行沟通教学。在本章的后面部分我们将讨论一些在可以预期的常规活动中用来教导沟通技能的具体策略。

调整性的游戏

> 游戏是一种活动，它是"出于对游戏本身的兴趣而不是为了追求某种特定的结果……它也是自发自愿的，是游戏者自行选择而非他人强迫的……愉悦是游戏的基本属性，即游戏是好玩有趣的"。
>
> （Musselwhite, 1986, pp.3-4）

由于幼儿的首要"任务"就是游戏，他们的沟通也就主要发生在游戏的情境中。因此，提升幼儿游戏参与度自然就提高了幼儿获得沟通机会的数量和质量（Brodin, 1991）。不幸的是，在一些幼儿园班级中，游戏的"愉悦性"通常会被忽略而最终游戏演变成孩子的"工作"。此言论并不意味着教育者不能通过游戏促进儿童粗大动作、精细动作、社交、认知、自我照顾和沟通技能的发展。实际上，只要有可能，我们就希望教育者能够兼顾目标和活动，即在游戏的情境中完成一项主要目标和一项或多项次要目标。例如，"给洋娃娃穿衣服"这个活动既能让孩子练习与穿衣有关的精细动作，也能培养孩子的同伴交往和沟通技能。但切记，要维持活动的趣味性，不要让玩具沦落为让幼儿工作的工具。这就要求我们要认真、细致地选择游戏的材料和考虑材料使用的方法。

为了让游戏活动能够促进幼儿沟通技能的发展，家长和教育者在选择玩具和游戏材料时必须以互动为目标。例如，有些类型的玩具（如积木、球、玩具车、玩偶）就比单人游戏中主要用到的玩具（如书、纸和蜡笔、橡皮泥、拼图）更能促进同伴间的互动（Beckman & Kohl, 1984）。当然，家长和教育者还需要考虑其他重要因素，包括安全性、耐用性、对于不同障碍类别的儿童游戏所具有的动机价值、吸引力和反应性（Light, Drager, & Nemser, 2004）。玩具的反应性指的是玩具本身可以做的事情（如会发出声音、能够移动、可以制造视觉上直观展示的效果）。研究证明，相较于使用的是无反应性玩具的游戏，特殊幼儿在有反应性玩具的游戏中维持操作的时间更长（Bambara, Spiegel-McGill, Shores, & Fox, 1984）。最后，家长和教育者应该选择既适用于真实性游戏也适用于想象性游戏的玩具，这样幼儿既能有机会去获得和练习新的技能又能去玩假扮游戏。

另外一个提高孩子玩玩具可能性的方法是把玩具变得更易于抓握、携带和操作。这对于有动作障碍的幼儿特别重要，因为早期沟通的质量和幼儿操作物体的能力是相关的（Granlund & Olsson, 1987）。许多游戏的调整可以在家或学校里进行，包括提供活动架、绘画架、学习盒、游戏盒，以及找到其他能够让手掌和手臂控制能力有限的幼儿保持玩具稳定和展示玩具的方式。玩具也可以用魔术贴粘在或者用橡皮筋绑在幼儿能够触及的轮椅桌上。我们可以在书本每一页下方的角落粘上小的方形泡沫块或毛毯料来更好地分开每一页以方便幼儿更好地翻动（它们也通常被叫作"页面隔离器"）。我们也可以在玩具上粘上磁铁或方形魔术贴，这样幼儿就能用戴在头上的头柄或粘有同样材质的连指手套轻松地抓取玩具。玩具上可以转动的部分（如摇杆、旋转钮）也可以用塑料或延长的魔术贴包裹好，这方便了有感官或动作障碍的幼儿的操作。图 9.1 展示了许多可以在玩具上做的调整。

> 有许多优秀的在线资源讨论了如何通过选择和调整玩具提高特殊幼儿在学前环境中的沟通参与。这些网络资源包括 Let's Play! Projects、Do2Learn 和 Simplified Technology 等网站。

如果一位 CCN 幼儿有机会接触电动玩具和家电（如搅拌机、投影机），这些物品也要经过一些调整才能被有动作和感官障碍的幼儿使用。家长和学校的教职员工可以通过经销商或制造商购买特殊开关，要想节省费用的话，也可以利用家中和学校里现成的零件自行改造特殊开关（例如，见 Simplified

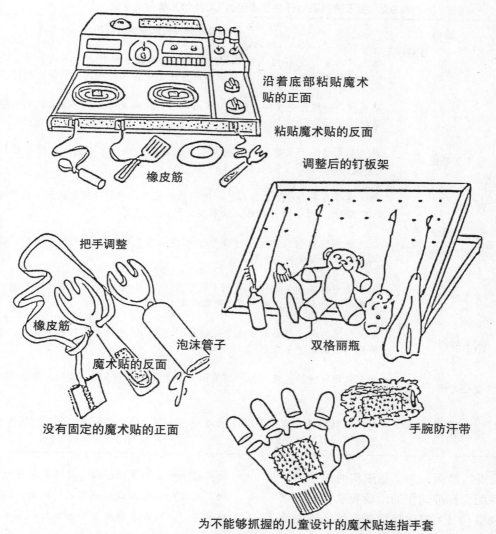

沿着底部粘贴魔术贴的正面

粘贴魔术贴的反面

调整后的钉板架

橡皮筋

把手调整

橡皮筋

魔术贴的反面

泡沫管子

双格丽瓶

没有固定的魔术贴的正面

手腕防汗带

为不能够抓握的儿童设计的魔术贴连指手套

图9.1 能够在家或学校里完成调整的游戏玩具示例（From Goossens', C.[1989]. Aided augmentative communication intervention before assessment: A case study of a child with cerebral palsy. *Augmentative and Alternative Communication, 5, 17*; reprinted by permission of Informa Healthcare. ）

Technology 网站关于这部分内容的说明资料）。要强调的是，玩电动玩具只是达到目的（即促进幼儿参与游戏常规和活动）的方式，而不是目的本身。然而我们常常看到的是，当其他学前幼儿在愉快地玩娃娃家和汽车修理厂或假扮游戏的时候，动作障碍或其他障碍幼儿却和教师助手一起待在教室的角落里玩电动玩具和微动特殊开关。更糟糕的是，老师认为像猴子（或小狗、熊）打鼓（或将两片铙钹对击，或坐车）这样的玩具对孩子有非常大的吸引力，每天都能吸引他们很长时间的注意力，因此就会丢给他们一两个通过特殊开关启动的电动玩具。这样的做法说明他们并没有理解儿童普遍的发展规律，也没有理解参与模型的原则以及适当使用微动开关

的原则。这样的做法通常只能引起普遍的哀叹，"我们花这么多的钱来买这些特殊开关的玩具，他们玩两分钟就厌倦了！"表9.2 总结了一些使用微动开关的建议以促进幼儿参与家中和学校里的活动。

沟通机会同样也可以在音乐、运动、木偶戏、表演以及其他艺术活动中出现或创造出来。就像游戏活动一样，这些活动可能需要一定的调整，才能适合特殊幼儿参与。例如，我们可以改编许多歌曲，使它们更易于以手部符号或图片符号的形式呈现出来并整合进幼儿园的一日活动中。音乐律动的活动（如手指歌《大拇指你在哪里？》）和粗大动作游戏（如《红灯绿灯》）都是教导基本的认知和沟通技能的重要载体，如听从指令、模仿、

表 9.2 关于使用微动开关技术促进 CCN 幼儿参与的建议

环境	活动	使用微动开关技术来参与活动
学校	活动转换	幼儿启动固定在 iPod 上的开关，里面有老师预录好收拾玩具的歌曲，或说出"我们已经准备好＿＿＿＿"或是说出其他在这个转换时间内必须做的事情。
	点心时间	幼儿使用特殊开关操作"载送"点心的玩具汽车或卡车，将点心送给坐在餐桌旁的每位同伴。
	自由活动时间	幼儿使用特殊开关和同伴玩简单的电脑游戏；幼儿在不同的活动里控制电动玩具（如搅拌器、汽车、旋转玩具）。
家／学校	游戏时间	幼儿在婴儿床内启动靠近自己一侧的特殊开关。启动可提供刺激与愉快反馈的玩具（如有光线显示、音乐磁带、会移动的玩具）。
	假扮游戏时间	幼儿根据假扮游戏的主题选择并使用特殊开关启动电动汽车、卡车、机器人、玩具、搅拌器或玩具混合器。
	美工时间	幼儿使用特殊开关操作漩涡图案的装置（AbleNet 有限公司制作）来制作一个漩涡图案；幼儿为同伴或成人剪纸用的电动剪刀充电。
	故事时间	幼儿使用特殊开关播放成人录制好的"一天内发生的事"的故事重点，接着由成人将剩下的故事念出来。
	烹饪时间	幼儿使用特殊开关操作搅拌器制作牛奶点心、用混合器打面糊、用食物处理器制作沙拉。
	音乐时间	幼儿启动特殊开关打开 CD 播放器或 iPod，这些设备里有由同性别同伴预录好的要唱的那一部分歌曲。

排序及概念发展。然而，为了达成沟通的目的，我们需要对一些配合标准动作的活动和歌曲进行以下一项或多项调整：（1）简化目标动作好让特殊幼儿能够有意义地参与（这也是将动作治疗师所确认的动作目标整合进来的一个很好的切入点）；（2）放慢歌曲或活动的速度；（3）将指令缩短、简化并提高指令的重复率；（4）简化词汇；（5）将词语配合手部符号；（6）配合动作发出声音或词语来鼓励口语；（7）运用视觉支持或具体的材料帮助无法参与假扮游戏的幼儿（Musselwhite, 1985）。我们也可以通过像表演（Stuart, 1988）和木偶戏（Musselwhite, 1985）这样的活动创造沟通机会。例如，教师可以将布偶粘在幼儿的脚上或手腕上而不是手上，或者装饰幼儿的轮椅，然后把它当作木偶戏表演的道具或舞台。

谢拉扎德是一位 4 岁印度与加拿大的混血女孩，和父母及哥哥住在一起。她 2 岁时因为摔伤而患有高位脊髓损伤，必须使用呼吸器。她无法说话并需要他人提供所有的生活照顾。她正在学习如何在家和幼儿园里使用吸吹式特殊开关。例如：通过她的特殊开关，她可以在教室里开关电灯；在音乐活动时间，她也可以开关音乐；在点心时间，她也可以帮忙搅拌果汁；表演改编版本的《糖果乐园》与《滑道和梯子》；以及通过将电动转盘粘在她的按键开关上玩其他幼儿的游戏。成人把有颜色与数字的纸制模板塞在电动转盘的下面，当她吸气的时候转盘会旋转，而吹气的时候转盘则会停止。接着，她的游戏同伴就会将她的筹码放到她所转到的颜色或数字上（Canfield & Locke, 1997）。她也可以和朋友们一起玩电脑游戏；在玩娃娃家时，操作电动玩具、混合搅拌器、微波炉；在故事时间，她会启动录有一条信息的小型沟通器，告诉老师要翻页；在美工时间，在协助者的帮忙下，她会操作电动剪刀和热熔胶枪完成美术作品。谢拉扎德进入幼儿园后，当她的同伴学着用纸笔写字时，她也要学着使用特殊开关操作 AAC 设施以打出字母和单词。

为 CCN 学龄儿童解决机会阻碍并促进其参与

普通儿童与青少年是如何找到沟通机会、结交沟通同伴并习得许多沟通方法的呢？正如大多数父母所知，这些机会主要发生在儿童在学校里与他们的班级同学或其他同伴互动的时候。然而大量研究显示，初始沟通者沟通机会严重受限，即使在学校也是如此，尤其当特殊学生被安置在由许多和自己相同障碍的学生组成的自足式特教班级中时，他们的沟通机会更为匮乏（如 Sigafoos, Roberts, Kerr, Couzens, & Baglioni, 1994）。自 20 世纪 80 年代中期开始，北美与其他地方的学校改革运动都非常强调将特殊学生融入普通班级中与普通同伴一起学习的重要性。研究指出，有适当支持的融合教育会逐渐增加 CCN 学生与不同同伴自然沟通的次数与机会（Calculator, 2009; Jorgensen, McSheehan, & Sonnenmeier, 2010; Katz & Mirenda, 2002）。

当然，我们无法保证 CCN 学生进入普通班级后，就一定能融入学校的教育与社交圈从而提升沟通能力。有一些因素会限制沟通机会：（1）潜在的沟通同伴可能无法意识到或利用自然情境中与沟通相关的事件；（2）沟通同伴预感到 CCN 学生的需求时，可能会抢先做出沟通；（3）CCN 学生的沟通行为非常有限，以致其他人可能无法为他们提供沟通机会（Sigafoos et al.,1994）。基于这些因素，构建学校环境并支持教师及教师助手为 CCN 学生创造明显的沟通机会就变得十分必要。我们可以采取一些简单的策略，例如：将要完成的或活动中要用到的物品先收着，等待 CCN 学生提出要求；在班级活动中穿插定期、经常性的机会来使用符号（例如，询问有关特定课程和情境的问题：我们接下来要做什么呢？现在轮到谁了？故事里的男孩去了哪里？）；打断正在进行的活动，制造机会让 CCN 学生表达要求或抗议；提供一个错误或未完成的物品以等待 CCN 学生的请求（如只提供一部分的玩具，让孩子去要求剩余部分的玩具）；延迟帮助，制造机会让 CCN 学生请求帮助（Sigafoos, 1999; Sigafoos & Mirenda, 2002; Sigafoos, OReilly, Drasgow, & Reichle, 2002）。我们在使用这些策略时须将它们融入一日的教育活动和情境中去，这一点很重要。

如果她需要帮助，如打开颜料罐，她就会轻拍其他孩子，然后把颜料罐交给他们，"你知道的，我无法打开这个盖子。"然后他们就会帮忙，并像我一样兴奋："嗨，霍利要我打开它！霍利请我做这个！她会沟通！"（一位就读于普通班的特殊儿童的母亲，in Giangreco,1996, p.252）

必须承认，对于需要班级支持的儿童，融合教育有很多挑战。通常 CCN 学生在普通班级中会比在特教班中有更广的沟通需求。在普通班级中，学生需要能够就不同的主题进行提问和回答、作报告、加入教学小组、参与各种不同的社交互动（Kent-Walsh & Light, 2003）。在融合的社交环境中，当学生和班级同伴或朋友互动时，他们会面临很多沟通机会，远远超过了简单的要求、拒绝或确认意愿和需求。例如，如果一位青少年坐在自助餐厅和他的高中同学一起吃午餐，他应该不会有太多的意愿和需求要表达，因为他的需求（至少对食物和饮料的需求！）已被满足。然而，他或许会被朋友问到上周末做了哪些事，谈谈学校即将到来的音乐会或足球比赛、他喜欢的电视节目或电子游戏。为了让学生像融入教学活动中一样可以完全融入其他的社交活动中，我们应让他们学会沟通策略以分享信息、建立亲密的社交关系和实践社交礼仪（Light, 1988）。在接下来的第 10 章和第 13 章中，我们会进一步讨论支持社交沟通的策略以及将依赖 AAC 的学生融入普通班级中的策略。另外，在这些议题上我们也形成了许多以个人为中心的计划模式。

以个人为中心的计划

你都和谁交谈？对于大多数 CCN 个体，这个答案是家庭成员、受雇的成人沟通同伴或辅助者，还有其他的特殊人士。作为沟通同伴，他们都没有问题，但他们不应该是唯一的沟通同伴。想象一下，如果每天你只能和你的父母、老师，还有其他和自己一样的特殊人士沟通，那会是什么样的情景？

很多时候，我们需要以系统的方式规划与实施计划以帮助 CCN 人士从只有较少沟通同伴的限制性环境中转换到较融合的情境中。以个人为中心的计划（person-centered planning; O'Brien & Lyle O'Brien, 2002）是一系列的程序与步骤，它们能使特殊人士与他们的辅助者"聚焦于机会……去发展个人关系、在社区生活中发挥积极作用、提升对自我生活的控制以及获得达成这些目标的技巧与能力"（Mount & Zwernik，1988, p.6）。以个人为中心的计划包括三个步骤。首先，团队对 CCN 人士及与他们生活相关的其他人进行小组访谈，从访谈中收集有关 CCN 人士过去的事件、人际关系、住处、喜好、选择，还有对未来的想法、阻碍与机会等的信息资料，并利用这些资料形成"愿景计划"。该步骤重在构建发展个体能力与天赋的未来愿景，而非关注其障碍与问题（O'Brien & Pearpoint, 2007）。其次，CCN 人士和其他团队成员依据愿景计划制订长期与短期的目标。最后，辅助者承诺在实施愿景计划的过程中为 CCN 人士提供不同类型和不同程度的支持。

PATH 与社交网络

两个以个人为中心的计划已在 CCN 人士的沟通支持上得到了充分应用。第一个是 PATH（Planning Alternative Tomorrows with Hope，PATH），它是一项有八个步骤的计划，该计划把 CCN 人士和他／她的短期与长期社交网络计划中的相关人员整合在一起（O'Brien & Pearpoint, 2007; Pearpoint, O'Brien & Forest, 2008）。第二个是社交网络（Blackstone & Hunt Berg, 2003a, 2003b），它专为 CCN 人士而设计，目的是帮助团队收集并解读相关信息来制订 CCN 人士在融合环境中的 AAC 干预计划。这个模式的核心在于使用构成 AAC 使用者社交网络的五个"沟通同伴圈"（circles of communication partners，见图 9.2）来确认沟通同伴。沟通同伴圈由以下圈层构成：（1）生活伴侣（如亲密的家庭成员）；（2）亲人或要好的朋友（如一起相处且关系亲近的人）；（3）邻居和熟人（如同学、同事）；（4）受雇与 CCN 学生互动的人（如教师、教师助手）；（5）偶尔打交道的人（如店员、社区支持者）。在确认个体在这五个圈层中的优势领域以及要特别注意的地方时，AAC 团队成员可以使用社交网络调查表（Social Networks Inventory）和规划方法。

可通过 Inclusion Press in Toronto 获得以个人为中心的计划与 PATH 的书面材料和训练录像资料。可从 Augmentative Communication 公司获得社交网络调查表以及 DVD。社交网络评估与实施的材料，除了有英文版外，还有加泰罗尼亚文、中文、丹麦文、法文、意大利文、挪威文、俄文等语言版本。

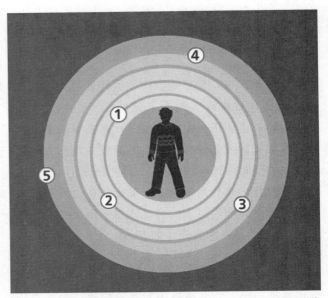

图 9.2 沟通同伴圈：（1）生活伴侣；（2）亲人或要好的朋友；（3）邻居和熟人；（4）受雇与 CCN 学生互动的人；（5）偶尔打交道的人（From Blackstone, S., & Hunt Berg, M. [2003a]. *Social networks: A communication inventory for individuals with complex communication needs and their communication partners–Inventory booklet* [p. 30]. Monterey, CA: Augmentative Communication, Inc.; reprinted by permission.）

为 CCN 青少年和成人解决机会阻碍并促进其参与

自 20 世纪 70 年代中期开始，许多研究者都赞同处于青少年或成人阶段的初始沟通者应充分地融入社区中，和普通青少年、成人一样参与各类职业、娱乐与休闲活动（McNaughton & Bryen, 2007；Meyer, Peck, & Brown, 1991）。团队一定要为较年长的 CCN 成人提供社区参照支持模式，根据这个模式，支持人员一定要在真实的社区或职业环境中教 CCN 人士借助自然情境中的线索和反馈学习技能以参与适合其年龄、有功能的（即在日常活动中有直接作用的）活动（Falvey, 1989; Ford & Mirenda,1984）。这类活动也可能发生在家中、娱乐、休闲、工作或学校的环境中。团队可以使用以个人为中心的计划模式，如前面描述的 PATH 与社交网络方法，来制订个别化的计划与策略以达成这个目标。

对于依赖 AAC 的青少年与成人，根据教学需要调整后的社区参照支持模式可以直接、积极地影响他们的沟通参与和沟通机会的质与量。随着社区参与度的提高，CCN 个体可能需要在餐厅里点餐、为社区的篮球队加油、在大学图书馆中请求帮助或者和工作伙伴在休息的时间聊天……像这样的自然沟通机会实在是太多了！对这些 CCN 青少年与成人所参与的环境进行仔细分析可以帮助我们找出有哪些可能的沟通机会，并确定干预方案中必须要做的调整和所需的 AAC 技术。

多年来，我们已成功地使用"生态评量"（ecological inventory）这一程序来实现上述目的。简单来说，生态评量程序类似参与模型中的第一个步骤，其过程如下（Reichle, York, & Sigafoos, 1991）：

· 观察普通同伴参与感兴趣的活动。

· 写下逐步完成这些活动所需的技能的清单。

· 对照上述技能清单评估 CCN 成人的技能以明确差别。

· 设计沟通支持与教学项目以教导所需技能。

图 9.3 提供了一段针对一位成人在沟通环境中的参与情况的生态评量，同时也展示了有针对性的调整建议。AAC 团队可以针对个体在家中、工作场所及社区中的活动参与完成这些评量。如果个体未被支持去参与各种环境中的功能性的、适合其年龄的活动，这种限制就是机会阻碍，同时应将其作为干预补偿的目标。

🔍 《InterAACtion：有意与无意沟通者的策略》（*InterAACtion: Strategies for Intentional and Unintentional Communicators*）是一个附有 DVD 的手册，目标读者是为依赖 AAC 的发展性障碍或多重障碍成人提供支持的辅助者（Bloomberg, West, Johnson, & Caithness, 2004）。可以通过澳大利亚的 Scope Communication Resource Centre 取得。

环境：普雷德尔的药妆店
目标个案：萨拉，20 岁
活动：购买一些日常用品
安排：和朋友在药妆店采购一些物品，朋友推着坐在轮椅上的萨拉

技能（和普通同伴一样的表现）	参与（特殊人士）			可能的参与或沟通调整
1. 进入药妆店。	−			在进入前暂停，等待期待或接受的信号。
2. 如果售货员出现的话，向站在饰品区的售货员打招呼。	+（发声）			另外，她可通过左手启动微动开关打开录有打招呼用语的循环卡带。
要购买的物品				
	1	2	3	
重复每个项目				
3a. 走到／轮椅被推到药妆店的前面，看看每个通道，直到确认要走的通道。	−	−	−	鼓励萨拉寻找通道，暂停并搜寻接受的信号，在收到信息后才走向通道。
3b. 走到通道上／轮椅被推上通道。	−	−	−	朋友可以慢慢地推着她的轮椅走向通道。
3c. 找到确定的区域。	−	−	−	当她的轮椅经过各个区域时，等待接受的信息并停止。
3d. 选择物品（检视物品）。	P	P	P	她的朋友可同时拿起两个物品选项让她容易看见。
3e. 选择需要的物品。	P	P	P	留意萨拉运用目光注视或肢体动作表示选择。如果没有选择，朋友再拿起另外两个物品选项。
3f. 如果有需要的话，和朋友沟通。	P		P	考虑使用录有多个信息的循环卡带以谈论某个主题，她可以用左手启动微动开关："你最近有看过什么不错的电影吗？"
3g. 看看下一项物品是否也在这个通道，如果是，则重复步骤 3a；如果不是，则回到步骤 2。	−	−	−	她的朋友可推着她放慢速度再逛一次这个通道，注意停止的信号。
4. 找到收银台。	−			她的朋友将轮椅推到药妆店的前方可看到收银台的范围内，等待信息再继续。
5. 向收银员打招呼。	P（微笑）			考虑使用步骤 2 中的单一循环信息。

图 9.3　生态评量的参与和沟通调整建议摘要（要点：＋＝能够独立表现；－＝不愿意尝试；P＝提示）

基础线

再次强调，已有研究表明，朋友、家长、专业人员与社区成员对初始沟通者在融合情境中的社交沟通能力有积极的影响。在促进沟通干预的成功上，在融合情境中获得真实又能够激发动机的沟通机会与获得一个适当的使用系统一样重要。相较于其他人，这或许对刚开始学沟通原则的人更为真实，因为他们的个人资源最少，并需要大量的他人辅助。如果这些个体的沟通同伴中只有很少的人是非雇用人员，那么我们几乎可以确定沟通干预的影响是非常有限的，因为非雇用的沟通同伴不太会在短时间内换工作，也不可能在下一年因为新的工作而离开，且这些人不认为他们的主要工作是让个体恢复成和普通人一样。

AAC 团队在安排了沟通机会与情境并确认了沟通同伴后，便可以尝试通过多种途径与方式培养个体的沟通技能。对于许多初始沟通者，一开始的干预也许应该聚焦在加强他们现有的非符号沟通行为上。

Support Helps Others Use Technology（SHOUT）是美国的一个非营利组织，它主要是帮助依赖 AAC 的成人克服他们就业上的相关阻碍。SHOUT 赞助每年的扩大沟通者匹兹堡就业会议（Pittsburgh Employment Conference for Augmented Communicators）。在加拿大，Speaking Differently 是一个以改善 CCN 成人生活质量为目标的社群。

提高辅助者对非符号沟通做出回应的意识并实施这方面的培训

如同前面章节提及的，我们使用辅助者这一术语指代有权利也有义务为 CCN 个体提供支持的人。至少有两个理由可以说明教导辅助者确认初始沟通者的非符号沟通信号并对此做出回应的重要性。第一也是最明显的理由是，辅助者的依联回应能让个体意识到自己的行为会影响其他人的行为，而且是以有意义且可预测的方式产生影响。当家长用靠近的方式持续地对孩子发出的声音进行回应，或辅助者例行性地用离开回应一位成人挥动手臂的动作时，

孩子与成人都能认识到他们的行为所具有的"沟通力量"大过其他人的行为。

第二，或许没有第一个理由那么明显，辅助者的依联回应能预防意在沟通的问题行为的形成。格林、奥·赖利、伊琼和斯加弗斯（Green, O'Reilly, Itchon, & Sigafoos, 2005）描述了这样的机制并解释了它是如何运作的：

萨米所有的沟通都是通过无法辨识的声音、用手臂去够和不协调的手臂动作完成的。有时候，照顾者和其他人注意到了萨米的行为并给予了适当的回应；有时候，他们注意到了却没有做出适当的回应，因为他们并没有正确地解读萨米的沟通行为；有时候，他们甚至完全没注意到萨米的行为。在这种照顾者回应不一致（或缺少）的情境下，萨米在一段时间后会增加行为的强度，"她开始尖叫并乱抓，同时从起初不协调的手臂动作演变成拍打自己脸部的自伤行为"（Green et al., 2005, p.54）。萨米的照顾者肯定会对这类强度的行为做出回应，他们很可能需要花费额外的精力去弄清楚该行为的意图。这样的后果是萨米学会用尖叫、乱抓还有自伤行为获得自己想要的结果，因为这比她原来使用细微的、非符号沟通行为更为有效。如果她的照顾者在第一时间就能给予一致性的回应，那么萨米的问题行为或许根本不会出现，更不会持续发展。

对沟通信号的区辨与回应

如果个体将手势与发声作为主要的沟通手段，那么当该个体有需求时，他/她都会首先以这种方式进行沟通，而不只是对沟通同伴的问题或指令做出回应。一开始个体自动发出信号的行为并不是想要沟通，只是随机出现。当辅助者视它们为有意图而持续一致地解读并回应这样的行为时，该个体才会逐渐学会有意图地发起这些行为。很遗憾的是，虽然大多数成人会对普通儿童、成人的惯用手势与发声做出回应，但是他们常常忽略或错误解读 CCN 儿童尤其是 CCN 成人出现的怪异行为（Rowland, 1990）。辅助者发现分辨有意行为与无意行为特别困难（Carter & Iacono, 2002; Iacono, Carter, & Hook, 1998），因为这两种行为之间的差别通常很细微。然而，这些细微的差别却非常重要，因此辅助者对有意行为和无意行为要有不同的回应才能促进有意行

为的形成，这个过程经常用"塑造"（shaping）来表示。西格尔、克莱斯（Siegel & Cress, 2002）和卡特、亚科诺（Carter & Iacono, 2002）概述了一些研究者提出的有意行为的参考指标，具体见表9.3。

"家长极度依赖自己的直觉与能力解读他们的孩子……这涉及了大量的猜测……家长经常会对自己解读的有效性持怀疑态度。他们经常听到其他人说'家长过度解读孩子，家长的理解只是家长自己愿望的表达……'；然而，在对自己孩子的了解以及对他们沟通的理解上，家长具有独特且不可替代的作用。"（Brodin, 1991, p.237）

家长和辅助者的培训

关于教导辅助者如何支持各年龄段的成人初始沟通者，有大量基于循证的辅助者培训项目，这些培训可用到我们在前面章节里提及的支持非符号与符号沟通的原则。这些项目或相关的书籍有《沟通同伴》（communicating partners；MacDonald, 2004）、《两个人说话》（It Takes Two to Talk；Pepper & Weitzman, 2004）、《言语之外》（More than Words; Sussman, 1999）、van Dijk教学法（van Dijk approach；Nelson, van Dijk, Oster, & Mcdonnell, 2009）、SCERTS® 模式（Prizant, Wetherby, Rubin, & Laurent, 2003；Prizant, Wetherby, Rubin, Laurent, & Rydell, 2006a, 2006b）与《InterAACtion：有意与无意沟通者的策略》（InterAACtion: Strategies for Intentional and Unintentional Communicators；Bloomberg et al., 2004）。此外，不论教授的是什么样的技能，有许多通用的策略适用于辅助者培训项目。肯特沃尔什和麦克诺顿（2005）描述了辅助者训练所需要的八个一般性步骤，表9.4简要呈现了这些步

骤。在这一节与后面章节中，我们将具体描述要教给使用这一基础框架的辅助者的策略。

在2007年到2008年，加拿大辅助沟通社区同伴关系（Augmentative Communication Community Partnerships Canada, ACCPC）开发、测试并评估了一项训练"沟通助理"（communication assistants）的计划，让沟通助理担任AAC使用者的辅助者。结果表明，接受过训练的沟通助理的加入明显地提高了AAC使用者沟通与参与社区活动的能力，同时让他们感到有尊严、被赋权、有自主权和隐私权（Collier, McGhie-Richmond, & Self, 2010）。该训练项目的相关资料可通过ACCPC网站获得。

回应与扩展非符号沟通的策略

沟通的三大基石就是自主地发出引起注意、接受与拒绝的信号。甚至仅有极少手势与发声行为的个体也能学会使用非符号信号进行沟通以达成这些目的。引起注意的信号是个体主要用来发起和他人社交互动的信号，如大笑、哭泣或目光接触。诸如某某人是怎样让你注意她，让你知道她想要什么？或某某人做了什么让你知道他想要你和他说话？之类的问题经常能让家长或其他熟悉个体的照顾者举出个体这类行为的例子。个体使用接受信号表达能够接受当前发生的情况并感到愉悦。针对你怎么知道某某人什么时候喜欢做这些事？或者你是怎么知道某某人是快乐的？等问题，熟悉个体的沟通同伴通常能描述个体那些表达接受信号的沟通行为；当个体发现目前的状况是自己不能接受的、不喜欢的、无法忍受的时候，他/她就会使用拒绝信号。针对你怎

表9.3 有意沟通行为的参考指标

1. 在事物（即目标物）和辅助者之间是否出现来回的目光注视（即共同注意）？

2. 身体的朝向是否表明有一个直接指向辅助者的信号？

3. 当这个信号出现时，沟通者在重复该信号前是否有短暂停顿，而这个停顿是沟通者在等待辅助者的回应？

4. 当这个信号出现且辅助者做出回应时，该信号是否终止了？

5. 当这个信号出现且辅助者做出回应时，沟通者是否出现满意或不满意的反应？

6. 当这个信号出现而辅助者没有回应时，沟通者是继续重复这个信号还是改变这个信号？

7. 这个信号是否已仪式化（每次出现都是一样的）或它有一般惯用的形式（如用手指、摇头）？

Source：Siegel and Cress(2002); Carter and Iacono(2002).

表 9.4　沟通辅助者培训所需要的八个步骤

步骤	描述
1. 介绍目标策略并评估辅助者使用现状与想学习的意愿	观察沟通辅助者与 CCN 人士的相处情况，评估辅助者使用目标策略的频率与正确性，和辅助者一起回顾结果并确保他 / 她有学习新策略的意愿。
2. 描述策略	描述目标策略与组成步骤并解释它对 CCN 人士潜在的、积极的影响。
3. 示范策略	当向辅助者逐步说明时，与 CCN 人士一起示范目标策略的应用。
4. 口语练习	要求辅助者叙述策略与策略执行的所有步骤。
5. 可控式练习与反馈	当辅助者尝试对 CCN 人士使用目标策略时，教学者提供辅助与口头反馈。
6. 进阶式练习与反馈	当辅助者在自然环境中的多数情况下使用此策略时，教学者开始渐退辅助和反馈。
7. 再评估辅助者技巧和长期使用本策略的意愿	观察辅助者独立使用此策略的情况并与步骤 1 的结果进行比较；帮助辅助者形成长期的行动计划以持续使用策略。
8. 泛化	辅助者能在各种不同的安置环境与情境里对 CCN 人士运用该策略。

Source：Kent-Walsh and McNaughton(2005).

么知道某某人不喜欢这些东西？或你怎么知道某某人现在不高兴 / 难过？等问题，家长通常会描述个体那些表示拒绝的行为。注意，发出接受或拒绝信号的能力与去回应是 / 否问题的能力是不一样的，后者涉及一系列更为复杂的技巧。接受与拒绝的信号可能很明显，如微笑、大笑、皱眉、哭泣，也可能很细微，如避免目光接触、身体收紧、呼吸变快或突然地变被动。

大多数个体是有能力以某种方式发出接受和拒绝的信号的，尽管这些信号可能会非常怪异。但如果个体还无法以清晰、有意图和社交适当的方式发出引起注意、接受与拒绝的信号，那么针对个体的最初的沟通干预就必须包括发展这些行为的策略。

教授引起注意的信号与手势

辅助者回应个体引起注意的行为特别重要。首先，辅助者应回应个体所有的能够被社交和文化所接受的有意图的行为，并让个体反复体验这些行为能够达到引起注意的功能，自己为沟通所做的努力是有结果的（Smebye,1990）。例如，辅助者可以对个体为了引起注意而拍打轮椅托盘或发出较大声音的行为做出回应。在个体能够发起可以接受的引起注意的行为并有意识地使用该能力之后，辅助者就可以开始减少回应，仅对个体最值得期望且频率最高的行为做出回应。

CCN 个体使用简单的科技就能明显地提升辅助者对其沟通行为的关注，尤其是那些容易错过的细微沟通行为。例如，研究人员已经发明了用于引起注意的按键启动装置（如呼叫蜂鸣器）以及能录制一条信息（如"请过来"）的装置。

一项研究针对 3 位 CCN 儿童使用了"中断行为链"（interrupted behavior chain）的策略，这 3 位儿童伴随严重的认知、感官、肢体和医疗障碍，并且参与学校日常活动的能力非常有限（Gee, Graham, Goetz, Oshima, & Yoshioka, 1991）。老师从学校的常规活动中找出了三四个可以中断的活动，通过中断活动为这 3 位 CCN 学生提供机会来使用引起注意的装置。这样的机会通常出现在活动转换期间。例如，埃里克被告知下轮椅的时间到了，老师将他的固定带放松并将轮椅桌板移开，但没有拿走桌板（本来需要拿走它），埃里克的老师在等待他运用动作或声音来唤起注意（如伸出手臂、发出激动的声音或呜咽声），然后提示他启动已经在适当位置架设好的、前面提到的用于引起注意的装置的开关。在老师的提示下，埃里克启动了此装置，同时原本安排好的常规活动（如埃里克下轮椅）继续进行。一段时间过后，老师渐退教学中启动特殊开关的提示，例如，老师会停顿几秒让埃里克有机会在没有提示的情形下主动启动开关。这 3 位 CCN 学生在不超过 60 次的教学机会中，学会了独立地在一些常规活动中启动用于引起注意的特殊开关。这个研究清晰地表明了，在精心安排的教学中使用适宜的情境和科技可以让 CCN 个体学会简单的引起注意的行为，哪怕是重度障碍者，他们也可以习得这样的行为。

与问题行为的关系

很遗憾的是，对于很多非符号沟通者，用于引起注意的信号往往是不能被社会大众接受的行为，例如，尖叫、乱抓、打人、丢东西、发脾气、自伤以及其他不能被接受的行为。从 20 世纪 80 年代开始，功能性沟通训练（functional communication training，FCT）这一技术开始用于解决上述问题。FCT 的原理在于教给个体具有和问题行为相同功能的沟通技能以减少个体的问题行为。如同前面提到的，团队依据 FCT 实施一个完整的评估来确认相关行为的功能（即沟通信息），并以系统的教学教授新的沟通行为（Sigafoos, Arthur, & O'Reilly, 2003）。一些研究者报告了许多关于 AAC 使用者的 FCT 干预，干预焦点在于教授替代性的引起注意的行为（Mirenda, 1997; Bopp, Brown, & Mirenda, 2004）。这些研究教授非符号沟通行为，如轻拍、挥手（Kennedy, Meyer, Knowles, & Shukla, 2000; Lalli, Browder, Mace, & Brown, 1993; Sigafoos & Meikle, 1996）、启动预录**请过来**信息的微动开关（Northup et al., 1994; Peck et al., 1996）和启动 SGD 上引起注意的信息，如**我想加入这个小组**（Durand, 1993）或**你可以帮我做这个吗？**（Durand, 1999）。教师可以在自然情境中使用系统化的教学策略，如提醒、渐退，来教授引起注意的新行为，同时要给予短暂的注意作为回应。已有多位研究者提供了在制订与执行发展性障碍者的 FCT/AAC 干预计划时的关键步骤 (Bopp et al., 2004; Sigafoos, Arthur, & O'Reilly, 2003; Tiger, Hanley, & Bruzek, 2008)。

《重中之重：前符号阶段的重度障碍儿童的早期沟通》（*First Things First: Early Communication for the Pre-Symbolic Child with Severe Disabilities*）是一本为家长与专业人员所设计的手册，它包括了评估与教导基础沟通信息（如要求更多、引起注意和做选择）的策略。相关信息可以在 Design to Learn 的网站上获得。

教授接受 / 拒绝的信号与手势

依联解读与回应的基本原则同样也是建立具有接受或拒绝功能的沟通信号的基石。很多时候，这些信号都非常细微，例如，当个体觉得紧张或不舒服时，他 / 她的行为看起来没什么改变，但他 / 她会发出轻微的呜咽声（Sigafoos & Mirenda, 2002; Sigafoos et al., 2002）。有些个体可能会表现出更多明显的线索，如四肢的移动、微笑和哭泣。刚开始，辅助者回应所有被社会与文化所接受的沟通行为并照此执行，这是非常必要的，因为随着时间的推移，辅助者就能够强化个体的这些行为并教导他 / 她沟通的力量。有的时候，辅助者会表达对使用该策略的担心，担心如果每次都满足个体所要的，个体就会被"宠坏"。其实无须担心，如果辅助者能够调整对个体的需求的回应次数与强度，他们就可以决定什么时候开始间歇性地回应这些信号或是用不太明显的行为鼓励个体自己使用这些信号，即"塑造"个体正确使用接受 / 拒绝的信号和手势这一行为。

与问题行为的关系

有些个体会使用无法被社会大众所接受的行为发出接受 / 拒绝信号或者参与社交互动。例如，刻板行为（如旋转物品、前后摇晃）与攻击行为（如发脾气、自伤行为）通常都表示拒绝，具有逃避功能（Durand & Carr, 1987, 1991; Kennedy et al., 2000）。有些个体在高兴或兴奋时可能会拍自己的手并不断尖叫，或变得具有攻击性，这些都是他们在明确表达接受信息。个体可能会用很多不恰当的社会性行为发起与维持社交互动。当个体使用不适当的方式引起他人注意时，我们可以用 FCT 教导他们，用正确的行为替代不适当的表示接受、拒绝的社交互动行为。

当莫妮卡不想吃母亲为她准备的食物时，她习惯于非常用力地敲打她的轮椅桌板来表示拒绝。莫妮卡的母亲开始观察她在敲打轮椅桌板前是否会出现更多细微的拒绝线索。她注意到莫妮卡一开始偶尔会瘪嘴，紧接着会把头转开。莫妮卡的母亲开始回应这个行为，即只要莫妮卡一出现这个行为，她就将食物拿开。同时，当莫妮卡开始敲打桌板时，她的母亲会提示她使用转头这个行为替代敲打桌板。两个月之后，莫妮卡瘪嘴与转头的次数增加，也几乎停止了敲打桌板的行为。因为她现在用另一种方式告诉母亲她不想要了。莫妮卡的母亲使用 FBA 与 FCT 教会了她新的沟通方式并阻止了她的问题行为继续出现。

到了课间休息时，三年级亨尼西老师班里的教师助手会确认每位学生都穿上了外套并戴上了手套还有帽子。教师助手萨拉会指导学生肯（一位 13 三体综合征的学生）去他的外套衣架边。她握住他的手一边走一边前后轻轻摆动手臂。萨拉会笑着用很温柔的声音对肯说："现在是课间休息时间了，你需要做什么呢？"肯会以微笑回应萨拉并且在他拿到外套时显得很愉快。很明显，肯喜欢萨拉对他的关注，并会用非符号行为（如伸手、微笑）和她沟通。（Siegel-Causey & Guess, 1989, p.28）

脚本化的常规活动

脚本化的常规活动（scripted routines）可为初始沟通者提供结构化的机会，让他们在自然的活动情境中练习使用引起注意、接受与拒绝的信号（如 Keen, Sigafoos, & Woodyatt, 2001; Siegel & Wetherby, 2000）。亚当是一位盲聋且兼有重度肢体障碍的年轻男士，表 9.5 展示了为亚当量身打造的"游泳前换衣服"这一脚本化的常规活动。从这个例子可以看出，脚本化的常规活动通常包括五个要素，依次是触觉线索、口语线索、暂停、口头反馈与动作。

触觉线索（touch cue）

触觉线索提供了口语以外的信息，并且出现在常规活动的每个步骤之前。触觉线索应该每次都一样，所有的辅助者都应该使用同样的触觉线索。对于单一或多重感官障碍个体（如视障、听障或兼有视、听两种障碍），触觉线索非常重要，其他非符号沟通者经常也会用到该线索。例如，在表 9.5 中第二个步骤是用泳衣摩擦亚当的手腕，该触觉线索通常与要帮他穿上泳衣有关。

口语线索（verbal cue）

口语线索是辅助者在提供触觉线索时所说的话。

例如，辅助者在亚当穿上泳衣之前用泳衣摩擦他的手腕，接着，辅助者说："要准备穿泳衣啦！"（见表 9.5 的步骤 2）。辅助者无须追求口语线索的完全精准，而应尽可能自然地使用短语或短句为个体提供最基本的信息。即便是面对听力障碍个体，辅助者也应该一直使用口语线索，因为大多数个体都会有基本的残余听力。

暂停（pause）

在每次运用了触觉与口语线索后，辅助者要暂停 10~30 秒以观察个体的反应。以亚当为例，他的动作或声音是有意图的或者可以被解读为有意图的回应。如果在暂停后，个体用可以被解读为接受的信号做出回应，辅助者应继续该项常规活动；如果个体给出了拒绝的信号，那辅助者应该暂时停止这个常规活动，稍后再试一次，或者换个方式，或者终止这一常规活动。如果个体没有出现接受或拒绝的信号，辅助者应重复触觉与口语线索，然后暂停，为下一个信号等待 10~30 秒。如果个体仍然没有给出任何信号，辅助者可以使用口语确认并继续常规活动。大多数时候，暂停的时间取决于个体回应的水平以及动作实现的程度。重度肢体障碍个体则需要较长时间的暂停，因为他 / 她需要更长时间调整与发出信号。

口头反馈（verbal feedback）

在个体发出接受信号之后，辅助者结合个体的适当动作口头回应个体做了什么和辅助者将会做什么。例如，在暂停后（表 9.5 的步骤 2），亚当的辅助者说："哦，你的脚动了，我来帮你把衣服脱掉。"

动作（action）

在脚本化常规活动的每一个步骤中，辅助者给出口头反馈后就应做出动作。而且，辅助者需要通过工作分析确认这个动作是常规活动的实际操作步骤。辅助者或许需要帮助无法独立完成这些动作的个体；到底要帮助多少要根据个体的需求来确定。重要的是，要记住实施脚本化的常规活动的重点不是去教个体表现动作，而是在熟悉的活动情境中去促进个体使用沟通信号。

表9.5 亚当的脚本化常规活动

触觉线索（辅助者怎样给予非口语的信息）	口语线索（辅助者说什么）	暂停至少10秒钟，等待回应	口头反馈（当个体表现出该行为时，辅助者说什么）	动作（个体接受之后或一秒钟暂停完了之后，辅助者应该做什么）
1.用安全带搓揉亚当的手肘，解开扣环让他发出声音。	要去游泳啦。	暂停、观察	好，我听到你发声啦，我们穿泳衣吧。	采取步骤2。
2.用泳衣摩擦他的手腕。	要准备穿泳衣啦。	暂停、观察	哦，你的脚动了，我来帮你把衣服脱掉。	采取步骤3。
3.拉下外套拉链。	现在准备脱外套啦。	暂停、观察	我看到你手动了，我来帮你脱外套。	采取步骤4。
4.搓亚当的背部。	把身体向前倾一点。	暂停、观察	我听到你声音啦，好的，你现在往前倾一点。	帮他把身体往前倾。
5.轻拍他右手臂的袖子。	现在该伸手臂啦。	暂停、观察	我看到你想要移动你的手臂，让我帮你把袖子脱下。	脱右手袖子。
6.把外套从背上脱下并轻拍左手臂的袖子。	让我们把另外一边的袖子脱下。	暂停、观察	很好，你试着动一动另外一边的手，我们把那边的袖子脱下。	脱左手袖子。
7.用力拍右脚鞋子。	准备脱鞋啦。	暂停、观察	我听到你声音啦，你想让我帮你脱鞋子。	脱右脚鞋子。
8.用力拍左脚鞋子。	要脱另外一边的鞋啦。	暂停、观察	你的脚动了，你想让我帮你脱另外一边的鞋子。	脱左脚鞋子。

脚本化的常规活动也被称为联合行动式常规活动（joint action routines）（McLean, McLean, Brady, & Etter, 1991; Snyder-McLean, Solomonson, McLean, & Sack, 1984）或预设的对话（planned dialogues）（Siegel & Wetherby, 2000; Siegel-Causey & Guess, 1989）。可以在这些作者的出版物中找到针对其他沟通情境设计的脚本和调整的活动。

在为幼儿游戏设计脚本化的常规活动时，辅助者也可以使用表9.5所描述的但更为简化的模式，可以去掉触觉线索与口语线索这两个步骤。例如，辅助者可以根据《划呀！划呀！划着船！》这首歌创造一个互动的常规活动。辅助者可以面对孩子坐在地板上，握住他/她的双手，一边唱这首歌一边带着孩子来回摇动，做出划船的动作。一旦这个常规活动建立起来并且孩子也表现出很喜欢它，辅助者每唱完两段就可以暂停一下并观察孩子是否有任何想要继续这个游戏的表示。辅助者可以将"做动作，暂停等待沟通信号，做动作"这一基本模式运用到其他互动游戏与歌曲里。当个体的年龄大于5岁时，他/她就有能力参与符合年龄的社会性与休闲性的脚本化的常规活动，如游泳、看录像、玩弹珠游戏和参加学校舞会及接力赛。

6个月后，亚当开始参与游泳课的穿衣和脱衣这一常规活动。他通过移动他的左手臂或腿，或是在常规活动暂停时发出声音参与该常规活动（见表9.5）。刚开始，这些动作并没有经常出现，但在辅助者给予回应后，这些动作出现得越来越频繁。另外，辅助者将脚本化的常规活动也运用在亚当的用餐、变换姿势与洗澡时间。在亚当27岁时，他白天99%的时间都花在了睡觉或被动地等待他人协助上，而到了45岁时，他白天大部分的时间花在了参与家庭与社区活动上。他操作安装在头部的大型特殊开关来启动引起注意的蜂鸣器，运用SGD中大量的触摸式符号来做选择、表达他的喜好和参与社会性的常规活动。随着他的社交网络的扩大和社区活动参与的增多，他的沟通技能也在持续地发展。

手势词典

在辅助者实施一系列教授引起注意、接受与拒绝信号的干预后，绝大多数的初始沟通者会逐渐形成用声音与手势进行沟通这一基础能力。这些动作中可能有很多显得很怪异，只有少数熟悉个体行为的辅助者（如家长、支持人员）才能了解并一致地回应这些动作。对这些行为不熟悉的人可能难以正确识别并解读这些信息，这会导致个体与这些人的沟通的中断。例如，一位临时保姆可能不知道孩子走到电视旁并不断地拍打电视的动作是表示想要换频道。这位保姆可能想要制止孩子看起来像是破坏的行为，而这个孩子的所谓破坏行为会进一步增强，直到两个人都感到受挫与不满。

"手势词典"（gesture dictionaries）可以用来避免沟通的中断，它记录了个体手势所代表的意思并提供了辅助者应当怎样回应的建议。我们可以以海报的形式将这个词典张贴在教室或家中的某个地方，或者在笔记本上依字母顺序写出各个条目。例如，在前面所提到的情况里，临时保姆就可以查看手势词典里 T 类条目中的拍打（tap）与电视（TV）两个词语，在其中某个释义里，临时保姆可以找到孩子拍打行为的意思以及要如何回应的策略（如拍打表

示要转换电视频道，需要提醒孩子发出请求帮忙的信号，然后帮他转换电视频道）。表 9.6 展示了为视觉与认知障碍青少年肖恩整理的部分手势词典内容。手势词典除了适用于学前的个体，也适用于其他年龄段的个体。事实上，新来的工作人员在面对班级里 CCN 学生或者员工流动率较高的团体之家或其他寄宿制环境中的成人时，也会经常使用这个技术。

手势词典又被称为沟通日记（communication diary; Bloomberg, 1996）、沟通词典（communication dictionary; Siegel & Wetherby, 2000）或者沟通信号检核表（communication signal inventory; Siegel & Cress, 2002）。无论使用的是哪个名称，这类支持应该包括三个组成部分：描述个体做了什么（沟通行为）、解释这个行为的意思（功能或信息）和建议辅助者应该如何回应（结果）。

引入符号沟通：视觉时间表与单键语音沟通器技术

对于已经具备了引起注意、接受和拒绝这些基本沟通能力，即将进入符号沟通阶段的个体，我们可以使用许多促进其沟通的策略。关键在于要扩展个体的基础能力，如按照符号时间表参加简单的社交

表 9.6　为肖恩整理的手势词典示例

肖恩的动作是什么	动作的意思	辅助者应该做什么
用下巴做出 T 的符号	想要去厕所	表示知道并提供辅助
发出 "SSSSS" 的声音	表示 "是"	根据情况回应
前后摇晃头	表示 "不是"	根据情况回应
向某人伸出手	我想跟你握手（打招呼）	和他握手
当有人伸出手时会拍那个人的手	我感到友好或亲切	和他击掌、碰拳等
双臂交叉抱在胸前，双手手掌轻拍着肩膀	我想要一个拥抱	鼓励他来握你的手，或和你击掌，或给他一个恰当的拥抱
双手平放在嘴上	想要吃东西	如果是在用餐或接近用餐的时间，请他等一下并设定好计时器；如果是在两餐之间，提供食物让他做选择
把手的内侧凑到嘴边	想要喝饮料	表示知道，提供饮料让他做选择
手伸到嘴边同时磨牙	我真的很饿	提供少量淡味的食物（因为他有胃溃疡）

常规活动。因为手部符号、实物或图片符号的使用都需要共同注意，所以接下来我们将先简要讨论这一重要技能，随后概要介绍几个最常见的符号技术。

建立共同注意

对于普通儿童，共同注意是一种可以在沟通同伴与物体或另外一个人之间来回转换注意的能力。大多数儿童的共同注意能力在 6 个月左右会逐渐出现；在 9~12 个月大时他们会开始关注同伴的注意力；在 11~14 个月大时，开始对同伴所指的方向或物品（如同伴一边用手指一边说"看这里！"）做出回应；在 13~15 个月大时，能引导同伴的注意力（如向同伴展示物品或眼神在同伴与物品之间来回转换）（Carpenter, Nagell, & Tomasello, 1998）。当个体使用 AAC 时，共同注意的互动是很独特的，因为"在本质上……这是一个四边形的互动，CCN 个体、沟通同伴、AAC 系统、目标物品（如玩具、书本）全都包含进来了"（Smith，McCarthy, & Benigon, 2009）。因此，引入促进而不是干扰共同注意的沟通符号很重要。

有一项可减少共同注意对需要 AAC 辅助的初始沟通者要求的策略是在沟通互动中巧妙地处理 AAC 符号的位置。史密斯、麦卡锡和贝尼尼奥（Smith, McCarthy, & Benigno, 2009）以实验的方式探究了这个策略并发现，对于普通婴幼儿，相较于放在旁边的沟通辅具，放在他们正前方（如和他们目光注视的方向一致）的沟通辅具诱发他们出现了更多次数与更长时间的共同注意。一些研究也发现了相似的结果，对于正在学习使用手部符号的唐氏综合征婴幼儿，其母亲通常会在孩子注意的范围内使用手势，而不是在旁边或其他位置（Clibbens, Powell, & Atkinson, 2002）。除了这些位置外，辅助者能在多大程度上回应初始沟通者注意的焦点也会影响个体共同注意的次数与时间（Benigno, Bennett, McCarthy, & Smith, 2011）。因此，当辅助者对初始沟通者的注意的焦点提出评论并在他们的视线范围内呈现 AAC 符号时，初始沟通者似乎很容易出现共同注意（也可见 Light et al., 2005）。

视觉时间表

视觉时间表是一种日历系统、行程系统或活动日程，它用符号表示一个人每天主要的活动，它有多种用途：（1）向个体引入一种概念，即一个事物（一个符号）可以代表另外一个事物（即指示物）；（2）提供一整天所有活动顺序的全貌与接下来要做什么的具体信息；（3）帮助个体从一个活动顺利转换到下一个活动，尤其是对可预测性有高需求的个体（Flannery & Horner, 1994）。视觉时间表策略最初来自斯蒂尔曼和巴特尔（Stillman & Battle, 1984）与其他为盲聋双重障碍人士提供支持的实践工作者的操作经验。它也被广泛地运用于视觉障碍者、智力障碍者或多重障碍者的身上（见 Bopp, Brown, & Mirenda, 2004; Hodgdon, 1996; McClannahan & Krantz, 1999; Mesibov, Browder, & Kirkland, 2002; Rowland & Schweigert, 1989, 1990, 1996; Vicker, 1996）。不论初始沟通者处于哪一个年龄段、能力程度如何，辅助者都可以在家、学校、社区环境中针对他们有效地使用时间表系统（见 Bopp et al., 2004）。表 9.7 描绘了如何制作与使用视觉时间表。

视觉时间表通常将实物、实物符号、图片、线条符号或书面文字与适合个体年龄的记事本、展示墙或其他格式结合起来（具体例子见 Hodgdon, 1996 和 McClannahan & Krantz, 1990）。我们可以通过像微软的 PowerPoint 这样的电脑科技以及其他可以进行数码影像编辑的软件制作时间表（Rehfeldt, Kinney, Root, & Stromer, 2004），也可以使用平板电脑，如苹果的 iPad、三星的 Galaxy 等制作时间表应用程序。辅助者通常可以在较轻松自然的情境中组织视觉时间表的使用教学，同时使用可渐退的分层辅助。

图 9.4 展示了一位唐氏综合征学前儿童在家和社区中使用时间表的例子。图 9.5 展示了一位孤独症成人使用时间表的例子。

PrAACtically Speaking 录影带与 DVD 专为在社区情境中支持发展性障碍和 CCN 成人的工作人员所使用。它提供了丰富的手势词典和视觉时间表的例子，也包含了一些其他沟通策略。可通过 Australian Organization Yooralla 这个组织获得这个录影带附带的小册子。

单键语音沟通器技术

在介绍符号的使用和提供某些沟通情境中的语音输出时，辅助者会用到一些简单的"单键语音沟通器"（talking switch device）。单键语音沟通器依靠电池工作，它的体积很小，开启后它能说出事先设定好的一个或更多信息。辅助者要预录下人们的

表 9.7　设计和使用视觉时间表

准备视觉时间表

1．**依照时间先后顺序列出一个人一天在家、学校、社区环境中的行程清单**。这个清单应该包括他 / 她每天所有的活动或一天中的某个特定时间段的活动。

2．**确认可以代表每个活动的符号**。对于大多数初始沟通者，这些符号常常是真实的物品、物品的某个部分或图片符号，例如，牙刷可以表示早上的梳洗活动、牛奶盒可以表示吃早餐、袜子可以表示准备穿衣服。将这些符号统一放在一个随时都能使用的地方（如纸盒中）。用来代表活动的物品每次一定要一样。

3．**确定一个可以展示符号的方式**。可以将符号放在从左到右排列的浅容器里（一排空的鞋盒或装杂志的纸盒，或一排挂起来的透明塑料袋，或一个内部用分隔纸板隔开的大纸盒）。如果使用的是照片或其他图片符号，可以将它们放在相册里或其他便于携带的载体中。

4．**设计一个可以确认活动完成的方式**。如果使用的是实物这一符号，确认完成的时候可以使用"完成盒"，这样 CCN 个体可以在完成活动后将每项物品丢进去。如果使用的是照片或其他图片符号，个体在活动结束后可以将它们翻到背面或放到"完成"的区域。

5．**建构时间表**。依照时间顺序，至少呈现个体一天中 4~5 个活动。

使用视觉时间表

1．在每一个活动之前，辅助 CCN 个体走向时间表展示板，依顺序选择下一个符号。辅助个体将这个符号带到相关的活动中。

2．当活动完成时，辅助 CCN 个体按照先前确认的方式将符号丢到完成盒中。须注意丢弃的符号应让个体随时都能再使用，以防他 / 她会要求再做一次那个活动。如果这种情形发生的话，辅助者每次都应尽力去回应个体的要求并让个体参与符号所代表的活动。

3．寻找任何可表示 CCN 个体符号与活动联结起来的信号，这些信号包括：（1）拿起符号，然后走向该符号代表的活动通常出现的地方（如到浴室梳洗、到餐桌边吃东西）；（2）在选择自己喜欢的活动符号时微笑或大笑。

口语信息、音乐或其他声音（如狗叫声），之后只需要启动简单的开关就能播放预录的信息。理想条件下，提供口语信息的录音者最好和使用者是同性别和同年龄的。启动的方式可以是直接的（即有较好精细动作能力的个体用手启动装置），也可以是遥控的。在接下来的例子中，有些特殊开关（如一种个体用头部操控的开关）与装置间有一定的连接。这些简单的语音输出技术特别适合初始沟通者，他们正在学习使用微动特殊开关制作和使用视觉时间表来参与可预测的沟通互动活动（见 Rowland & Schweigert, 1991）。

　　个体在参与所喜欢的活动时最适合使用只有一条信息的单键语音沟通器。在使用前，辅助者将表征相关信息的单一符号固定在开关上。符号（如实物、实物符号）可以随个体的需求与能力（有关评估的信息见第 6 章）的变化而变化。辅助者在单键语音沟通器中预先设定好个体要说的相关信息。该技术可在学前或小学的下列课堂活动情境中得到应用：

　　·在早上的"圆圈时间"（如孩子启动预录信息去唱属于自己的那一部分问候歌曲）

　　·在活动转换期间（如孩子可启动已预录好的某个人唱的**收拾歌曲**或**收拾的时间到了**的语音提示）

　　·请求继续或轮流，只要是合理的（如孩子播放预录好的**还要**、**请**或**该我了**）

　　·时间表上安排的某个特定活动的时间（如早上，孩子播放**请帮我脱掉外套**）

　　·在活动中表达惊叹，只要是适当的（如**哇！**或**好酷哦！**）

　　书籍阅读活动提供了一个特别丰富的情境，适合初始沟通者使用单键语音沟通器与沟通符号。例如，特鲁多、克利夫和韦尔克（Trudeau, Cleave, & Woelk, 2003）描述了两位有脑瘫的 CCN 学前儿童的小组阅读活动。在孩子与妈妈的阅读互动中，除了脚手架式策略和各类辅助策略，小组的辅助者还使用调整过的绘本、相关的道具（King-DeBaun, 1993, 1999）、图片沟通符号和一个可以重复故事的单键语音沟通器 [例如，**我很生气，我会张开嘴，然后我会吹倒你的房子**，这一情节取自约瑟夫·雅各布斯（Joseph Jacobs）的《三只小猪的故事》]。同样，单键语音沟通器还可以用于提升孤独症（Bedrosian,

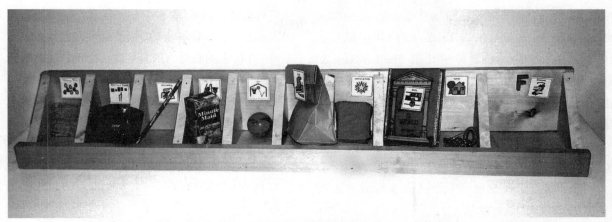

图 9.4 一个学前儿童在家和社区中使用的实物时间表。（The Picture Communication Symbols © 1981–2012 by DynaVox Mayer-Johnson LLC. All Rights Reserved Worldwide. Used with permission.）

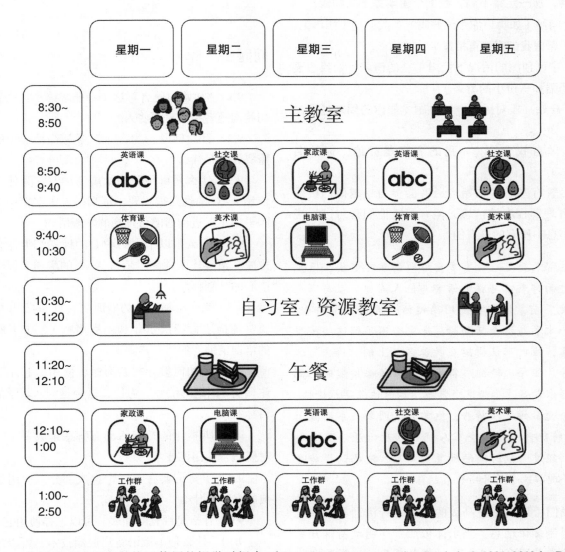

图 9.5 一位孤独症成人在学校里使用的视觉时间表。（The Picture Communication Symbols © 1981–2012 by DynaVox Mayer-Johnson LLC. All Rights Reserved Worldwide. Used with permission.）

1999）、雷特综合征（Koppenhaver, Erickson, & Skotko, 2001; Skotko, Koppenhaver, & Erickson, 2004），以及其他中重度智力障碍与视觉障碍儿童（Bellon-Harn & Harn, 2008) 在书籍阅读中的沟通互动与参与。年龄较大的 CCN 个体可以操作单键语音沟通器进行适合其年龄的情境活动，比如：

· 参加需要特定背景信息的活动（如为同事唱《他是个好伙伴》，在生日派对上唱《生日歌》）

· 为出现在电视或现场上自己喜欢的运动队欢呼、加油（如**加人队，加油！**）

· 启动单一信息完成电话聊天，这可以帮助初始沟通者保持和朋友、家人的互动（如**嗨！奶奶，我是查利，您一定猜不到，我上个星期去了动物园！**）

· 问候（如**嗨！你今天好吗？**）或道别（如**再见、再会、希望我们很快再相聚**）

· 在可预测的情况下提出单一的请求（如**我想要一份奶酪和一份小的薯条**）

· 开始一段对话或介绍主题（如**你的周末过得怎么样？**）

· 做自我介绍（如**我的名字是乔治，你的名字呢？**）

尽管有些时候初始沟通者会参与超越他们接受性语言理解程度的情境，但有可能他们是可以慢慢理解信息中所有的语言的。

杰雷米亚是一位有多重障碍的年轻男士，他主要通过面部表情与肢体语言与他人沟通。在与家人共享晚餐前，他需要使用单键语音沟通器做祷告。在第一次参与这个活动时，他完全不了解这些祷告的语言，他也不认得贴在特殊开关上的"祷告"这个符号。但每次轮到杰雷米亚启动**祷告**按键时，他都笑得很开心，参与这个常规活动时他显得很愉快。通过每晚带领家人祷告，他学会了因果关系的概念（按下特殊开关后，全家人就可以开始说话了！）；而且，经过一段时间的反复使用后，他已认得**祷告**符号并理解这个符号所代表的活动。

我们可以使用更高级的单键语音沟通器依一定顺序录制多个信息。当个体依照顺序启动特殊开关时，这类装置会一次一个地播放信息。这类装置可以帮助个体做以下事情：

· 分享他自己的脑筋急转弯笑话，等他的伙伴回应后再启动按键回应

· 在课堂的戏剧表演时间背诵一段台词

· 在拼字测验时为班级一次一个地口述题目

· 参与简单、可预测的轮流对话互动

· 参与有重复歌词且歌词可预测的歌唱活动（如"王老先生有一匹马……猪……牛"）

不论是单个信息还是多个信息的单健语音沟通器，它们有多大的使用空间取决于个体使用它们进行沟通的机会有多少以及辅助者的想象力有多丰富！

可以从 AbleNeet, Adaptivation 以及 Enabling Devices 等公司获得不同种类的单键语音沟通器（含有单个和多个信息的设备）。

问题

9.1 "初始沟通者"这个专业术语是什么意思？初始沟通者指的是哪些人？

9.2 针对问题行为，非符号与符号干预的三个重要原则是什么？

9.3 什么是可预测的常规活动？它为什么对于依赖 AAC 的幼儿很重要？请列举五个在家中与幼儿园里用于促进沟通的可预测的常规活动。

9.4 什么是以个人为中心的计划？为什么它很重要？请叙述两项针对依赖 AAC 的沟通者以个人为中心的计划程序。

9.5 为什么辅助者的培训在 AAC 的干预中很重要？请描述肯特沃尔什和麦克诺顿（2005）所提出的培训辅助者的八个步骤。

9.6 要如何教导初始沟通者使用引起注意与表达接受/拒绝的信号？为什么这会是沟通教学的重要目标？

9.7 脚本化的常规活动有哪些组成要素？哪些时候适合使用该技术？

9.8 手势词典有哪三个组成部分？使用手势词典的目的是什么？

9.9 什么是视觉时间表？可以怎样使用它们？

9.10 什么是单键语音沟通器技术？可以怎样使用它们？

第10章　语言的发展和干预：挑战、支持和教学方法

进一步来说，学校和社会服务机构的支持和设备补助的获得使得我们更加努力地掌握足够多的语言，成为有能力的沟通者 [来自格斯·埃斯特雷利亚，一位 CCN 男士给他的 AAC 团队的建议，in Estrella, 2000]。

格斯·埃斯特雷利亚提醒我们，要想成功地使用 AAC，我们不能只考虑符号界面、选择技术和语音输出。它们是 AAC 工具，而非 AAC 的核心，就如同贝多芬极高的声望主要源于他的钢琴大师的身份而非他的钢琴！一旦 AAC 工具到位，工作的重心就是如何在互动中促进个体语言能力的发展，乃至最终形成沟通能力。在本章中，我们会概述我们所知道的 CCN 个体的语言发展，以及如何支持一般的语言学习和发展。在第 11 章中，我们将从语言的各个维度继续讨论支持沟通能力的具体策略。

AAC 使用者的语言发展

语言是让我们可以说、读、写、理解他人所说的话以及学习和了解这个世界的能力。当我们有了语言时，我们就可以将说话、图片、书面文字整合起来，用独特的方式描述我们的感受、想法及经验了。无论影响语言发展的文化、认知、社会及其他因素如何，所有的语言都由下列五个要素构成：音韵、语义、语法、构词和语用。

因为音韵与阅读、拼音和书写的能力有关，我们将在第 12 章中针对 AAC 使用者的读写干预讨论这个重要领域。在本章接下来的部分，我们将概述 CCN 个体在其他四个语言领域中所面临的挑战。

语义

语义（semantics）是指对文字及其相互关联方式的理解。例如，一个有完整语义知识的学龄儿童知道 pin、pan 和 pen 是指三个不同的物品，并可以区分它们。CCN 个体在习得语义知识时会面临一系

列独特的挑战，因为他们的输入语言（即他们从别人那里听到的语言）通常是言语，但他们的输出语言（即他们用来和别人沟通的语言）是某类符号。因此，他们不仅要知道他们所听到的口语的含义，还要了解他们所使用的相关符号的含义。输入和输出间的不对称，为针对 CCN 个体展开的教学和个体的学习带来了许多挑战（见 Smith & Grove, 2003）：

·哈特和里斯利（Hart & Risley, 1995, 1999）的重大研究清楚地指出，儿童多和成人交谈，尤其是在共同或平行的、具有社交或游戏价值的活动中而不是在目标导向的活动中，可以促使儿童发展出大量的词汇。然而，相较于与普通幼儿交谈，成人与 CCN 幼儿交谈较少，部分原因在于 CCN 幼儿较少能够回应（Blockberger & Sutton, 2003）。

·通常来说，CCN 个体不会为他们的 AAC 界面选择语汇（即可以从中选择特定单词的语料库）；他们会更多地依赖辅助者为他们做选择。因此，CCN 个体的外部语汇（即他们沟通界面上的词汇）可能无法反映他们的内部语汇（即在他们脑海中的词汇）。

·当 CCN 个体使用沟通界面上的符号进行沟通时，他们从沟通同伴那里收到的回应很少是符号，尤其当他们使用超出沟通界面范围的词汇时。例如，如果 CCN 儿童使用**奶牛**的符号指**狗**，辅助者可能会口头告诉他 / 她正确的单字（不，那不是"牛"，那是"狗"），但辅助者并不会在个体的沟通界面上把正确的符号指给他 / 她看，即使这个符号就在沟通界面上（Smith & Grove, 2003; von Tetzcher & Martinsen, 1992）。

·比起其他种类的图片符号（如图片沟通符号；Schlosser, 1999a, 1999b），有些种类的图片符号库和系统（如布利斯符号）更不利于语义和概念的趋同。

隐藏在这些问题背后的问题是 CCN 个体如何学习新的符号与指示物之间的关系。在 12 个月之前，大多数普通幼儿还在以相当缓慢的速度学习理解新词，这种学习往往发生在常规活动的互动中成人命

名和重复单词时（Nelson, 1988）。接下来，在 12~15 个月时，大多数幼儿就能够开始迅速地习得新的词汇（即一两次的探索后就掌握了），此现象被称作"快速配对"（fast mapping）（Carey & Bartlett, 1978; Dollaghan, 1987）。

这种快速配对能力的发展至少是幼儿词汇量快速增长的部分原因。一项研究表明，普通幼儿每天平均学习 9 个新单词，到 6 岁时他们至少能够知道 14000 个单词（Carey, 1978）！

CCN 儿童可以快速配对吗？一些实验和干预研究表明，这个答案是肯定的（Drager et al., 2006; Romski et al., 2010; Romski, Sevcik, Robinson, Mervis, Bertrand, 1996; Wilkinson & Albert, 2001; Wilkinson & Green, 1998）。例如，罗姆斯基等人（Romski et al., 1996）的研究涉及了 13 位很少或没有功能性言语并伴随中度至重度智力障碍的青年。每位被试接受 4 次探索性的试验。在每次试验里，研究人员通过 SGD 向被试呈现一个用无意义的单词和抽象符号（即图形字）命名的新物品。4 次试验后，研究人员测试被试在当下以及第 1 天和第 15 天里理解和表达这些图形字的能力。有 7 位被试快速地完成了符号意义的配对，保留一些单词的理解长达 15 天之久，并能够从理解泛化到表达上。这个研究结果至少说明了一些 CCN 个体具有快速配对的能力，其中 AAC 团队如何教导新的词汇符号并建构相应的语义知识会影响该能力的形成。关于这方面的具体教学，我们将会在第 11 章中继续讨论。

语法

语法（syntax）是指将单词放入句中的规则。例如，如果一个人可以理解英语的语法，那么他知道使用 I like this cake 会比 Like I this cake 更好，即使听众都能理解这两句话。已有的两篇文献综述（Binger & Light, 2008; Blockberger & Sutton, 2003）表明，用图片符号沟通的个体会有许多语法困难。CCN 个体最常被报告的语法特征如下：

· 不论个体是自发地还是被诱发使用信息，他/她都只使用一到两个单词的信息（如 Nakamura, Newell, Aim, & Waller, 1998; Soto, 1999; Sutton & Morford, 1998; Udwin & Yule, 1990）。

· 只使用简单句（如"我喜欢蛋糕"），对如疑问句、命令句、否定句和助动词语句这样复杂结构句子的使用非常有限（Soto & Toro-Zambrana, 1995; van Balkom & Welle Donker-Gimbrere, 1996）。

· 不管使用的是哪一种 AAC 模式，个体构成语句的顺序都与其口语习惯不同（如 Smith & Grove, 1999, 2003; Trudeau, Morford, & Sutton, 2010）。例如，对于 The dog eats the bone 这个句子，使用符号的 CCN 个体可能按以下顺序合成语句：主语—宾语—谓语（如 DOG BONE EAT）、谓语—主语—宾语（如 EAT DOG BONE）、宾语—谓语—主语（如 BONE EAT DOG）。甚至语言能力高些的个体在合成语句时也经常出现排序困难（如将 The girl helps the boy putting the blue box in the shopping cart 表达成 GIRL BLUE BOX HELP BOY IN SHOPPING CART（Smith & Grove, 2003）。

· 个体经常省略某些单词，如动词、定冠词，即使这些单词可以在沟通界面中获得（Soto & Toro-Zambrana, 1995; van Balkom & Welle Donker-Gimbrere, 1996）。

· 将多种沟通模式组合起来使用（如手势＋符号、发声＋符号）、过度延展了单词的指示功能（如用 DOG 来替代 COW）以及使用其他补偿必要符号不足的元语言策略（Light, Collier, & Parnes, 1985c; Mirenda & Bopp, 2003; Sutton, Soto, & Blockberger, 2002）。

为什么 AAC 使用者在信息中经常出现这些不寻常的语法形态呢？大家所熟知的也是最早的解释是语法缺陷假说，即大多数 CCN 个体有潜在的语言能力缺陷。但是该假说已被反驳（有关反对此假说最著名的文献见 Kraat, 1985）。目前，语言研究人员又提出了特定模式假说，即 CCN 个体所出现的不常见的图片符号语句，反映了他们听到的（如口语）和他们怎样去沟通之间的不对称现象以及二者在功能上的差异（Sutton et al., 2002; Smith & Grove, 2003），例如，图片符号信息 ME SISTER GO ORANGE BOY FISH MOVIE FUNNY 可能的意思是 My sister and I went to see the movie *Finding Nemo*（a movie about orange fish）and we thought it was funny[译文是：我的妹妹和我去看了《海底总动员》这部电影（一部关于橙色鱼的电影），我们觉得它很有趣]，甚至有完整语言能力的人也可能出现这样的问题。这种情况之所以会发生，是因为一些用来建构正确语法信息的符号（如 MY、AND、I、WENT、THOUGHT、WAS）在这个 CCN 个体的沟通界面中是不存在的，而且这个特定的电影名称 *Finding Nemo* 也是不存在的。在这样的情况下，个体使用沟通界面中 are 的符号建构电报式语句的信息，并把电影中的英雄描述为"橙色鱼"是期望沟通同伴也许知道本次沟通所涉及的背景信息，或者哪怕不知道这些背景信息也能就沟通内容提出澄清信息的问题以协助 CCN 个体共同构建信息，这也是一种非常好的补偿策略。CCN 个体的这些语法形态可能由两大因素造成，即与沟通界面相关的因素以及和语言实际运用相关的因素。对于该问题的探究，我们还需要更多的研究以形成语言发展的综合理论模式，并对该模式进行系统化验证。

构词

构词（morphology）指的是建构和改变单词的规则。例如，如果个体知道 pin 这个单词指一个物品，而 pins 是指多个物品，或 walk 这个单词描述了目前的动作而 walked 描述了过去的动作，那就表明个体具有构词意识。许多研究表明，CCN 个体在接受性和表达性构词上都有明显的困难（如 Bruno & Trembath, 2006; Kelford Smith, Thurston, Light, Parnes, & Okeefe, 1989; Redmond Johnston, 2001; Sutton & Gallagher, 1993）。布鲁克伯格和约翰斯顿在一项 2003 年的研究中描述了此类困难。研究人员评估了（5~17 岁的）CCN 儿童和普通儿童三种语法词素的精熟度（所有格 -s、第三人称单数 -s 和过去式 -ed），并利用《皮博迪图片词汇测试（修订版）》（Dunn & Dunn, 1981）的分数对被试儿童进行配对，配对的儿童生理年龄也是相同的。研究人员发现所有年龄的 CCN 被试在关于构词理解和使用的三个任务上得分明显较低，包括一项图片选择的理解任务、一项语法判断任务和一项结构化书写文字的任务（填空题）。目前我们还不清楚为什么 CCN 个体普遍会出现构词问题，但至少有以下四个可能的解释：

· 沟通界面上可能没有用来表示诸如复数、现在式或过去式这样的符号，因此个体无法练习使用它们（Blockberger & Johnston, 2003）。

· CCN 个体会选择较有效率而不是较准确（但是可能更费时）的策略来提升沟通的速度，因此他们经常忽略词素（Blockberger & Sutton, 2003; Light, 1989a; Mirenda & Bopp, 2003）。

· 没有教给 CCN 个体运用到各情境中的构词规则（Blockberger & Johnston, 2003; Sutton & Gallagher, 1993）。

· AAC 模式本身影响了输出，妨碍了个体对传统英语词素的需求（Smith, 1996; Smith & Grove, 1990, 2003）。史密斯（1996）指出，在图片沟通符号中，SIT 这个单词对应的图片是一个人坐在椅子上的线条图。当研究人员要求被试用符号形成 The girl is sitting on the chair 这个句子时，其中一位被试只是指着 SIT 这个符号，而不是将 girl、sit、on 和 chair 这些符号组合起来。事实上，这个被试给出的回应是正确的，因为 SIT 这个图片符号本身就排除了逐词构句的需要！很可能关于语法构词类似的问题会再出现，但关于该主题的研究目前仍处于起步阶段。

> 一部名叫《梦想之地》（*Field of Dreams*）的美国电影讲述了一个男子在他的玉米田上盖了一个棒球场，有一个声音告诉他："如果你盖了，他们就会来。"同样的声音也告诉 AAC 使用者："如果你建构了语言，有效和独立的沟通就会到来。"（Van Tatenhove, 1996）

语用

尽管 AAC 使用者在语义、语法和构词的习得和使用上有困难，但毫无疑问的是，从长远来看，语用（pragmatics）是 AAC 使用者语言发展最重要的一个方面。语用是指语言的沟通功能以及在情境性的社交中使用语言的规则（Iacono, 2003）。沟通功能包括例如请求、评论、修补／澄清、拒绝／抗议和以提问来征求意见的能力。

来自各个国家的大量研究都指出，无论处于何种情境中，CCN 个体的沟通功能在范围和一般模式上往往都局限于回应和请求这两个方面（如 Basil, 1992; Carter, 2003a, 2003b; Iacono, 2003; Light, Collier, & Parnes, 1985b; Sutton, 1999; Udwin & Yule, 1991; von Tetzcher & Martinsen, 1992）。一方面，在与有口语能力的同伴的互动中，许多 AAC 使用者较多处于回应的角色，他们很少发起对话，当被要求时他们才会回应。同时，只有当他们需要传达一条信息时，他们才会去表达（Calculator & Dollaghan, 1982; Collins,

1996; Light, Collier, & Parnes, 1985b; von Tetzchner & Martinsen, 1992）。另一方面，具有自然语言的沟通同伴倾向于控制对话的主题，会提出许多问题（特别是那些需要用"是 / 否"和单个单词回应的问题），他们在与 CCN 个体交谈时，会花费大量的时间修补沟通和避免沟通失败（Basil, 1992; Iacono, 2003; Light et al., 1985b）。然而，马勒和索托（Muller & Soto, 2002）发现，比起和自然语言者的互动，两个 AAC 使用者彼此互动时，他们的交谈似乎更加"平等"。因此，AAC 使用者在语用上出现的问题可能是对话不对称的现象，至少是部分对话"能力"（power）的不平衡，而不是本身有问题。

小结

许多 AAC 使用者能够使用符号和书写以有感染力的方式分享他们的生活经验。例如，2000 年，来自全世界的 CCN 个体分享了他们的诗、小说和名为《表面之下》（*Beneath the Surface*）这本书（Williams & Krezman, 2000）。显然，这些 CCN 个体已经掌握了错综复杂的语言并能够将他们的经验传递给别人。然而，还有许多 CCN 个体在接受性语言和表达性语言上都有困难，造成这种困难的原因至少有一部分在于他们学习语言的经验和有口语能力的人极其不同。正如纳尔逊坚定地指出的：

> 如果一个孩子仅能获得一些由别人提供的单词和语句结构……那么对于这个孩子知道了哪些单词和结构，（我们）应该怎样评价呢？（我们）是如何知道一位不具有读写能力的儿童可能在心中已有许多单词来表达一个概念或传达一种感觉，只是因为无法获得这些单词而无法表达？……（我们）是如何知道，如果一个儿童的电脑里有了预编好的常用短语，这个儿童就可以产生多字的语句了？（Nelson, 1992, p4）

事实上，旨在发展语言的策略需要将 AAC 干预的每个部分统整起来。在后面的章节中，我们将描述一些最常用和最具潜力的方法来支持个体的语言发展。

> 这些年来……亚当在语言结构、规则和复杂度上都有了进步。就像他在词汇量上取得的进步一样，这些进步出现在：当他需要用它们沟通时，当

别人告诉他怎么用时以及当他觉得用起来还不太麻烦时！想想看，这些，我女儿自然而然就学会了，她没有使用 AAC，也不需要等着别人告诉她怎么用那些单词，这就是他们的差别所在。（亚当的母亲，亚当是一个依赖各式各样 AAC 技术的 9 岁男孩，Gregory & McNaughton, 1993, p. 22）

支持语言学习和发展

为初始沟通者在一日活动中提供有意义的、激发动机的沟通机会以帮助他们练习使用手势、肢体语言、发声、视觉时间表和单键语音沟通器，我们已在第 9 章中强调了这方面的重要性。提供使用这些符号的机会和发挥这些符号的沟通功能并促进个体的沟通功能的发展同样重要。在本节中我们将回顾有关语言发展和符号沟通最重要的注意事项。

符号和语言

怎样将口语转化成具体又灵活的视觉表达形式？这是（还）不知道怎么去解读信息的 CCN 个体在表征语言时所面临的一大挑战。从众多影响沟通的因素来看，CCN 个体需要 AAC 符号集合（见第 3 章）为他们提供密切相关但构词上有区辨的单词和概念来帮助他们实现更为准确的沟通，例如，eat、ate 和 eating，mouse 和 mice，small 和 smaller，以及 boy、boy's、boys'。

某类符号能够比其他类型的符号更能促进个体语言（或某些方面）的发展吗？

问题的答案取决于你问谁！例如，布利斯符号的支持者多年来都强调这个符号系统可以让使用者学习构词、语法和信息构建的规则：

> 布利斯符号是一种具有大量词汇的语言，它的语法允许句子中有过去、未来和现在时态，并可标记所有格、复数、问题和命令……它是一个完整的生成系统，在这个系统中，接收者通过分析符号的组成部分翻译系统里的每一个新的符号。（Blissymbolics Communication International, 2012）

类似地，手部编码语言系统，如 Signing Exact English，就是运用经过调整和补充的美国手语符号将英语口语以视觉形式明确和完整地呈现出来的。许多其他的符号集合，如 PCS（DynaVox Mayer-

Johnson），就包含了一些特定符号，用于指代过去和未来的时态（如 ran、will run）、相对尺寸（如 big、bigger、biggest）、复数（如 cat、cats）或所有格形式（如 cat、cat's）等信息。

最后，很显然，有些依赖 AAC 符号（不论符号类别如何）的个体能习得复杂的且具有生成性的语言，而其他人不能（见 Goldstein, 2002; Mirenda, 2003b; Soto & Toro-Zambrana, 1995; Williams & Krezman, 2000）。然而很少有实证表明某类符号会比其他类型的符号更能促进个体语言的发展。有一点却很清楚，幼儿并不能一目了然地理解许多商业化的 AAC 符号（Mirenda & Locke, 1989; Light, Worah, et al., 2007），并且这些符号表征儿童早期语言概念的方式与儿童自己表征语言概念的方式有很大不同（Lund, Millar, Herman, Hinds, & Light, 1998; Light, Worah, et al., 2007）。因此，也许现在最好的方式是将手部符号、照片、图片、数码图像和正式的符号集合整合到 AAC 系统中，使得该系统能够较强地引发个体的沟通动机、促进其互动性、彰显个别化，同时支持其语言和读写的发展（Pierce, Steelman, Koppenhaver, & Yoder, 1993）。

组织策略

为了将 AAC 沟通界面上图片符号的沟通的有效性和效率发挥到最大，我们必须对这些符号的组织进行优化。当个体的系统里有大量符号时，这一点显得尤为重要。组织策略可分成两大类：网格界面和视觉场景界面。在网格界面中，我们根据某个组织图示将符号、单词、短语放在一个网格模型中。在一个视觉场景界面中，事件、人物、物品和相关动作是情境中的固定要素（Blackstone, 2004）。接下来，我们会讨论网格界面和场景界面的具体类型，并相应地探究它们在促进个体语言学习和发展中所起的作用。

语义－语法网格界面

在语义－语法网格界面中，我们根据某个语义框架下言语的组成部分以及这些部分间的关系来组织词汇（Brandenberg & Vanderheiden, 1988）。我们会依照口头话语的顺序和／或用法组织符号，该策略似乎能够促进个体语言的学习，虽然目前并没有直接的实证来证明这一点。常用的语义－语法界面

编排策略是菲兹捷勒码或它的修改版（McDonald & Schultz, 1973）。根据菲兹捷勒码的最初形式，我们先把符号分类，再按照从左到右的顺序排列，例如，界面最左边的第一列是"谁"（即名词），后面几列依次是"动作"（即动词）"修饰语""什么""在哪里""什么时候"等，通常会将最常使用的短语和字母排列在界面的顶部或底部。无论使用的是哪种分类策略，在语义－语法界面中我们都要用颜色对这些类别进行编码，以便使用者更容易通过视觉提示使用界面。图 10.1 为我们提供了一个常用的语义－语法界面的例子。

分类网格界面

这一类网格界面编排的策略是我们依据上位类（如人物、地点、感受、食物、饮料和动词）对符号进行分组。有关普通儿童的研究表明，到 6~7 岁，儿童才会发现这种组织结构是有用的（Fallon, Light, & Achenbach, 2003）。因此，这种策略可能不适合小于 6 岁的 CCN 个体。迄今为止，分类网格界面对语言学习和发展的影响仍然还在研究之中。

活动网格界面

也许最流行的网格界面策略是我们依据活动主题、活动中的常规组织词汇，一些研究人员称这类界面为主题式网格界面（如 Drager, Light, Speltz, Fallon, & Jeffries, 2003; Fallon et al., 2003）。每个界面涉及的词汇，要么是某个活动（如生日派对）所特有的，要么是活动中的一些常规流程（如准备好派对、唱生日歌和吃蛋糕、打开礼物和玩游戏）所特有的（Drager et al., 2003）。

每个界面都包括了对应的符号以表征人物、地点、物品、感觉、动作、描述词、介词以及与特定活动或活动中的常规流程相关的其他词汇。通常，我们按照语法类别组织活动界面上的词汇项目。例如，名词可能作为一组，集中在某个区域里，同样，动词也可能作为一组，集中在另一个区域里。因此，活动界面作为参与载体，促进了个体语言的发展和复杂的表达性输出（如多个单词的组合）。在学校里，孩子可以使用这些活动界面在科学课上参与植物学习以及和朋友们在休息时间玩太空探索，如图 10.2 和图 10.3 所示。

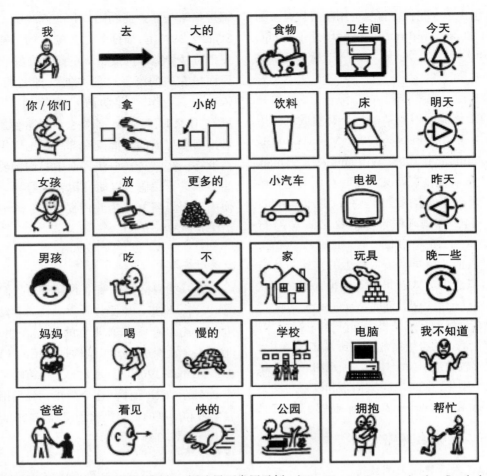

图 10.1 使用菲兹捷勒码策略组织词汇的语义－语法界面常用示例。（The Picture Communication Symbols©1981–2012 by DynaVox Mayer-Johnson LLC. All Rights Reserved Worldwide. Used with permission.）

这种组织策略的优点是，辅助者可以使用特殊活动或事件所涉及的词汇相对快速地建构起新的沟通界面。这个优点使易于使用成为可能，即只要需要，个体随时都可以用特定情境的词汇实现单个和多个单词的表达。不幸的是，许多 CCN 个体并没有以上途径来让他们可以灵活地组合词汇项目。而且，他们只能使用单一的沟通板，上面呈现了数量有限的符号，这些符号表征的都是表达希望和需求的名词（如喜欢的物品、玩具和食物／饮料），以及一些如吃、喝之类的动词和不可或缺的**卫生间**或**浴室**。因此，这些 CCN 个体的语言发展通常会落后于具有口语能力的同伴，我们对此并不感到惊讶。相反，在多重活动界面中，每一个界面都包含了一整套主题式符号，这使得辅助者可以根据个体一天之内的特定活动从大量的语义种类中选择相关的词汇项目供个体使用。特定活动的界面可以和常用的沟通界面或补充性的边界界面相结合，这些补充性的边界界面可能包含了所有活动都会涉及

的核心词汇（如**让我**、**还要**、**拿**、**不／不要**、**完成**、**嗯哼**、**好**）。我们可以将非电子化活动界面安装在特定的位置，如墙上（如家中每个房间，孩子可以够得着的高度）、泳池里的水中漂浮设备上（如浮板、游泳圈）或汽车的仪表板上。

语用组织的动态界面

语用组织的动态界面（Pragmatic Organization Dynamic Display, PODD; Porter, 2007）是一个网格界面系统，它结合了大量的词汇组织策略，以不同的功能支持沟通。例如，在可预期的活动中，个体经常使用活动界面，而较少使用通常用于生成信息的分类界面。高效沟通是 PODD 沟通书在选择、组织和安排词汇项目在界面上的位置时所要考虑的最重要的因素。例如，一本 PODD 沟通书的第一页所包括的单字和短语通常可以用来表达正在进行的活动的信息，或者可以结合沟通同伴先前的言语被解读，或是需要很快说出来的信息。此外，PODD 纳

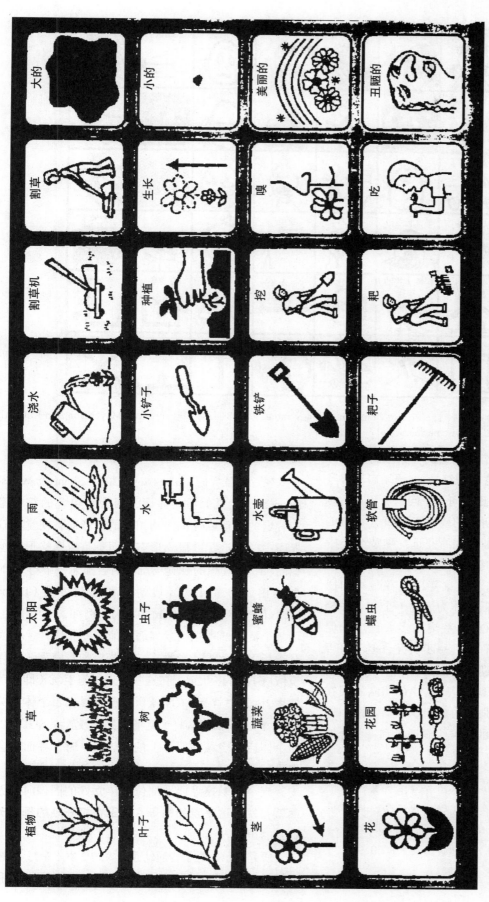

图 10.2 五年级植物单元的活动界面。As previously published in Downing, J.[2005]. *Teaching communication skills to students with severe disabilities* [2nd ed., p.103]. Baltimore: Paul H. Brooks Publishing Co.）

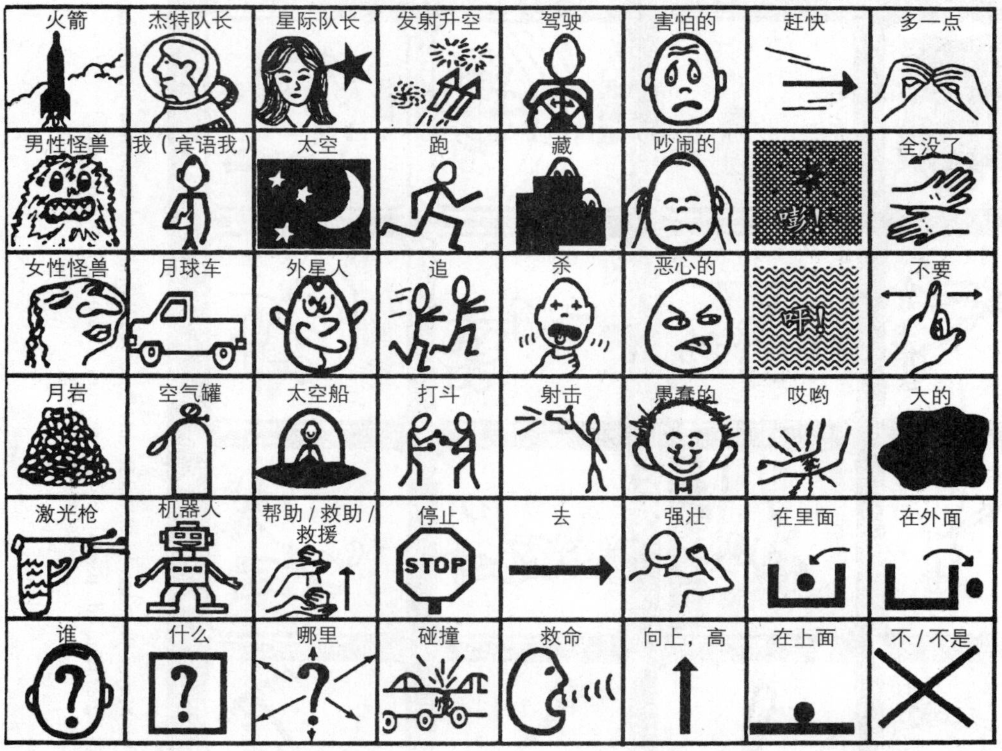

火箭	杰特队长	星际队长	发射升空	驾驶	害怕的	赶快	多一点
男性怪兽	我（宾语我）	太空	跑	藏	吵闹的		全没了
女性怪兽	月球车	外星人	追	杀	恶心的		不要
月岩	空气罐	太空船	打斗	射击	愚蠢的	哎哟	大的
激光枪	机器人	帮助/救助/救援	停止	去	强壮	在里面	在外面
谁	什么	哪里	碰撞	救命	向上，高	在上面	不/不是

图 10.3　玩太空探索的活动界面。(The Picture Communication Symbols © 1981–2012 by DynaVox Mayer–Johnson LLC. All Rights Reserved Worldwide. Used with permission.)

入了许多导航策略（如指导沟通同伴采取行动的符号，像是**翻页**或**到分类**这样的符号）、语用启动符号（如**我想要一些东西**或**我正在问一个问题**）和对话修正的符号（如**那不是我所说的**或**我不明白**）。PODD的页面集包括了一本沟通书在所有选择项或分类中可预测的相关词汇，以提高个体用单词组合进行沟通的效率。因此，词汇会重复出现在整本沟通书里的许多地方，以降低个体为表达一个句子去翻页的次数。虽然关于 PODD 系统在多大程度上促进了个体的语言发展还有待进一步研究，但不可否认的是，它越来越受欢迎，特别是在澳大利亚、新西兰和北美部分地区，这也表明 AAC 团队发现在沟通和学习上它是一个强有力的组织策略。图 10.4 展示了 PODD 沟通书中的分类组织图示和一些导航特征。

由 DynaVox Mayer-Johnson 发行的名为《PODD 沟通书：直接替代模板》(*Pragmatic Organization Dynamic Display Communication Books: Direct Access Templates*)(Porter，2007) CD-ROM 提供了 PODD 系统的完整描述和建构 PODD 沟通界面的模板 。

视觉场景界面

视觉场景界面（Blackstone，2004; Shane & Weiss-Kapp，2008）类似活动界面，因为它包含的符号是和特定的活动或常规活动相关的。然而，视觉场景界面中的词汇是以概念形态，而不是以网格形式组织的。一个理想的视觉场景界面会描述一个与 CCN 个体相关的事件的环境情境和互动情境（Dietz, McKelvey, & Beukelman，2006）。例如，在操场上玩某个活动的视觉场景界面可能是一张照片，上面有操场上的秋千、滑滑梯、跷跷板和攀登架（即环境情境）。许多儿童正在这些游乐设施上玩（即互动情境），其中就有 CCN 儿童自己（提供与个体相关的情境）。如果团队将视觉场景界面设置在 SGD 上，当个体启动隐藏在照片上的"热点"时，界面就会提供一个用口语表达的相关信息。例如，在图 10.5 中，当个体触摸界面上那位老年女性的图像时，界面就会发出**这是我的祖母，她正在打开她的母亲节礼物**的声音。

研究显示，对于普通幼儿（大约 2 岁 6 个月），视觉场景界面比活动网格界面或分类网格界面的学习和

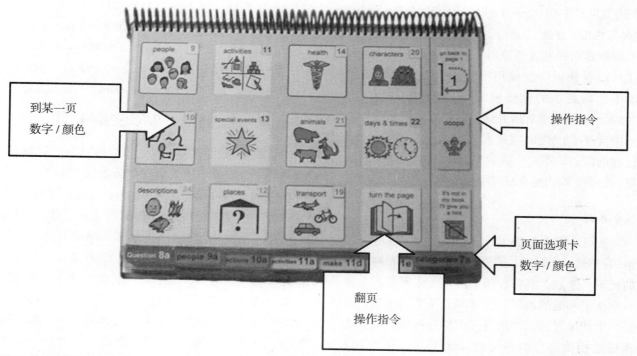

到某一页
数字 / 颜色

操作指令

页面选项卡
数字 / 颜色

翻页
操作指令

图 10.4 PODD 沟通书中的分类组织和导航策略。[Reprinted with the permission from Pragmatic Organization Dynamic Display(PODD) communication books: A promising practice for individuals with autism spectrum disorders, by G. Porter & J.M Cafiero. *Perspectives on Augmentative and Alternative Communication*, 18,121–129. Copyright 2009 by American Speech-Language-Hearing Association. All rights reserved. The Picture Communication Symbols ©1981–2012 by DynaVox Mayer-Johnson LLC. All Rights Reserved Worldwide. Used with permission.]

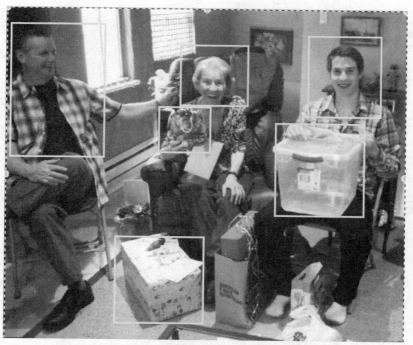

图 10.5 设置在 SGD 上的母亲节家庭聚会的视觉场景界面。当照片中选定（方形框内）区域被激活时，界面就会"说"出相关的信息，但实际的界面是没有方形框的。来源：Photo courtesy of Pat Mirenda。

使用更为容易（Drager, Light, et al., 2004; Drager et al., 2003; Fallon et al., 2003）。也有一些研究表明，相较于网格界面，发展性障碍（如孤独症谱系障碍）幼儿可以很快地学会使用视觉场景界面，并能在互动中出现更多的社交轮流（Drager, Light, & Finke, 2009）。另外，也有研究证明，视觉场景界面可以帮助中度至重度失语症成人实现与沟通同伴的流畅、适宜的沟通。不过，视觉场景界面对个体的语言发展的长期影响仍然在研究中。

混合界面

最后，混合界面（hybrid displays）也可以用于组织符号，该界面结合了视觉场景界面和网格界面的元素。例如，混合界面上出现一张照片，上面是一个孩子和她的祖父正在雕刻万圣节的南瓜，这就是一个情境界面，在情境界面的外框周围有一些用来描绘相关信息的传统的 AAC 符号（见图 10.6）。同视觉场景界面的情况一样，混合界面对个体的语言发展的影响仍有待研究。

可以将视觉场景界面设置在带有动态屏幕界面的 SGD 上，这些 SGD 可以从 DynaVox Mayer-Johnson 和 Prentke Romich 公司获得。也可通过 iPad 和 iPod touch 获得视觉场景界面的应用程序，包括 Scene Speak（Good Karma Applications, Inc.）和 Scene and Heard（TBox Apps）。

信息单位：从句子到词素

毫无疑问，适合 CCN 个体的信息单位是多大，这是另一个影响 CCN 个体语言发展的重要因素。信息单位的长度不等，可以是一个段落长度的符号（例如，一个汉堡的符号，伴随着文字信息：你好，我想要一个汉堡，放番茄和生菜，不要芥末，不要番茄酱，多一点洋葱，谢谢。），也可以是一个词素标记的符号（例如，一个指向左边的箭头，表示过去时，或一个指向右边的箭头，表示将来时）。在这两个极端之间就是表征句子（例如，一个单一的符号，表示**别烦我**）、短语（例如，一个单一的符号，表示**我要**或**我不要**）和单个单词（如**高兴**、**睡觉**）的符号。摆在 AAC 团队面前的问题是：使用

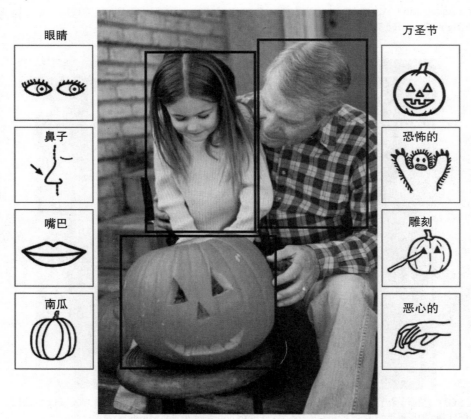

图 10.6 SGD 上一位儿童和她的爷爷正在雕刻万圣节的南瓜的混合界面。当照片中选定（方形框内）区域被激活时，界面就会"说"出相关的信息，但实际的界面是没有方形框的。（The Picture Communication Symbols©1981–2012 by DynaVox Mayer-Johnson LLC. All Rights Reserved Worldwide. Used with permission.）

不同长度的信息单位将如何影响语言长期和短期的发展？

我们的回答是：我们真的不知道，因为到目前为止几乎没有研究检验过这个问题。

所以，适宜的信息单位长度通常由个体的基本能力、临床经验和普通儿童语言发展的理论知识这三方面共同决定。事实上，关于选择长的信息单位（如段落或句子这样的长度）或短的信息单位（如短语、单词和词素这样的长度），有一些基本原则。例如，一方面，较长的信息单位可以加速经常处于缓慢和烦琐状态的沟通过程，对于通过扫描使用 AAC 系统的个体，尤其如此（Blockberger & Sutton, 2003; Paul, 1997）。较长的信息单位需要较少的认知／语言资源，因此这对容易感到疲劳、沟通动机较弱或者只学习了 AAC 技术（即初始的沟通者）的个体是有利的。此外，较长的信息单位允许 CCN 个体生成超出他们语言生成能力的信息（Light, 1997）。例如，一位唐氏综合征的初始沟通者贾森可能会在他的 SGD 中选择一张他自己的照片来启动一个口语信息：**我的名字叫贾森，你叫什么名字？**以贾森的能力，他是无法使用单一符号建构这个口语信息的。

另一方面，较长的信息单位也可能阻碍沟通的精准性和灵活性，下列事例可以说明：

> 蒂姆发出的声音引起了他妈妈的注意，然后他看了看他的妈妈，又看了看他的晚餐，接着又看了看他妈妈，皱起了眉头，然后他从基于电脑的 AAC 系统中选择了狗的线条图（从而提取了早已编好的信息"我狗狗的名字是斯格皮"）。经过了无数次的尝试后，蒂姆的母亲最终确定蒂姆想要表达的信息是"狗"，而不是由 SGD 所给出的信息。他极力想要告诉他的妈妈，把他的晚餐拿给他的狗吃，因为他不喜欢这个晚餐。（Light, 1997, p.65）

用一个句子长度的信息最终只是表达**狗**这个符号所表征的意义，事实上减慢了蒂姆的沟通，并迫使他的母亲用"20 个问题"了解他要表达的真正意思。显然，更灵活的沟通是单词和词素这样的较短信息单位的优势之一。因为 AAC 使用者具有分解和分析信息成分的能力，所以如果他们有机会使用单词和词素长度的信息单位，这也是有可能提升他们的语言发展的（Blockberger & Sutton, 2003）。基于此，我们可以强化和扩展他们正确的语言结构 [例

如，儿童：**要球**，父亲：哦，你想要那颗**红球**（当说红球时指向符号），在这，给你！]。我们也可以通过示范更正他们错误的结构 [例如，儿童：**帽子我**（显示帽子），老师：好漂亮的一项帽子啊！试着这样说："**我的帽子**"（一边说一边指向符号）]。最后，较短信息单位的使用减少了个体将他／她所听到的语言（输入模式）翻译成他／她能够使用的语言（输出模式）的需求（Smith & Grove, 1999, 2003）。

权衡利弊之后，如何抉择，也许布鲁克伯格和萨顿给出的折中建议就是目前最好的回答：

> 必须认真权衡在语法上更加完整和正确的输出可能带来的益处和产生这样的输出所要耗费的时间……只有不断地为个体提供针对某种功能性情境的短语或句子，并确保个体获得遇到这种情境的机会，同时确保个体有 AAC 工具来分割并建构适用于其他情境的语言形式，才能找到答案。（2003，p.97）

关于信息长度对语言发展的长期影响，我们还需要进一步研究。同时，AAC 团队必须针对每个个体和情境考虑提供长的和短的信息单位符号的利弊，然后依据临床判断做出最佳决定。

教学方法

为了有效地使用符号，CCN 个体一方面必须要了解符号的含义，无论是单独的还是组合的（接受性语言），另一方面必须要学习在沟通情境中如何产出符号（表达性语言）。一些教学方法将接受性和表达性语言视为分别独立的实体，而另一些则采取整体性的观点看待它们。接下来的部分，我们将描述了一些在总体上可以促进个体的接受性和表达性语言发展的教学方法。在第 11 章中，我们将继续讨论如何在教导特定语言功能和语言结构时将这些策略应用到初始的和进阶的沟通者身上。

显性教学法和随机教学法

显性教学法（explicit instruction）（Reichle & Drager, 2010）以传统的实验（如 Remington & Clarke, 1993a, 1993b）和应用行为分析为基础（如 Johnston, Reichle, Feeley, & Jones, 2012）。以小的教学单元（通常称为

"尝试"）展开教学包括以下步骤：刺激（如辅助者拿起一块饼干问学习者：这是什么？）、辅助（如两张一排的照片，一张是饼干，另一张是鞋子，辅助者朝着饼干的符号做了个手势）、学习者的正确反应（如他/她指着饼干的照片）以及强化物（如辅助者说：是的，这是一块饼干，你好棒！并拿一块饼干给学习者）。双方重复地进行尝试，同时辅助者逐渐撤销辅助，直到学习者可以独立地做出正确回应。

在显性教学情境中，辅助者可以采用许多策略提供辅助和矫正错误。辅助者通常通过示范提供辅助（例如，辅助者发出**完成**的信号来提示学习者这么做，或触摸**狗吃骨头**的符号来提示学习者生成这个由多个单词构成的语句）。辅助也有以下形式：期待的面部表情、手势或用手指、口语线索（如对帮助我们的人说"谢谢"）和肢体提示（如当孩子明确表示不喜欢热狗的味道时，家长通过移动孩子的手指到**热狗恶心**的符号上教导他如何使用他的 SGD）。同样，在根据学习者信息构建的情况提供相应的教学回应上，我们也有一些策略。辅助者可以使用重述（recast）这种教学回应方法，即先关注学习者发出的信息，然后以更完整或正确的形式回应学习者。例如，如果一个儿童使用 SGD 发出两个符号的语句**大车**，家长可以一边在 SGD 上输出**大红汽车**的符号，一边以扩展的形式重述信息：哦，那是一辆大红色汽车！另外，如果有不止一辆车在眼前，家长可以一边在 SGD 上输出**多辆大汽车**的符号，一边以纠正的形式重述信息：我看见了两辆大汽车！

在每日活动和常规情境中，辅助者经常将显性教学和随机教学（incidental teaching）（Cowan &Allen, 2007; Hart & Risley, 1982）结合起来以教导个体沟通和语言技能。一般来说，随机教学的过程往往包括以下几个要素。首先，辅助者会安排能够创造沟通机会的环境来引发学习者的沟通动机。接着，辅助者使用手势、示范、口语线索（通常为提问）和肢体提示等诱发个体的目标沟通行为。例如，在烹饪活动中，当学习者在烤面包时，辅助者可以使用问答程序（Rogers-Warren & Warren, 1980）。辅助者问：你正在做什么？如果学习者没有回应，辅助者可以说：让我看看你正在做什么？（一个提问）。如果这个问题仍然无法诱发学习者正确的回应，辅助者可以一边抓着学习者的手打出**烤面包**的手势一边口头说烤面包。无论使用的是哪一种程序，对于学习者做出的辅助者想要的沟通

行为，辅助者都应以功能性的方式回应这种行为。例如：如果学习者请求了一个物品或活动（如**想要帽子**），辅助者就得给他/她（如好的，这是你的帽子）；但如果学习者命名了一个物品或活动（如**做面包**），辅助者可以确认或扩展那个概念（如是的，没错，我敢打赌那个面包一定好吃）。表 10.1 概述了七个随机教学的程序，用于针对不同的语用功能教授辅助式和非辅助式 AAC 符号（Harris, Doyle, & Haaf, 1996; Iacono, Mirenda, & Beukelman, 1993; Nigam, Schlosser, & Lloyd, 2006; Remington, Watson, Light, 1990; Romski & Ruder, 1984）。关于显性教学和随机教学的具体应用，我们将在第 11 章中提供更为详细的说明。

对于需要大量尝试练习来学习核心符号的个体，显性教学也许是最有效的方法（如 Hodges & Schwethelm, 1984; Iacono & Parsons, 1986; Romski, Sevcik, & Pate, 1988）。同样，如果个体在沟通互动中经常被纠正，那么他/她就会将沟通视为一种消极的体验。在这种情况下，辅助者就可以使用显性教学帮助个体获得使用精准手势或符号的能力，以避免反复的错误（Remington, 1994）。在大多数情况下，我们倾向于将显性教学和随机教学技术混合在一起使用，使其相互补充（如 Nigam et al., 2006; Reichle & Brown, 1986; Reichle, Rogers, & Barrett, 1984; Reichle, Sigafoos, & Piche, 1989; Sigafoos & Couzens, 1995; Sigafoos & Reichle, 1992; Sigafoos & Roberts-Pennell, 1999）。

对话训练

亨特、奥尔韦尔和戈茨（Hunt, Alwell, & Goetz, 1988, 1990, 1991a, 1991b）提出了一个策略，用于在对话性的互动中教个体使用图片或基于 SGD 的 AAC 界面。这个策略要求辅助者为 CCN 个体及其沟通同伴（如朋友、父母和同事）提供不唐突、非强迫性的对话训练（conversational coaching）。为了达到这一要求，辅助者会提供手势的、肢体的、非直接的和直接的口语线索（通常按照由最不直接到最直接这一顺序）来教导基本的对话技能，这些技能包括评论、以沟通同伴为中心来提问题、回答问题和采取非强迫性的轮流（如使用点头、微笑和发声表示兴趣）。首先，辅助者会通过指着一张图片、物品的残余物或符号或者通过询问一个问题（如**你看过《与星共舞》吗？**）或做评论（如**我爱《美国偶像》**）提示 CCN 个体开启一个对话。接下来，对话同伴回应

表 10.1 随机教学的程序

程序	描述
问答模式	当 CCN 个体接近一个喜欢的东西或参与一个喜欢的活动时，辅助者会问一个问题（如"你想要什么？""那是什么？"）。如果个体没有做出回应或者给出的回应不是辅助者期待的，那么辅助者可以示范想要的回应（Rogers-Warren & Warren, 1980）。例如，一个孩子正在玩一个洋娃娃，家长指着洋娃娃问："那是什么？"如果孩子没有回应或者给出了不正确的回应，家长就会示范表征洋娃娃的符号。
期待时间的延迟	辅助者会问一个问题、示范一个符号或在视线范围内放一个 CCN 个体想要的物品，然后，等待（即暂停），同时向 CCN 个体表现出期待的面部表情并进行目光接触（Halle, Baer, & Spradlin, 1981; Kozleski, 1991a）。例如，一位家长指着故事书中的一张图片问："这是谁？"然后期待 CCN 儿童的回应，为 CCN 儿童做手势或指向符号提供机会。
缺少/够不着的物品	一个活动所需的物品不见了。例如，在准备晚餐期间，家长摆出了沙拉所有的配料，但是"忘记"给 CCN 儿童一个碗（Cipani, 1998），所以这个孩子提出了拿一个碗给他的请求。
不完整的呈现	当提供的物品不完整，没有达到个体先前要求的状态时，个体会主动发出请求。例如，一位 CCN 成人要涂了果酱的吐司，但是他/她拿到的面包并没有涂果酱或黄油，那么他/她需要分别请求提供这些物品（Duker, Kraaykamp, & Visser, 1994）。
中断的行为链	中断正在进行的活动，以创造需要提出请求的机会。例如，一位正在自助餐厅里排队的 CCN 成人必须向服务员要求某些物品才能到下一个餐台（Carter & Grunsell, 2001; Goetz, Gee, & Sailor, 1983）。
错误物品模式	在个体提出请求后，对方为他/她提供一个错误的物品。例如，一位 CCN 成人点了一杯茶后，结果给他/她端来的是一杯咖啡，这就引发了该成人使用修复策略澄清原本请求的沟通需求（Sigafoos & Roberts-Pennell, 1999）。

Source: Sigafoos and Mirenda(2002).

上面的问题或评论，辅助者再提出一个或多个有关该主题的评论，并通过问一个问题结束他/她的回应。然后，辅助者辅助 CCN 个体回答这个问题，或者做出他们觉得需要的评论，并提出另一个问题。过一段时间后，辅助者会尽可能快地撤销辅助。这是一个较为松散的对话循环形式（图 10.7 描述了该循环形式），它会不断重复直到对话达到它的自然终结点。关于这个策略的几个研究表明，有发展性障碍的学龄儿童和青少年在几周的学习后可以独立地学习发起和维持扩大性的对话（Hunt, Alwell, & Goetz, 1988, 1991a, 1991b; Storey & Provost, 1996）。类似的策略也可以用于教导发展性障碍和 CCN 成人参与对话互动（Dattilo & Camarata, 1991; OKeefe & Dattilo, 1992; Spiegel, Benjamin, & Spiegel, 1993）。

我们也可以使用对话训练策略来教导家庭成员或同伴，从而在自然的常规社交活动中为 CCN 个体提供 AAC 教学。例如，特罗捷、坎普和米伦达（Trottier, Kamp & Mirenda, 2011）在学校社交游戏的常规工作中为两位 11 岁孤独症男孩（伊恩和马克斯）的六位普通同学提供 SGD 的教学。普通同伴需要约 2 个小时的训练学习如何为伊恩和马克斯提示示范、手势和口语训练。最终结果是，两位孤独症男孩的自发性社交沟通能力得到了极大的提升（如哦，不！/我赢了！/你在作弊！/你还有多少呢？）。在常规游戏活动中由同伴训练三位孤独症学前儿童使用 SGD（Trembath, Balandin, Togher, & Stancliffe, 2009）以及在社会交流中由母亲教导一位 30 岁中度智力障碍女士使用 SGD（Cheslock, Barton-Hulsey, Romksi, & Sevcik, 2008）的这两个研究都出现了上述类似的结果。上述研究表明，无论是儿童还是成人，他们都可以通过学习为 AAC 使用者提供提升他们社交沟通能力的训练。

策略教学

大量的研究证明了一些教学策略的有效性，这些教学策略结合了策略教学模式（strategy instruction model, SIM）发展起来，目的在于教导广泛的技能（Ellis, Deshler, Lenz, Schumaker, & Clark, 1991）。莱特和宾格（1998）使用了调整后的 SIM 教学教授 CCN 个体各种社交互动技能。AAC 策略教学包括了以下 8 个基本步骤：

1. 定义要教授的具体目标（即目标技能）。

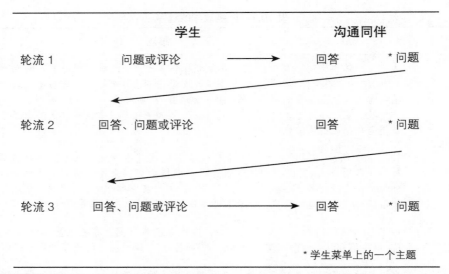

	学生	沟通同伴
轮流 1	问题或评论	回答　　　* 问题
轮流 2	回答、问题或评论	回答　　　* 问题
轮流 3	回答、问题或评论	回答　　　* 问题

* 学生菜单上的一个主题

图 10.7　对话训练循环圈。（From Hunt, P., Alwell, M.,& Goetz, L.[1991b]. Interacting with peers through conversation turn taking with a communication book adaptation. *Augmentative and Alternative Communication*, 7,120; reprinted by permission of Informa Healthcare.）

2. 向 CCN 个体解释要学习的技能及其重要性。

3. 演示如何使用该技能或让个体观察其他人应用该技能，与此同时"自言自语"地解释何时使用它。

4. 要求 CCN 个体或（适合的）重要他人去想一个个体可能会用到该技能的情境。

5. 为 CCN 个体设计情境以使用此技能，可以是自然的互动情境，也可以是将角色扮演和实际互动相结合的情境。针对不同的场所、沟通同伴及教学材料，展开教学。先在要求比较少的情境中展开教学，随着个体能力的提高，再在要求比较多的情境中实施教学。

6. 在自然发生的情境中或角色扮演中为个体提供引导性的练习来使用目标技能。经常为个体提供自发地使用该技能的机会，并只在需要时使用由少至多的提示层次（自然线索、期待式暂停、笼统的指向和停留以及示范）。每一次教学之后，针对技能的运用情况以及出现的问题，都要给予反馈。

7. 定期评估以衡量教学效果。一直练习，直到 CCN 个体至少在两个连续场所的教学中所提供的 80% 的机会里能够自发地使用此技能。

8. 调查个体在新的环境中面对新的沟通同伴时使用该技能的情况，以评估教学泛化的效果，并且提供角色扮演和实践练习的"辅助课程"（booster sessions）来促进泛化。

策略教学已用于教导依赖 AAC 的儿童和成人发起、维持、修补和终止对话的技能（如 Light & Binger, 1998）。语法技能的教学（Binger, Maguire-Marshall, & Kent-Walsh, 2011; Lund & Light, 2003）以及训练 AAC 辅助者来支持沟通（Kent-Walsh & McNaughton, 2005）都用到了策略教学的某些要素。我们将在第 11 章中继续讨论策略教学的具体使用。

语言示范的技术

这些年来许多用于实施 AAC 教学的语言示范技术已开发出来。这些技术包括辅助式语言刺激（aided language stimulation, ALgS; Elder & Goossens, 1994; Goossens, 1989; Goossens & Grain, 1986a; Goossens, Crain, & Elder, 1992）、扩大式语言系统（System for Augmenting Language, SAL; Romski & Sevcik, 1992, 1993, 1996）以及辅助式语言示范（aided language modeling, ALM; Drager et al., 2006）。这三种技术都是基于这样的前提，即在能够激发沟通动机的活动中，通过观察辅助者使用的符号，个体就"可以开始建立在活动中如何组合和不断重组符号以促成沟通的心理模板"（Goossens' et al., 1992, p.101）。因为这些技术模仿了自然口语者学习理解语言的方式，它们意在以非常自然的方式教导语言以减少显性教学。

辅助式语言刺激

在辅助式语言刺激（ALgS）中，辅助者在"与使用者互动和口语沟通时，他 / 她会在使用者的沟通界面中标示符号"（Goossens' et al., 1992, p.101）。例如，辅助者会一边说让我们盖一间大房子，一边在目光注视背心或板上、SGD 上或活动界面上指着**建造**、**大的**和**房子**三个符号。显然，为了让这种沟通发生，我们必须准备好符号界面，方便辅助者随时使用，并且符号界面必须包含一天内所发生活动的关键词汇项目。表 10.2 详细介绍了为 ALgS 界面选择词汇的步骤，图 10.8 和图 10.9 分别描述了在学前和社区环境中 ALgS 界面的应用情况。

具体的 ALgS 包括了许多教学技术，当辅助者和个体交谈时，辅助者可以用它们指明符号。这些教学技术具体包括：（1）用食指来指；（2）在用食指指时，藏在这只手里的小玩具（small squeaker）会发出声音以引起个体对界面的注意；（3）用小的手电或钥匙圈灯指向每个符号（即影子光的提示）；（4）使用"布偶助手"，即将细长的指针（如一个钉子）贴到布偶的一只手上（Goossens', 2010; Goossens' et al., 1992）。无论使用的是何种技术，目标都是在一整天的活动中提供言语和符号输入，这类似综合沟通法，即使用言语和手部符号的结合。

因为 ALgS 这项技术要求尽可能地为个体在学校或家中的每个活动提供沟通界面，所以涉及的工作量非常大。为了满足这方面的需求，Dynavox Mayer-Johnson 提供了 100 多个活动的 PCS 光盘，它的名称为《学前儿童的沟通界面》（*Communication Displays for Engineered Preschool Environments*）和《青少年的沟通界面》（*Communication Displays for Engineered Adolescent Environments*）。这些光盘已替代了由戈森、克雷恩和埃尔德（Goossens', Crain, & Elder, 1994; Elder & Goossens', 1996）所出版的 ALgS 书籍。

许多个案研究和轶事报告已经证明了结合 ALgS 技术或这种技术的另一个版本——自然辅助语言（Natural Aided Language）（Cafiero, 1998, 2001）进行干预的有效性（如 Basil & Soro-Camats, 1996; Goossens', 1989; Heine, Wilkerson, & Kennedy, 1996）。此外，有几个研究也检验了 ALgS 对 CCN 学前和学龄儿童（Bruno & Trembath, 2006; Dada & Alant, 2009; Harris & Reichle, 2004）以及发展性障碍成人（Beck, Stoner, & Dennis, 2009）的影响。研究结果表明，ALgS 可以促进被试学习辨识和使用新符号（Harris & Reichle, 2004; Dada & Alant, 2009）、组合更多语法上更为复杂的辅助式信息（Bruno & Trembath, 2006），并在小组活动中出现更多沟通轮流（Beck, Stoner, & Dennis, 2009）。此外，一项观察性研究结果建议，父母可以学着使用基本的 ALgS 技术，帮助幼儿完成吃饭、穿衣、如厕和睡前常规等家庭活动（Jonsson, Kristoffersson, Ferm, & Thunberg, 2011）。

扩大式语言系统

扩大式语言系统（SAL），也是众所皆知的扩大式沟通输入（augmented communication input; Romski & Sevcik, 2003），是一个类似 ALgS 的系统，但它较 ALgS 而言有两个明显的不同之处：使用 SGD 是干预中的一个关键要素（Romski & Sevcik, 1992, 1993, 1996）；以及 SAL 教学技术比 ALgS 用于诱导的程序简单许多。在 SAL 中，图文结合的沟通界面是为学习者的 SGD 建构的，并且沟通同伴在自然发生的沟通互动中学习在设备上激活符号来扩大他们的言

表 10.2 辅助式语言刺激的词汇选择

洋娃娃游戏示例
1. 选择一个结合图片符号使用的 AAC 模式（如目光注视背心、沟通板、SGD）
2. 描述许多洋娃娃游戏的主题（如烹饪、就医、厨房、婴儿照顾）
3. 描述与活动相关的次主题（如婴儿照顾：换尿布、吃饭、穿衣／脱衣、梳洗、睡前活动）
4. 选择在每个次主题下可以反映互动的词汇（如婴儿照顾之换尿布：臭的、湿的、干的、换、针、哭、不要、恶心的、穿上、脱下、宝贝、妈妈、擦拭、底部、奶粉、尿布、完成）。
5. 增加常用的贯穿各个次主题的词汇（如更多的、是、不是、请帮忙）。
6. 结合步骤 4 和步骤 5 的词汇，为每个次主题制作符号界面并将它放在相关的活动区域，便于使用（如班级里玩洋娃娃游戏的区域）。
7. 在活动中与 CCN 儿童口语互动时，如果儿童想要使用符号并将它作为多元模式沟通系统的一部分，那么辅助者可以指向符号并给予儿童支持。

Source：Goossens(1989); Goossens and Crain(1986a,1986b).

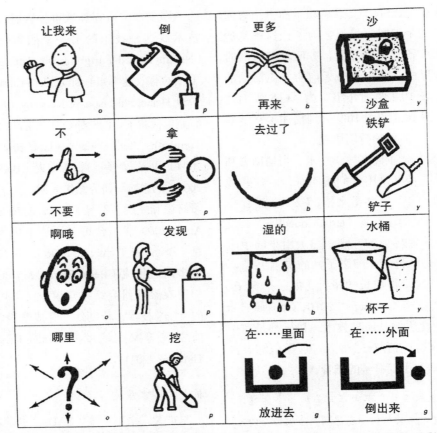

图 10.8 一名幼儿在玩沙活动中用到的辅助式语言刺激界面。（From Goossens', C., Crain, S., & Elder, P. [1994]. *Communication displays for engineered preschool environments: Books 1 and 2* [p. 128]. Solana Beach, CA: Mayer-Johnson. The Picture Communication Symbols ©1981–2012 by DynaVox Mayer-Johnson LLC. All Rights Reserved Worldwide. Used with permission.)

语输入。例如，老师可能一边说约翰尼，一起到外面玩，一边在 SGD 上指着**外面**和**玩**的符号。因此，约翰尼看见了老师使用符号的示范，同时他也听到了老师和 SGD 所说的话。然而，"只能利用个体这种松散建构起来的自然沟通经验来鼓励（而不是要求）孩子在自然沟通机会出现时使用符号"（Romski & Sevcik, 1992, p.119）。像 ALgS 一样，SAL 非常依赖辅助者对这种技术的不断使用，因此我们要确保这种技术所包含的各种策略可以让沟通同伴对这种技术保持积极的感受和体验。

1996 年，罗姆斯基和舍夫契克针对 13 位行动自由的 CCN（即只有 10 个字词以下的口语能力）学生使用 SAL 的情况，给出了一个历时 2 年的纵向调查结果。所有的被试都是被安置在小学或中学普通教室中的中度到重度的智力障碍学生，在家庭和学校融合的环境中使用便携式 SGD。词汇以图形字的形式出现在 SGD 上，这些图形都配上了对应的书面英文文字。按照前面提到的 SAL 的基本原则，沟通同

伴学着操作并使用此设备。

在研究过程中，所有的 SAL 学生都学会了结合手势和发声使用图形字请求物品、协助和信息，做出评论，回答问题以及获得其他功能。此外，13 名被试中有 10 名学生自发地将有意义且具功能性的符号组合在一起（例如，**想要＋果汁**、**热狗＋好**、**果汁＋请**）（Wilkinson, Romski, & Sevcik, 1994）。此外，有些学生学会了辨认显示在他们 SGD 上的书面英文文字，有些学生的口语清晰度也有明显的提升（Romski & Sevcik, 1996）。在接下来历时 5 年的后续研究中，罗姆斯基、舍夫契克和亚当森（Romski, Sevcik, & Adamson, 1999）发现，比起没有使用 SGD 时，学生在使用了它们之后向不熟悉的成年沟通同伴传递的信息更加适宜对话、更加清楚以及更具体。罗姆斯基、舍夫契克、亚当森和贝克曼（Romski, Sevcik, Adamson & Bakeman, 2005）将这 13 名被试和有自然口语的青年组以及无口语或无 SAL 经验的青年组做了对比研究。总的来说，SAL 被试的沟通能力处于中间水

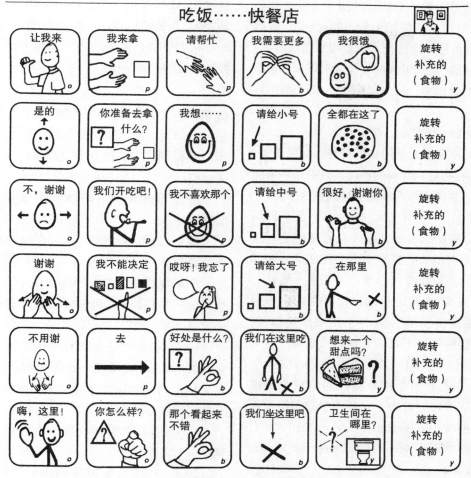

图 10.9　一名青少年或成人在快餐店里用到的辅助式语言刺激界面。（From Elder, P., & Goossens', C. [1996]. *Communication overlays for engineering training environments: Overlays for adolescents and adults who are moderately/severely developmentally delayed* [p. 195]. Solana Beach, CA: Mayer-Johnson. The Picture Communication Symbols ©1981–2012 by DynaVox Mayer-Johnson LLC. All Rights Reserved Worldwide. Used with permission.）

平，即他们的沟通能力比无口语或无 SAL 经验的青年被试要好，但没有像有自然口语的青年被试那么好。这些后续的研究表明，经过长时间的干预，SAL 的经验对被试的沟通互动的提升确实有明显的贡献。

最近，有研究者针对 62 位清晰口语词汇不足 10 个的发展性障碍幼儿（年龄处于 21~40 个月）使用了 SAL（Romski et al., 2010）。将这些幼儿随机分配到三个干预方案中：扩大式沟通输入（AC-I，类似 SAL）、扩大式沟通输出（AC-O）和口语沟通（SC）。经过学习，这些被试幼儿的家长可以在孩子游戏、阅读绘本和吃点心的日常活动中对他们执行干预方案。研究者没有为 SC 组的幼儿提供 SGD，但鼓励他们使用口语表达目标口语单词。研究者为 AC-O 组的幼儿提供了 SGD 并辅助他们使用 SGD 进

行沟通。对于 AC-I 组的幼儿，研究者提供了辅助者使用 SGD 的示范，但没有辅助幼儿使用 SGD。研究结果显示，在仅仅 18 次的家长训练干预后，AC-I 和 AC-O 组的儿童在 SGD 上使用目标符号的进步最为显著。相较于 SC 组，这两组有更多幼儿能产生目标口语单词。这些研究结果证明了对于较年幼的 CCN 幼儿，语言示范能够促进他们的符号学习以及扩大式沟通能够支持而不是阻碍他们的口语的发展。

辅助式语言示范

辅助式语言示范（ALM）是最近进入 AAC 示范的文献研究中的。和其他示范技术相似，通常 ALM 辅助者会在极易激发沟通动机的互动性游戏或故事阅读活动中示范符号和口语的结合。辅助者通常会指着环境中的一个参照物（如一个娃娃），接着指着

这个参照物的符号（如一个娃娃的图片或娃娃这个书面单词），同时说出相关的单词（如娃娃）。依据情境和要教授的技能，这种技术也会得到略微改变。相较于 ALgS，ALM 对辅助者的技能要求较少，也不像 SAL 和它的后续版本，ALM 不需要 SGD（虽然可以使用它）。

在第一个 ALM 研究中，德雷格尔等人（2006）教授 2 位学前孤独症幼儿新的词汇符号。结果表明，2 个幼儿都能够在很短的时间内快速提升符号理解能力和表达能力，并且这种进步能够持续到 3 个月后。宾格和莱特（2007）使用了 ALM 的一个版本教给 5 位有发展性障碍的学前幼儿两个符号的组合，这些儿童中有些是疑似有儿童期言语失用症的。在此研究中，辅助者一边指着两个符号（如**喂** + **娃娃**），一边使用口语或 SGD 的语音输出命名这两个符号（如口头说出**喂娃娃**或激活 SGD 上的**喂娃娃**），接着说出一个完整的句子（如该喂娃娃吃东西了！）。研究中的 5 位被试有 4 位在不到 4 个小时的教学后，就学会了生成由两个符号构成的信息并将这种能力维持了 2 个月。近来一项研究中教师协助人员（Binger, Kent-Walsh, Ewing, & Taylor, 2010）和家长（Binger, Kent-Walsh, Berens, Del Campo, & Rivera, 2008; Kent- Walsh, Binger, & Hasham, 2010; Rosa-Lugo & Kent-Walsh, 2008）受训学习在故事阅读活动中对个体使用 ALM 或学前儿童版本的 ALM。该研究中的目标沟通技能包括轮流、新语义概念的表达、多符号信息的表达。研究结果显示，经过适当的教学，家长和教师协助人员都可以在很短的时间内学

会使用 ALM 策略（见 Kent-Walsh & McNaughton, 2005），儿童被试因此可以习得新的沟通和语言技能。我们将会在第 11 章中详细说明怎样使用 ALM 教导特定的语言结构。

问题

10.1　哪三个问题或练习会影响 CCN 个体的语义知识？

10.2　请说明并解释 CCN 个体使用语法的四个共同特点。

10.3　请说明与解释 CCN 个体通常会经历的四个构词困难。

10.4　CCN 个体四个常用的词汇组织策略是什么？每一个策略会如何影响 CCN 个体的语言学习和语言能力？

10.5　相较于长的信息单位（如短语或句子），短的信息单位（如单词）的优点和缺点是什么？

10.6　什么是显性教学？什么是随机教学？它们是如何相互关联的？

10.7　描述四种随机教学的程序，并各举一个例子。

10.8　对话训练循环模式的主要构成要素是什么？

10.9　有关策略教学的八个步骤是什么？

10.10　描述三种主要的语言示范技术，并讨论它们的异同。

第 11 章　支持语言和社交能力的教学

如果未从 AAC 使用者沟通能力的角度考虑目标沟通行为的影响，那么即便是魔术师的帽子，它也变不出针对 AAC 使用者及其沟通同伴的目标沟通行为。

（Bedrosian, Hoag, Calculator, & Molineux, 1992, p.1110）

1989 年，莱特针对 AAC 使用者提出了沟通能力的定义。她认为沟通能力的发展是一个非常复杂的过程，该过程涉及知识、判断及以下四个领域的技能：操作、语言、社交和策略（Light, 1989b）。在操作方面，不论 AAC 系统使用的是手部符号、图片符号还是 SGD，AAC 使用者必须学会运用操作其 AAC 系统所必需的动作（Treviranus & Roberts, 2003）、认知（Rowland & Schweigert, 2003）和视觉/听觉技能（Kovach & Kenyon, 2003）。在语言方面，AAC 使用者不仅需要学会在家中或社区环境中使用口语时所需的语义、形态句法、语法、语用和其他能力，也需要学会 AAC 系统的语言编码（如布利斯符号、手部符号）（Blockberger & Sutton, 2003; Mineo Mollica, 2003; Romski & Sevcik, 2003; Smith & Grove, 2003）。社交技能包括做功能性选择、要求和拒绝，以及对话策略所涉及的语用技能，如发起、维持、修复和结束（Brady & Halle, 2002; Iacono, 2003; Light, Parsons & Drager, 2002; Sigafoos & Mirenda, 2002; Sigafoos, OReilly, Drasgow, & Reichle, 2002）。另外，社交领域的技能还包括与人际互动相关的能力，例如，知道如何使同伴放松及积极参与对话等（Light, Arnold, & Clark, 2003）。最后，我们认为，策略技能就是那些使 AAC 使用者在沟通中"充分利用自己的知识和能力"的策略技巧（Light, 1996, p.9; 又见 Mirenda & Bopp, 2003）。莱特所描述的这四个领域以及它们对 AAC 使用者的重要性，引领了这个领域一个新的研究方向，也最终促成了 2003 年《AAC 使用者的沟通能力：从研究到实践》（*Communicative Competence for Individuals Who Use AAC: From Research to Practice*）这本书的出版（Light, Beukelman, & Reichle, 2003）。在该书中，来自世界各地的 AAC 研究人员和临床人员详细地描述了沟通能力的这四个要素以及实践结果。

基于莱特等人（2003）著作的成果以及 2003 年之后所发表的相关研究成果，本章将对沟通能力发展所需的技能的有效教学策略进行讨论，尤其针对语言技能和社交技能进行讨论，因为这些技能是建构绝大多数沟通互动能力的基石。我们会从讨论怎样为 AAC 使用者建立语义知识开始，这需要了解符号–指示物之间的关系（如用快乐的符号表示相应的情绪，或者用跳跃的图片符号表示相应的动作）；接着我们将讨论有关多个字的结合、语法概念以及词素使用的教学策略（如 -s、-ing）；最后，我们将聚焦于针对初始沟通者语用教学策略的讨论，主要教导他们功能性沟通技能（如做选择、要求、拒绝）以及对话与讨论的技能。值得注意的是，我们在为 AAC 使用者提供以上技能的教学时不应割裂，而应融会贯通，如同针对口语沟通者的教学。对于有口语的幼儿，家长不会一次只教他们一种语言技能或一种沟通技能，而是会同时提供以上技能的示范和支持，孩子生活中的其他辅助者和老师也是如此。AAC 团队必须牢记的是，语言技能和沟通技能是密切相关的，因此除了着眼于培养个体的特定技能，支持其跨领域的发展也是非常重要的。

支持语义的发展

正如我们在第 10 章所讨论的，依赖符号沟通的个体面临着巨大的学习挑战。和使用口语进行沟通的同伴一样，这些个体必须首先学会他们所听到的词汇的意义（即理解）。然而，和这些同伴不一样的是，他们还必须将这些词汇"翻译"成他们用于沟通的辅助式符号或非辅助式符号（即表达）。下面我们将介绍教导语言理解和认识符号–指示物关系的两种主要方式：显性教学和语言示范（见第 10 章）。

显性教学

促进语义发展的显性教学是基于刺激控制原则以及"符号–指示物学习从根本上说就是一项样

本匹配任务"这一前提的（Wilkinson & McIlvane，2002）。因此，在教导符号理解时，辅助者可以通过结构化的教学试验让学习者学会将符号与指示物进行匹配（在最初的教学中，这些指示物往往为实物）。例如，辅助者在桌子上放一张杯子的照片和一张苹果的照片，然后给学习者一个杯子让他 / 她去指认照片，并辅助学习者把杯子放在杯子的照片上（Franklin, Mirenda, & Phillips, 1996）。一系列试验后，辅助者会渐退辅助，并系统化地引入新的物品和符号，直到学习者可以在没有指导的情况下将物品和对应的符号匹配起来。一旦学习者学会匹配完全一样的物品和符号，不完全一样的物品与符号的配对教学就可以开始了。辅助者可以教导学习者将物品与略微不同的符号进行匹配（例如，一个红苹果对应一张绿苹果的符号、狗的符号对应口语单词狗），也可以结合其他的显性教学技巧（如刺激渐退与刺激塑造）（Reichle & Drager, 2010），教导以结构化方式理解与生成的符号（见 Wilkinson, 2005; Wilkinson & Abert, 2001; Wilkinson & Green, 1998）。

辅助者也可以在自然发生的沟通互动中（如做选择这一常规活动、绘本阅读活动）提供符号 – 指示物的教学（Rowland & Schweigert, 2000b; Soto & Dukhovny, 2008; Stephenson, 2009b）。例如，在做选择这一常规活动中（如点心时间），辅助者可以向学习者出示喜爱和不喜爱的两个物品（如拼图与袜子）并问道：你想要哪一个？在学习者选择其中一个物品后（在本案例中，答案是拼图），辅助者紧接着会提供两个符号，其中一个符号对应学习者已经选择的选项的符号（即拼图的图片）而另一个符号则是未被选择的选项的符号（即袜子的图片），并问道：你要哪一个？如果他 / 她选择了先前选择的物品的符号（即拼图的图片），那么他 / 她就可以拿到拼图；但是如果他 / 她选择了错误的符号（即袜子的图片），他 / 她则拿不到任何物品。如果个体未能正确理解，他 / 她则需要接受第二次试验，由辅助者提供恰当的辅助来诱导个体做出正确回应，或辅助者使用某种错误矫正程序（Kozleski, 1991b; Sigafoos & Couzens, 1995）。不管怎样，我们总是会在个体做出正确理解之后，给他 / 她对应的物品。另一种教学方法是辅助者将这个程序倒过来实施，学习者先选出自己所喜欢的物品，接着辅助者会拿出和物品一致的符号以

及干扰的符号。同样，只有在学习者正确选择了代表物品的符号时，辅助者才会给他 / 她一个正确的回应（即他 / 她可以拿到拼图）。

语言示范

促进语义发展的语言示范是以对具有口语能力的普通儿童在其成长过程中如何习得新的词汇的研究成果为基础的。如我们在第 10 章所述，AAC 的研究文献展示了几种不同的语言示范方法，这些方法都强调辅助者应该：（1）在鼓励沟通及互动的活动情境中，一边说话一边指向关键的图片符号；（2）在活动中为学习者提供使用符号的机会。以辅助者玛莎与使用图片沟通系统界面的青少年乔治在一起烤饼干时他们之间的沟通互动为例。玛莎在说话时（口语以斜体呈现）指着乔治界面上的符号（这里以**加粗**表示）。

玛莎：让我们先拿饼干**饼干**，还有碗**碗**。我会先把饼干**饼干**放到碗**碗**里。（玛莎未打开饼干盒，就把盒子放到碗里，这里提供了一个情境线索诱导乔治使用**打开**的符号）。

乔治：笑了但是并未指向**打开**的符号。

玛莎：啊哦！我想我应该有什么地方做错了，我想想到底是哪不对劲呢？（玛莎停顿 5 秒钟让乔治有时间可以指向**打开**的符号）。

乔治：发出声音，认同玛莎有地方没做对，但还是没有指向符号。

玛莎：做出朝向乔治沟通界面上符号的手势，接着停顿 5 秒。

乔治：眼睛注视但是没有反应。

玛莎：我忘记了对饼干盒**饼干盒**要做的事。（停顿 5 秒钟）

乔治：仍然没有指向**打开**的符号。

玛莎：在乔治的沟通界面上指出**打开**的符号。

乔治：**打开**

玛莎：是的！在放到碗**碗**里前，我需要先打开**打开**饼干盒**饼干盒**，谢谢你，乔治！（玛莎打开盒子）

关于使用语言示范教导符号 – 指示物的关系，最早的实证研究数据是由罗姆斯基和舍夫契克（1996）提供的，自此之后，AAC 的专家和研究人员也陆续提供了新的研究证据来支持用语言示范的方式来教导

学前（Drager et al., 2006; Harris & Reichle, 2004）与学龄儿童（Dada & Alant, 2009）新的符号词汇。其他研究通过教导家长与教师协助人员运用语言示范的方式支持个体学习与生成语义概念取得了积极的成果（Kent-Walsh, Binger, & Hasham, 2010; Romski et al., 2010; Rosa-Lugo & Kent-Walsh, 2008）。值得注意的是，到目前为止，尚未有关于显性教学与语言示范这两种方式对语义发展的成效的比较研究。如同第10章所述，有的作者认为"快速配对"（即只要经过几次探索，个体就能习得新的词汇或符号－指示物的匹配）很有必要，它可以让语言的示范更有效，但仅有少数的研究对个体的快速配对技能做出评价（如 Drager et al., 2006; Harris & Reichle, 2004）。因此，对于将显性教学策略与语言示范策略结合在一起来支持语义发展，我们似乎应该更谨慎一些。

支持语法的发展

2008年，费（Fey, 2008）描述了一项有效促进有口语能力的儿童的语法发展的干预，内容如下：

简单来说，像英语这样的语言，语法是决定谁对谁做什么的关键……在针对有口语却又有语言障碍的幼儿的干预中，语法的发展是这些干预一开始就要考虑的问题（Bloom & Lahey, 1978）。例如，在多个单词结构发展之前的单个单词阶段，除了常用名词，临床工作者还会选出潜在的重要字词（例如，"更多""都没了""完成""不是""离开""再见"）以及有实质意义的关系词（例如，"推""吃""丢""热""恶心"），以作为个体未来建立多个单词结构的基础。在单个单词阶段，一旦儿童的词库达到40~60个单词时，干预的焦点就要转向多个单词结构（p.44）。

同时，费提到许多针对 AAC 使用者的干预经常忽略早期语法的发展，这让人感到十分痛惜。一篇关于 AAC 的文献综述也确认了这样的观点；目前除了极少数的单一被试或个案研究外（如 Harris, Doyle, & Haaf, 1996; Liboiron & Soto, 2006; Remington, Watson, & Light, 1990; Soto, Yu, & Kelso, 2008; Spiegel, Benjamin, & Spiegel, 1993），几乎都没有干预研究重视这个部

分。因此，也就难怪会有许多作者指出 AAC 使用者在语法使用上存在各种差异以及针对这些差异做出的解释也是各不相同（见第10章及 Binger & Light, 2008）。无论怎样，我们很清楚的是，通常来说，聚焦于语法发展的相关教学对于 AAC 使用者是必须的。费认为"有口语能力的儿童语法干预的五项重要原则对 AAC 使用者的此类干预也是很有帮助的"（Fey, 2008, p.45）。表11.1概述了费所提出的五项原则及其含义。

自2000年以来，AAC 的研究人员已记载了许多教导语法的教学策略，其中总有不少是结合了费的原则。这些研究同时使用了策略教学和语言示范，并结合了随机教学的要素（见第10章）来教导一定范围的语法结构。

策略教学

伦德和莱特（Lund & Light, 2003）提出了研究证据证明策略教学可以用来教导个体理解和生成语法结构（Light & Binger, 1998；见第10章）。研究被试是两位使用 SGD 的脑瘫成人。目标语法结构包括形容词（如 blue sweater）、助动词倒装（如 Who did Susie see？）、所有格代名词（如 theirs、his）以及不定式结构（如 I need to buy a new shirt）的使用。之所以研究者将这些语法结构的学习作为教学目标，是因为两位被试对这些语法形态的误解和误用导致了许多沟通上的中断，以及其他人对被试沟通能力的消极认识，这样的认识也会限制被试的职业选择。

语法结构的教学包含了三个要素：（1）目标语法规则的说明；（2）练习识别语法正确与不正确的口语及书面表达形式（例如，He wore his new shoes 相对于 He wore his shoes new）；（3）通过辅助者示范以自言自语的方式将更正错误语法的思维过程陈述出来，练习纠正 SGD 上的不正确语法形式（例如，对于语法错误的句子 He wore his shoes new，辅助者可能会说："记住形容词必须放在名词前面这一规则，new 是形容词，shoe 是名词，让我们来改正它。"）。两位被试都习得了目标语法结构，其中一位被试在8周后仍旧能够维持此技能。通常在教导语法形态上，该策略教学非常有效，但并不是本研究的目标，该主题仍然需要进行更多的研究。

表 11.1　AAC 使用者语法干预的五项原则

原则	举例 / 含义
1. 所有语法干预的基本目标应该是帮助 CCN 个体改善语法的使用，使得他们在对话、记叙、说明以及其他文体的书面文本或口头形式的沟通中成为更好的沟通者。	语法目标的功能是最为重要的。思考诸如此类的问题："这个人用单个的图片符号表达了什么意思？"以及"怎样的符号联结能够让个体的信息更完整和更易于解释？"
2. 语法干预的特定目标应该基于个体的功能性预备能力以及对目标形式的需求。	观察个体在沟通情境中的表现并选择教导个体语法结构的具体目标。所选择的语法结构是个体有时能够正确运用或者个体有运用的需求，但是始终不能够使用或正确使用的。
3. 应该操控干预的社交环境、物理环境及语言情境来提供一定的机会，这些机会能够促进特定语法目标的辅助者模式和促进 CCN 个体使用（或错误使用）这些语法目标。	安排好环境（物品、活动）和语言情境（即沟通同伴的沟通行为）来创造出目标语法建构的真实需求。提供目标建构的大量语言模式（通过口语＋符号）并等待个体的回应。
4. 应该通过重述句子的方式，系统地比较不成熟的 AAC 话语和更符合语法的完整句子。	重述是对 CCN 个体沟通的回应，它保留了个体所尝试沟通的内容并在此基础上增加了语法细节或信息来完整地表达信息（Camarata & Nelson, 2006）。若 CCN 个体做出错误沟通，辅助者应通过重述示范目标语法结构。
5. 应避免出现电报模式，并用符合语法规则的短语和句子来代替它们。	口语模式和句子重塑都应该做到语法正确且完整［例如，洋娃娃正在哭（The doll is crying）就比洋娃娃哭（Doll cry）要好］，即使当沟通界面上的同步沟通符号不能与目标语法一一对应起来（例如，在这个句子中，沟通界面上是没有沟通符号 the、is 和 / 或 -ing 的）。

语言示范

　　许多语言示范的技术（见第 10 章）也可以用来支持 CCN 个体多重符号的语言表达。在罗姆斯基和舍夫契克（1996）关于扩大式语言系统（SAL）的研究中，13 位研究被试中有 10 位出现了有意义符号与功能性符号的结合（如要＋果汁、热狗＋好、果汁＋请）（见 Wilkinson, Romski, & Sevcik, 1994）。同样，布鲁诺和特伦巴恩（Bruno & Trembath, 2006）使用了辅助式语言刺激（ALgS）（Goossens', Crain, & Elder, 1992）教导夏令营中 9 位 CCN 儿童多重符号的组合。ALgS 用于示范 2~3 个符号信息，这些信息包括主语、动词、介词、宾语，或者将这些符号融入戏剧和故事写作的活动中。仅仅 5 天的干预就有 7 位儿童在语法复杂程度上有较大的提升。

　　宾格和莱特（2007）使用辅助式语言示范教导 5 位有发展性障碍的学前幼儿生成以下符号组合：主语＋动作（如狗咬）、动作＋宾语（如咬饼干），还有主语＋宾语（如狗饼干）。在此研究中，辅助者在一项假扮游戏中首先提供了口语＋符号的示范以表达两个符号的信息（如在说狗打翻时，出示狗打翻的符号），然后再提供完整的口语示范（如狗打翻茶了）。辅助者在每个假扮游戏后将期待性延迟（暂停 5 秒钟，同时期待地看着幼儿）插入活动中，从而为幼儿提供练习说出这些口语的机会。在不到 4 个小时的教学中，5 位幼儿中的 4 位习得了多重符号的语句。辅助者也可以将语言示范融入诸如要求－示范（Iacono, Mirenda, & Beukelman, 1993; Nigam, Schlosser, & Lloyd, 2006）和时间延迟程序（Binger, Kent-Walsh, Berens, del Campo, & Rivera, 2008; Binger, Kent-Walsh, Ewing, & Taylor, 2010）这样的随机教学中，以教导个体多重符号的语言表达。后面这两个研究主要是教学家长或教师协助人员对个体实施语言示范的干预。

支持语法词素的使用

　　构词指语法标记的理解与使用。我们可以通过语法标记改变单词的意义。例如，在单词后加上 ed 可以将语法形式由现在式变成过去式（如 work、worked）；加上 s 则表示由单数变成复数（如 boy、boys）；加上 's 后会将一个简单的名词变成所有格（如 dog、dog's）。如第 10 章所述，AAC 使用者受许多不同的因素的影响，经常会在语句中省略词素 [例如，**男孩跳**（BOY JUMP），通常是指 The boys jump（一群男孩正在跳）或是 The boys jumped（一群男孩已经跳完了）]。

关于使用语言示范教导 CCN 个体的词素使用，已有少量研究（见 Binger & Light，2008）。在本章先前提到的 AAC 夏令营的研究中，布鲁诺和特伦巴思（2006）使用 ALgS 教导语法结构"助动词 + 主要动词 + ing"的用法（如 is+fly+ing），该研究取得了一些成效。宾格、马圭尔 – 马歇尔、肯特沃尔什（Binger, Maguire-Marshall, & Kent-Walsh, 2011）在研究中教导了 3 位使用 SGD 的脑瘫或疑似儿童期言语失用症的学龄儿童有关词素的表达。他们在书本阅读活动中教导被试目标语法词素，包括复数与第三人称单数的 -ing、-'s、-ed、-s 形式（如 pig+s、her+s），以及助动词 + 主要动词 + ing 的语法结构（如 is+fly+ing）。在干预期间，辅助者以辅助式语言示范的方式大声念出被试所选的书本，即一边提供语法完整的口语表达，一边在 SGD 上生成包含目标词素的信息。例如，对于一本有关怪兽的书，辅助者一边大声念道：怪兽正吃着怪兽点心，一边在 SGD 上示范**他正在吃**这一信息。在书本念读阶段，如果被试出现了一个不完整或不正确的词素，辅助者会进行重述，即在给出一个完整的口语表达之后，又通过 SGD 示范正确的表达。辅助者在每一个阶段一开始时就进行结构化的试探，以评估被试正确使用目标词素的能力。有趣的是，研究结果显示，一次只教一个词素并非是最好的策略；3 位被试都很快学会了使用单独的目标词素，但在同时使用这些词素时，没有一个人可以维持先前所学的技能。该研究建议，虽然辅助式语言示范在教导词素上似乎是可行的方式，但是在学习者逐个习得语法标记后辅助者还应提供有关区辨学习的教学来帮助学习者学会辨别这些语法标记（有关这个议题的讨论请见 Binger，2008b）。

支持语用的发展

在本章剩下的部分，我们将聚焦于教导各种功能形式的语用，如要求、评论、拒绝以及参与各种对话。这些语用功能使得 CCN 个体获得他们想要的，避开或逃离他们不想要的以及加入对话，以与其他人分享信息和参与社交互动。归根结底，本章前面所讨论的语义、语法与词素技能的学习都是为

了实现语用功能。关于语用技能的讨论，我们将从基础性与功能性技能（如做选择、提出请求）的教学策略开始，然后我们将讨论支持对话和其他互动的策略。这是本章最长的部分，因为大部分 AAC 干预的研究都聚焦在语用领域。

做选择与提出请求的教学

你还记得我们在第 9 章中有关接受与拒绝教学的讨论吗？表达接受与拒绝的非符号行为也是在含蓄表达喜好。在一次只为个体提供一个选项时，个体所表现出来的接受或拒绝就足以说明个体是否喜好这个选项。例如，当马克斯韦尔的父亲试着帮他穿上红色衬衫时，他的身体扭来扭去，同时发出呜呜的声音。他的父亲得到这样的信号后，便换了另一件他喜欢的温哥华加人队衬衫，此时马克斯韦尔笑了，并且配合父亲穿上了这件衣服。

在上述的例子中，马克斯韦尔表现出他喜欢温哥华加人队的衬衫，并以动作传达了他的喜好。喜好以及用非符号的方式表达喜好，它们的发展是做选择必要的第一步。没有喜好的人很难做出选择。想想上一次你在逛街时找不到你真正喜欢的东西，你可能会随便买一样东西就离开，可是这种情形下你通常很难做决定。正在学习做选择的个体，尤其当他们处于教学开始的阶段时，就会出现同样的情况。如果他们没有喜好，他们会觉得做决定很难，特别是一些长期住在机构环境中而且很少有机会表达喜好或做选择的年长个体。当这些人住到社区时，还没来得及发展喜好以及通过接受或拒绝的信号表达喜好，就可能会面对很多新的活动、环境、食物、饮料和人（见第 9 章有关机会策略的讨论）。他们一旦发展出这类喜好，就可以学习如何在他们所在的环境中做选择或提出请求。

做选择与提出请求的类型

你可能会疑惑做选择与提出请求之间会有怎样的关联？做选择通常是指个体从两项或更多的选项中选择他们所喜欢的物品或活动。做选择有可能是个体自己独立选择，也有可能是他人协助选择。因此，做选择并不是每次都是个体自发的，也不见得会在沟通互动的情境中发生。例如，当唐娜到商店买一双新鞋时，她可以使用以下两种基本策略中的一种来做选择：

· 她可以等待直到店员主动为她提供帮助后，才

告诉店员她想要哪一种款式的鞋子。接着她等待店员出示几种不同款式的鞋子（这几种款式中你喜欢哪一种？），她在一一试穿后做出选择（用视觉支持来诱发她的选择）。

·她可以在店里看看，试穿几双鞋子后无须咨询其他人的意见就决定想要买哪一双（自发、独立的选择）。

不管是哪一种情况，当唐娜带着新鞋离开鞋店时，这就表示完成了选择。她没有提出请求，因为请求互动所需的两个要素一个也未出现。第一个要素是对方应个体的请求提供协助，在唐娜例子里，鞋店店员只是在履行其职责，而非应唐娜的要求。请求的第二个要素是个体想要参与特定活动或获得某种物品（如新鞋子），但如果没有其他人的协助，这是不可能达成的（Sigafoos & Mirenda, 2002）。对唐娜而言，不向店员请求协助或咨询就能买到鞋子是可能的，因此，此情况不满足请求的第二个要素。请求总是涉及两个人之间的沟通互动，而不管是否有做选择。

回想一下，在参与模型的干预原则中（见图 5.1），有一项很重要的原则就是学习者"当前"的沟通系统必须要和学习者当前的基础能力及技巧相匹配。这就意味着用于做选择和提出请求的方式应由个体近期的基础能力来决定。如果该原则未得到贯彻，通常的结果是个体出现错误的选择与请求，以及卷入沟通中的每个人都会感到受挫！表 11.2 概述了一些用于做选择与提出请求的方式，采用何种方式是由任务对符号、记忆以及发起的要求来决定的。我们可以从表中选出一种或多种方式来帮助个体获得成功，同时我们也强调，个体在某一特定情境下做选择或提出请求的能力并不能保证他 / 她可以在其他的情境下做相同的事。

表 11.2　做选择与提出请求的方式

方式	范例	动作、视觉、口语以及符号请求				
		选择手势	是 / 否的回应	视觉扫描排列	口语理解	符号知识
有视觉支持的简单选择	玛丽首先握着一个空的杯子并询问："你想要喝咖啡吗？"伊娃用手势表示接受或拒绝。如果表示是，伊娃可得到咖啡，如果表示不是，玛丽就会握着一个空的果汁瓶并询问她："你想要喝果汁吗？"伊娃接受或拒绝。玛丽继续一次只拿一个物品或符号询问，直到伊娃接受为止。	√	√			
没有视觉支持的简单选择	玛丽首先询问："你想要喝咖啡吗？"伊娃用手势表示接受或拒绝。如果表示是，伊娃可得到咖啡，如果表示不是，玛丽会接着询问："你想要喝果汁吗？"伊娃接受或拒绝。玛丽继续一次只提供一个选项并询问，直到伊娃接受为止。	√	√		√	
有视觉支持的诱发选择	艾尔弗雷德的老师把一支红色的蜡笔和一支蓝色蜡笔放在桌子上，并询问："你要哪一支？"艾尔弗雷德指向或看向他想要的那一支。	√		√		
没有视觉支持的诱发选择	艾尔弗雷德的老师询问："你要红色的蜡笔还是蓝色蜡笔？"艾尔弗雷德指向沟通板上蓝色蜡笔的符号。	√		√	√	√
自发的选择	在朱莉娅工作单位的餐厅，她看着三明治并把一个她想要的三明治放在了她的托盘上。	√		√		
诱发性的请求	在操场上，弗雷德的同学问弗雷德："接下来你想要做什么？"弗雷德做出了**荡秋千**的手部符号。				√	√
自发的请求	在商店里，乔茜看到她想要的一个物品在高高的货架上。她靠近了店员，先是指向**请帮助**的符号，接着指向货架上的那个物品。	√		√		√

诱发选择的教学

诱发选择通常是由其他人而非 AAC 使用者发起。在本章的这一部分，我们将会探讨诱发选择的教学所涉及的相关议题。

提供做选择的机会

对于正在学习做诱发选择的个体，AAC 团队需要经常为他们提供这样的学习机会以帮助他们控制所处的环境。因此，在做选择的教学中，团队采取的第一个步骤就是确认在一整天中何时、何地、由谁来为个体提供做选择的机会。有些场合中的选择是非常明显的，如选择要吃什么或要喝什么、听什么样的音乐、想看哪个电视节目或要穿哪件衣服。但其他情况下的选择或许没有这么明显，例如，在下一个活动中，选择要坐在谁的旁边、要怎样完成活动、要如何完成一项有多种组合的任务（如早上的个人护理常规）。

辅助者可以在个体非常感兴趣及有趣的活动中嵌入做选择的机会。例如，丹特是一位很喜欢动物的唐氏综合征男孩。他的母亲摆出了一排塑料的动物模型、塑胶食物、洋娃娃的衣服，然后一边摆弄这些动物模型，一边要求丹特做出选择。她拿起一只熊和一只狮子，同时问道："哪一只动物要吃早餐？"在丹特向熊做出手势后，她将熊放在玩具桌前的玩具椅子上。接着，她问道："他想吃什么？"同时出示玉米片和蛋的照片。丹特看向蛋，他的母亲一边说："他想吃蛋吗？他想吃绿色的蛋还是蓝色的蛋呢？"一边举起代表这两种颜色的符号。丹特与他的母亲继续玩这样的假扮游戏，直到许多动物都吃了早餐并且他们为这些动物选择了上学要穿的衣服——这个过程充满了笑声与欢乐。这个例子提醒我们，动机是成功做选择的关键。事实上，在没有动机的情境中，没有人会努力练习做有意义的选择。

年龄的适宜性

辅助者在为初始沟通者提供做选择的机会时必须考虑其年龄的适宜性，也就是说这样的机会对于同年龄的普通儿童也应是适宜的。经过充分的接触以及朋友和其他人的鼓励，大多数障碍青少年与成人都能意识到与年龄相适宜的文化规范。不幸的是，这些个体可能缺乏与他们年龄相适宜的做选择的练

习经验。因此，当选项是他们不熟悉的项目时，他们可能会表示没有兴趣或继续做出与他们年龄不匹配的选择。这会导致沟通辅助者陷入以下两难情形：当教导做选择时，因为年龄不适宜的选项可能对个体更具有激励性，我们就提供这些选项给他们？或者即使个体只对年龄适宜的选项表现出一点点的兴趣，我们也提供这些选项给他们？

第 7 章讨论的发展当前和未来系统的原则提供了针对上述两难情形的解决方法。依据这个原则，针对当前所做的决定必须满足即时的沟通需求并与评估所确认的当前能力和限制相匹配。针对未来所做的决定应该基于对未来机会、需求、限制和经过教学所习得的能力的预估。在做选择的两难困境中，当前和未来的原则建议，针对当前所做的选择应该是对个体有价值的，不管这些选择是否与他们的年龄相适宜。此原则也可以要求辅助者同时为个体提供不同的与年龄相适宜的选项。如此，这些选项就可以被整合到个体针对未来做选择的技能发展上。虽然在"当前"的做决定中提供动机是非常必要的，但它显然不是一个可长期接受的解决之道。

10 多年来，一个国际研究团队的研究人员调查了需要全面支持的多重障碍者使用微动开关来做选择的情况。例如，其中一个研究发现，一位从未参与过做选择练习的青少年通过使用一系列的微动开关首先学会了在食物与饮料之间做选择，然后学会了在两个特定的食物或饮料间做选择（Singh et al., 2003）。在另外两个研究中，障碍程度极高的非符号沟通者学会了将特定微动开关和口语结合在一起去启动喜欢的休闲媒体（如音乐、故事录音带）（Lancioni, Singh, O'Reilly, & Oliva, 2003; Lancioni, Singh, O'Reilly, Oliva, Dardanelli, & Pirani, 2003）。有研究表明，做选择和控制环境刺激的能力与许多涉及增加快乐的指标是相关的（Lancioni, Singh, et al., 2007）。兰乔尼、辛格、奥·赖利、奥利娃和兰乔尼等人（Lancioni, Singh, O'Reilly, & Oliva, 2005; Lancioni et al., 2008）曾对这个重要且创新的研究做过总结。

做选择的排列

当辅助者在一天中安排了多种做选择的机会时，他/她必须挑选可行的选项，同时还要考虑每一次做选择时所提供的选项数量。通常，起始的选项数

量是两个，然后逐渐增加到三个、四个及更多，直到个体学会了视觉扫描并能够从多个选项中做选择。肢体障碍个体在面对大型的选项排列时，需要用到一些辅助设备，如目光注视板、扫描设备或其他可以展示选项的系统，以便解决动作受限的困扰。

就选项的属性而言，在做选择的初始教学中，辅助者有许多做法。他／她可以：（1）提供两个喜欢的选项（Rowland & Schweigert, 2000a）；（2）提供一个喜欢与一个不喜欢的选项（DePaepe, Reichle, & O'Neill, 1993; Frost & Bondy, 2002）；或者（3）使用一个喜欢的选项与"不相关"或"干扰"的选项（Rowland & Schweigert, 2000b）。（注意在过去有一些人提出第4种做法，即采用一个喜欢的选项与一个厌恶选项，但我们并未将其纳入可接受的策略清单中。）目前，在该研究领域中并无实证性的数据与合理的论证可用来引导或支持以上每种做法（Sigafoos & Mirenda, 2002）。我们倾向于，尤其在初始教学中，先从两项喜欢或可接受的选项开始，因为这是最自然的选择模式（Rowland & Schweigert, 2000a）。如果有迹象显示个体在做决定时有困难，例如，这个人经常在做了选择以后又拒绝了这个选项，或者他／她总是选择排列上某一侧的选项，那么提供另一种排列格式将有助于厘清这个问题。对于开始做选择有困难的个体，我们还可以考虑其他策略，包括将选项在空间位置上靠近一些或进一步分开，将选项垂直排列而不是水平排列，以及对于较冲动的个体，我们可将选项放在个体够不着的地方（Mirenda, 1985）。

选项是物品或符号

对于才开始体会做选择这一概念的个体，在做选择的过程中，辅助者必须提供真实且有意义的选项（如饮料、食物或玩具）而不是这些物品的抽象符号。例如，对于一位刚开始学习做选择的女士，在个人护理的常规活动中，辅助者应一边问她："我们应该先做哪件事情？"一边向这位女士呈现牙刷与毛巾。无论这位女士选择哪一项物品，在接下来的操作中辅助者都会为她提供帮助。在最初始的选择练习中并没有对或错的选项，因为个体在此阶段所需要学习的概念是"只要你能指出／碰触／盯着看，你就能得到想要的物品"。这让许多个体感到新鲜，特别是那些在过去不曾有过做决定机会的人。

这样的个体可能需要辅助者每天都为他们提供多次能够激发他们动机的选择机会，这样他们才能开始理解做选择是怎么一回事。

在"答案无对错"的模式下，从教学的开始到教导诱发选择，辅助者也会用到符号。例如，肖恩的老师在读绘本《棕色的熊、棕色的熊，你在看什么？》时融入了做选择的练习。老师一边问："你认为它下一个会看到什么？"一边提供**红色的鸟、黄色的鸭子**和**蓝色的马**的符号，无论肖恩是否猜对，他的老师都会提供一个支持性的回馈（**看！你说对了！**或**哦，它没看到黄色的鸭子，它看到了蓝色的马**）。练习的重点是给肖恩一个在具有动机的情境中做选择的机会而非讲究它的正确性。

达西是一位23岁的脑瘫患者，她曾住在医院并在医院中的学校上课达15年之久。目前她和其他四位女性住在团体之家。虽然她可以通过面部表情、声音还有肢体语言表达喜好，但她在搬进这个社区时并没有正式的沟通系统。达西的家人希望她可以做选择并能更清楚地表达她的要求和需求。为了达成这个目标，达西的支持人员基于对她所喜欢的事物的观察决定她的每日活动，同时在她的视觉时间表中以实物表示她每天的常规活动。经过3个月的反复尝试与练习，她认识了代表特定活动的物品。接着支持人员开始在活动中使用物品符号为达西提供诱发选择，并依据她的选择建构她每日的活动。同时，支持人员又建立了多种符号的活动沟通界面，并在达西的日常活动与社区中使用这些沟通界面提供辅助式语言示范（见第10章）。例如，当达西和辅助者一起到社区图书馆借书时，辅助者会在一个图书馆界面上指出关键符号（例如，**等待、将书放在桌上、拿出图书证、把书放到袋子里**）。短短几个月，达西不仅学会了用物品符号做诱发选择，还学会了使用PCS做诱发选择。

做选择的教学技巧

AAC专业人员在使用符号做选择的教学上有许多方法。其中一种方法是在零错误的学习模式中，辅助者教导个体利用他／她的辅助，如口语线索、手势、示范和／或肢体辅助，从一个排列中选择一个符号，接着就为个体提供相关的物品。因为这样的方法并没有预设"对"与"错"的选择，它可以广泛地被运用在做选择的活动上（如 Locke & Mirenda, 1988; Sigafoos, Couzens, Roberts, Phillips, & Goodison, 1996）。另一种方式是本章前面（见"支持语义发展"）所提到的理解核查程序（Rowland & Schweigert, 2000b）。在该书出版的时候，并没有关于哪一种教学比另一种教学更好的实证性研究指导。因此，辅助者可以采用符合个人技能的任何方式。例如，如果第一种方式无法在合理的时间内达到最佳的效果，辅助者可以采用其他方法。但是无论选择哪种教导诱发选择的教学技术，辅助者都必须安排选择后的自然结果。

自然结果

如上所述，在做选择的学习过程中，初始沟通者需要获得自然结果，即使这意味着他们由于不够专注或者没有充分衡量选项，有时无法获得他们想要的东西。辅助者常常会犯的错误是，当为个体提供两个选项并让其做选择时，如果辅助者推测或知道个体做出的选择不是他们自己想要的答案，他们就会为个体提供矫正性反馈。以下发生在厨房的例子可以说明这类错误：

汤姆：你要牛奶吗？（出示牛奶纸盒）或果汁？（出示果汁容器）

南：看着并指着牛奶纸盒

汤姆：（怀疑南并不是真的想要牛奶）你真的想要牛奶吗？

南：看着并指着果汁容器

汤姆：好的，你想要果汁。（将果汁给南）

对于用这样的方式提供矫正性反馈，我们几乎可以确定在后面的教学中这样的做法一定会出现问题。南将学到没有必要一定要专注或思考自己的反应，因为到最后汤姆永远都会让事情产生好的结果。相反，汤姆可以通过让不正确选择的自然结果发生让南再次学习，我们用下例来说明：

汤姆：给南她所选的牛奶

南：把牛奶推开，开始闹脾气、哭和尖叫

汤姆：喔，你不想要牛奶，对吗？好的，那我们等一下再试一次。（把牛奶拿开，暂停一分钟后，再提供一个新的机会给南，让她在牛奶与果汁之间做选择）

另一个常见的错误回应是，为了让个体做出同样的选择以确保选择的正确性，辅助者为个体提供了第二次甚至第三次机会。下面是两个喜欢一起玩Wii 游戏的朋友之间的对话，这个例子可以说明这类错误：

马克：你想要玩超级玛丽吗？（拿出超级玛丽游戏盒）或者玩塞尔达传说？（拿出塞尔达传说的游戏盒）

扎克：通过手势选择超级玛丽

马克：好吧！让我们再试一次，你要玩塞尔达？（出示塞尔达的游戏盒）还是超级玛丽？（出示超级玛丽的游戏盒）

扎克：估计自己在第一次选择时一定搞错了，所以通过手势选择塞尔达的游戏盒

马克：你必须要专心，你是要玩超级玛丽？（出示超级玛丽的游戏盒）还是塞尔达？（出示塞尔达的游戏盒）

扎克：没有反应，因为自己似乎不可能赢得这个"选择游戏"！

以这种"过度练习"的方式来检验做决定的正确性是不恰当的，也会扰乱学习者，因为选择结果是不明确的；反之，在每一次选择后随之而来的自然结果会让学习者慢慢了解自己的反应所带来的效应。

例如，Super Talker 和 iTalk2（AbleNet 公司）、VoicePal（Adaptivation 公司）、Cheap Talk 4 和 Cheap Talk 8（加强版）以及 ChatBox Deluxe（Saltillo 公司）等沟通设备都可以让有重度动作困难的个体通过外接的特殊开关做选择。

经过上述讨论，我们应清楚，针对初始沟通者做选择的教学涉及仔细规划与判断决策。因为做选择的能力是提出请求能力的基础，所以辅助者必须花时间系统地教导此项技能。一旦做选择的技能到位后，辅助者就可以开始教导个体提出请求。

"当其他人说我不能做某些事时，我会说'看着我'，然后让他们知道我可以完成它。"（拉里，一位 CCN 成人，描述他高空跳伞的经历，in Angell, Stoner & Fulk, 2010, p.64）

提出请求的教学

众所周知，提出请求是个人最根本与最重要的沟

通技能之一，通常在教学的最初期辅助者就要开始教导。以下部分概述了几项辅助者用来教导个体学习提出请求的常见技能。这些方法包括提出概括性的请求方式（Reichle, York, & Sigafoos, 1991）、图片沟通交换系统（PECS; Bondy & Frost, 2001; Frost & Bondy, 2002）以及可以结合以上两种方法的一般方式。不论使用哪一种方式，在"做选择"中讨论过的机会、年龄适宜以及其他因素，在这里也一样重要。

与问题行为的关系

主动提出请求的能力既与沟通相关，还与问题行为的减少相关。常见的是，初始沟通者往往会使用不能为社会所接受的行为去请求他们想要的物品或活动（Durand, 1990）。已发表的用于减少问题行为的 AAC 技术的干预研究中，有 1/3~1/2 的研究与不当的请求行为有关（Mirenda, 1997; Bopp, Brown, Mirenda, 2004）。干预者教导被试在这些干预训练中对自己想要的物品或活动，用肢体动作（Wacker et al., 1990）、手部符号（如 Day, Horner, & O'Neill, 1994; Drasgow, Halle, & Ostrosky, 1998; Kennedy, Meyer, Knowles, & Shukla, 2000）、实物符号（如 Durand & Kishi, 1987; Gerra, Dorfman, Plaue, Schlackman, Workman, 1995）、照片或图片符号（如 Frea, Arnold, & Vittemberga, 2001; Lalli, Browder, Mace, & Brown，1993; Peck Peterson, Derby, Harding, Weddle, & Barretto, 2002），还有 SGD（Durand, 1993）或微动开关与预录信息（Steege et al., 1990; Wacker et al., 1990）练习提出一般请求（如**要**、**还要**、**请**）与特定请求。很显然，学习一些主动提出请求的方式对于初始沟通者非常重要。

教导个体提出概括且明确的请求及使用获取注意的信号

在教导个体提出概括性的请求时，将显性教学和随机教学相结合（如我们在第 10 章讨论的）（Reichle et al., 1991; Sigafoos & Reichle, 1992）是已经得到了确认的教学法之一。当个体使用单一符号（如**要**或**请**）发起一项请求，然后在两个或更多选项间做出决定时，概括性请求就完成了。使用概括性请求符号不需要个体具有符号辨识的技能，因为他/她在发起请求时只用到一个符号。为了主动发起概括性请求，个体必须能够获得其沟通同伴的注意。表 11.3 概述了教导个体提出概括性请求与使用引起注意的信号的教学步骤。对于许多发展性障碍个体，包括一些 AAC 干预不成功的个体（如雷特综合征

患者），这个方式都展示了较好的干预成效（Sigafoos, Laurie, & Pennell, 1995, 1996）。

图片交换沟通系统

在缺少口头提问与指令的情形下，有些个体很难学会提出请求（如把你想要表达的符号给我看）。例如，卡特（2003a，2003b）在观察 23 位重度多重障碍的学生后发现，超过 2/3 的学生的沟通互动是请求，而在这些请求中，超过一半（57.9%）的请求是在老师的提问、指令、肢体/手势辅助下进行的。因此，学生主动沟通的概率非常低，这也表明需要设计可以鼓励主动沟通的教学策略来促进请求的自然发生。PECS（Frost & Bondy, 2002）应运而生。

因为不需要目光接触、模仿、脸部定向、样本匹配或命名等这些技能作为先备条件，所以辅助者可以将通过 PECS 提出请求作为个体沟通能力中的第一个技能并围绕它展开教学（Frost & Bondy, 2002）。在 PECS 中，学习者被教导用符号去交换想要的物品而不是只在沟通界面上指出物品；接着沟通同伴为学习者提供想要的物品或活动。PECS 的教学技巧和非口语辅助（Locke & Mirenda, 1988; Mirenda & Datillo, 1987; Mirenda & Santogrossi, 1985; Mirenda & Schuler, 1988）及期待延迟策略比较相似（Kozleski, 1991a）。

针对正在学习的沟通者，辅助者展开了潜在强化物的评估之后，就可以开始 PECS 的教学。在 PECS 阶段一的教学中，学习者学习拿起一个单一符号（如照片、线条图）交给辅助者，接着辅助者就会给个体相应的物品（如食物、饮料、玩具）。一开始，辅助者仅提供肢体或手势的线索（即非口语线索，如你要什么？或给我那张图片）来辅助学习者提出交换。经过一段时间，辅助者渐退辅助，直到学习者在符号-物品的交换中不再需要辅助。在阶段二的教学中，辅助者会一点一点移走符号，好让学习者学习去找这个符号，再将它交给辅助者，并经过辅助者的辅助进行交换以获得想要的物品。在阶段三的教学中，可以选用的符号数量增加了，同时辅助者可以使用前面所描述的理解核查程序教导符号的辨识。一旦个体能够熟练地提出基本请求，辅助者就会在阶段四至六的教学中建构简单句（例如，**我要**、**我看到**或**我听到**）来回应你想要什么？的问题，并使用与颜色、大小、数量等相关的描述性符号（具体信息请见 Frost & Bondy, 2002; Bondy & Frost, 2009）。

表 11.3　教导个体提出概括性请求与使用获取注意的信号

阶段一：评估喜好和教导诱发选择
1. 在托盘上放一些具有潜在强化作用的物品（如玩具、食物和饮料）。
2. 将托盘放在个体可以触及的范围内，保持 10～20 秒，鼓励个体去选择喜好的物品。
3. 只要个体触及或指向，这就表明他/她做出了选择。
4. 拿开托盘，提供物品，并记录个体所选的物品。
5. 如果个体没有在 10～20 秒内做出反应，拿开托盘，等待，然后再试一次。
6. 重复步骤 1～6 直到步骤 3～4 可以连续成功三次。
7. 重复这样的练习 3～4 天以判断个体的喜好以及每个这样的练习要持续多久。

阶段二：教导个体使用一个一般性的想要的符号
1. 将一个**想要**的符号（如一个**想要**的图片沟通符号）放在个体的前面并在其可触及的范围内。
2. 提供放有许多物品的托盘（如同阶段一的步骤 1），然后问："你想要什么？"
3. 当个体试图去碰触想要的物品时：
　　a. 注意他/她所触及的物品。
　　b. 移开托盘让物品刚好在个体触及不到的范围内。
　　c. 以肢体动作（不用口语）辅助个体触及**想要**符号。
4. 在个体触及**想要**符号后，给他/她想要的物品。
5. 经过一系列尝试，直到个体能稳定且独立地触及**想要**符号来回应"你想要什么？"这个问题，辅助者才可以渐退肢体辅助。
6. 在不同情境中用各项物品（如在早餐时，使用食物类；在图书馆时，使用各种书籍；在整理仪容时，使用各种自我整理工具）练习此阶段的步骤 1～5。不要仅在一种情境中练习，否则个体无法学会在任何时间任何地方使用**想要**符号。

阶段三：教导个体使用获取注意的信号提出请求
1. 确保已为个体准备好**想要**符号。
2. 确认将要教的是哪一个用于获取注意的手势或辅助式信号。可能的方式包括轻拍倾听者的手臂或肩膀（手势）、举手直到被注意（手势）、摇铃（辅助器材）、启动呼叫器（辅助器材）。如果决定教导个体使用辅助式信号获取注意，一定要确保对于个体来说，它易于使用。
3. 使用肢体辅助教导个体使用信号以获取沟通同伴的注意。
4. 沟通同伴接着对个体重复阶段二中的步骤 2～6。
5. 经过一系列尝试，当个体可以独立地主动使用获取注意的信号时，辅助者就可以渐退辅助了。
6. 确保获取注意的信号是个体可用的，并尽可能鼓励个体在每天的活动中主动地提出请求。

Source: Keogh & Reichle (1985); Reichle, York, & Sigafoos (1991).

PECS 极大地促进了所有年龄的初始沟通者（包括成人）的功能性沟通技能的发展。这些个体的障碍类别涉及孤独症谱系障碍（Bondy & Frost, 2009）、发展性障碍（Bock, Stoner, Beck, Hanley & Prochnow, 2005; Chambers & Rehfeldt, 2003; Rehfeldt & Root, 2005; Stoner et al., 2006）、脑瘫（Almeida, Piza, & LaMonica, 2005）、视障（Lund & Troha, 2008），还有听障（Okalidou & Malandraki, 2007）。在一份关于 PECS 与 SGD 的文献综述中，在 173 位使用 PECS 的个体中，除了 3 位之外，其他都出现了很大程度的实质性进步（Lancioni & O'Reilly et al., 2007）。在后来的一篇文献综述中，尽管还有待更多关于 PECS 的研究，但是"一些实证研究已确认 PECS 是有干预成效的，尤其是对少口语或无口语的发展性障碍儿童与成人"（Preston & Carter, 2009, p.1483）。

通例教学

从 20 世纪 80 年代早期开始，辅助者就通过通例

教学（general case instruction）教导 CCN 个体功能性的生活技能（Horner, McDonnell, & Bellamy, 1986）与沟通技能（Chadsey-Rusch, Drasgow, Reinoehl, Halle, & Collet-Klingenberg, 1993; Chadsey-Rusch & Halle, 1992; Halle & Drasgow, 1995; Reichle & Johnston, 1999）。通例教学必须分析与特定任务或情境有关的刺激与反应程度，然后教导个体针对不同的情况何时要反应和何时不反应（Chadsey-Rusch et al., 1993）。通例教学可结合先前所讨论的条件性请求（Reichle & Johnston, 1999; Sigafoos, 1998; Sigafoos & Mirenda, 2002）的教学技巧一起使用。

在一个通例教学的例子中，凯是一位年轻的脑瘫女性患者，她的精细动作有困难且必须靠轮椅行动。为了教导凯在她的桌板上指出一般性的**帮忙**、**请**的符号以请求帮助，凯的辅助者首先确认了在相关环境中她最有可能请求帮助的不同情况（即正向的例子）。这些情况包括和其他人一起准备食物时，凯可能需要帮助才能打开紧锁的容器；外出采购时，

遇到自己无法打开的门；以及在穿衣服时，需要帮忙扣紧衣服上的扣子。同时，凯的辅助者也需要确认凯不需要辅助的特定情况（即反向的例子）。这些情况包括在准备食物时打开已经很松的容器盖子、进入装有感应式电动门的商店、穿上有尼龙搭扣的衣服。然后，她的辅助者还需要通过工作分析确定凯在请求帮助时所需的步骤（如意识到需要帮助、获得倾听者的注意、请求帮助并说谢谢）以及可能遇到的问题。例如，就"意识到需要帮助"而言，凯需要认识各种不同的容器、各类门、衣服的各项物件，以便确认哪些需要帮助而哪些不需要帮助。

一旦凯的辅助者完成了这些准备步骤，不同分工的辅助者就可以展开教学以达到泛化的目的。所有辅助者都提供了之后很快就消退的口语和示范辅助，来教导凯在所确认的正向例子中使用**帮忙**和**请**的符号，而在反向例子中不请求帮助。在教学的一开始，辅助者已经让凯认识了哪些是正向例子，哪些是反向例子。一旦凯学会了在正向例子中请求帮助，她的辅助者就会安排机会让她在新的（即尚未训练的）场所和情况中练习使用这一技能。

相对于只在一两种限制性情境中进行的教学，通例教学需要投入更多时间和安排更多的教学计划，然而研究者认为这样的练习更能够促使个体自发地使用（即泛化）刚学会的沟通技能（见 DePaepe et al., 1993 以获取更多相关案例）。

教导基本的拒绝

沟通上的拒绝（communicative rejecting）是指"个体通过对倾听者使用有效的行为避免一些物品、活动或社交互动"（Sigafoos, Drasgow, Reichle, O'Reilly, & Tait, 2004, p.33）。当它用来结束一个正在进行的活动时，沟通上的拒绝起到的就是逃避的作用（即告别）。例如，奥利维亚在电视播放晚间新闻时就尖叫，她要母亲转台。沟通上的拒绝也扮演着避免的作用（如拒绝），它能让个体避免面对一件还未发生的事情。例如，当被告知上学时间到了时，亚斯明坐在房间的地板上，拒绝站起来。这两个例子都表明，拒绝就像请求一样，常常通过问题行为来表达。

与问题行为的关系

许多个体在逃避不喜欢的物品或活动上有着强烈的动机且经常会使用问题行为做出反应，如攻击、闹脾气、自伤等。米伦达（1997）与博普等人（2004）发现在教导用沟通替代问题行为的研究中，有 1/3~1/2 都与逃避功能有关。在教导个体沟通上的拒绝时，辅助者可以结合许多 AAC 技术，如手势（Lalli, Casey, & Kates, 1995）、一个**休息**的实物符号（Bird, Dores, Moniz, & Robinson, 1989）、手部符号（如 Drasgow, Halle, Ostroksy, & Harbers, 1996; Kennedy et al., 2000; Peck et al., 1996）、图片符号（Wacker, Berg, & Harding, 2002; Choi, O'Reilly, Sigafoos, & Lancioni, 2010）、一张印有**休息**或**完成**词汇的卡片（如 Brown et al., 2000; Peck et al., 1996; Peck Peterson et al., 2002）、一个带有预录信息（如**停止**）的微动开关（Hanley, Iwata, & Thompson, 2001; Steege et al., 1900）以及一个 SGD（Durand, 1993, 1999）。当个体用问题行为达到逃避或避免的目的时，针对所有情境展开功能性沟通训练以教导个体沟通上的拒绝就显得尤为重要。

教导概括且明确的拒绝

我们可以使用 AAC 技术教导概括性的或特定的沟通上的拒绝。概括的形式包括教导个体用手势表示**不**、生成一个手部符号、指向或给一个图片符号、启动一个 SGD 或使用其他模式。

概括性的拒绝行为的优点在于个体可以将它们应用于各种不同的情境中以表示逃避（即"我再也不想做这件事了"）和避免（即"我根本不想做这件事"），而缺点是它们可能很难准确解释个体试图要拒绝的目标与原因（Sigafoos et al., 2002）。例如，特里纳和同学在学校体育馆里上体育课，正在进行跨越障碍物的训练。当特里纳在场地上确定路线时，她发出了**不**的信号。她的老师无法确定她是想要离开场地获得短暂的休息（逃避）、不想参加接下来的障碍物训练课程（避免）、离开体育馆不想再上课了（逃避），还是逃避或避免其他的事。从积极的方面来看，特里纳以**不**来表达，比她先前用大声尖叫或发脾气的行为表示拒绝要好很多。

教导概括性的拒绝时涉及六个步骤（Sigafoos et al., 2004）。第一，AAC 团队需要确认个体不喜欢的物品或事件，还有个体用来逃避或避免这些物品或事件的行为。第二，AAC 团队要根据拒绝行为发生的情境判断该行为是否适当。行为若有效且适宜（如用摇头表示**不**），则可以被接受；如果行为不被社会规范所接受且没有功能或很难被理解，则团队必须采取教学干预。第三，选择一个可接受的沟通上的拒绝形式（如手势、手部符号、图片符号），这个拒绝形式要满足个体在后续的教学与情境中的需求，新的行为至少要与目前的不适当拒绝行为一样有效。第四，在不同的情境中提供拒绝的机会，例如，提供不喜欢的物品或活动（Duker & Jutten, 1997; Reichle, Rogers, & Barrett, 1984）、提供错误的物品选项（如 Sigafoos & Roberts-Pennell, 1999; Yamamoto & Mochizuki, 1988）。第五，在适当的时机提供辅助以诱发新的拒绝反应，再渐退辅助。第六，每当新的拒绝行为出现时，通过移除个体不喜欢的物品或立即停止个体拒绝的活动持续强化沟通行为。当个体学会了新的拒绝行为时，辅助者的称赞很重要，虽然有时这种情形或许不是很明确。例如，个体拒绝了他/她喜欢的物品，可能因为不想再要了（如拒绝了第三杯咖啡，即使他/她接受了前面两杯；Sigafoos et al., 2002, 2004）。

在个体学会一个新的拒绝行为后，辅助者就可以根据个体的需要进行系统性的调整或扩展。例如，在个体出现沟通上的拒绝行为后，辅助者逐步延迟移除个体不喜欢的物品或活动（如杰夫，再解决一个问题，你就可以休息一下，或再穿两个珠子，你就完成了）（见 Tiger, Hanley, & Bruzek, 2008）。同样，辅助者可以结合其他沟通领域的课程教导拒绝的课程，特别是当逃避与避免特定活动并不符合个体的长期利益时（Sigafoos et al., 2002）。例如，即使个体使用适当的沟通形式（如图片符号）拒绝他/她必须服用的药物或上学，在这种情形下，辅助者恐怕也不能配合个体的拒绝行为。针对这样的情况，辅助者可以使用视觉时间表（见第9章）确保活动的可预测性，并澄清一些不能让步的特定活动，但保留个体所喜欢的后续活动。基于这样的认识，米伦达（2003c）描述了对一位17岁孤独症人士亚历克成功使用视觉时间表的经历。在他的视觉时间表上，有代表请求的符号，而对于不能够协商和无法让步的活动（如吃药、与按照学校的课表上课），辅助者都以标在左上角的大红点表示"别无选择"，而用绿点标记的活动是亚历克有一些控制权的活动。

教导是与否

从先前的讨论中我们可以很清楚地看到，教导个体回应"是/否"的问题是与大多数初始沟通者都有关联的另一项技能。也有一些研究者认为这是"区辨性的拒绝"（discriminated rejecting）（Sigafoos et al., 2004, p.35）。需要我们重视且留意的是，这个似乎很简单的工作实际上非常复杂。请仔细思考以下"是/否"问题：

· 你要去公园吗？（是/否，请求/拒绝）
· 你喜欢去公园吗？（是/否，喜好的沟通）
· 这是公园吗？（是/否，命名）
· 你昨天到过公园吗？（是/否，信息分享）

以上问题举例应该可以证明，"是/否"的教学看似简单，实际上涉及了教导学生如何在不同的语言情境中使用这两个字。有时候，结果是个体得到了自己喜欢的物品或是参与了喜欢的活动，但情况并非总是如此！事实上，我们也不能理所当然地认为学会了适当使用"是/否"提出请求或拒绝的个体可以自动泛化该项技能来回答其他类型的问题（Sigafoos et al., 2004）。

遗憾的是，有关"是/否"的教学较少受到研究者的关注，特别是对依赖AAC的初始沟通者"是/否"的教学。仅有少数的研究聚焦于此，即在针对喜欢和不喜欢的物品或活动提出请求的独立情境中教导"是/否"。例如，赖希勒等人（1984）以显性教学教导一位青少年去回应两个问题：（1）你要什么？拿出一个摆有他喜欢物品的拖盘；（2）要哪一个？端出一个摆有他不喜欢物品的拖盘。这位青少年被教导使用一个**要**的手部符号回应第一个问题，使用**不要**的手部符号回应第二个问题。同样，杜克尔和贾顿（Duker & Jutten, 1997）使用显性教学（提示、渐退、强化）教导三位重度障碍男士做出**是/否**的手势。在问他们你要这个东西吗？的同时，研究者拿出个体非常喜欢或非常不喜欢的物品。虽然这三位男士都学会了使用**是/否**的手势回答问题，但是在没有额外引导的时候他们无法将这些正确反应泛化到新的情境中。这两个研究显示，关于如何更有效地教导依赖AAC的初始沟通者使用"是/否"表示请求/拒绝以及回答其他类型的问题，我们仍然需要重点研究。

英国的临床人员已经开发了一系列的"说话垫"（Talking Mats）和相关符号，旨在支持 CCN 个体做选择、就他们接受的和想要的支持表达看法和意见，以及为自己接受的照护与治疗做决定。说话垫是一种"低技术的沟通辅具，它使用……为 CCN 个体提供了三组图片符号——正在讨论的主题、与各主题相关的选项以及可以让参与者表达对每一个选项的整体感受的可视化量表"（Murphy & Cameron, 2008, p.233）。说话垫可以为智力障碍、失语症以及失智症的 CCN 个体的自我决定提供支持，也可以在目标设定及与个人计划有关的其他领域上提供支持。关于说话垫的资料、DVDs 以及可使用的训练可通过 Talking Mats 网站获得。

支持社交互动的沟通

做选择、提出请求、拒绝、回答是 / 否问题还有做决定，这些能力都具有非常重要的沟通功能。如果没有这些能力，个体的日常生活会很艰难。但是想象一下，如果你仅有上述这几项能力，那沟通会是怎样的情形？没有玩笑或打趣、没有一来一往的对话、没有回答或提问、没有游戏或不能和朋友聚在一起，换句话说，没有能力去参与社交互动，而这些是大多数人沟通的主体，这种情形每天都会出现！无论 CCN 个体的沟通能力有多简单或多复杂，他们都需要使用 AAC 技术支持自己的社交互动以及接受关于如何成功参与互动的教学。在第 10 章中，我们介绍了教导社交互动的一般方法，包括策略教学、对话指导和语言示范。在本章中，我们将回顾教导该领域特定技能的技术。

> "我的思想是孤独的。在人群中我也是孤独的。我的自我认同被锁在我的心中……没有办法说话，没有办法用自己的话流利地沟通，这是一个人在社交生活中最大的障碍。"（托尼·迪亚曼蒂，一名使用 AAC 的脑瘫男士，in Diamanti, 2000, p.98）

自我介绍策略

初次见面时，大多数人都会做简短的自我介绍。同样，用 AAC 沟通的个体也需要一种方式及技巧来介绍自己。这类介绍通常包括三个要素：（1）有关个人的基本信息，或许会提及自己的障碍情况；（2）有关个人沟通方式的信息；（3）有关沟通同伴可以如何促进沟通互动的信息。莱特和宾格（1998,

p.104）提供了一个自我介绍策略的例子，主角是莫琳，一位使用 SGD 的 44 岁脑瘫女士：

> "嗨！我叫莫琳·克雷默。我能够理解你对我说的话。我使用这台电脑和你沟通。只要我输入我想表达的信息，电脑就会帮我说出来。你如果听不懂，可以看这个屏幕。当我在输入时，请耐心等待。我把信息传递给你后，请尽量猜我想要表达的是什么，并与我确认是否正确，我用点头表示'是'，用摇头表示'不是'。如果你还是不理解的话，请让我知道，谢谢！"

莱特、宾格、迪尔格和里弗斯伯格（Light, Binger, Dilg, & Livelsberger, 1996）请 30 位没有 AAC 使用经验的成人与青少年和 30 位 AAC 专业人员对 CCN 个体的沟通能力进行评价，结果发现，使用自我介绍策略能够使他们对 CCN 个体的沟通能力产生积极看法。在另一项相关研究中，研究人员使用策略教学（见第 10 章），成功地教会了依赖 AAC 的脑瘫、孤独症、获得性脑损伤或发展性障碍个体（年龄在 22~44 岁之间）使用自我介绍策略。这些被试使用了各种 AAC 技术展开沟通，包括目光注视、手势、部分口语还有各式各样的 SGD。

好几项研究表明，对于依赖 SGD 的沟通者，在面对面互动以及电话互动时，使用"保持发言权"（floorholder）这一简短的介绍信息很重要。例如，贝德罗西安、霍格和麦科伊（Bedrosian, Hoag, & McCoy, 2003）测试了销售人员对个体使用 SGD 发出的"请等一下，我在准备我的信息"这个保持发言权的反应。研究者发现，和没有使用保持发言权的情形相比，销售人员会给使用保持发言权的 CCN 个体较高的社交能力评分。同样，汉森与松德海默（Hanson & Sundheimer, 2009）测试了雇主对依赖 SGD 的个体在打电话时使用与未使用保持发言权（"请稍等，我正在使用电脑和你交谈"）的反应。研究结果是，在一开始时就使用保持发言权的通话，有 30% 的成功率，而开始没有使用的，只有 18% 的成功率；有人接起电话时就使用保持发言权的成功率，几乎是电话接起 3 秒后才使用保持发言权的 3 倍。这些结果都强调了尽管个体先提供简短预告让沟通者了解他 / 她正在使用 AAC 技术组织信息要比一般情况需要更多的时间，但这一步在沟通中非常重要。

发起与设定主题的策略

发起与设定主题的策略可以让 AAC 使用者学会发起并设定对话主题，在该部分我们将讨论相关方法，包括视觉支持、收藏品、残余物、对话本、笑话卡以及双向沟通板。

视觉支持 有多种类型的简单视觉支持可以用来帮助儿童发起与同伴的互动。例如，辅助者为两位 10 岁与 12 岁的脑瘫且伴有重度智力障碍的男孩提供了用于发起游戏活动的沟通徽章（Jolly, Test, & Spooner, 1993）。在学校的自由活动中，辅助者用魔术贴将四个沟通徽章粘在他们的桌板上，徽章上贴有男孩们喜欢的活动的照片，然后教他们当邀请同伴一起开始一项游戏时，要将沟通徽章拿下来交给同伴。同样，三位学前孤独症幼儿和他们的同伴每个人都有一张彩色的 PCS 符号表示**我可以玩吗？** 的信息，这个符号贴在一张大的钥匙形状的纸板上并进行了过塑保护（Johnston, Nelson, Evans, & Palazolo, 2003）。该符号可以像项链一样挂在脖子上、挂在每位孩子的裤耳上或放在口袋中。通过显性教学（见第 10 章），孤独症幼儿学会了向同伴出示符号后再进入游戏团体中。研究结果也显示幼儿离开游戏的行为减少了。类似徽章和发起卡片这样的简单视觉支持也可以用于发起互动和主题（见图 11.1）。

收藏品 许多不同年龄段的个体都喜欢收集各类物品，甚至从学前就开始收集物品，如神奇宝贝卡、手链、玩具车、水枪或填充玩具。年龄大些的个体或许会收集邮票、冰上曲棍球卡、别针、棒球帽等，简直是无奇不有。辅助者可以适当地使用收藏品刺激 AAC 使用者与同伴之间的互动。例如，一位青少年或许每天都会带一个不同的纽扣到学校，或老师将某位儿童收藏的玩具机械人放在学校橱窗里展示。辅助者也可以提醒大人和孩子对新的收藏品发表意见，也可以鼓励孩子的同伴观赏这个收藏品并和这个孩子讨论他 / 她的收藏品。有些收藏品还可以作为游戏材料或个人物品进行分享（例如，玩具卡、珠宝饰品）。

残余物 如果个体能够使用基本符号告诉其他人过去发生的事件，如他 / 她平常在学校中的活动或周末活动，那么在最近活动中没用完的物品或边角料为这些个体提供了另一种沟通方式。可以将残余物放在便于携带的小本子中，残余物应既可以让 CCN 个体发起沟通主题，也可以用于回答问题，

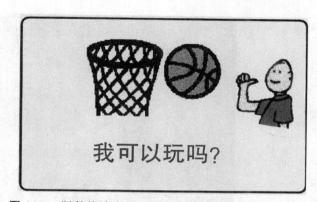

图 11.1 斯科特请求加入朋友游戏的卡片。（The Picture Communication Symbols © 1981−2012 by DynaVox Mayer-Johnson LLC. All Rights Reserved Worldwide. Used with permission. As previously published in Downing, J. [2005]. *Teaching communication skills to students with severe disabilities* [2nd ed.,p.163]. Baltimore:Paul H.Brookes Publishing Co.）

例如，你今天在学校 / 工作场所 / 家里做了些什么事？或上个周末你做了哪些事？通常，每个残余物都会有一个标题（通常由辅助者写下来），包含了一个事件描述和一个相关提问（例如，**我生日的时候我和爸爸一起到游乐园，你以前去过那里吗？**）。线索卡片也可以放在小本子中，提醒沟通同伴询问其他的问题，如问**我和谁一起去**或问**我在那儿发生了什么有趣的事**。

使用残余物支持学前幼儿和家人间（Marvin & Privratsky, 1999）、重度和 / 或完全性失语症个体与家人间（Garrett & Huth, 2002; Ho, Weiss, Garrett, & Lloyd, 2005）的沟通互动，一直很成功。此外，残余物对于有口语能力但是因构音很差而很难被理解的个体，如疑似儿童期言语失用症个体，是非常有帮助的（Binger, 2007; Cumley & Swanson, 1999）。一旦这些个体通过展示残余物缩小了谈话范围，他 / 她的沟通同伴就能更容易地猜到个体难以被理解的口语内容了。

对话本 对话本是残余物、照片或图片的集合本，可用于发起和维持对话主题（Hunt, Alwell, & Goetz, 1990）。例如，对话本的其中一页可能是电视剧演员的照片，旁边写着**我喜欢看辛普森电视节目，你喜欢看什么呢？**（见图 11.2）。其他类似的介绍不同主题的页面也可以放在这个本子中。它可以是一个简单的相册，或一个预先录制可播放 10 秒钟的语音信息（即会说话的相册）。在后面的例子中，这位 AAC 使用者只要按下每一页上的按键，就可以播放事先录好的有关照片或残余物的语音信息。

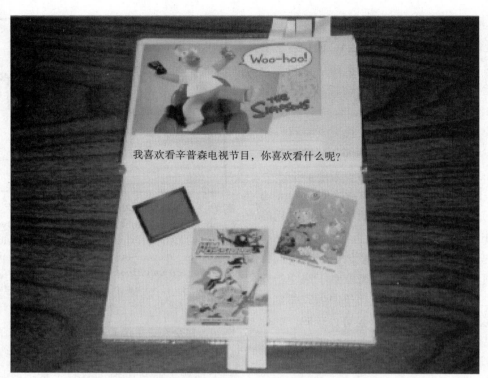

图 11.2　对话本中用于谈论喜爱的电视节目的页面。拉瓦达·米诺尔（Lavada Minor）提供照片。（From Downing, J. [2005]. *Teaching communication skills to students with severe disabilities* [2nd ed., p.167]. Baltimore: Paul H.Brookes Publishing Co.; reprinted by permission.）

🔍　会说话的相册可以通过美国的 Augmentative Communication, Inc. 以及加拿大的 Bridges and Special Needs Computers 获得。

笑话卡　喜欢幽默的个体会喜欢以简单的笑话卡发起沟通互动。我们可以在一张小卡片的正面写上谜语，在背面写上答案。例如，一张卡片的正面是一只鸡在路上的图片，旁边配合的标题是**为什么这只鸡要穿过这条马路？** 在正面的底端标注**请翻到背面看答案**，背面写上图片的笑点：**因为要到马路的另一边**。辅助者可以教个体找一位适当的同伴，将卡片有谜题的一面向上（可以用颜色区分正反面）交给这位同伴。有些个体可能在使用笑话卡时并没有理解笑点，但谁又真正理解了鸡的笑话呢？学会如何去发起一个互动、（最重要的是）如何让朋友开怀大笑和积极分享，对初始沟通者来说，是非常有价值的沟通技能。

辅助者可以使用纸笔版或电子版冷笑话制作更为高级一些的笑话卡。这类笑话（北美的大多数人比较熟悉）可以很容易地将沟通引入到简单的对话轮流中。在纸笔版的笑话中，沟通双方也可以使用一系列的笑话图片讲笑话。例如，托马斯先触碰了一张图片，上面画了一个人在敲门，旁边备注了一行字**想听一个好笑的笑话吗？砰砰……**（敲门声）。在他的沟通同伴拉金德尔回应了**谁啊？** 之后，托马斯碰触了下一张图片（一张有盘子和碗并标注了**餐具**的图片）。拉金德尔再问：**哪位啊？** 接着托马斯碰触了最后一张图片，即自己的照片，上面写着**就是我，那你是谁？** 所有的人都笑成一团！

🔍　正如我们在第 9 章讨论特殊开关技术时提到的，简单的沟通设备，如由 AbleNet 公司所生产的单键语音沟通器 Step by Step Communicator 和 Adaptivation 公司所生产的单键语音沟通器 Chipper，也可以用在冷笑话和谜语的互动中。

双向沟通板　另一项发起对话与互动的技术是使用双向沟通板（如 Heller, Allgood, Ware, Arnold, & Castelle, 1996; Heller, Ware, Allgood, & Castelle, 1994）。AAC 使用者及其沟通同伴各有一个相同的符号沟通板，两个人都能够完全理解和恰当使用该沟通板。然后，辅助者可以使用显性教学程序（如分阶段辅助）与对话训练教导个体使用 AAC 发起、轮流、提问与回答问题等。双向沟通板的使用为自然的对话轮流提供了辅助并允许沟通双方以自然距离进行互动，因此沟通中断的情况减少了。有研究证明，不熟悉

AAC 的沟通同伴更喜欢双向沟通板的模式而不是传统的单个沟通板模式（Heller et al., 1994）。AAC 团队对在社区中工作的极重度听力与视力损伤者成功地使用了这个策略。

> "上高中时，有人给我取绰号，还取笑我。我能用来沟通的只有一个字母沟通板。所以，你会认为你在高中没有任何朋友吗？你会问其他学生有关他们自己的一些问题、学校布置的家庭作业，还有学校活动吗？有时候你需要在他们注意到你之前先注意到他们的举动。"（兰迪·基奇，一位依赖 AAC 的障碍者权利倡导者，in Light, Arnold, & Clark, 2003, p.376）

以同伴为焦点的问题

很显然，邀请他人谈谈他们自己，这种能力是成功地进行社交互动的基础。但很遗憾的是，AAC 的教学通常聚焦在教导个体如何提出请求、回答问题、做评论上，忽略了教导个体询问沟通同伴他们的想法、感受以及经历（Blackstone & Wilkins, 2009; Light, Arnold, & Clark, 2003）。在使用以同伴为焦点的问题上，例如，你的周末过得如何？你过得还好吗？以及你对那件事的感觉是什么？许多个体需要特定的教学。莱特、科比特、格拉派丽和莱珀斯基（Light, Corbett, Gullapalli, & Lepowski, 1995）通过让有 AAC 使用经验的观察者和没有 AAC 使用经验的观察者评分，发现此类以同伴为焦点的问题的运用与他们对 CCN 个体沟通能力的看法是呈正相关的。在一个相关研究中，莱特、宾格、阿加特和拉姆齐（Light, Binger, Agate, & Ramsay, 1999）使用策略教学教导年龄在 10~44 岁之间、依赖 AAC 的个体泛化使用以同伴为焦点的问题，这些个体包括脑瘫患者、智力障碍者或获得性脑损伤者，他们组合使用目光注视、口语、手势、线条图还有 SGD 进行沟通。

以同伴为焦点的问题的一个特有形式就是"回应－再编码"（R-R）策略（Farrier, Yorkston, Marriner, & Beukelman, 1985）。个体在回应一个问题的同时，问了一个相关的问题（如我最喜欢喝的咖啡是卡布奇诺，那你呢？），他/她就是在使用 R-R 的形式。奥基夫和达蒂落（1992）教导三位使用 AAC 技术的发展性障碍成人在对话中使用 R-R 的策略来谈论自己喜欢的休闲活动。其中两位被试使用沟通板而另外一位

使用 SGD；此外，这三位被试也都使用手势、面部表情和少许的口语进行沟通。在教学中，辅助者利用问题发起一个话题，然后通过显性教学诱发被试使用 R-R 的对话形式。三位被试都学会了使用一般性的 R-R 的形式且能够维持一段时间。他们的家庭成员与照顾者都报告这三位被试的对话能力有了持久性的改变，并一致认同 R-R 技能是"真正参与对话的基础"。

非强迫性的轮流与评论

非强迫性的轮流出现在沟通同伴评论或论述之后，包括诸如酷哦、不可能、耶、啊这样的感叹语，还有对谈话主题的实质性评论。对于依赖 AAC 的沟通者，这些社交性的感叹语对他们的语言要求不高，但它们能给沟通同伴提供重要的社交回应，使他们知道 CCN 个体在倾听他们的谈话并对互动有意愿和感兴趣。莱特、宾格、贝利和米勒（1997）发现 CCN 个体有非强迫性轮流的能力与对 CCN 个体沟通能力的积极看法成正相关。研究的被试都是（年龄在 4~21 岁之间）发展性障碍、智力障碍、脑瘫或孤独症个体，他们的沟通系统包括口语、手势、有线条图和文字的沟通板、手部符号和 SGD。研究采用了策略教学，最后，在此研究中，六位被试中有五位学会了在新的情境中对刚认识的人在对话里使用非强迫性的轮流。

在一个相关的研究中，布左利克、金和巴鲁迪（Buzolich, King, & Baroody, 1991）报告通过分阶段辅助与时间延迟（见第 10 章）的显性教学，辅助者成功地教导了三位依赖 SGD 的学生做评论。这些评论包括**很有趣、听起来很不错、很棒、恶心、我不喜欢**等短语，研究者每天都会在常规的沟通小组中为这三位学生提供教学。三位学生都学会了用 SGD 适当地提出评论，其中有两位学生将这种能力泛化到了新的情境中。针对使用低技术沟通界面和沟通书的个体，辅助者可以通过为他们提供适当的符号与教学辅助他们做评论（见图 11.3）。

规则性的短语

AAC 使用者可以通过规则性的短语管理和控制涉及 AAC 操作的互动。AAC 使用者通过这类短语为沟通同伴提供位置的指引（如**你可以到这里来吗？让我可以看到你**）、有效地使用 AAC 系统（如**当我**

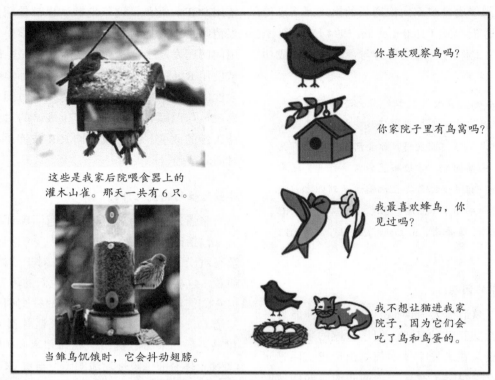

图 11.3　一位唐氏综合征成人使用 AAC 界面评论她后院里的鸟儿。（The Picture Communication Symbols © 1981–2012 by DynaVox Mayer-Johnson LLC. All Rights Reserved Worldwide. Used with permission.）

指到字母时，请念出每个字母）、获得并确保对话轮流（如**我有事想说**）以及表达需要修复一个沟通中断（如**等一下，让我换句话说**）。

　　在布左利克和伦格（Buzolich & Lunger, 1995）的案例研究中，临床人员通过角色扮演和对话训练这两种教学方式教导维维安，一位依赖 AAC 的青少年女生，使用各种预先在 SGD 里设定好的规则性短语来和班上的同伴互动。虽然维维安在干预后没有使用更多的规则性短语，但在教学结束后，她的确能发起更多的谈话主题、修复更多中断的沟通和使用更多类型的对话策略。

　　当一位说话者重复并扩展了辅助式信息，但又没有提高语调时，沟通同伴就会重新检核。例如，一位 CCN 个体和朋友对话时指向了一个**电视**的符号，如果他的同伴说："哦！你昨晚在看电视吗？"这就是再检核。这个策略有助于促进沟通互动，因为它可以让沟通同伴去猜测 CCN 个体生成的电报式信息的意思（Mirenda & Bopp, 2003）。已有四项研究证实再检核不会影响沟通同伴对 AAC 使用者沟通能力的看法，既无积极的影响，也无消极的影响。（Bedrosian et al., 1992; Bedrosian, Hoag, Johnson, & Calculator, 1998;

Hoag & Bedrosian, 1992; Hoag, Bedrosian, Johnson, & Molineux, 1994）

对话修复

　　在互动中发生沟通中断时，沟通双方有时需要对话修复策略来解决这个问题。在与 AAC 使用者对话时，信息的清晰度或可理解度较低、无法把握对话时机、沟通同伴不熟悉 AAC 等都会导致沟通中断（Brady & Halle, 2002）。当沟通同伴请求澄清（如什么？对不起！没听懂）、未能以适当方式回应沟通（如改主题或提供错误的信息），或对沟通的意图没有做出任何回应时，这就是在向 CCN 个体发出信号——该采用沟通修复策略了！（Bedrosian, Hoag, & McCoy, 2003; Brady & Halle, 2002）。

　　哈利、布雷迪和德拉斯戈（Halle, Brady, & Drasgow, 2004）描述了两种基本的沟通修复策略——重复与修正。修复策略又可分为：增加、减少与替代。重复（即再说、再表示或再指向同一信息）或许是个有效的策略，尤其是当对话的可理解度不高导致了沟通中断时。增加通常意味着在原来的信息中增加新的要素（如一边做出**果汁**的手势一边指着玻璃杯），减少就是删除某个要素（如只指着**帮忙**这一个符号而不是**我＋要＋帮忙**这三个符号）。替代就是用一个完全不一样的信息取代原来的语句（如在 SGD 上启动**不要管我**以取代**可以让我有独处的时间吗**？）。

哈利等人（2004）强调初始沟通者常常会使用问题行为修复中断的沟通。以老师舍曼和学生亨利之间的互动为例。亨利用发声、手势、肢体语言以及图片进行沟通互动。早上当亨利走进教室时，舍曼老师正坐在她的办公桌后和亨利的同学埃莉萨说话：

> 亨利：站在舍曼老师桌子的旁边，低声地哼着
> 舍曼：没注意到亨利，继续和埃莉萨说话
> 亨利：用手轻拍桌子的一侧
> 舍曼女士：没注意到亨利，继续和埃莉萨说话
> 亨利：一把抓起舍曼老师的头发用力扯
> 舍曼女士：亨利，不可以！！！很痛！你不能扯我的头发！你必须到校长办公室，校长会通知你的妈妈来并告诉她你做了什么事！

当然，读者们事先知道舍曼老师不知道的"内幕信息"，那就是亨利轻哼与轻拍桌子背后隐藏的细微沟通信息。我们能够很清楚地知道亨利的轻哼是表示早上好并想和舍曼老师对话，而轻拍桌子是修复策略，因为舍曼老师没有听到他的哼声。然而，舍曼老师一定会对这样的分析感到惊讶，因为这两个行为都太细微以至她完全没有注意到。她"听到"亨利是他最后用了更"明显"（却不为社会所接受）的行为所致的，很可惜这个沟通的结果不是积极的。这是一个迫切需要提供沟通修复策略教学的典型例子。幸运的是，通过提供的显性教学，亨利学会了如果舍曼老师没有注意到他的哼声，他可以轻拍她的肩膀。这个方式既可以解决扯头发的问题，也可以让亨利学会在沟通失败时使用替代的沟通策略。很遗憾的是，除了一般性的认知研究和少数的个案研究（见 Brady & Halle, 2002; Halle et al., 2004），在针对依赖 AAC 的初始沟通者的沟通修复策略的教学上都极少有研究。哈利等人（2004）基于功能性沟通训练的总体研究结果提出了以下建议：

1. 确认当前与未来可能会因沟通中断而使用修复策略的情况。

2. 教导两种或以上的修复策略。这很重要，因为一旦第一个不成功，个体就可以使用另一个选项（哈利的情况就是这样）。教导的所有的修复策略对于沟通同伴而言都应具有社交适宜性和充分的透明性以便信息得到有效沟通。

3. 在自然发生的常规活动与情境中使用分阶段辅助教导修复策略，辅助者应尽可能地多教一些策略，忽略在沟通中断时所发生的问题行为。

4. 当修复行为出现时，辅助者应鼓励沟通同伴尽快回应适当的修复行为。

5. 监控新的修复策略的使用，有需要时可以再教新的修复策略。

问题

11.1 莱特（1989b）所提出的沟通能力是由哪四个要素组成的？为什么它们对于 AAC 使用者的干预很重要？

11.2 如何用显性教学与语言示范支持 AAC 使用者的语义发展？

11.3 对 AAC 使用者进行语法干预时，费（2008）所提出的五个原则分别是什么？

11.4 如何用策略教学与语言示范去支持 AAC 使用者的语义发展？

11.5 如何用语言示范去支持 AAC 使用者语法词素的发展？

11.6 什么是诱发选择？什么是自我发起的选择？如何教导它们？

11.7 请描述可以用来教导个体提出基本请求的两种策略。

11.8 请描述教导个体基本拒绝的六个主要步骤。

11.9 请描述可以用来教导个体使用"是与否"的两个策略。

11.10 教导个体发起与维持对话主题的五个策略有哪些？

11.11 什么是非强迫性轮流和规则性短语？应如何教导它们？

11.12 两种基本的修复策略是什么？如何教导对话修复策略？

第 12 章　复杂沟通需求者的读写干预

贾尼丝·C. 莱特和大卫·B. 麦克诺顿

教导读写技能是我们可以为 AAC 需求者所做的一项最为其增能的工作。(Lindsay, 1989)

在今日社会，读写技能（literacy skills）的重要性不言而喻。对于个体，阅读与写作技能的习得能促进认知和加强学习、有利于更加充分地参与教育、增加就业机会、促进各种不同科技的使用、支持社交关系的发展（例如，通过发短信和社交网站）、促进自我表达以及培养令人愉快的业余爱好。随着科技的快速发展和对互联网依赖的增加，读写技能在日常生活中的重要性不断提高，这使得穆尔、比恩、博迪希尔和瑞斯克做出了以下结论：

所有的个体都需要高级的读写技能来完成工作、经营家庭、扮演好公民的角色和开展个人生活。他们需要更好的读写技能以应付周围的海量信息。他们需要读写来滋养想象力，如此才能创造出未来的世界（Moore, Bean, Birdyshaw, & Rycik, 1990, p.99）。

虽然读写技能是所有公民生活的基本要素，但是对于依赖 AAC 的 CCN 个体，它们更为重要。读写技能可以扩大 CCN 个体的沟通选择。如果不能使用读写技能，这些个体必须依靠别人提供图片符号或其他符号，以表征他们希望表达的语言概念。如果能使用读写技能，这些个体就能使用以文字为主的 AAC 系统，并且能独立地表达他们希望表达的任何信息。莱特和科尔弗德·史密斯认为，读写技能为依赖 AAC 的个体提供了"开启话题、拓展思路、做出澄清、独立地沟通、与不同的听众互动和表达想法、思想与感受的机会"（1993，p.10）。此外，因为读写技能在今日社会被高度重视，个体读写技能的习得不仅会显著地提高他人对 CCN 个体能力的认识，还能极大地增强他们的自尊心。个体读写技能的习得可以减少由他人所强加的机会阻碍，同时促进个体在学校、工作和社区中的融合。

布伦特（一位 5 岁的脑瘫儿童）在学前阶段学会了阅读和打字。在关于他转衔至幼儿园的会议中，

他学校的专业团队中的作业治疗师指出，"如果布伦特不上大学的话，那将是我们的失败。他已经证明了他可以学习，那现在就由我们来确保他有学习的机会。"（Light & Mcnaughton, 2005）

读写技能被赋予了重要价值，令人鼓舞的是，有明确的证据表明尽管 CCN 个体口语表达有限，但他们确实可以学习阅读和书写（如 Koppenhaver, Evans, & Yoder, 1991; Light & Mcnaughton, 2009b, 2011）。这个积极的读写成果的证据针对的是不同障碍类别（如孤独症、脑瘫、儿童期言语失用症、唐氏综合征和多重障碍）、不同年龄段（如学前儿童、学龄儿童、青少年和成人）、使用不同 AAC 系统（如手部符号、低技术沟通板、SGD）的个体（如 Koppenhaver et al., 1991; Light, McNaughton, 2009a, 2011; Light & McNaughton, Weyer, & Karg, 2008）。不幸的是，尽管这个研究证据意味着 CCN 个体在读写技能上有获得积极结果的潜力，但针对 CCN 个体的典型研究结果却不容乐观。研究发现，许多 CCN 个体是文盲，还有一些 CCN 个体与普通同伴相比，在阅读和写作技能上存在显著困难（Berninger & Gans, 1986; Kelford Smith, Thurston, Light, Parnes, & O'Keefe, 1989; Koppenhaver & Yoder, 1992; Lund & Light, 2006）。事实上，据统计，90% 以上的 AAC 使用者在进入成年期后仍未习得功能性读写技能，这严重地影响了他们在沟通、教育和职业训练上取得的效果，也严重地影响了他们整体的生活品质（Foley & Wolter, 2010）。是什么导致了这些 CCN 个体读写技能的缺乏呢？

影响读写学习的因素

阅读和书写的学习涉及多个领域的知识和技能的整合，具体包括：（1）正字法加工（即加工和辨识字母及字母的形态）；（2）语音加工（即监测和操控言语的声音结构和字母对声音的配对以及声音对字母的配对）；（3）语境加工（即使用词汇知识、

句法 / 语法知识和世界知识从文本中推断意义或将意义编码成文本）；（4）意义加工（即整合正字法、语音和语境的加工来建构对文本意义的连贯性理解，或将意义编码成连贯性的文本）（见 Adams，1900）。"较好的"读者都能够自动地辨认字母以及字母的排列顺序；他们能够辨认声音的模式、轻松地操控声音和快速地将声音对应到字母上（反之亦然）；他们能够快速地获取字义以及使用上下文和世界知识辨识不熟悉的单词；他们能够整合这些技能，从而轻松地从文本中推论出意义或将意义编码成文字（Adam, 1990; National Reading Panel, 2000）。相反，"较差的"读者可能在辨认字母和字母的排列顺序上有困难；他们可能在听觉辨别和语音意识活动上有困难；他们可能受限于词汇知识；以及他们不得不把更多的注意力和资源放在基本的单词辨识和解码 / 编码的活动上，留下更少的资源来建构文本的意义和监控自己的理解。影响读写结果的因素很多，既有内在因素，也有外在因素。

影响读写学习的内在因素

内在因素是指直接和学习者的需求和技能相关的因素。受以下一个或多个内在因素的影响，读写技能的学习对 CCN 个体更具有挑战性：

· 视觉障碍限制了他们对印刷文字感知的能力以及再认和区辨字母的能力

· 听觉障碍限制了他们对口语声音感知的能力，从而影响了他们将口语转译成书面代码（反之亦然）

· 动作障碍限制了他们对阅读材料和书写工具（如铅笔、笔或其他科技）的使用或使得这个过程复杂化

· 认知障碍影响了工作记忆以及学习阅读和书写所必需的其他信息加工技能

· 语言障碍限制了进行书面文本理解和表达所需的语义、语法、语形的知识（即词汇、语法和句子结构的知识）

· 言语障碍影响了口语转译成书面语的准确性和一致性（反之亦然）

· 经验和世界知识的缺乏不仅限制了一系列主题文本的生成，还影响了对文本的理解

· 在读写活动上有限的参与经历以及缺乏成功感会导致学习动机的缺乏

当 CCN 个体出现的健康问题可能会危及自身的幸福、稳定的表现以及在读写技能的学习上投入的时间和注意力时，他们在读写技能学习上面临的困难就会更大。至关重要的是，我们需要认识到，这些内在因素不是忽略读写教学的理由，正是因为这些内在因素，我们应确保 CCN 个体在读写学习上获得系统化、有效且以实证为本的教学。在读写干预前，由不同专业人员组成的团队应对个体的需求和技能进行完整评估，以确定个体的优势和困难领域（见第 6 章评估过程的讨论）。虽然一些内在的因素不太可能改变，但这个由不同专业人员组成的 AAC 团队应聚焦于将个体的感官 / 知觉、运动、认知、语言、世界知识和言语功能发挥到最大限度，以尽可能地支持其读写技能的学习。

> 我们第一次见到克丽丝塔时，她 8 岁。她面临许多挑战，包括显著的口语、动作、视觉和听觉障碍。然而，这些挑战并没有成为否定她有参与读写技能学习的机会的借口；相反，它们成了我们教学的动力，我们确保依据克丽丝塔的需求和技能情况，为其提供一致的、系统性的、以实证为主的读写技能教学。该读写技能教学让她成功地习得了基本的阅读和写作技能，这反过来又增加了她接受教育和参与社会的机会（Light, McNaughton, et al., 2008）。

影响读写技能的外在因素

除了内在因素外，读写学习也受到了与环境相关的广泛的外在因素的影响。读写技能学习不是发生在隔离环境中，而是深深地嵌入一系列相互关联的情境中，包括物理情境（即在个体所处的环境中，读写材料的数量和性质）、功能性情境（即一天之内读写活动的时间和组织）、社交情境（即在读写体验中与有读写技能的同伴互动的质量）、语言情境（即在读写活动中可用或已用的语言）和文化情境（即关于读写技能学习，家庭、学校和社区持有的价值观、期待和优先顺序）（Light & Kelford Smith, 1993）。

读写学习的物理和功能性情境

研究结果表明，在家庭拥有的阅读和写作的材料及提供的示范上，依赖 AAC 的儿童和普通同伴的情况是相似的（Light & Kelford Smith, 1993）。然而，

不同之处在于对这些读写材料的使用。和普通同伴相比，CCN 儿童较少使用阅读材料并极少使用书写材料（Koppenhaver & Yoder, 1993; Light & Kelford Smith, 1993）。CCN 儿童的家长报告，相较于普通儿童的父母，在家里，他们和孩子显然花费了更多的时间在日常生活常规上（如进食、如厕和穿衣）而留给读写活动的时间较少。这些差异也出现在班级上。科彭哈弗（Koppenhaver, 1991, 被 Koppenhaver & Yoder, 1993 引用）的研究显示，教师通常每天分配在 CCN 学生读写教学上的时间不超过 60 分钟，同时学生每天大约有 40% 的时间花在等待教学、走出房间或其他任务上。这导致 CCN 学生每天仅能够得到大约 35 分钟的阅读和写作教学，这显著低于他们普通同伴获得的时间。此外，许多 CCN 学生被安置到自足式特教班，这也导致了对他们的学术成就期望值被降低，甚至从学校中获得读写学习的机会更少（Machalicek et al., 2010）。

读写学习的社交情境

相较于普通同伴，依赖 AAC 的儿童有更少的读写经验，并且这些经验的品质也是不同的。普通同伴通常会通过发表意见、提问和回答问题积极地和父母及老师一起参与读写活动。而研究显示，依赖 AAC 的个体较少有机会通过有意义的方式参与读写活动；读写活动中的互动往往也是由父母或教师主导（如 Kent-Walsh, Binger, & Hasham, 2010; Light, Binger, & Kelford Smith, 1994）。在读写活动中，CCN 个体很少使用或不使用 AAC；结果，再加上言语受限，他们在读写活动（如就文本提问、评论文本、将文本和自己的经验联系起来）中几乎就没有沟通方式。社交情境会受语言情境的影响，这种语言情境包括在读写活动中依赖 AAC 的个体可以使用的语言和沟通同伴已经使用的语言。

读写学习的语言情境

根据定义，书面语就是对言语的一种编码。页面上打印的字母或字素本身并没有任何意义，而意义源自它们所代表的声音（音素），以及这些声音混合在一起所代表的言语。在典型性发展中，读写技能的习得是建立在生命早期所发展起来的口语技能的基础上的。相反，CCN 个体自己无法使用言语或言语使用有限，通常需要依赖多种模式沟通，这种模式包括辅助式和非辅助式 AAC 符号（如手势、手部符号以及显示在沟通板和 / 或 SGD 上的图片符号）。传统的正字法（书面语）是将口语对应到语音层次（即言语声音的层次），与它不同，大部分的非辅助式和辅助式 AAC 符号是将口语对应到语义层次（即字义的层次）。此外，大多数 AAC 符号并不是真实的语言系统（Light, 1997）。迄今为止，我们还没有充分地了解图片式（或其他）AAC 符号对读写技能习得的影响（Bishop, Rankin, & Mirenda, 1994）。确保 CCN 个体能够使用 AAC 系统支持他们的沟通、语言的发展以及转换到传统的正字法上，这一点至关重要。

读写学习的文化情境

或许，我们可以从父母和老师的期望中找到 CCN 个体读写经验和教学未得到足够重视的一个潜在原因。几项研究显示，依赖 AAC 的儿童的家长认为其子女阅读和写作技能的习得不如沟通、交朋友这样的技能习得重要（Light & Kelford Smith, 1993; Marvin & Mirenda, 1993; Trenholm & Mirenda, 2006）。此外，莱特和麦克诺顿（1993）也发现，CCN 个体的家长和教师对这些孩子读写技能的习得抱有较低的期望。低期望与读写失败之间形成了恶性循环：家长和老师抱有较低的期望，因此不会在孩子的读写活动中投入太多的时间和精力；因此，CCN 个体学习读写技能的机会就更少了；结果，家长和教师看到的是孩子进步有限，这让他们觉得对孩子读写学习抱有较低期望是正确的。我们需要齐心协力制订具体的干预方案来打破这一恶性循环。

桑德拉有重度脑瘫。当我们第一次见到她的时候，她才 13 岁。她不知道如何阅读和书写，也从未有过参与读写教学的机会。经过 8 周的适当教学，桑德拉学会了解码常用的文字，并且能够在书本阅读分享活动上应用这些解码技能。有了适宜的支持和教学，桑德拉学习一直很顺利，现在已经成了一个有能力的阅读者和写作者。她告诉我们她所经历的低期望："他们说我永远学不会阅读。"很明显，桑德拉证明了这些期望是错的。有关桑德拉的更多信息，请浏览美国宾夕法尼亚州立大学有关孤独症、脑瘫、唐氏综合征和其他障碍学生读写学习成功故事的网站。

影响读写学习的教学因素

读写技能不是与生俱来的。大多数个体都需要协调一致、适宜且有效的教学来学习阅读和书写。事实上，儿童在学校的前3~4年主要学习阅读和书写。造成CCN个体较差读写成就的主要因素之一是缺乏有效的实证本位的读写干预以满足少口语或无口语者的需求（Berninger & Gans, 1986）。大部分的读写课程是为普通儿童或读写发展有风险但可以使用言语参与读写的儿童设计的。

幸运的是，在过去的10年中，CCN个体读写技能的干预得到了越来越多研究者的关注（如Browder, Ahlgrim-Delzell, Courtade, Gibbs, & Flowers, 2008; Erickson, Clendon, Abraham, Roy, & Van de Carr, 2005; Light & McNaughton, 2009a）。阅读和书写的学习是一个复杂的过程，该过程包括：（1）在正式进入学校学习之前，个体已开始具有良好的读写技能的萌芽（emergent literacy skills）；（2）经过前3~4年的学校学习，个体转向基本的常规阅读和书写技能的习得（即学习阅读和书写）；（3）结束于个体习得真正的高级读写技能和运用这些技能促进自身的学习和参与社会活动（如通过阅读和书写来学习）。本章接下来的部分将依次讨论读写干预的每个阶段，并提供以研究为基础的实践总结。

促进读写技能的萌芽

读写技能的发展始于生命的早期，尤其是婴幼儿开始学习语言和开始接触印刷材料（如简单的书）的第一年。读写发展的头几年，也就是常规的读写技能学习之前，是读写萌芽阶段（stage of emergent literacy）。在该阶段中，儿童会习得作为今后阅读和书写技能基石的知识和技能。更具体地说，他们会构建语言技能（即语义、语法、语形和叙述技能以用于理解和生成书面文本）；他们开始将口语和书面语连接起来（即他们认识了字都是有含义的以及它们所对应的口语）；他们学习基本的书面阅读常规（例如，如何握住一本书、从哪里开始读、在文本中如何从左边移到右边）。

绘本阅读在读写萌芽阶段特别重要。在绘本阅读活动中，具有读写能力的同伴（如家长、老师或年龄较长的儿童）读给儿童听，并且和他/她谈论这个故事，以及在儿童倾听故事、对故事做出评论、提问以及重述部分故事内容时，将故事和儿童的经验结合起来。这些早期的故事阅读经验在儿童的语言技能发展中扮演了重要的角色。在绘本阅读中，儿童接触了各式各样的词汇、句子结构以及故事的语法。此外，绘本阅读为幼儿引入了"替代谈话"（displaced talk），奠定了正式教育的基础。不像幼儿在日常生活中谈论真实发生的事件，替代谈话需要儿童谈论在此时此地之外的人、物和事件。绘本阅读为最初引入替代谈话提供了一个支持性的自然情境，因为绘本中的插画提供了视觉和情境的支持，从而增强了儿童的理解。家长和老师也常常通过帮助儿童谈论故事内容以及将故事和幼儿自身的经验联结起来提供进一步的脚手架式支持。有关普通儿童和读写技能发展领域高危儿童的研究认为，儿童早期的绘本阅读和今后的读写技能结果是高度相关的（如Bus, van IJzendoorn, & Pellegrini, 1995）。

AAC使用者在读写萌芽阶段所面临的挑战

就像普通同伴一样，依赖AAC的儿童的家长和老师也经常读书给他们听（Dahlgren Sandberg, 1998; Light & Kelford Smith, 1993）。对于许多儿童，绘本阅读是他们日常或每周常规活动的一部分。然而CCN儿童绘本阅读互动的本质和普通同伴的绘本阅读互动有显著的不同。例如，莱特和科尔弗德·史密斯（1993）发现，普通儿童通常会自己选绘本，并且常常重复选择同一本书。而对于依赖AAC的儿童，通常是他们的家长选择书来读，并且家长每次都会倾向于选不同的书。这就导致绘本阅读环节也许无法满足依赖AAC的儿童的需求或引起他们的兴趣。此外，若缺乏对同一绘本的重复阅读，CCN儿童参与绘本阅读活动的机会就会非常受限并难以建构绘本阅读的能力。在帮助幼儿发展理解能力、学习推理技能、练习复述或讲述故事、预期事件或故事情节以及参与假扮阅读（pretend reading）上，重复阅读似乎起到了很重要的作用。

此研究也发现，当家长、教师或教师助手在给依赖AAC的儿童读书时，他们完全主导了互动，只提供少数的参与机会给CCN儿童（如Kent-Walsh et al., 2010; Light et al., 1994）。沟通同伴往往专注于读书，很少停下来让儿童发起沟通，也很少向儿童提问。他们即使鼓励儿童参与，往往关注的也是书本的技术细节（如鼓励儿童翻页或指到图画）而不是讨论故事内容来促进儿童的理解以及发展语言和沟通技能。在故事阅读互动中，CCN 儿童常常不使用 AAC，这极大地限制了他们的沟通选择（Light et al.，1994）以及读写技能的萌芽。

促进读写技能萌芽的干预

有越来越多的研究显示有效的干预可以促进 CCN 个体读写技能的萌芽。根据这样的观点，在绘本阅读互动中大部分的干预聚焦在增加轮流（即参与）的频率、接受性和表达性的词汇知识以及 CCN 个体所表达出来的信息长度上。为了达成这些目标，干预主要集中在以下两个领域：（1）确保为 CCN 个体提供的 AAC 包含了适宜的词汇概念，供其在绘本阅读中使用；（2）教导沟通同伴（如家长、教师助手）使用促进 AAC 使用者有效沟通的互动策略。

提供适宜的 AAC 促进读写技能萌芽

促进 CCN 个体读写技能萌芽的第一步也是很关键的一步是，确保他们可以使用适宜和有效的 AAC 支持自己的沟通。辅助者可以提供以下方式来帮助 CCN 个体使用 AAC：（1）将手部符号和手势整合到绘本阅读活动中；（2）在绘本阅读中使用物品来沟通选择（Browder, Mims, Spooner, Ahlgrim-Delzell, & Lee, 2008）；（3）提供简单的且预录了重复的故事情节的特殊开关（如 Koppenhaver, Erickson, Harris, McLellan, Stotko, & Newton, 2001; Koppenhaver, Erickson, & Stotko, 2001）；（4）提供的低技术沟通板包含了取自故事的适宜词汇以用于个体提问和做出评论（如 Trudeau, Cleave, & Woelk, 2003）；（5）提供预录了适宜词汇的 SGD（如 Bellon-Harn & Harn, 2008; Binger, Kent-Walsh, Berens, del Campo, & Rivera, 2008; Rosa-Lugo & Kent-Walsh, 2008）。几位研究人员已经探索了在辅助式 AAC 系统中使用不同的方式组织和排列词汇，以促进绘本阅读中的互动，这种探索包括：使用常规的网格界面呈现与真实绘本不同的 AAC 图片符号（Binger et al., 2008; Rosa-Lugo & Kent-Walsh, 2008; 见图 12.1）；将绘本上真实的页面扫描到 SGD 中，然后环绕这个页面安排相关的 AAC 符号（Wilkinson, Foderaro, Maurer, Weinreb, & O'Neill, 2011）；以及使用来自真实绘本的扫描页面构建视觉场景界面（VSD），并将场景中的相关词汇作为热点进行直接编码（Wood

Jackson, Wahlquist, & Marquis, 2011; Light & Drager, 2011; 见图 12.2）。这些研究都清晰地表明，在绘本阅读的互动中，为 CCN 个体提供 AAC 可以增加轮流的次数、改善参与（如 Browder, Mims, et al., 2008; Mims, Browder, Baker, Lee, & Spooner, 2009）、扩展所表达的概念的范围（如 Rosa-Lugo & Kent-Walsh, 2008）以及增加沟通信息的长度（如 Binger et al., 2008）。

吉纳维芙是一位唐氏综合征女孩。在她 8 个月大时，家人就为她引入了手部符号和具有 VSD 的 SGD，以促进她的语言和沟通的发展。吉纳维芙很快就学会了使用 VSD，能积极地和父母、姐姐一起参与故事分享式的绘本阅读活动。读者可以浏览美国宾夕法尼亚州立大学关于孤独症、脑瘫、唐氏综合征和其他障碍幼儿早期干预成功故事的网站，观看比尔·马丁拍摄的视频，在视频中，吉纳维芙与她的父母和姐姐以分享的方式阅读绘本《棕色的熊、棕色的熊，你在看什么？》。在阅读过程中，她使用 SGD 和自然手势积极地参与互动，并在 9 个月大时表达了她的"第一个字"，即从 VSD 中选择鸭子来提取伴随呱呱声的"鸭子"言语输出，并生成近似鸭子的符号。这个分享式的绘本阅读活动为吉纳维芙日后的读写学习奠定了基础，即使在这么小的年纪，她也已经形成了重要的读写技能的萌芽。

教导读写同伴互动的策略

只是提供 AAC 还不足以保证 CCN 个体能够成功地参与读写萌芽活动。在读写萌芽活动中，脚手架必须由具有读写能力的沟通同伴提供来确保学习者有参与的机会和获得所需要的支持。表 12.1 总结了大量的沟通同伴互动策略，这些策略能够对 CCN 个体在绘本阅读中的沟通产生积极的影响。研究表明，不同的沟通同伴（如来自不同文化／种族背景，包括欧裔、非裔和西班牙裔的家长和教育工作人员）可以在很短的时间内成功地学会组合使用这些策略，并且他们对这些策略的使用直接促进了依赖 AAC 的儿童在绘本阅读的互动活动中轮流的增加、新的语义概念的使用以及多重符号信息的生成（如 Bellon-Harn & Harn, 2008; Binger et al., 2008; Binger, Kent-Walsh, Ewing, & Taylor, 2010; Kent-Walsh et al., 2010; Rosa-Lugo & Kent-Walsh, 2008; Soto & Dukhovny, 2008）。

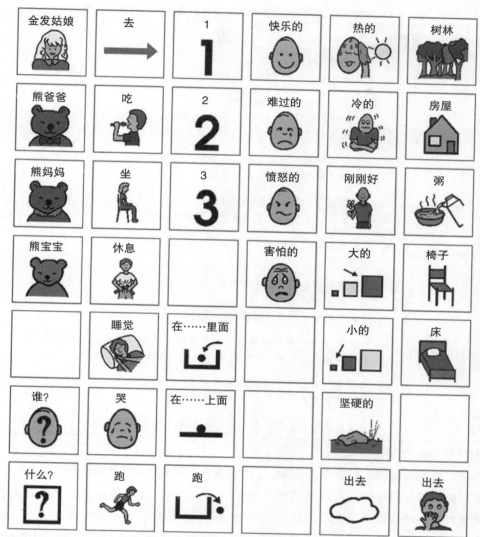

图 12.1 该图展示了为促进一位学前 CCN 儿童读写技能的萌芽，辅助者让其使用网格界面讲述故事《金发姑娘和三只熊》的示例。真实的界面应该是彩色的。（The Picture Communication Symbols © 1981–2012 by DynaVox Mayer-Johnson LLC.All Rights Reserved Worldwide.Used with permission.）

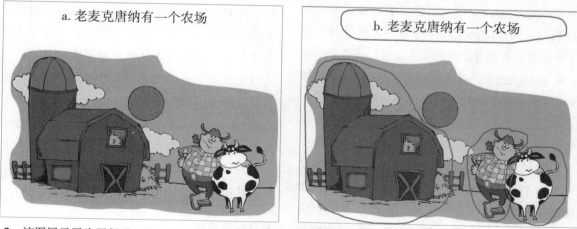

图 12.2 该图展示了为了促进一位 3 岁的 CCN 儿童的读写萌芽，辅助者让其通过 VSD 使用绘本《老麦克唐纳有一个农场》的示例。a. 截图呈现了书中页面的 VSD，儿童能够在 SGD 的屏幕上看到它；b. 截图展示了在 VSD 中嵌入一些热点，按压每个热点就会产生言语输出和 / 或声音效果（例如，按压农夫产生的言语输出是"老麦克唐纳"，按压谷仓会发出"农场"的语音或读出文本中的相关片段，按压牛发出的是"牛"的语音以及"哞"的叫声）。只有当热点被选中时，儿童才会看到热点，否则它是不会突出显示的。真实的 VSD 图片应该是彩色的。

表 12.1　在绘本阅读活动中支持 CCN 个体参与的沟通同伴互动策略

策略	描述
选择适宜的绘本	学习者选择感兴趣的绘本 确认所选的绘本的语言水平是适当的，可以支持学习者的理解
介绍绘本的主题	鼓励学习者思考绘本的主题 讨论相关的经验 讨论绘本阅读的目的（如享受故事、学习新信息、回答问题）
如果需要的话，介绍新词汇	向学习者解释新概念（如以之前相关的经验为例来说明） 教导适当的 AAC 符号以表征新概念
阅读绘本的文本	大声读绘本的每一页，一边大声朗读，一边用手指着对应的文字 经常暂停，为学习者提供提问或做评论的机会
使用时间延迟（期待地等待）	以充满期待的眼神注视学习者 至少等待 5～10 秒
询问合适的问题	通过提问鼓励学习者思考相关的故事内容 鼓励学习者做出预测 将文本与学习者的以往经验联结起来
示范 AAC 和口语的同时使用	一边读或谈论相关故事，一边做手势或从学习者的 SGD 或低技术沟通板中选择适当的辅助式 AAC 符号
回应沟通的尝试	如果学习者问了一个问题或做出了一个评论，沟通同伴可以通过回答问题回应或通过增加更多的询问扩展学习者的评论
鼓励学习者讲故事	重复阅读绘本、暂停和鼓励学习者重述部分的故事内容

Source: Light and McNaughton (2009a).

虽然我们经常把绘本阅读与幼儿联系起来，但那些不具有读写能力的年长个体也可以通过读写萌芽活动建构语言技能、将口语和书面语言联系起来以及采用常规的印刷文字。针对这些个体，我们可以使用运动类、时尚类和烹饪类杂志或书籍而非传统的儿童绘本。尽管提到读写萌芽活动时，我们经常想到的是绘本阅读，但是当学习者具备了常规的读写技能时，同伴应继续和学习者一起阅读并讨论超越了学习者读写萌芽阶段的文本，这一点非常重要（Foley & Wolter, 2010）。这么做的好处是：（1）当学习者读到的事件是他们无法亲身经历的时候，他们可以建构世界知识；（2）当学习者使用的是比他们自己能够独立阅读的文本更高阶的文本时，这些高阶文本为学习者的认知发展建构了脚手架；（3）这些文本为学习者引入了更高阶的语言概念、句子结构和文本体裁（如记叙文、议论文和说明文），因而促进了他们语言的发展；（4）它促进了更高阶的理解和推理技能；（5）它展现了阅读的乐趣，因此增强了个体阅读学习的动机。

为个体提供独立获取阅读材料的方式

除了让 CCN 个体参与具有读写能力的沟通同伴提供的脚手架式的阅读活动外，确保他们能够独立地获取既能激发阅读动机又有趣的阅读材料以及许多接触文字的机会，这一点也非常重要。辅助者可以通过以下策略帮助 CCN 个体使用阅读材料：把书放在容易拿到的地方、在自由时间中允许个体自己选择书本、教给个体获取喜爱书本的请求方式、对书本做调整从而让翻页更容易、将文字整合到家庭或学校的日常常规中（如为活动中心、食谱及说明书做标签）、可以在电脑上看书、将书本扫描到辅助式 AAC 系统中（如 Erickson, Koppenhaver, Yoder, & Nance, 1997; Goossens', 1989; Light & Kelford Smith, 1993; Light et al., 1994; Light & Drager, 2011; Musselwhite & King-DeBaun, 1997）。

构建叙述技能

故事阅读提供了丰富的情境来引入新的词汇和句子结构。AAC 干预方案往往聚焦在基本的沟通上，

AAC 系统也倾向于只包括功能性词汇。读写活动所需的词汇和句子结构与基础的面对面沟通中所需要的是不一样的，这些词汇和句子结构最好能够通过书本阅读活动来习得。书本阅读的互动除了可以促进语义和句法知识的发展以支持读写发展外，也可以促进叙述技能（和其他体裁的技能）的发展。和普通同伴不一样的是，依赖 AAC 的个体通常只有极少的机会通过不同类型的沟通互动来建立叙述技能。鉴于这些限制，CCN 个体可能需要协调一致的干预来建立叙述技能。例如，索托及其同事描述了理解和使用故事结构的干预对依赖 AAC 的儿童讲述故事的语言和叙述的复杂性所产生的积极影响（如 Soto, Solomon-Rice, & Caputo, 2009; Soto, Yu, & Henneberry, 2007; Soto, Yu, & Kelso, 2008）。这样的干预为依赖 AAC 的学生准备了叙述和讨论所需的语言技能，这些技能是成功地进行扩展性文本阅读和书写所必需的。

构建写作萌芽技能

在读写萌芽的发展阶段，CCN 个体不仅需要机会参与绘本阅读和其他阅读萌芽活动，也需要机会参与早期的"写作"（writing）活动。这些写作萌芽活动帮助儿童学习使用文字编码和表达意思。不幸的是，许多依赖 AAC 的儿童无法经常接触早期写作活动（Light & Kelford Smith, 1993）。这种缺乏似乎更说明了个体缺乏获取写作活动的途径，而不是缺乏对这方面的兴趣。许多 CCN 个体都有程度从轻到重不等的运动损伤，这可能会限制常规书写工具（如蜡笔、马克笔、铅笔、画笔）的使用或增加使用的难度。作业治疗师和/或物理治疗师可以建议合适的坐姿和定位以及调整书写和绘图工具，来帮助CCN 个体更稳定地使用和控制这些工具。CCN 个体也可以借助电脑科技（如有需要，可以用替代的使用方式）的绘图程序和键盘，更便利地参与早期的写作活动。

往往是在 CCN 个体证明他们有能力使用电脑后，我们才会让他们使用电脑。这种滞后剥夺了他们学习的机会，也将他们置于越来越落后于同伴的风险中。普通儿童不用等到证明自己可以书写了，才被允许使用铅笔。他们在知道怎么写之前，就可以使用铅笔、蜡笔、马克笔和其他初期书写工具来

支持写作技能的学习。同样，CCN 儿童在早期发展阶段，就需要借助科技、"电子笔"软件和其他常规书写工具来支持自己的写作和绘画。

（电子的和常规的）书写工具到位后，CCN 个体需要大量的机会参与到写作萌芽活动中，这些活动应由家长、老师或其他具有写作能力的成人或儿童提供脚手架式的支持。这些活动可能包括"书写"私密信息、画图、写故事、标记假装的商店、创作生日卡、写信或电子邮件、为学校或家庭活动相册做标签等。这些活动的目标并不是让学习者生成没有拼写、词汇和语法错误的书面文字，而是让个体理解他/她可以通过"写作"对意义进行编码。学习者起初可能会简单地涂鸦或写出一串串不相关的字母，具有写作能力的沟通同伴可以通过书写示范帮助他/她。接下来，随着学习者逐渐形成一些语音意识和获得一些字母发音知识，他/她可能开始使用声音拼写对意义进行编码。

蒂姆是一个 4 岁的脑瘫儿童，在他很小的时候，还未学会常规的书写技能时，他的 SGD 上就有一个调整过的键盘可供他使用。他喜欢玩键盘上的字母来创作书面信息。一天，当他生成书写信息 PU 并用声音拼读来逗他姐姐时，他感到特别开心（Light & McNaughton, 2005）。

引入语音意识和字母 – 声音的对应

除了讨论读写萌芽活动外，在幼儿读写发展的早期阶段，我们通常也会为他们引入语音意识和字母 – 声音对应技能（Erickson & Clendon, 2009）。例如，通过学前教育、儿童保健项目、教育软件以及电视节目，许多幼儿在上小学之前就开始认识字母及其发音以及参与含有押韵与声音混合的活动。在CCN 儿童早期，辅助者通过有意义和有趣的活动引入这些技能对他们尤为有利，这是他们学习常规识字技能的开端（关于这些技能的更多信息，参见"有关基本阅读技能的干预"）。

莉莉是一个唐氏综合征学步儿，她使用言语（还不完全是）、手部符号和SGD 沟通。在非常早的时候，父母及治疗师在和她玩游戏时，就为她引入了字母与声音对应以及语音意识活动。在 23 个月大时，她已经学会了许多字母和声音以及跟这些字母

和声音有关的字和词。请浏览美国宾夕法尼亚州立大学有关孤独症、脑瘫、唐氏综合征和其他障碍幼儿早期干预成功故事的网站来观看莉莉的视频，在视频中她展现了她对 daddy 中字母 d 的知识。

教导常规读写技能的干预要素

通过读写萌芽活动，CCN 个体建构了语言技能，并开始将口语和书面语言联系起来以及学习文字的基本常规。虽然这些技能很重要，但它们仍不足以支持功能性阅读和写作技能的习得。教导 CCN 个体常规的读写技能时，有组织的、定期的教学也是需要的。为了发挥最大的功效，干预必须做到：（1）教学必须有足够的时间；（2）使用适当和有效的教学技术来教导技能，这些技能能够支持常规阅读和写作的成功习得；（3）提供适宜的调整，以确保言语、运动和 / 或感官 / 知觉障碍个体的积极参与；（4）建立积极融洽的关系，确保学生的学习动机（Light & McNaughton, 2010）。此外，AAC 团队必须监控学生的进步并做必要的调整以实现最佳的干预效果。

为读写教学分配足够的时间

实践表明，一至三年级的所有学生每天应接受至少 90 分钟的读写教学，而读写困难的学生每天应接受总时长为 130~150 分钟的读写教学（Vaughn, Wanzek, Woodruff, & Linan-Thompson, 2007）。依赖 AAC 的学生可能需要更长的教学时间，因为他们通常在沟通的速率上较为缓慢，而且在读写活动中可能需要更多的参与时间。总而言之，在既定的时间段内，在读写教学中投入越多的时间，所观察到的进步就越大。不幸的是，许多 CCN 个体获得的教学时间并没有达到推荐的最低标准；研究结果显示，许多 CCN 个体每天仅接受少量的读写教学，教学时间通常为 30 分钟或更少（如 Koppenhaver, 1991; Koppenhaver & Yoder, 1993; Mike, 1995）。如前所述，这种读写教学时间缺乏的现象至少部分反映了家长和教育工作人员的低期望（Light & McNaughton, 1993; Mirenda, 2003a）、为 AAC 使用者调整教学的知识和技能的缺乏（Light & McNaughton, 2009b）以及

存在于家中和学校里的竞争性需求（例如，许多治疗安排以及诸如穿衣、进食这样的生活常规也需要更多的时间）（Light & Kelford Smith, 1993）。

我们应该尽一切努力最大限度地分配更多的时间给读写教学。为了达到这个目的，家庭成员和教育工作人员（包括普通教师、特殊教育教师、言语语言病理学家、教师助手和 / 或班级志愿者）必须共同协作。另外一个提供额外的读写教学时间的途径是尽可能早地开始 CCN 儿童的读写教学。研究结果显示，3~5 岁的 CCN 学前儿童（包括孤独症、脑瘫或唐氏综合征儿童）在获得适宜的教学支持时，可以学习阅读和书写（Light & McNaughton, 2009a, 2011）。虽然早期读写教学可能带来大量的益处，但是研究结果也显示，学习常规读写技能任何时候都不会太晚。莱特和麦克诺顿（2011）描述了较晚才开始参与读写教学的 CCN 青少年（包括孤独症、脑瘫、多重障碍等个体）也可以成功地习得读写技能。

实施有效的教学技术来教导关键技能

美国国家阅读委员会（National Reading Panel, NRP, 2000）认为，最有效的读写干预既包括关键读写技能的直接教学，也包括在有意义与激发读写动机的情境中提供大量的机会去运用这些技能。表 12.2 提供了这些关键读写技能的定义。最终，个体必须熟练地运用这些技能以阅读、理解和写出有意义的、各种体裁的文本。

通常来说，以教导关键读写技能为目标的直接教学会提供一个从最大到最小的分层辅助来确保学习者的成功。首先，教学者会示范一个目标技能给学习者看；接着，教学者会以脚手架式支持或辅助的形式提供引导练习，来帮助学习者成功地运用该技能；最后，教师会渐退支持，直到学习者能够成功且独立地运用该技能（Archer & Hughes, 2010; Light & McNaughton, 2009a）。在整个过程中，如果有需要的话，教师可以提供矫正性反馈。表 12.3 提供了这些教学程序的一个示例。

除了直接教学之外，学习者也需要大量的机会，在真正的阅读和写作体验中去运用这些关键技能。例如，如果一个学生正在学习解码单个单词，教学者可以鼓励他 / 她在分享式阅读活动中运用解码技能，即在教学者读出句子的一部分后，学生就开始解码文本中的

表 12.2 习得基本的阅读和写作技能所需的知识和技能

知识或技能	定义
语言技能	关于词汇、语法、语形、叙述和其他体裁文本（如说明、议论文）的知识与技能
语音意识	注意到、思考和操控单词的音素（声音），包括混音（如将声音混合形成单词）和将音素分割（如将单词分割成声音）
字母与声音的对应	关于每一个字母所代表的不同声音和用于代表不同言语声音的字母的知识
单个单词的解码技能	能够运用字母－声音的对应以及混音的知识发出常规单词的发音（如 car、pig、dad）
常见字的辨识技能	不需要读出来就能辨识单词，尤其是不规则词（如 light、their、are）
在分享式阅读活动中运用解码和常见字辨识技能	当与具有读写能力的沟通同伴进行分享式阅读时，使用字母与声音的对应、声音混合技能以及常见字的辨识技能
文本的阅读和理解（阅读理解技能）	能够解码或辨识文本中的常见字、使用这些字的意思、将文字放到一起推测整个文本的意义，并将该意义和之前的知识和经验相联结
单个单词的编码技能	能够运用音素分割技能和字母－发音对应的知识来分解常用的文字并将它们拼出来（如 mom、run）
常见字的拼写技能	能够回忆和选择正确的字母，然后依序拼写出不规则词（如 said、know）
书写技能和／或键盘知识	知道字母的正确形状并运用精细动作技能生成这些形状，和／或知道键盘上的字母位置并能够使用适当技能有效地选择和操作这些位置上的字母
在简单的书写活动中运用编码和语言技能	使用字母－发音对应、音素分割与常见字拼写技能将适当的文字编码到简单句中，和别人沟通交流
不同体裁的有意义文本的写作	使用适当的词汇、语法、语形和叙事结构生成连贯的叙述（或其他文体）；依序正确拼写每个句子中的单词（运用编码或常见字拼写技能）；用手写出或键盘打出或选择所需的每个字母

Source: Light and McNaughton（2009a）.

目标单词。为学习者提供将新习得的关键技能运用到真正的读写体验中的机会，这么做的好处在于：（1）提供了额外的机会来练习新的技能，因此促进了技能的习得和提升了技能运用的流畅性；（2）能够将技能泛化到新的材料和情境上；（3）展示了阅读和书写的意义和趣味性，增强了参与读写活动的动机。

为 CCN 个体提供调整

除了显著言语障碍之外，CCN 个体可能还会有运动和／或感官／知觉障碍。因此，教学者必须对读写教学进行调整，以满足 CCN 个体特定的需求。

针对言语障碍的调整

如前所述，大多数读写课程会要求学生使用口语回应来参与教学（如说出字母的声音、口头混合或分割单词、口头解码单词或大声朗读）。教学者通过学生的口头回应评估他们的学习成效，并决定需要补救的困难领域。很显然，对于重度言语障碍个体，课程调整是必要的：（1）提供替代反应模式；（2）提供优势和困难领域的分析以辅助完成教学决策；（3）弥补言语表达和口头复述的不足。

调整读写活动以支持个体使用替代反应模式（如手部符号、近似言语、辅助式 AAC 符号、字母、单词），这一点还是挺容易实现的。例如，莱特、麦克诺顿和法伦（2009a）描述了解码教学上的调整，即教学者提供一个要解码的书面单词，然而学生可以不用口头读出这个单词，而是用手势打出这个单词，或者从 SGD 中、辅助式沟通界面上或从一组专门为教学活动准备的符号中选择一个 AAC 符号来表示这个单词。选项中包含了错误选项，如果学生通过认真选择还是做出了不正确的选择，那么教学者可以通过系统化的数据收集和错误分析判断学习者的优势和困难领域。例如，图 12.3 呈现了经过调整用于实施解码教学的教材。其目标单词

表 12.3　基本读写技能的直接教学程序

步骤	参与者的参与	教学程序
示范	教学者展现技能；学习者观察	教学者为学习者展示技能
引导练习	教学者和学习者一起使用技能	教学者提供脚手架式支持或辅助，以帮助学习者使用技能 在学习者具备能力后，教学者渐退辅助
独立练习	学习者独立使用技能，同时教学者观察并提供反馈	学习者独立使用技能 教学者监控学习成果并提供回应
反馈	教学者为学习者提供反馈	如果学习者正确使用技能，教学者提供积极回应 如果表现不正确，教学者引导学习者注意错误之处，并示范正确做法，为学习者提供引导练习以成功使用这项技能，接着会提供额外机会让学习者独立实践

From Light, J., & McNaughton, D.（2009a）. *Accessible Literacy Learning（ALL）: Evidence-based reading instruction for learners with autism, cerebral palsy, Down syndrome, and other disabilities.* Pittsburgh: Mayer-Johnson.

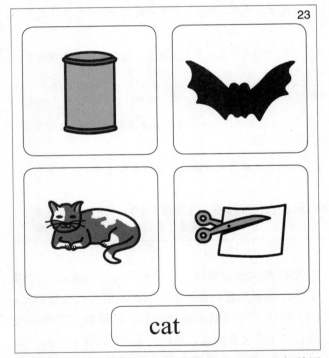

图 12.3 针对单个单词解码的调整教学示例。目标单词是 cat, 选项是 CAN、BAT、CAT 和 CUT。（From Light, J., & McNaughton, D.（2009a）. *Accessible Literacy Learning（ALL）: Evidence-based reading instruction for learners with autism, cereal palsy, Down syndrome, and other disabilities.* Pittsburgh: Mayer-Johnson. Adapted by permission. The picture Communication Symbols © 1981−2012 by DynaVox Mayer-Johnson LLC. All Rights Reserved Worldwide. Used with permission.）

是 cat, 教学者期望学生解码这个单词并且能够从所提供的四个选项中选出正确的 AAC 符号。每个作为反应选项的 AAC 符号都是经过仔细挑选的，这样教学者可以对学生的表现进行分析。只有一个选项代表了目标单词（即 cat），而其他三个选项分别代表目标单词中字母声音的一个变化（即更改第一个字母声音的选项是 bat，更改最后一个字母声音的选项是 can，更改中间元音的选项是 cut）。教学者通过多次试验仔细收集和分析学生的回应数据，从而对学生的优势领域（如学生对第一个和最后一个字母声音的反应很好）和困难的领域（如学生对中间元音的反应有困难）做出判断。接下来教学者就要针对困难领域展开额外教学。

除了调整回应模式来支持学习者的参与和做教学决策外，教学者还需要调整教学程序，以支持学习者建立口头和书面的联结。普通儿童在学习阅读和书写时，经常通过口头复述将书面语转译成口语或者将口语转译成书面语。例如，对于一个单词，他们可能会先慢慢地发出这个单词中字母的发音，接着将这些字母放在一起发音以解码这个新的单词。或者他们会很慢地说出一个单词，在这个过程中，每个字母的发音都能区分开来以便于支持早期的书写。CCN 学习者很难习得独自完成这些任务所需的言语生成技能，因此在学习早期常规读写技能时会面临"工作记忆需要增加"这个困难。他们可以从外部脚手架式支持中受益，特别是在教学的早期，教学者会补偿学习者口头复述的缺失并帮助他们学会默读（即内心的声音）。例如，莱特和麦克斯顿（2009a）提出，在早期教学中，教学者通过口头复述示范为学习者提供引导练习，并鼓励他们发展默读技能（即在心里说出来）。在学习者习得这些技能后，教学者可以渐退这个外在的脚手架式支持。

针对运动障碍的调整

一些 CCN 个体可能有从轻度到重度不等的运

动障碍。这些障碍通常会限制他们使用读写材料，从而限制他们在读写教学中的参与。作业治疗师和物理治疗师的参与非常重要，他们通过调整个体的坐姿和定位，使个体获得最佳的运动表现（见第6章）。一些具有更严重运动障碍的个体可能需要替代的使用方式（如眼睛看向、扫描、同伴辅助扫描）来支持他们在教学活动中的完全参与。对于AAC团队（应包括有丰富知识的作业治疗师和物理治疗师），为个体决定最有效和高效的使用技术是很重要的（见第4章和第6章）。此外，因为读写教学本身对CCN学习者有认知的要求，所以选择的使用技术不会对认知产生额外的需求，这一点很重要。例如，一个学生刚学会使用眼睛看向控制他/她的SGD，尚不能熟练地使用此技术，但在同伴辅助扫描的使用上表现得更加轻松和稳定，因此最初的读写教学应将同伴辅助扫描作为个体可用的学习技术。一旦学习者使用这种方式发展出较高的能力，教学者就可以在后面的教学中引入眼睛看向的SGD。这也符合第7章讨论过的依据当前和未来设计系统的原则。

针对感官／知觉障碍的调整

许多CCN个体有视觉和/或听觉障碍。相较于功能性沟通和日常的生活活动，读写技能的学习对个体视觉和听觉技能的要求更高。例如，读写活动会要求学习者对外形很相同的字母和发音很近似的声音进行精细辨别。如第6章所述，我们应确保由合格的专业人员完成对个体全面的视觉和听觉评估，并确保针对个体需求的调整到位。针对言语、运动、听觉和视觉障碍所做的教学调整应确保个体既有机会学习阅读和写作，也能获得必要的支持。

克丽丝塔8岁时，我们开始为她提供读写教学。她有运动、视觉和听觉障碍，还做了气管造口术，因此针对这些情况我们需要做出大量调整来支持她在读写教学中的参与。为了适应她的视觉障碍，我们做了以下调整：（1）使用矫正过的眼镜；（2）使用大号和清晰的印刷文字（即80号Arial字体）；（3）使用黄底黑字，以增加对比度和提高视觉注意力；（4）在她的电脑上增加键罩（黄底的黑色的大型英文小写字母）；（5）将读写教材放在距离她眼睛30~45厘米的地方；（6）调整荧光照明和使用表面无光的教材，以减少反光；（7）使用字体突出显示技术（从左到右再至下一行）以辅助她的视觉追视。针对她的

听觉障碍，我们所做的调整包括：（1）使用适宜的听觉辅助设备（FM系统和双侧助听器）；（2）调整初始教学，将教学重点放在她能轻松感知和区分的字母发音和单词上；（3）使用扩大式输入和其他视觉支持（即手部符号＋言语、书写＋言语）以支持学习；（4）相对于学习者，调整教导者的位置，使视觉支持的效果达到最大。针对她的肢体动作障碍，我们确认了她的书本有牢固的页面，这样克丽丝塔可以独立地翻页。我们为她提供了键盘保护装置，以帮助她在电脑上精准地选择正确字母。最后，我们调整读写教学中的回应方式，即克丽丝塔可以不用口语做出回应，而是通过手部符号、从一排符号中指出正确的AAC符号或从SGD中选择正确的AAC符号做出回应。这些调整让克丽丝塔参与到了教学活动中，并成功地学会了阅读和书写。想要了解更多相关成功案例，可以阅读莱特和麦克诺顿等人（2008）的研究，另外可浏览宾夕法尼亚州立大学有关孤独症、脑瘫、唐氏综合征和其他障碍个体读写成功的故事的网站。

建立积极融洽的关系并确保学生有学习动机

除了使用适宜的教学内容、教学方法以及进行教学调整外，与学生建立积极融洽的关系并确保学生有学习动机也很重要。根据对有读写能力的CCN成人的回溯研究，成人相信这些CCN个体有能力学习并给予他们相应的支持和鼓励是这些个体成功习得阅读和写作技能的基础（Koppenhaver et al., 1991）。成功的干预者会秉持"所有的学生都能够学习，无论他们的障碍和程度如何"这样的教学理念，使用结合了学生兴趣的材料和活动以及表达学生的个人兴趣（Moje, 1996; Sturtevant & Linek, 2003）。通过这样做，干预者和学生建立了积极的关系，此关系会鼓励学生积极参与并增强他们想要成功的动机（Hamre & Pianta, 2001; Moje, 1996）。由于缺乏适宜的教学，许多身心障碍者，特别是那些年长的身心障碍者，在读写学习上都有着失败的经历和较低的成就期望（Brophy, 2010）。对于这些学生，尤为重要的是，专业人员必须向他们传递一种信念——他们会成功（Gallagher & Mayer, 2008），从一开始就要为他们提供通过支持他们可以实现成功的活动（Light & McNaughton, 2009a; Moje, 1996）以及将他们的兴趣整合到教学活动中（Moes, 1998; Sturtevant & Linek,

2003）。该方法确保了学生相信读写技能是值得学习并能够学会的，由此激发了他们学习阅读的内在动机。

在前面案例研究中讨论过的克丽丝塔有许多障碍，许多人认为这些障碍会限制其学习潜能。她被安置在学校的自足式特教班里，并且没有机会参与读写教学活动。克丽丝塔的家长提议为她提供学习阅读和打字的机会，以开发她全部的潜能。无论她所面对的挑战如何，我们从一开始就坚信克丽丝塔可以学习，为她提供了适当的调整来解决她的言语、运动、视觉和听觉障碍问题并确保她可以获得读写教学和教材。我们将有意义且克丽丝塔感兴趣的材料和活动整合到她的读写教学中，同时提供了教学上的支持（示范、引导练习和独立练习）以确保她在初期教学中的成功（Light, McNaughton, et al., 2008）。有了这些教学的支持，克丽丝塔成功地学会了阅读和打字。请浏览美国宾夕法尼亚州立大学有关孤独症、脑瘫、唐氏综合征和其他障碍个体读写教学成功的故事的网站，以了解更多关于克丽丝塔在读写学习上的成功故事并观看相关视频。

监控干预的成效

一旦调整到位，具有激励作用且基于实证的读写教学已经在持续开展了，教学者就应该定期评估学习者的干预反应，以确保教学是尽可能地有效且高效的。虽然学习者的表现会有一些日常的波动起伏，但随着时间的推移，学习者在技能的学习上会出现进步。在学习者习得了新技能后，教学者应该庆祝这些成就并将教学目标设立成新的、更具挑战性的技能。如果学生没有随着时间的推进而出现预期的进步，AAC团队应该分析教学过程中收集的数据并运用头脑风暴判断学生潜在的困难，进而调整教学和解决问题，这一点非常重要。表12.4概述了可能阻碍进步的因素并提供了可能的解决方案。

表 12.4　读写教学中教学困难的潜在原因和解决办法

教学困难的可能原因	潜在的解决办法
缺乏足够的教学时间	安排额外的教学时间 训练其他人来提供教学或技能的复习 确定额外的练习活动和机会 设定教学的优先顺序；一次聚焦于1~2个技能。
未正确实施教学程序	使用脚本引导教学 如果涉及多位教学者，团队须监控执行成效以确保一致性
学习者不理解任务要求	调整教学以便学习者使用熟悉的回应模式（例如，如果学习者使用PECS，教学者须调整任务以便学习者将正确的符号拿给教学者而不是指向它） 为学习者提供额外示范，展示如何完成任务 提供引导练习以支持学习者成功地完成任务
视觉或听觉困难	确保教学者对听力和视力进行可靠和有效的评估 确保学习者使用必要的辅具和辅助技术（如助听辅具、眼镜、视觉辅具） 调整教学材料和程序，使学习者做出最佳表现
学习者缺乏动机	将反映学习者兴趣和喜好的教材和活动整合起来 与学习者建立积极融洽的关系 庆祝学习者和其他人的成就
在教学过程中有太多的分心	开始时，在不容易让人感到分心的环境中实施新技能的教学 在学习者习得目标技能后，教学者逐渐在更普通的环境中提供教学
缺乏新技能的泛化	针对各式各样的材料和任务提供额外的教学 开展各式各样的实践活动

Source: Light and McNaughton (2009a).

教导基本的读写技能：学习如何阅读和写作

阅读和写作是一个协同合作的过程，因此 CCN 个体的读写教学应同时聚焦于阅读和写作两个方面。在接下来的部分，我们将讨论有关基本阅读和写作技能的干预。

有关基本阅读技能的干预

依据 NRP（2000）的规范，阅读和写作需要整合不同领域的知识和技能。通常，读写教学会教导如下的基本阅读技能：首先是语音意识技能（如声音混合技能、音素分割技能）和字母－声音对应技能；接着是解码技能和常见字识别技能，以及将这些技能运用在分享式阅读活动情境中；最后是独立地阅读和理解简单文本的能力（见表 12.2）。接下来，我们将讨论上述每一个技能，并提供针对 CCN 个体的基于实证的干预。虽然我们接下来将以线性且一次一个的方式来讨论这些技能，但须谨记，在实际教学中学习者通常可能同时涉及数个技能的学习（见表 12.5 的教学安排示例）。

语音意识技能

语音意识是指个体对语言的声音结构的理解和觉察。具体来说，语音意识是指个体能够注意到、思考和操控单词的音素或声音的能力（Torgesen, Wagner, & Rashotte, 1994）。有许多语音意识的任务，包括押韵，将单词分割成声音，将声音混合形成单词，判断单词开始、中间或最后的声音等。声音混合（或音素混合）技能是解码新词所需的关键成分。为了解码，学习者必须聚焦于目标单词中的字母，判断每一个依序排列的字母的声音，然后将这些声音混合以形成目标单词。反之，音素分割（或声音分割）技能是编码或拼音的一个关键成分。为了拼出一个单词，学习者必须仔细地倾听目标单词，依序将它分解成声音成分，判断每一个声音成分所代表的字母，然后依序选择或拼出这些目标字母。语音意识技能，特别是声音混合和音素分割，与随后的如解码和拼音的读写结果密切相关（Ehri et al., 2001）。

对于 CCN 个体的语音意识技能，我们知道什么？研究结果支持了以下结论：（1）无论 CCN 个体有多么严重的言语障碍，他们都可以习得语音意识技能；（2）与普通同伴相比，大多数有严重言语障碍的个体在语音意识上有严重的缺损（Card & Dodd, 2006; Dahlgren Sandberg, 2006; Foley, 1993; Foley & Pollatsek, 1999; Vandervelden & Siegel, 1999）。这些研究结果表明，我们需要一致性的干预来教导 CCN 个体的语音意识技能，这些技能是个体日后读写发展的基础。

语音意识干预通常需要初始阅读者和初始书写者做出口头回应（如分割出单词的第一个音并大声读出来）。因此，教学调整须绕过口语回应的需求并支持 CCN 个体的参与。以声音混合为例，我们可以采用莱特、麦克诺顿和法伦（2009b）的方式调整教学。教学者先慢慢地说出单词，每个音素达到 1~2 秒（如 mmmmoooommmm）。然后，学习者在头脑中混合这些声音（即默念复述），形成目标单词（如 mom），并通过打手势、发出近似言语或从符号集合中选出该目标单词的 AAC 符号做出回应。越来越多的研究证明了这些直接教学的有效性，即通过教学调整教学者教给 3~14 岁不同障碍类别（如孤独症、脑瘫、唐氏综合征、儿童期言语失用症）的 CCN 个体的声音混合技能（Browder, Ahlgrim-Delzell, et al., 2008; Fallon, Light, McNaughton, Drager, & Hammer, 2004; Light & McNaughton, 2009a, 2011）。

表 12.5　针对一位 CCN 学生的读写教学安排示例，该学生已经习得了语音意识技能和一些字母－声音对应技能，正在学习额外的字母－声音对应技能和解码技能

教学的目标技能	教学时间分配
念书给学生听并和他／她讨论书本的内容	10~15 分钟
学习新的字母－声音对应技能并复习先前习得的内容	10~15 分钟
学习解码技能	10~15 分钟
在分享式阅读中运用解码技能	10~15 分钟
复习语音意识技能	5~10 分钟

和声音混合教学一样，音素分割教学通常需要学习者做出口头回应（如分割出单词的第一个声音并将它大声说出来）。调整音素分割教学以绕开口头回应的需求，这还是有一定难度的。如果学习者已经习得了字母－声音对应技能，教学者可以在大声说出单词的同时，让学习者仔细倾听这个单词。然后学习者可以分割目标声音（如第一个发音）并从键盘或者教学者提供的一系列字母中选择出目标字母（如 Blischak, Shah, Lombardino, & Chiarella, 2004; Browder, Ahlgrim-Delzel, et al., 2008; Millar, Light, & McNaughton, 2004）。但是，要指出的是，这种调整后的教学模式需要学习者具备音素分割技能和字母－声音对应技能，因此增加了他们的学习负担。许多 CCN 个体在接受语音意识技能教学时并没有习得字母－声音对应的技能，因此针对音素分割技能的替代性教学方法就显得非常必要。其教学程序可能如下：（1）教学者提供一系列以不同发音开始的 AAC 符号，并说出其中一个符号的首字母的发音；（2）学习者用默念或内心的声音分割出每个符号的初始声音；（3）学习者选出首字母声音与教学者提供的目标声音相匹配的符号（或说出，或以手势比出这个单词）（Fallon et al.,2004; Light，McNaughton, Fallon, & Millar, 2009）。特鲁克斯勒和奥·基夫（Truxler & O'Keefe, 2007）使用了类似方法，不过他们以口头方式呈现选项（例如，哪个单词的最后发音是 /t/: fat、mean、horse?）。通常分割教学首先关注的是对单音节词中第一个音素的分割，因为这些音素通常会被强调也容易被分割；后续的教学可能会将分割的目标定在最后音素和中间元音上（Millar et al., 2004; Vandervelden & Siegel, 1995）。

语音意识技能的学习会对学习者的听觉加工和工作记忆有明显的需求。例如，在声音混合中，学习者必须依序加工这些声音，精确地分辨每个声音，然后依序在工作记忆中保留这些声音，同时需要足够的时间来将其混合在一起，从而形成目标单词。有些 CCN 个体可能在声音加工和工作记忆上有特殊的困难（Larsson & Dahlgren Sandberg, 2008）。此外，他们的口头复述能力（如依序口头重复那些声音）也很有限，而这是普通儿童进行工作记忆时会用到的能力。因此，在语音意识的教学过程中，我们可以为一些 CCN 个体提供印刷的字母作为视觉支持。例如，在一个声音混合的活动中，教学者可以

依序指到每个字母，慢慢地说出它的声音，并将每个音素延长 1~2 秒；接着，学习者将这些声音混合并指出目标单词。在此任务中，学习者并不需要将字母和声音对应起来；当教师说出这些声音时，这些字母只是起到视觉支持的作用。在我们教导语音意识技能时，这些以视觉形式呈现的字母具有三个潜在优势：（1）这些字母为非常短暂和难以保留的声音提供了具体的符号；（2）如果个体已经习得了字母－声音对应技能，这样的使用也可以起到加强作用；（3）这种方式可以更有效地将语音意识技能运用到阅读和拼写任务中，这些任务最终需要将语音意识技能和字母－声音对应的知识整合起来（Ehri et al., 2001）。

字母－声音的对应

除了语音意识技能外，AAC 使用者在学习阅读和书写时还需要字母－声音对应的知识。特别需要指出的是，字母－声音对应能够形成编码，将书面语转译成口语，反之亦然。字母－声音对应的知识包括用于表征言语声音的字母知识和由字母表征的声音知识。字母－声音对应的知识依赖语音加工（如言语声音结构的觉察和处理）和正字法加工（如字母和字母形状的处理和识别）。

为了适应 CCN 个体的技能和需求，针对字母－声音对应的教学调整包括：（1）由教学者说出一个音素或声音；（2）学习者从教学任务需要用到的一系列字母中，或从键盘上选择相应的字母对应此声音。已有许多研究人员探讨了针对 CCN 个体的字母－声音对应技能的教学成效（如 Blischak et al., 2004; Fallon et al., 2004; Johnston, Buchanan, & Davenport, 2009; Johnston, Davenport, Kanarowski, Rhodehouse, & McDonnell, 2009; Light & McNaughton, 2009a, 2011; Light, McNaughton, et al., 2008; Millar et al., 2004）。这些研究结果表明：（1）不同障碍类别、不同年龄层、依赖不同种类的 AAC 的个体都可以成功地使用这些调整过的程序习得字母－声音对应技能；（2）个体在习得字母声音上的用时各不相同，这受许多内在因素和外在因素的影响。也有一些研究表明，在教学中循序渐进地（即一次一个地）引入字母和声音是更有利于学习者学习的教学方式；教学者应在学习者掌握了一个字母声音后，再结合对以前所习得的字母声音的复习引入另一个新的

字母声音（如 Browder, Ahlgrim-Delzell, et al., 2008; Light & McNaughton, 2009a, 2011）。

莱特和麦克诺顿（2009a）提出在教授字母和声音时可依据下列顺序：a、m、t、p、o、n、c、d、u、s、g、h、l、e、r、w、k、x、v、y、z、j、q。这个顺序改编自卡尼尼、西尔贝·卡梅什伊努和塔弗（Carnine, Silbert Kame'enui, & Tarver, 1997），是专为满足下列标准所设计的：（1）先教小写字母，因为这些字母在书面文中的出现率较高，后教大写字母；（2）先教在儿童读物上出现率较高的字母和声音，这样在教学中学习者能及早地阅读更多的单词；（3）对于视觉上和听觉上较相似的字母和声音，要分开教，以减少学习者对它们的混淆；（4）先教短元音，后教长元音。因为短元音单词（如 cat、bus）遵循的解码规则往往比较简单，而长元音单词（如 ride、eat）需要遵循更复杂的解码规则；（5）先教单个的字母－声音的对应，后教辅音。当然，这种字母－声音对应的教学序列很容易调整，以适应个别学习者的需求、技能、兴趣或喜好。

虽然通常儿童都是同时接触字母名称和字母声音，然而莱特和麦克诺顿（2009a）建议，在刚开始的教学中，让 CCN 个体先学习字母－声音而不是字母的名称可能是有益的，因为对于有些儿童，字母名称的知识实际上可能会干扰他 / 她的解码过程。如果一个儿童在看着一个单词时回想起的是里面字母的名称（而不是它的声音），他 / 她将很难解码这个单词。为此，莱特和麦克诺顿（2009a）建议早期读写教学应该专注于字母的声音；当个体牢固地掌握了字母和声音之间的关系时，教学者再进行字母名称的教学。

解码技能

一旦个体习得了声音混合技能并知道一些字母－声音的对应，他们就具备了学习解码书面单词所需的技能。单个单词的解码技能对阅读过程非常重要，因为这些技能可以让个体阅读他们以前没有遇到或学过的单词。常规上，CCN 个体的读写教学几乎都是针对常见单词的教学（Browder, Wakeman, Spooner, Ahlgrim-Delzell, & Algozzine, 2006）。虽然此类教学能够促进少量阅读词汇语料的成功习得，但是对于 CCN 个体，要发展真正的阅读能力，这些还远远不够，因为他们几乎没有学习阅读新单词所需的猜

测词义的技能以及支持书面文本生成的技能。布劳德、阿尔格里姆－德尔泽尔等人（Browder, Ahlgrim-Delzell, et al., 2008）针对重度发展性障碍和口语受限的个体比较了两类读写课程的有效性，一类是结合语音意识和解码技能的教学，另一类是使用了常规的常见单词的教学方法。研究结果显示，结合语音意识和解码的课程比常规的常见单词的教学方法更有效。

在解码过程中，学习者依序看着一个单词中的字母，回想每个字母的声音，依序将这些声音混合在一起，最后形成这个目标单词。在大多数读写课程中，学生在解码时会大声地说出字母的声音，然后将声音混合，并口头说出目标单词。教学者需要对 CCN 个体的解码教学做出调整，以绕过口头回应的需要。例如，一个学生可以：（1）依序看着这个单词的字母；（2）回忆出这些字母的声音，并通过默念复述将这些声音混合在一起，以形成目标单词；（3）通过打手势、使用近似言语（如果教学者可以根据情境理解这个近似言语的话），或从教学任务需要用到的一组符号或辅助式 AAC 系统中选择一个 AAC 符号（如照片、线条图或其他辅助式符号）来表明这个目标单词（Light, McNaughton, & Fallon, 2009a）。图 12.3 提供了用于解码教学的符号排列示例。CCN 学生除了接受将单词中的单个字母转换成对应声音的解码教学，也会接触经常出现的字母组合或词族（例如，-at、-in、-up 的词族）（Hanser & Erickson, 2007）。

许多关于单个单词解码的直接教学成效的研究显示：（1）尽管 CCN 个体可能有重度的言语障碍，但他们仍然能够学会解码单词；（2）许多 CCN 个体能够将解码技能泛化到新的单词上，这些单词在先前的教学中并未被列作目标；（3）许多 CCN 个体能够在书本阅读活动中成功地运用解码技能（如 Coleman-Martin, Heller, Cihak, & Irvine, 2005; Fallon et al., 2004; Heller, Fredrick, Tumlin, & Brineman, 2002; Light & McNaughton, 2009a, 2011; Swinehart-Jones & Heller, 2009）。以教学者为中介和以电脑为中介的教学、采用不同规模的词汇语料库（10 个字到超过 100 个字）的教学以及针对不同年龄段（年龄在 3~22 岁之间）、不同障碍类别（如孤独症谱系障碍、脑瘫、唐氏综合征、儿童期言语失用症）的参与者的教学都出现了上述结果。

常见单词辨识技能

为了成为有能力的阅读者，CCN 个体必须能够读规则的词（即个体可以使用字母声音和声音混合知识解码字母的单词，如 cat）和不规则的词（即个体很难通过字母声音和声音混合知识来解码的单词，如 light）。学生只有掌握了常见单词的辨识技能，才能阅读不规则或拼读复杂的单词。在开展常见单词辨识教学的同时搭配上语音意识和解码技能的教学，这样的读写教学干预是最有效的（Browder, Ahlgrim-Delzell, et al., 2008）。除了学习常见单词辨识技能以阅读经常出现的不规则词外（如 the、are），CCN 个体也可以从针对他们极其感兴趣的单词的辨识教学中获益，这些单词遵循的是更复杂的规则，且个体还没有学会如何对它们进行解码（如 Darth Vader、dinosaur、friend）。

> 布伦是一名孤独症男孩。当他开始学习读写时，他已经 12 岁了。他对 Youtube 很感兴趣。为了及早激发他的学习动机，我们将 Youtube 作为一个常见单词介绍给他。通过个别化绘本，他很快学会了阅读 Youtube 这个单词，也正在学习在键盘上打出 Youtube 来登录此网站。我们调整了字母 – 声音对应的教学顺序，将 y 作为首先要教的字母，因为它是个体喜爱且有高度学习动机的字母。请浏览美国宾夕法尼亚州立大学有关孤独症谱系障碍和言语障碍者读写得到改善的网站，以了解更多关于布伦如何学习阅读和打字的信息。

许多研究已证明，CCN 学习者和中度到重度的认知障碍学习者通过适宜的教学可以学会辨识常见单词（如 Browder, Wakeman, Spooner, Ahlgrim-Delzell, & Algozzine, 2006; Browder & Xin, 1998; Fossett & Mirenda, 2006; Hanser & Erickson, 2007; Light & McNaughton, 2009a, 2011; Light, McNaughton et al., 2008）。总体而言，针对常见单词辨识技能采用直接教学（结合系统化辅助和辅助渐退）同时提供反复练习这些技能的机会，这一方式得到了最有力的研究支持（Browder et al., 2006）。常见单词辨识技能的教学通常需要学习者进行某种形式的配对学习，即学习将目标书面单词和表征这个单词的图片、照片或其他 AAC 符号进行配对（Light & McNaughton, 2009a）。当然，有一些常见单词是不容易可视化的（如 the、there），因此这些单词的最佳教导方式是直接将其和口语联结起来。如同其他技能一样，常见单词辨识教学应持续到学生能够流利地认读并且阅读反应已经达到了自动化的程度。

在分享式阅读中运用解码技能和常见单词辨识技能

按照 NRP（2000）的建议，为了获得最佳的读写效果，基本读写技能（如语音意识技能、字母 – 声音对应技能、解码技能、常见单词辨识技能）的直接教学应结合大量实践机会，即将这些技能运用到有意义的、真实的读写教学活动中。一旦 CCN 个体学会阅读（即解码或视觉辨识）少量的单个单词，他们应该获得在分享式阅读活动中运用这些技能的机会。在分享式阅读活动中，由沟通同伴读故事，他们在遇到需要让学习者学习解码或视觉辨识的目标单词时停下来。例如，图 12.4 呈现的页面来自一本分享式阅读中用到的有关万圣节的书。在这个例子中，沟通同伴一边依据文字内容念出 "I am a lady…"，一边用手指着这些文字，在遇到目标单词 bug（虫）的时候暂停，让学习者解码这个单词，然后通过打手势，或说出一个近似言语（如果它可以在情境中被教学者理解的话），或从一组选项中选出对应的 AAC 符号表示这个单词。

在读写教学的早期，当学习者还未习得足够的技能来独立地阅读一本书或很费力地阅读一个完整的句子的时候，分享式阅读活动是强有力的教学工具。顾名思义，在分享式阅读活动中，阅读文本这一任务是由沟通同伴和学习者共同完成的，因此我们必须确保学习者在有意义的情境中有许多练习阅读技能的机会，但是不应过量而让学习者不堪重负。分享式阅读有诸多好处：（1）在早期的教学中或早在他们能够独立阅读完整的句子或故事前，它可以让学习者主动地参与到阅读活动中；（2）它为学习者提供了机会，以便学习者将这些基本读写能力运用到有意义和能够激发动机的阅读活动中，从而增强了学习者的学习动机；（3）它为学习者提供了额外练习基本技能的机会，从而实现了流畅阅读；（4）借助不同的阅读教材和活动，它促进了学习者的基本读写技能的泛化。

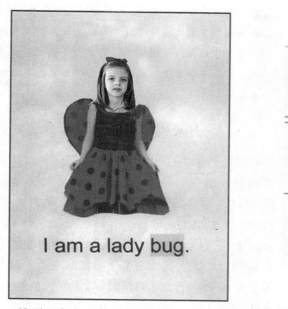

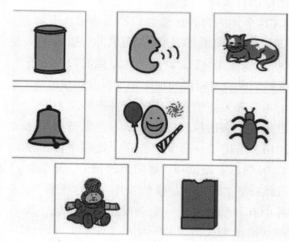

图 12.4 该页面来自一本分享式阅读中用到的有关万圣节的书。沟通同伴念出："I am a lady,"然后停顿。学生解码目标单词 bug，并从沟通界面中选出对应的 AAC 符号。在真实的界面中，照片和符号应是彩色的。（Source: Light & McNaughton, 2009a; http://aacliteracy.psu.edu/. The Picture Communication Symbols © 1981–2012 by DynaVox Mayer-Johnson LLC. All Rights Reserved Worldwide. Used with permission.）

　　许多教材都适用于分享式阅读活动。例如，教学者或家长可以浏览简单的书本或杂志并用荧光笔突出文本中学习者能够解码（或视觉辨识）的单词。可以对市面上买到的书（如 I Spy 系列）或杂志进行调整，使这些材料的文本包含学习者能够视觉辨识或解码的单词。例如，可以调整 Spy 的文字以方便学习者阅读，对于 I spy a bus，我们期望学生解码这个突出显示的"bus"，并从书本中选出 bus 的图片。可以使用家庭活动或激发兴趣的活动的照片，或者从网上找到喜爱的书籍或电视节目中的人物图像，轻松地为学习者制作个别化的简单书本。美国宾夕法尼亚州立大学针对孤独症、脑瘫、唐氏综合征和其他障碍者的读写教学网站上有一个分享式阅读的网页，网页上有适用于分享式活动的书本范例和学生参与分享式阅读活动的示例。Tar Heel Reader 网站收集并提供免费、易于阅读、可以使用的书本，有不同格式供下载。这些书本使用了多重界面，可以有语音的输出。家长和人员可以用他们自己的图片编写新书，也可以上传新书到这个网站和其他人分享。

　　曾经有研究者调查过解码技能和常见单词辨识技能在分享式阅读活动中的泛化情况。法伦等人（2004）发现，五位参与者中有四位能将单独学习的单个单词解码技能泛化并在分享式阅读活动中成功地运用它们。莱特和麦克诺顿（2009a, 2011）调查了针对单个单词解码和常见单词辨识技能进行直接教学的效果，该直接教学搭配了在分享式阅读活动中运用这些技能的机会。研究发现所有的参与者都成功地将这些技能泛化到更广泛的分享式阅读材料上。随着研究中学生阅读能力和阅读流畅性的提高，教学者在每一页中设定了更多的目标单词，以逐渐提高对参与者学习的要求。

阅读和理解简单的句子和故事

　　一旦学生能够稳定且流畅地解码和/或通过视觉辨识一定范围内的文字，他们就为独立阅读更多句子和故事做好了准备。学习阅读连贯的文本比仅仅解码单个单词或通过视觉辨识单个单词更为复杂（Erickson et al., 1997）。为了成功地阅读句子和简单的故事，学习者必须：（1）从左到右依序追视文本中的文字；（2）解码或通过视觉辨识句子中的每一个单词；（3）能回忆每个单词的意思；（4）能够将单词放在一起进行加工，以推断整个文本的意思。最后，学习者还必须将文本与他们先前的知识和经验联系起来，以获得对文本充分的理解。阅读连贯的文本对学习者的语言技能提出了更高的要求，而不仅限于单个单词解码或常见单词辨识技能。尤其是，学习者必须具有获得文字意义所需的词汇知识以及推断句子意思所需的语法和语形知识（Adams, 1994）。

尽管通常普通儿童在接受读写教学时，在接受性和表达性语言技能上已经打下了坚实的基础，但是许多 CCN 个体因为表达性经验和语言输入有限，存在语义、语法和语形技能缺陷风险（Binger & Light, 2008; Light, 1997）。因此，针对他们的教学可能需要聚焦于成功地阅读和理解句子以及简单故事。这样的干预应先关注个体基本的文字理解能力的学习，之后是更复杂的推理能力的学习。莱特和麦克诺顿（2010）描述了一套干预程序，此程序旨在教导一位 CCN 学习者阅读和理解简单的句子。教学者会呈现三幅或更多幅来自故事的照片、图片或插图；这些图片中有一个对应了一个书面句子的意思，其他几个都是精挑细选出来的干扰项（即不正确的反应），以确保学习者能准确地读完整句。学习者的任务是独立阅读句子，然后选择代表其完整意义的图片。初步研究表明，这些经过调整的程序在建立基本的理解技能上是有成效的。

学生在能够准确和流畅地阅读和理解句子后，就可以开始独立地阅读简单的书本了。阅读简单的故事不仅需要学习者使用基本的读写技能和语义、语法、语形的技能，还需要他们具备叙事技能以理解句子和句子之间的关系，从而建构起对整个故事含义（即情境、问题或复杂状况、解决方法和结局）的理解。最初，教学的重点应是确保学习者在理解了故事当前阶段之后才进入故事的下一阶段。阅读理解策略的教学可以帮助学生应对阅读理解上的更多要求（NRP, 2000）。在本章的后面，我们将讨论教导高级的阅读理解策略。

> 当我们开始对安娜进行读写干预时，她才 3 岁大。她有孤独症，口语有限。她使用 PECS 提出简单的请求，但她的表达性词汇较为有限，通常会以电报式的单个单词的信息进行沟通。一旦安娜学会了解码或通过视觉辨认一系列单词，我们就开始在阅读和理解句子上下功夫了。首先，我们聚焦于非常简单的句子（如包含 2~3 个单词的句子），同时认知和语言的要求仅限于与熟悉的经历有关。我们为安娜提供了一系列家庭不同活动的照片（如妈妈小睡一下、妈妈跑、爸爸小睡一下的照片）。接着，我们向安娜呈现书面的句子（如妈妈小睡一下）。安娜必须独立阅读句子，然后选择代表句子意义的照片。所提供的回应选项都是经过精心挑选的，这些选项使得安娜无法只是阅读和理解单个单词，她必须阅

读句子中的每一个单词，然后推断完整句子的意思。如果想要了解更多关于安娜的成功故事和观看她的读写教学视频，请浏览美国宾夕法尼亚州立大学网络直播——针对孤独症和有限言语者的读写教学改善成果。

有关基本写作技能的干预

读写技能不仅包括阅读，也包括写作技能。随着教育、就业以及社交中对电子及无线沟通依赖的增加，写作技能被社会赋予了更多的重要性（DeRuyter, McNaughton, Caves, Bryen, & Williams, 2007）。一旦 CCN 个体习得了书面沟通的能力，他们会明显地扩大其沟通范围和提高沟通力。不幸的是，这些 CCN 个体的写作教学经常被忽视（Millar et al., 2004）。

学习写作需要多个领域的知识和技能的整合：（1）具有世界知识和经验，才有东西可以写；（2）具有叙事技能，才能写出一个有明确情境、问题和解决方式的连贯故事（或者另一种写作体裁的技能）；（3）具有语言技能（语义、语形和语法的知识），才能清楚地表达故事的每一个部分；（4）具有音素分割技能，才能将句子中的单词分解出若干个单元音；（5）具有字母－声音对应的知识，才能够了解这些字母所代表的声音成分；（6）具有作为常见单词出现的不规则单词的拼写知识；（7）能够通过手写、打字或其他可用技术产生，或找到并选择所需的字母和/或单词的技能（Light & McNaughton, 2009a）。这个过程比学习阅读更具有挑战性，因为它要求学生具有大量的工作记忆信息（例如，故事、故事中特定的句子、句子中的目标单词、用来拼写目标单词的字母），同时它要求学生对文本进行动态编码，即通过键盘依序选择（或通过手写产生）所需要的字母以形成故事中每个句子的单词。肢体动作障碍个体对工作记忆的需求会大大地增加，因为他们编码的过程（即通过键盘选择字母或生成字母）对他们来说是缓慢且费力的（Millar et al., 2004）。显然，一致性的干预对于构建 CCN 个体的写作技能是很有必要的。此干预有两个重要的构成要素：（1）使用合适的书写工具；（2）适宜且有效的写作技能的教学。

> 当 CCN 个体学习读写技能时，书面语不仅是构建其长远读写技能的一种方法，还可以用于教导具体的语言技能，特别是语形、语法的结构。杰克

逊是一位 4 岁的唐氏综合征幼儿，在参与读写教学之前，他使用言语和自然手势进行电报式的沟通。他在学会阅读包括定冠词（如 the、a）在内的简单句子后，开始将这些定冠词泛化于他的表达性沟通中。同样，之前提及的个案安娜在 4 岁时通过读写活动学会了一般现在时的动词第三人称单数的末尾变化规则（例如，动词末尾加 s，如 dad hugs）。通过书写，教导安娜这样抽象的语言结构就会更加容易，因为这样的结构不仅有口头上的呈现，也有视觉上的呈现。语形、语法的书面呈现是永久性的，它允许安娜有更多的时间来分辨相关的形态，这对她的学习十分有益。请浏览美国宾夕法尼亚州立大学有关针对孤独症、脑瘫、唐氏综合征和其他障碍幼儿的读写教学网站，观看杰克逊的视频；也可以通过宾夕法尼亚州立大学的网络直播——针对孤独症和有限言语者的读写教学改善成果，观看安娜通过书写学习语言的视频。

使用书写工具

如同本章前面的讨论，CCN 个体在读写发展的萌芽阶段需要尽早使用一系列书写工具（例如，必要的时候用调整过的铅笔和马克笔去协助个体抓握、使用键盘输出字母声音）。当 CCN 学生学习常规的读写技能时，他们将受益于使用一个符合他们需求和技能的合适键盘以及同时使用字母卡和字帖或感兴趣的单词库，单词库里面的字可能是个体非常感兴趣的，也有可能是很难拼写的（如 Power Ranger、Tyrannosaurus rex）和经常出现的非常规单词（如 walk、friend、their）（Hanser & Erickson，2007）。根据作业或物理治疗师以及 AAC 团队其他成员的建议，教学者决定最合适的键盘布局和配置以及最佳的使用方法（见第 4 章和第 6 章）。键盘的设计除了方便使用和适应视觉或动作障碍外，也可以通过调整促进个体的早期读写学习。例如，图 12.5 就是一个调整过的键盘，专供一名孤独症青少年使用。这个键盘以小写字体的方式呈现学生已习得声音的 11 个字母并做了标记；当学生习得新的字母声音时，教学者就会对键盘上对应的字母进行标记。教学者应确保键盘的使用不会加重学生的负担或分散学生学习写作时的注意力。

布伦是一名 12 岁的孤独症青少年。在他习得一些音素分割技能并知道 6~7 个字母－声音对应后，他的写作技能教学就尽快开始了。可以通过美国宾夕法尼亚州立大学的网络直播——针对孤独症和有限言语者的读写教学改善成果，观看布伦在引导练习下学习打出他名字的视频。在视频中，布伦使用了一个如图 12.5 所示的调整后的键盘。当他每习得一个新的字母声音时，教学者就要将键盘上对应的字母标记出来，因此他可以打出更多的字以及逐渐建构自己的键盘知识。当他学习大写字母时，他将使用一个标准键盘。

运用基本书写技能的教学和机会

仅仅提供适宜的书写工具是无法确保 CCN 个体习得有效的写作技能的，建构这些技能还需要目标明确的教学。如同阅读一样，写作教学需要整合两个要素：（1）基本写作技能的直接教学，如音素分割、字母－声音对应、单个单词编码和拼写技能；（2）在有意义、真实的写作体验中运用这些技能的大量机会（Millar et, al., 2004; NRP, 2000）。

写作技能的发展是以语音意识技能（特别是音素分割技能）和字母－声音对应的技能为基础的。正如本章前面所讨论的，一旦学生习得了音素分割技能以及知道一些字母－声音的对应，他们就为整合这些技能来编码和拼写简单的常规单词做好了准备。通常，单个单词的编码和拼写教学会将语音意识技能和字母－声音对应技能的练习与整合这些技能来编码单词的教学结合起来（如 Blischak et al., 2004; Johnston, Davenport, et al., 2009）。莱特和麦克诺顿（2010）描述了针对单个单词编码／拼写的直接教学的调整程序：

1. 首先，教学者通过缓慢大声地说出单词、延长单词中的每个声音以及为发出的每个声音选择对应的字母示范单词编码技能。

2. 接着，教学者提供编码的引导练习，即慢慢地说出这个单词，延长单词中的每个声音，同时学生从键盘上（或者从一排的字母中）挑选对应的字母。

3. 随着教学时间的增加，当学生学会这些技能时，教学者渐退口头上的脚手架式支持（例如，用更小的声音说出这个单词）。

4. 当这个学生展现出该能力时，教学者会为他／她提供独立练习技能的机会，而不再提供脚手架式支持。

5. 教学者为学生提供适当的反馈。

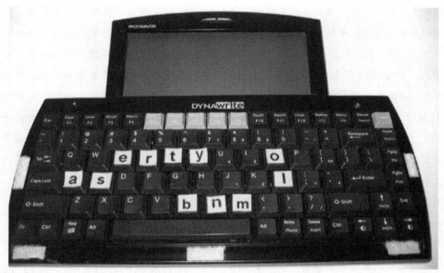

图 12.5　一个调整过的键盘，专为一名孤独症青少年设计。键盘采用小写字母，并标记了学生已经习得声音的 11 个字母。

研究结果支持如下结论：通过适宜的教学，CCN 学生在正确排序的字母数量以及正确拼写的单词数量上都有了提高（如 Blischak et al., 2004; Johnston, Davenport, et al., 2009; Light & McNaughton, 2010; Millar et al., 2004）。通常，编码教学围绕结尾有相同字母组合的单词家族（如 -an 家族包括 can、man 和 ran 等）来组织，这有助于个体将拼写技能泛化到还没教过的新单词上（Hanser & Erickson, 2007）。

CCN 个体需要大量机会来将基本编码技能运用到有意义的写作活动情境中（Erickson & Koppenhaver, 1995; Foley & Wolter, 2010; Millar et al., 2004）。莱特和麦克诺顿等人（2008）注意到，CCN 个体在早期写作活动中面对多种要求时很容易感到不知所措，包括对叙事技能、语义、语法和语形技能以及编码／拼写技能和键盘输入技能的要求。研究者建议，当学习者在学习新的技能时，我们可以探索一些技术来减少上述要求：（1）阅读有重复台词或重复故事结构的书（如《棕色的熊、棕色的熊，你在看什么？》），让学生通过填上他们自己的文字内容使用重复的台词去建构和写出他们自己的故事（如红色的猪，红色的猪，你在看什么？我看见一只粉色的虫子在看我。）；（2）使用具有很强激励作用的个人体验的照片作为写作的基础，然后提供熟悉的内容和熟悉的叙事结构以及视觉支持来生成内容（如一个简单的有开头、中间和结尾的故事）；（3）通过单词墙或单词库等易于获取的方式为学生提供高频且他们非常感兴趣的单词，以供他们在写作中使用这些单词（见 Hanser & Erickson, 2007）；（4）

使用分享式写作，由教学者和学生共同创作一个故事，假设学生负责生成文本和编码常规单词，而教学者提供脚手架式支持以辅助学生编码更复杂和不规则的单词。如前所述，学生可以受益于示范和引导练习（辅以教学者的脚手架式支持），然后当他们发展出更好的能力时，他们就可以独立地进行写作练习。由学生所写出的文本可以被复印成书或扫描到 AAC 科技设备上；接着，这些书就可以在学生与老师、家人及同伴的重复阅读活动中得到应用。

此阶段的发展重点是学生通过文本写作进行意义沟通。教学者辨识出声音拼读的沟通意图，同时为学生提供适宜的常规拼读的示范（Foley & Wolter, 2010）。最后，CCN 学生也需要接受针对经常出现的不规则单词的常规拼读教学；教学者可以按照学校课程的内容依序引入这些单词。在本章后面，我们将讨论拼读教学。

迈克尔是一位 4 岁的孤独症幼儿，曾接受大约 1 年的读写教学。在读写教学期间，他学会了字母－声音对应技能、音素分割技能、解码技能和常见单词辨识技能。在读完一本关于机器狗的书后，迈克尔使用他新习得的语言和读写技能写了下面的故事：

robot dog will fetch my gren powr ranger（Robot Dog will fetch my green Power Ranger.）

robob dog is gowg to plae（Robot Dog is going to play.）

robot dog haz tim ot becuz he duzut lisin（Robot Dog has time out because he doesn't listen.）

可以访问美国宾夕法尼亚州立大学有关孤独症、脑瘫、唐氏综合征和其他障碍学生读写教学成功故事的网站，了解更多关于迈克尔读写教学的历程。

教导高级的读写技能

通常，学生在学校前3年的学习会聚焦于读和写的学习，随后几年的学习则聚焦于通过读和写来学习（Graham & Perin, 2007; NRP, 2000）。读写技能是学生习得新的信息的主要方法，我们可以通过他们的读写评估他们的学习（Foley & Wolter, 2010）。本节内容围绕教导CCN个体高级的读写技能展开，特别是阅读理解和写作策略的发展。关于这方面的研究鲜少。因此，本节将大量借鉴针对有读写困难但可以使用言语沟通的个体的干预研究（如 Graham & Perin, 2007; NRP, 2000）。为了促进CCN个体的参与，研究者已经对这些干预进行了调整，这些调整是基于或至少部分基于轶事报告和个案描述的（如 Bedrosian, Lasker, Speidel, & Politsch, 2003; Blischak, 1995）。未来的研究迫切需要实证来验证这些干预中的调整，以及调查其他干预对教导CCN个体高级读写技能的效果。

建构高级阅读技能的干预

读写教学最终的目标是让学生能够理解和学习广泛的文本。阅读理解技能的习得过程应该在读写萌芽阶段早早开始，父母或老师和CCN儿童一起阅读并和他们讨论书本内容来建构儿童的阅读理解技能。当学生在基本阅读技能（即编码和常见单词辨识）上发展出更好的能力时，重点就可以转向确保他们在阅读时能够对文本建构有意义的表征，将文本与他们自己的经验和先前的知识联系起来，并且基于不同的目的使用已经阅读过的信息（NRP, 2000）。阅读理解能力的建构是一个复杂的过程，它整合了以下四个领域：（1）流畅地运用编码和常见单词辨识技能；（2）理解词汇、句子结构和文本结构（如记叙文、说明文及议论文）；（3）能够联系文本激活并运用世界知识与特定领域的知识的能力；（4）用元认知技能监控理解和利用合适的理解策略确保个体对文本的理解（Copeland, 2007）。

流畅运用基本阅读技能

在这个发展阶段，大多数学生已经学会了通过视觉对较大的语料库进行编码和辨识。他们会继续建构他们的编码技能（如学习处理更复杂的多音节单词）和继续扩展他们的常见单词辨识技能的范围。随着持续进行的文本阅读练习，学生可以流畅地运用编码和常见单词辨识技能，这是读写教学的关键要素之一（NRP, 2000）。流畅性和文本理解是高度相关的（Fuchs, Fuchs, & Hosp, 2001）。通过视觉能够快速且精确地编码和辨识单词的学生能够更好地将他/她的认知资源用在理解文本和将文本与他们的经验相联系上。无法流畅地完成这些任务的学生则必须投入更多的努力在编码和常见单词的辨识上，因而他们就只有较少的认知资源可用在阅读理解上。

有许多技术可用于实现解码和常见单词辨识技能的流畅性，具体包括：（1）反复阅读学生能够独立阅读的文本；（2）阅读时，使用文字录音或多媒体；（3）将流利的读者和不太流利的读者大声朗读的阅读做配对阅读（Foley & Wolter, 2010）。许多CCN学生没有足够的言语清晰度和流畅性来参与这些口语/朗诵的阅读活动。埃里克森和科彭哈弗（Erickson & Koppenhaver, 2007）建议，应鼓励CCN学生在这些活动中默读，即当小组、同伴或磁带在大声朗读文本时CCN学生使用默读（内心的声音）进行阅读。所有这些技术都强调在有意义的阅读活动情境中练习基本技能，进而实现流畅性。我们可能需要为很难进行独立阅读的学生提供辅助技术或其他支持（如屏幕朗读、电子文本和有声书）来绕过阅读技能的要求并提供获取教学内容的途径（进一步的讨论可参见有关辅助技术的部分）。

建构高级的语言技能

简单地辨识或流畅地编码文字并不足以保证阅读理解的完成；除此之外，学生还必须能理解这些文字的意思、句子的结构和整体的叙述或其他文本的体裁类型。不幸的是，许多依赖AAC的学生由于表达性语言经验有限以及可能接收的语言输入的减少，语言技能十分有限（Light, 1997）。协调一致的语言干预需要从个体幼年早期就开始以建立所需的语义、语法、语形和叙述技能来支持个体的阅读理解（更进一步的讨论，参见第10章和第11章）。书面沟通的语言不同于口头交谈的语言，它需要使用更广泛的词汇和更复杂的句子结构。相反，高级语言技能的发展是通过阅读来增强的：学生读得越多，他们的语言技能就会发展得越高级（Foley & Wolter, 2010）。为CCN个体阅读文本和与他们一起讨论文本为这些个体提供了一个较好的机会来引入新的词汇和系统化的句子结构，从而为阅读理解建构更高级的语言技能。这种综合考虑的干预策略在需要的时候，可以辅以针对特定词汇、句型结构或文章体裁类型这些有侧重点的教学（Sturm & Clendon, 2004）。

发展世界知识和特定领域的知识

　　除了具备语言技能之外，CCN 学生也需要具有扎实的世界知识以加强他们对书面文本的理解。相关的经验和世界知识可以让学生通过上下文推测不认识的单词的意思和预测事件和后果，从而快速建构起对文本的理解。不幸的是，许多 CCN 学生因其生理结构的阻碍、态度的阻碍、健康的限制、操作和行动上的障碍以及有限的沟通机会，他们的世界知识十分有限。如果没有获得相关的先备知识，个体在建构对书面文本的理解时就会十分困难和吃力。讽刺的是，和语言技能的习得一样，世界知识和特定领域的知识最好也是通过广泛的文本阅读来建构。为了让 CCN 个体获得更多的可用书本，除了让老师、家长、同伴和同伴老师（peer tutor）读给他们听之外，我们也可以提供有声书、文本的多媒体呈现以及屏幕朗读。需要引起我们注意的是，只是简单地倾听文本并不足以建构世界知识；学生还需要通过和别人就文本进行交谈以及将新的信息和先前的经验进行联系来积极地处理文本。所有这些活动不仅有助于提升他们的语言技能，还可以建构他们的世界知识和特定领域的知识。

监控理解和使用阅读理解策略

　　当学生在教学中获得进步后，他们会遇到更高的阅读要求：涉及广泛主题的大量书本、需要使用更复杂的词汇和句子且页数更多的书本和不同体裁的书本（如说明文、记叙文及议论文）。这些不断提高的阅读要求也会对阅读理解技能提出更多要求，尤其是对于那些还没有形成良好的流畅性、语言技能和世界知识的学生更是如此。许多教科书组织较差、出现了脱离核心概念的无关内容并假设学生已具有较多的先备知识，这可能会进一步加大个体在阅读理解能力上的压力（Boone & Higgins, 2007）。

　　各个年级段的学生，尤其是在阅读理解领域处于高危状态的学生，和 CCN 学生一样可以从阅读理解策略教学中受益（Gersten, Fuchs, Williams, & Baker, 2001; NRP, 2000）。阅读理解策略是一种特定的认知程序，它可以引导学生在尝试阅读（和书写）时意

识到自己的理解程度如何（NRP, 2000, p.40）。研究发现，使用这些策略的学生在理解能力上表现出了显著的进步（Gersten et al., 2001）。表 12.6 提供了基于实证的阅读理解策略清单，这些策略可以使 AAC 使用者受益，并且经过调整它们还可以满足他们的如下特殊需求：监控理解、总结、组织图片和语义、回答问题、生成问题和认识文本结构（Armbruster, Lehr, & Osborn, 2001; NRP, 2000）。多种阅读理解策略的学习也会让 CCN 学生受益，因为不同的文本类别、不同任务的要求或作业可能需要不同的策略。

　　当学习使用阅读理解策略时，学习者需要在一个多步骤的过程中整合知识和技能来积极处理阅读中的信息，从而促进理解和记忆（Gersten et al., 2001）。堪萨斯大学学习研究中心已经开发了一个综合的基于科学的模式以用于教导阅读理解策略，它包括以下部分（Deshler & Schumaker, 2006）：

　　1. 进行前测，决定学习者在初始教学中所用阅读策略的优先顺序。

　　2. 获取学习者对学习策略的承诺和保证。

　　3. 描述策略并讨论它的益处。

　　4. 示范或演示策略的使用，当执行策略时，提供自言自语的步骤说明。

　　5. 练习命名策略的步骤。

　　6. 当有需要时，为学习者使用策略提供有脚手架式支持的练习，以确保学习者的成功。

　　7. 当学生习得策略时，渐退支持。

　　8. 为学生提供许多独立练习策略的机会，同时在需要的时候提供矫正性反馈。

　　9. 在越来越复杂的情况下（例如，用更复杂的文本、在有各种分心活动的教室情境中）练习使用策略。

　　10. 和学生一起做明确的计划来实现策略的泛化和维持。

　　　　加雷思是一位有重度脑瘫的 5 岁小男孩。在进入幼儿园之前，他就开始学习阅读了。早在读写教学开始之前，他已经学会了基本的阅读理解策略。当他独立地阅读故事的每一页或每一段落时，以及在他进入下一节的阅读之前，他会停下来回答问题以确认理解。我们使用多项选择题，选项都是精心挑选的，以便加雷思能够快速且轻松地指出他的答案。例如，当阅读一本有关克利福这只狗的书本时，加雷思先独自阅读了文本，然后他回答如下问题：

表 12.6 支持阅读理解的策略及为 CCN 学生所做的调整

阅读理解的策略	为 CCN 个体所做的调整
监控理解 ·阅读时每隔一段时间做适当的暂停 ·检查对文本的理解	当需要暂停阅读和确认理解时,使用书面文字或 AAC 符号作为视觉辅助
总结 ·确认文本中的核心内容(例如,是谁?做什么?) ·去除无关细节	使用书面文字或 AAC 符号作为视觉辅助来总结主要内容 从提供的三个或更多的总结中,选择出最佳的总结 按照正确的顺序排列句型条来总结故事
组织图片和语义 ·使用组织化的辅助软件,绘制出文本的内容 ·使用一个故事地图来视觉化地阐释文本的结构	使用基于软件的概念图来阐释故事结构(如有需要提供引导和协助) 和同伴记录员共同合作完成信息组织图
回答问题 ·回答关于文本的问题(文字题和推理题都有) ·接收对回答的立即反馈	使用 AAC 系统回答开放式问题 使用多项选择题来提高回答效率和降低疲劳 使用问题和答案配对的方式
生成问题 ·在阅读前和阅读中思考有关的主题 ·思考和文本有关的问题 ·当阅读时回应问题	使用 AAC 系统来提问 允许学生从提供的一系列选择中选择感兴趣的问题
认识文本结构 ·决定文本的体裁 ·确定这种体裁的要素(如背景、人物、问题、解决方法)	提供书面文本体裁类型的选择;将相关词汇编入 AAC 系统中 将故事要素的问题提示预先编入 AAC 系统中 使用故事板列出故事要素

Sources: Bedrosian, Lasker, et al. (2003); Erickson (2003); Light and McNaughton (2009a, 2009b).

为什么克利福会赢?

a. 克利福将会参加比赛

b. 克利福是一只跑得很快的大狗

c. 克利福是红色的狗

d. 克利福将会赢

这个策略在没有引起加雷思过度疲劳的情况下对他的阅读理解进行了快速检测。"回答问题"这个策略也折射出加雷思未来在许多标准化测试中将要面临的要求。对于需要具备基本事实的理解和推理技能的问题,加雷思的老师或助理人员可以在阅读活动中很快地想出来,因此这大大降低了材料准备上的需求。想要了解关于加雷思的更多信息,可以浏览美国宾夕法尼亚州立大学有关孤独症、脑瘫、唐氏综合征和其他障碍学生读写教学成功故事的网站,观看他在阅读理解中使用该策略的视频。

建构高级写作技能的干预

当学生在学校取得进步时,我们就要考虑他们未来的就业,他们将在就业中面临更多写作的要求。在小学三年级之后(含三年级),写作是最常用来交流信息和评估学生知识与学习的方法。写作不仅可以让学生将信息传达给其他人(如说故事、解释事件、表达意见以及说服他人),也是支持学生学习和理解的一种机制。当学生进行一个主题的写作时,他们可以扩展和深化自己的知识(Graham & Perin, 2007)。随着教育和职业情境中写作要求的提高,CCN 学生必须能够基于不同的目的写出更长的文本内容并使用更复杂的词汇和句子结构(Foley & Wolter, 2010)。为了达到这些写作要求,学生需要具备如下领域的知识和技能:(1)常规的书写,包括拼写、标点符号、大写和文本写作/键盘打字;(2)善用写作策略有效地计划、撰写和编辑不同体裁的文本(如记叙文、说明文及议论文)(Light & McNaughton, 2009b)。

虽然不乏 CCN 个体习得了完整写作技能这样的例子(如 Koppenhaver et al., 1991),仍然有许多 AAC 使用者在书写沟通上存在困难。例如,科尔弗德·史密斯等人(Kelford Smith et al., 1989)调查了 6 个使用 AAC 的脑瘫个案(13~22 岁)的书面沟通技能。研究报告显示:(1)在一周的时间内,被试书面沟通产出量是很有限的；（2）被试需要大量的时间来计划、生成和修改书面文本；（3）被试在语形上出现困难；（4）除了一个被试外，其他的被试都在句子结构上出现困难。CCN 个体在建构高级的写作技能上需要密集的干预。这种干预既要聚焦于常规写作技能的教学，也要注重使用写作策略的教学。

构建常规写作的知识和技能

为了生成恰当、清晰的书面文本，依赖 AAC 的学生需要具备拼写技能（包括规则和不规则的单词）以及书写常规知识，如大小写、标点符号和分段。这些技能的教学应该是持续的，开始于学习读写常规技能的早期阶段。在学生习得基本技能后，教学重心就应该转向发展更复杂的拼写技能（例如，长元音模式、带有前缀和后缀的多音节词和同音词）和单词学习的技能（例如，派生词和词义）以及习得更高级的写作规范（例如，标点符号的使用、分段）。如前所述，拼写技能在很大程度上依赖语音意识技能和字母 – 声音对应知识。有些重度言语障碍个体难以运用语音意识技能拼写单词（Hart, Scherz, Apel, & Hodson, 2007）。然而，有证据表明 AAC 使用者受益于明确的拼写教学（McNaughton & Tawney, 1993; Schlosser, Blischak, Belfiore, Bartley, & Barnett, 1998）。此外，布里查克和施洛瑟（Blichak & Schlosser, 2003）回顾了言语输出（听觉反馈）对口语能力有限的孤独症个体拼音表现的影响。他们发现言语输出对一些被试有积极的效果。这些结果使得研究人员得出以下结论：言语输出可以支持写作教学。随着个体习得高级的拼写和常规写作技能，针对他们的教学也应该转移到常规写作流畅性的发展上（如拼写技能、标点符号、手写、键盘打字或其他操作技能）。如果这些技能的使用对于 CCN 个体仍然很吃力，他们就不会投入太多的认知资源到真实的写作过程中（即计划、起草和修改书面文本），因为拼写规范和选择 / 生成字母来创作书面文字将消耗他们所有的注意力和认知资源。如前所述，流畅度是需要通过练习来实现的。当这些技能变得更加自动化时，依赖 AAC 的学生就能把更多的注意力和认知资源投入到写作中的内容上而不只是这些机械化的技术上。虽然所有学生都需要许多机会来生成书面文本，但是我们应该注意的是，对于许多 CCN 学生，特别是那些有明显动作感官 / 知觉和认知障碍

的学生，他们生成书面文本的过程非常艰难。如同福利和沃尔特（Foley & Wolter, 2010）所指出的，这些写作者很容易出现疲劳，因此很难将注意力持续维持在书写任务上。对于有明显文本生成困难的学生，我们需要借助辅助技术为他们提供脚手架式支持、提高他们的学习效率和 / 或提供拼写与书写的辅具（更多的讨论，请参见辅助技术的内容）。

学习使用写作策略

熟练的写作绝非只是机械地生成书面文本。为了成功地生成更长、更复杂的文本，学生必须完成一个反复的写作过程，包括反思、生成和叙述（Hayes, 2000）。首先，学生通过反思他们的想法和经验策划和组织文本以及确立他们的目标或目的；然后，他们将自己的想法转换成书面语言并生成文本（手写或打字）；最后他们检查他们所写的内容并反思他们的目标，从而做出相应的修改。随着高级的阅读技能的发展和写作要求的增加，使用写作策略可以提升学生的技能。研究显示，学习使用写作策略能够提升初中和高中普通学生及特殊学生的写作技能（Graham & Perin, 2007）。通常，写作策略是一个多步骤程序，用于支持写作过程的每一个阶段：计划、书写文本和编辑（见表 12.7，针对不同写作阶段的写作策略示例）。就像阅读理解策略一样，我们可以使用认知策略教学模式教导这些写作策略（Deshler & Schumaker, 2006; Graham & Perin, 2007）。

研究表明，除了写作策略之外，协同写作对于特殊学生和普通学生也是有益的（Graham & Perin, 2007）。协同写作指的是“学生合作一起计划、草拟”和修改他们自己的写作文本（Graham & Perin, 2007, p.42）。同伴间的互相讨论可以鼓励学生承担更大的学习责任、增加认知策略的学习（特别是写作策略）、在写作过程中提供反馈和支持以及通过和同伴的社交互动提高写作动机（NRP, 2000）。贝德罗西安、拉斯克等人（2003）描述了一名依赖 AAC 的孤独症青少年的写作干预方案，方案包括写作策略的教学以及和一位具有口语能力的轻度认知障碍同伴完成协同写作。具体而言，干预包括以下要素：（1）提供辅助技术来支持写作（如 SGD、故事语法结构图、提供相关词汇和故事开头的故事板和故事写作软件）；（2）写作策略的明确教学；（3）由教学者和同伴示范写作；（4）辅助；（5）由同伴提供脚手架来支持写作。研

表 12.7 针对不同写作阶段的写作策略示例

写作阶段	写作策略	描述
计划阶段	PLAN 策略 (De la Paz, Owen, Harris, & Graham, 2000)	注意写作的提示 列出主要的想法 增加支持的想法 列出你的想法
起草阶段	WRITE 策略 (De la Paz, et al., 2000)	依据计划形成论点 记住你的目标 包括每个段落的过渡词 尝试使用各种不同类型的句子 令人兴奋、有趣且价值万元的字词
编辑/修改阶段	EDIT 策略 (Hughes, Schumaker, McNaughton, DeshLer, & Nolan, 2010)	输入你的初稿 进行拼写检查 自己检查一遍大小写、整体外观、标点符号和实质内容 输入校正,再次进行拼写检查

究结果表明该干预对 CCN 青少年的写作产生了积极的影响,个体干预后写作的故事比他干预前写作的故事长且表现出更完整的故事语法。值得注意的是,这些进步不仅出现在协同写作中,也出现在独立写作中。未来的研究需要进一步调查在不同体裁写作上针对 AAC 使用者的干预成效。

从 2003 年到 2011 年,有 17 名 CCN 成人参加了 AAC-RERC 的作家联盟(Writers Brigade)。他们接受了以支持和发展有效的写作技能为目标的训练和教学。作为作家联盟的一部分,他们在许多杂志上发表了时事通讯和在线资源以及超过 120 篇展示当前 AAC 的研究和最佳做法的文章。更多的相关信息请浏览作家联盟的网站。

基于社交目的的写作技能的建构

值得注意的是,随着学生的成长,写作不仅在教育上和职业上变得越来越重要,在社交上也变得越发重要。例如,在现在的美国,青少年更倾向于发短信而非打电话给朋友,一半的青少年一天会发送 50 个或更多的短信(Lenhart, Ling, Campbell, & Purcell, 2010)。使用电子化的通信媒介(如短信、像 Facebook 这样的社交网站)建立社交关系,这为 CCN 个体提供了一些独特的优势,因为这些媒体允许他们可以按照自己的速度进行沟通以及避免面对面社交中经常出现的负面态度。在这些社交媒体上的书面沟通虽然通常会比基于教育和工作目的的写作短且比较不正式,但也有自己的一套要求,例如,

针对听众使用一个合适的声音、使用网络俚语,如 LOL(laugh out loud,大声笑出来)、JK(just kidding,开个玩笑而已)和 IDK(I don't know,我不知道)。如果 CCN 学生想要建立成功的社交关系,他们需要具备书面沟通技能及操作技能(例如,浏览和创建网站和微博的技能,上传、下载影音和图像的技能),这些技能可以使他们通过网络媒介有效地参与社交互动。

支持读写的辅助技术

除了需要以实证为基础的读写教学来教导写作技能外,CCN 个体可能还需要使用一系列辅助技术支持读写能力的发展,所提供的辅助技术可以:(1)用于沟通;(2)用于读写教学;(3)为阅读和书写困难提供支持。采用何种辅助,这个问题应该由 AAC 团队与个体及其家人共同决定。他们应根据个体的需求和技能以及沟通和读写的要求定制辅助技术。

用于沟通的辅助技术

CCN 个体需要辅助式和非辅助式 AAC 系统,以便充分参与读写和教学活动并完成其中的沟通。辅助技术的使用可从读写萌芽发展的早期开始,一直贯穿到高级的读写技能的发展。这些 AAC 系统包括支持书面沟通(常规写作和写作萌芽活动)的系统和电子通信(如发短信、电子邮件),以及支持个

体在读写活动和教学中进行面对面沟通的系统（例如，选择话题、谈论书本、回答阅读理解的问题、总结或复述故事、询问有关书本内容的问题和表达意见）。AAC 系统必须包括适当的词汇来支持读写活动及教学中的沟通。读写活动和教学的沟通需求不同于日常生活中的功能性沟通需求。CCN 个体需要的 AAC 系统应整合书面语言中更正式的语义、语法和语形以及语法结构、叙事结构，同时建立并巩固读写发展的语言基础（如 Bedrosian, Lasker, et al., 2003）。

AAC 除了在读写活动中作为辅助个体参与和讨论的一种方式外，在读写教学中也是提供回应的一个替代模式。例如，莱特和麦克诺顿（2009a, 2011）描述了对声音混合、音素分割、解码和常见单词辨识的教学进行的一些调整，以便 CCN 个体能够使用手势或图片式 AAC 符号做出有效且高效的回应。

用于教学的辅助技术

除了用于沟通外，辅助技术也可以用在进一步的读写教学中，不管是以计算机辅助教学的形式来传递，还是在读写学习中提供教学支持。例如，科尔曼－马丁等人（Coleman-Martin et al., 2005）调查了在单词辨识技能上计算机辅助教学的成效，结果表明该方式让 AAC 个体看到了希望。此外，有许多应用于电脑和移动设备（如 iPad）上的软件，它们可以提供教学活动或游戏来辅助完成字母－声音对应、解码和编码活动中的教学。教学者在使用这些应用软件之前，重要的是要确保这些软件提出了适宜的教学目标、使用了适宜的教学方法和教材，并方便有肢体动作或感官／知觉障碍的 CCN 个体的使用。

为阅读和书写困难提供支持的辅助技术

最后，有一系列的技术可以帮助 CCN 个体绕过特殊读写的要求或补偿特定技能的缺陷。例如，拼写检查软件可以用于补偿拼写困难；屏幕字典可以用于补偿词汇的局限；文字预测可以用于提升速率或补偿拼写限制；屏幕报读软件可以用来补偿阅读上的困难；带有信息组织图和概念地图的软件应用（如 Inspiration 软件）可以为写作的计划和组织提供视觉支持。电子书和数码文本同样也为 CCN 个体带来了许多好处：（1）文本易于调整以适应视觉障碍的需求（如使用大号的字体、间距或色彩对比）；

（2）文本可以被大声地念出来以辅助阅读；（3）可为新概念提供定义和说明以丰富词汇；（4）可以通过链接提供额外的支持材料，以建构世界知识；（5）可以将支持学生使用阅读理解策略的电子辅助整合到软件里（Anderson-Inman & Horney, 2007）。

注意仅仅为 CCN 个体提供辅助技术并不能确保他们成功地进行读写。实际上，辅助技术在减少了对一个技能领域的需求的同时，可能增加了对另一个领域的需求。例如，通过屏幕报读软件或其他具有语音输出的软件阅读文本也不一定能确保个体可以成功地理解文本（Boone & Higgins, 2007）。所提供的这些辅助技术只是将理解需求从书写文本的视觉图形模式转换成口语文本的听觉模式。无论呈现的方式怎样变换，词汇知识、世界知识和监控理解的需求依然存在。依据个人的能力，这种模式的转化可能会也可能不会促进个体的理解和学习，这取决于个体的情况。因此，重要的是，要确保辅助技术和电子文本的设计和执行能够降低处理的要求以及将学生的动机和学习效果最大化（Anderson-Inman & Horney, 2007）。与其他辅助技术一样，针对阅读和写作的技术若和基于实证的、帮助 CCN 个体成功使用这些辅助技术的有效教学一起使用，效果最佳。

前特殊科技应用中心(formerly Center for Applied Special Technology, CAST)的学习通用设计(Universal Design for Learning, UDL)书本生产器(BookBuilder)提供免费的在线工具，可用来开发适合 CCN 学生许多特性的电子书。

小结

读写技能的习得是参与今日社会的基础。读写技能能够支持认知的发展、促进教育的参与、增加就业的机会、提升社交关系、增强科技的广泛使用和提供休闲娱乐的通道。读写技能给口语有限的 CCN 个体带来的好处更多。对于这些个体，读写技能的习得明显地扩大了沟通选择、为语言学习提供了视觉支持、提升了对胜任力的感知、提高了期望以及增加了自尊心。

研究已经证明，有效的干预确实有可能使 CCN 个体获得最大的读写成就。首先，从读写萌芽技能的发展开始，再到学习早期常规的读写技能，最后建构出高级的读写技能以支持教育、职业和社区情境的参与。莱特和麦克诺顿（2011）认为有效的读写干预包含了以下五个关键要素：

1. 提供足够的时间给读写教学

2. 将可以改善读写结果的、已知的适宜技能确立为目标

3. 使用经过验证的有效的教学策略

4. 提供适宜的教学调整和支持，以适应 CCN 个体的需求和技能

5. 建立积极融洽的关系并确保学生的学习动机

在本章中所讨论的内容为 CCN 个体改善读写结果提供了以下路径：开展基于实证的实践、持续收集资料、监控表现，以确保每位个体的练习效果。尽管这个路径很重要，但它仍无法确保个体能够获得成功的结果。除了坚持这个路径，我们还必须有基本信念和承诺并坚持下去，即所有的个体都有权利获得学习的机会以及发挥自己的潜力，每位个体都可以从读写活动的参与中受益。我们的社会已经大大低估了许多 CCN 个体的学习潜能。有越来越多的基于研究的证据显示，如果为 AAC 使用者提供适宜的教学，他们就可以学习阅读和书写。当 CCN 个体可以阅读和书写时，他们就会在教育、职业和社交领域获得全新的、广泛的机会。读写技能的习得增加了 CCN 个体在实现生活目标上的自主权。

"我很感激，我能在生命早期收到一份礼物，一份许多人认为是理所当然的东西。这份礼物就是'读写技能'——阅读和书写，它们让这个世界变得有意义，也让世界明白你并因你所提供和贡献的一切尊重你。这对我来说是真正的礼物，我们每个人在生活中都能感受到读写的力量。"（Bob Williams, 2000, p. 247）

问题

12.1 好的阅读者需要具备哪些技能？针对其中一个技能，描述失去该技能或该技能发展不足所产生的影响。

12.2 影响读写学习的关键内在因素是什么？这些因素中哪一项与 CCN 个体特别相关？如果一位个体的限制或障碍与这些内在因素有关，那么读写教学的含义是什么？

12.3 影响学习的关键外在因素是什么？这些因素中哪一项与 CCN 个体特别相关？如果一位个体的限制或障碍与这些外在因素有关，那么读写教学将意味着什么？

12.4 请描述普通儿童通常在读写萌芽阶段习得的知识和技能有哪些？为 CCN 儿童提供读写萌芽活动会遇到什么样的挑战？描述一些已证实的、可以对 CCN 儿童参与读写萌芽活动有积极影响的干预措施。

12.5 对 CCN 儿童有效的五个读写教学关键要素是什么？结合其中一个要素，描述 CCN 儿童常会经历的一个挑战，并建议应如何调整来帮助 CCN 儿童应对这个挑战。

12.6 针对基本读写技能的直接教学有什么好处？在有意义的真实读写活动中，运用基本的读写技能有什么好处？这两种方法相结合的好处是什么？

12.7 列出学习写作必须具备的七个领域的知识和技能。在这些领域中，某一种障碍或限制意味着什么？要如何干预来应对此挑战？

12.8 列出建构阅读理解技能必须具备的四个领域的能力。在这些领域中，某一种障碍或限制意味着什么？要如何干预来应对此挑战？

第13章 复杂沟通需求学生的融合教育

教育是一种特殊形式的沟通。在特定的时间和地点，代表了人类文化的剧本在沟通中代代相传。这一套文化剧本沟通实践的完成即为"教育"。发生在教育情境中的沟通包括口头、书写、言语或非言语的模式……我们的角色就是去促进沟通，从而促进教室中的教育。（Hoskins, 1990, p.29）

在本书第三版出版（Beukelman & Mirenda, 2005）后，又有三本和CCN学生教育相关的书面世了。第一本书《实践之声：有AAC需求的学生的语言、读写和学业发展》（*Practically Speaking*: *Language*，*Literacy*，*and Academic Development of Students with AAC Needs*）（Soto & Zangari, 2009）关注的是评估和教学，主要针对的是学校环境中依赖AAC的学生在沟通、语言和读写上面临的挑战。第二本书《超越目前可及的模式：提升特殊学生在普通课堂中的归属感、参与和学习》（*The Beyond Access Model*: *Promoting Membership, Participation and Learning for Students with Disabilities in the General Education Classroom*）（Jorgensen, McSheehan & Sonnenmeier, 2010）强调了AAC的重要性，将AAC视为CCN学生融入普通课程的关键。第三本书《针对使用AAC的青少年和年轻人的转衔策略》（*Transition Strategies for Adolescents and Young Adults Who Use AAC*）（McNaughton & Beukelman, 2010）主要讨论了在为依赖AAC的青少年做从学校到成人生活的转衔准备时学校工作人员必须考虑的方方面面。

上述三本书基于一个共同的假设，该假设也形成了本章讨论的基础，那就是"无论学生的需求和能力如何，专业人员都必须尽力为他们提供普通教育的课程"（Soto & Zangari, 2009, p.x.）。同时，研究者强调"只是出现在普通教育的课堂上并不能让特殊学生自动获得严谨的学习机会"（McNaughton & Beukelman, 2010, p. 73），他们一致认为"我们面临的挑战是如何用一种有意义的方式完成融合教育"（Soto & Zangari, 2009, p.x.）。总而言之，虽然接下来我们会尽可能融入这三本书的观点来讨论融合教育，但是有关融合教育以及怎么实施它的更丰富和详细的信息可以进一步参考以上所提及的著作。我们的目标是为规划CCN学生的融合教育提供指南以及探索实施融合教育的一般性策略。

什么是融合教育？

我们用融合教育（inclusive education）这个术语来指CCN学生和与他们生理年龄相同的同伴一起在普通班级上课的做法与成果。首先，融合教育需要学生成为班级里的一员。成员资格需要学生"获得被认可的社会角色，它也是一种归属的象征……这个过程折射了公平和与普通学生互利互惠、相互依存、相互作用的愿景"（Jorgensen et al., 2010, p.58）。表13.1呈现了获得普通班级成员资格的指标。

表 13.1 获得普通班级成员资格的指标

障碍学生能够上他/她如果没有障碍应该上的学校。

障碍学生是适龄普通班级中的一员。

障碍学生的名字会出现在全班学生名单中和写在黑板上或以工作清单等形式出现的分组名单中。

在教室里的相关服务主要是通过咨询来提供。

障碍学生使用与普通学生相同的教材，必要时为他们提供支持（即调整、修改）。

障碍学生和普通学生一起更换教室时，他们抵达和离开的时间是一致的。

障碍学生的寄存柜或壁橱在普通学生的旁边。

障碍学生和普通学生同乘校车。

From Jorgensen, C.,McSheehan,M.,&Sonnenmeier, R.(2010).*The Beyond Access Model: Promoting membership, participation, and learning for students with disabilities in the general education classroom*(p.60).Baltimore: Paul H.Brookes Publishing Co.; reprinted by permission.

其次，融合教育需要所有学生积极参与普通班级的社交活动和学业活动。参与班级的社交生活意味着课间休息时 CCN 学生和同学一起出去玩，会和其他同学一样被分配班级任务，也会和其他同学一样经常参加集会、欣赏啦啦队表演和参加学校舞会。参与课堂的学业活动意味着需要提供各种类型的支持以鼓励 CCN 学生参与集体和小组的学习活动、回答教师问题、给予口头报告以及和其他同学一样完成老师布置的家庭作业。表 13.2 提供了在融合班级中社交参与和学业参与的指标概述。

最后，融合教育是指 CCN 学生获得的技能是有意义的且和所有学科领域都相关的。在美国，2001 年的《不让一个儿童落后法案》（No Child Left Behind Act of 2001, PL 107-110）确保了障碍学生获得普通教育课程的权利。这些课程包括语言艺术、读写（Browder Spooner, 2006; Copeland & Keefe, 2007; Kluth & Chandler-Olcott, 2008）、数学（Browder, Spooner, Ahlgrim-Delzell, Harris, Wakeman, 2008）、自然科学（Courtade, Spooner, Browder, 2007）、社会科学和相关的选修课，如艺术、音乐、家政和戏剧（见 Browder & Spooner, 2006）。就这一点而言，学生的个别化教育计划（individualized education program, IEP）中的年度目标既和普通课程内容标准相关，又会考虑学生参与学校和社区生活所需要的功能性技能。

毫无疑问，完成以上工作是一个不小的任务，它需要普通教师、学校行政人员以及所有 AAC 团队成员（包括 CCN 学生及其家人）之间持续的合作。最重要的是，在普通班级中，社会和学业的参与需要多种类型的沟通，因此考虑年龄和情境适宜性的、有效的 AAC 系统是 CCN 学生在其能力范围内成功的至关重要的工具。不幸的是，通常情况下，这些学生到校后好几年都无法像普通学生一样使用沟通、写作、阅读和绘画工具。无法握住铅笔或蜡笔的学生可能并没有获得扩大式书写或绘图系统；无法拿书本、翻页或使用声音念出词汇和进行阅读的学生可能并没有被提供调整过的设备或电脑。难以在课堂上回答问题、加入讨论和参与对话的学生可能并没有支持信息分享和社交互动的 AAC 系统。当这群学生的复杂沟通需求以及在安置场所中能够获得的资源使得他们在学科和社交的学习上处于明显的劣势时，他们中大多数人无法成功地参与普通课堂的教育也就不足为奇了。悲哀的是，当这些学生的教育或社会参与并不明显时，他们往往被视为"不适合融合"并被重新安置到自足式特教班、资源教室或其他隔离环境中。他们迟早会发现自己越来越被孤立于普通教育之外，只能在如音乐课、美术课或体育课等非学术的课堂中和同龄同伴在一起。因此，在 CCN 学生进入幼儿园时，我们就应该建立长期计划以避免这样的结果。

从学前阶段转衔到学龄阶段

许多 CCN 学生进入小学后，为了提供给他们适当的 AAC 系统，团队需要花费几个月甚至几年的时间对他们进行评估。一个较为明确的解决此困境的方法是，从学前阶段就开始为 CCN 儿童提供 AAC

表 13.2 学生参与普通课堂常规、活动和课程的指标

障碍学生参与课堂和学校的常规活动（如升旗典礼、登记午餐、上课领便当、吃午餐）。

障碍学生参加学校戏剧活动、校外参观学习和社区服务活动。

障碍学生和普通同伴一样参与课堂常规的学习环节（如全班讨论、小组讨论、写在黑板上）。

障碍学生和普通同伴一样经常被教师提问。

我们期待障碍学生在课堂常规的学习环节中和普通同伴一样能够有方法来沟通学科信息：
· 全班讨论：头脑风暴、回答问题、当被点到名时分享信息、参与社交对话等。
· 写在黑板上：写答案、画图。
· 小组讨论：向同学发表意见、分享信息、社交、记笔记。

障碍学生完成和普通同伴一样或类似的作业和其他任务（如有必要，可对其进行调整）。

障碍学生完成和普通同伴一样或类似的适龄校外服务或职业活动。

障碍学生和普通同伴一样参加学校舞会、集合、观看啦啦队表演及其他课外活动和社交活动。

From Jorgensen, C.,McSheehan,M.,& Sonnenmeier, R.(2010).*The Beyond Access Model*: *Promoting membership, participation, and learning for students with disabilities in the general education classroom*(p.63).Baltimore: Paul H.Brookes Publishing Co.; adapted by permission.

服务（Judge & Parette, 1998; Romski, Sevcik, & Forrest, 2001）。尽早提供 AAC 服务可以让孩子发展出一些必要的语言、操作和社交能力，以支持他们小学阶段的参与。在美国，《2004 年残疾人教育促进法案》（Individuals with Disabilities Education Improvement Act of 2004，PL 108-446）要求为 3 岁以上的障碍幼儿提供公立的学前教育。1973 年的《康复法》第 504 条（Section 504 of the Rehabilitation Act of 1973, PL 93-112）奠定了为需要 AAC 服务的特殊儿童提供辅助技术的法律基础。学前的 AAC 专业团队所面临的挑战是如何根据目前幼儿的对话和互动需求以及日后学龄阶段的社交和学业需求设计 AAC 干预目标。这个目标应该是依赖 AAC 的儿童在进入小学一年级的时候，有必要的工具能够让他们参与到学业学习和教学活动中。这些 AAC 措施包括提供扩大式书写和阅读支持（无论是电子的还是非电子的），以及满足他们社交互动需求的沟通系统（见第 9~11 章）。当然，有些孩子（如肢体和 / 或感官障碍的）还需要其他辅助工具，如行动辅具、视障辅具等。

理想的情况下，AAC 团队至少应该在幼儿进入小学前一年就开始规划其小学（幼儿园也是如此）的安置，唯有如此，必要的调整和安排才可能得到落实（Sainato & Morrison, 2001）。为了让幼儿顺利地转衔到幼儿园，AAC 干预者在学年开始前，可以

先走访所选定的低年级教室，收集有关普通幼儿在该环境中的参与模式信息。有些幼儿园的环境较结构化和具有学科导向，而有些则强调通过游戏探索和合作学习构建概念。幼儿园环境的特点和期望会极大地影响孩子的互动需求，同样也会影响学前阶段的干预计划方向。无论是何种班级类型，幼儿园教师自己也会认定一些他们认为孩子在进入幼儿园时在关键的沟通、社交和参与上所必须习得的技能。表 13.3 展示了一些常见的幼儿入园技能。

转衔前的拜访能促进幼儿园老师与 AAC 团队就幼儿的需求、能力及调整所需的必要支持进行对话。例如，学校可能需要调整硬件环境以创建无障碍环境或聘请一名兼职教师助手来协助教师优化学生的课堂参与。新学校的言语语言病理学家和动作训练专家可能想要在使用学生的沟通设备或分享日常管理的沟通模式方面建立主动学习计划。家庭参与在转衔和规划过程中也是极为重要的，因为家庭成员很可能是转衔期唯一与孩子接触的人。在交换 AAC 词汇（如学生使用和理解的手部符号）、技术、互动策略和孩子的沟通方案中的其他要素等信息时，家庭成员常常起着决定性的作用。

几年前，我们收到一张卡片，通知我们玛丽亚高中毕业了。这是玛丽亚说感谢的方式。卡片也使我们回想起她在幼儿园时使用的少数几种沟通方法。因为

表 13.3　教师所期望的幼儿入园技能

技能类型	技能
社交	合作、轮流以及和其他孩子分享 能够自我控制，并且可以不带侵略意图和行为地与其他孩子互动 对不熟悉的事件与活动感到好奇和有兴趣 能够注意并倾听教师讲话 能够独立地与其他孩子玩
沟通	能够表达需求和感受（如寻求帮助、传递意愿和需求） 向同伴咨询信息或请求帮助 发起并维持适宜的同伴互动 回答问题
参与	遵循既定的班级常规 恰当地使用操场、教室设施、设备和材料 尊重他人财物 遵循团体和个别的指令 当需要的时候能够接受积极的矫正性反馈并据此改变行为

Sources: Chandler(1992);Foulks and Morrow(1989); Hains, Fowler, Schwartz, Kottwitz, and Rosenkoetter(1989);Harradine and Clifford(1996);Johnson, Meyer,and Talor(1996);Knudsen-Lindauer and Harris(1989);and Piotrkowski, Botsko, and Matthews(2001).

脑瘫，她无法说话、走路或独自进食。她有一双会说话的眼睛，笑容很有感染力，性子也很急！

在短短的几年中，玛丽亚从以家庭为主的早期儿童项目转介到一个融合的学前学校，再到幼儿园，直至进入小学一年级。她在一年级时使用电子AAC系统和电动轮椅。虽然她并不能熟练使用上述两项辅具，但她至少有工具了。在学区工作人员和家长的帮助下她能跟上同年级同学的水平，从不需要留级。上学期间，她参加了几个暑期学校课程，以提高阅读、写作和沟通互动技能。试想一下，如果她在进入一年级或二年级时没有获得以上沟通和行动辅具的话，她还会有这样成功的结果吗？

虽然具体的幼儿园转衔计划需要依赖学区及相关人士且有很大的个体差异性，但是有几个一般性原则适用于所有转衔计划。首先，在转衔后的最初几个月，新学校的教育工作者和工作人员需要特别注意儿童的需求，以避免提供多余或不必要的AAC干预。例如，在学校的第一年，若非必要，教育团队不应修改孩子现有的AAC系统。如果孩子已经做好了上学的准备，他/她的沟通系统就没有必要经常变动。事实上，当孩子学习使用变动后的系统时，他/她在学业上就会处在落后于其他学生的风险中。当然，如果进入小学前的AAC准备工作不够，小学的AAC团队将面临困难并且需要在最初几年对孩子进行密集干预，即便这已不是最佳的干预时机。

其次，小学阶段的AAC团队需要在知识和技能方面跟上孩子发展的速度，以提升依赖AAC的儿童的沟通成效。如果团队成员必须在整个学年的课程中学习一个不熟悉的AAC系统，学生参与课堂的能力可能会受到负面的影响。我们发现，避免这个问题出现的方法之一是让一个教师助手从学前、幼儿园到小学陪伴这个学生，特别是如果这个学生的AAC系统有精密和复杂的技术。当无法提供以上服务时，在学年开始之前，团队就应该为小学教职员工提供辅助者训练，此为转衔计划优先要考虑的要素。

"选择邻居小伙伴就读的那所学校是明智之举。在我成为他们的同学之前，他们中大多数人就认识我了并且知道我的情况。他们还能向那些从来没有见过或不曾接触过身心障碍者的新学生解释和我有关的一切。"（维克托·瓦伦蒂奇，一名使用AAC的男性脑瘫患者, in Valentic, 1991, p.9）

参与模式：计划教室里的调整

CCN学生融合教育的目标是在普通班级中参与有意义的学业和社交活动。为了实现该目标，学生必须有获取教育和社交词汇的适当方式以支持其理解和表达。这可能需要教师通过加强班级中已存在的自然支持促进学生对语言的理解并做出回应。例如，在卡琳达进入托马斯先生的三年级班级之前，他在语言课上主要运用全班授课与讨论的方式介绍新的课程内容。由于卡琳达的AAC团队认为增强口头语言的视觉支持能使卡琳达学得最好，因此他们鼓励托马斯先生将实物、照片、信息组织图和其他视觉工具整合到他的教学中。很明显，三年级的其他学生也能从这些调整中受益，所以即使卡琳达升去四年级，托马斯先生也会继续使用这些调整后的教学方式。

为促进CCN学生的主动参与，我们需要进行一些调整。保持学生AAC系统中的词汇与时俱进，确实是一大挑战。因为在普通班级中，沟通内容变化得非常快。例如，在卡琳达的自然课中，学生们首先研究了两个星期的恐龙，然后他们完成了关于太阳系的单元学习，接着是地球如何变化的单元学习。对于每一个单元的课程，卡琳达都需要用到她的AAC系统中相关的词汇来和同学们一起参与活动。然而，不幸的是，目前依赖AAC的学生的沟通系统的主要功能是表达意愿、需求和进行社会性沟通，而非信息分享，而这是融入班级不可缺少的一部分。当这种情况发生时，CCN学生往往就会被迫成为被动的学习者：他们在课堂上无法提问和回答问题、提交主题报告或参与某个学科的讨论，因为他们没有足够的词汇支持他们完成上述活动。

对于依赖AAC的学生，我们使用参与模型（见图5.1）设计其所在普通班级的教学框架。此模型从参与模式和沟通需求的确认开始。在这种情况下，我们需要评估普通教师对CCN学生课堂参与的期望，也需要检视教师已使用的支持学生理解和回应的策略，从而确认并减少或消除参与过程中的任何阻碍。我们应该单独对每一个学科领域（如语文、数学、自然科学、音乐、美术、体育）的这些变量进行评估，因为不同学科的教师对CCN学生往往有不同的期望并会在各自的学科领域中使用不同的支持策略。当然，学生随着年龄的增长可能会在不同的班级里学习不同的学科，面对的是不同的老师，这样一个接一个的学科评估是基本且必要的。图13.1提供了一个初期评估的表格，可用于观察各个学科的教师在课堂上教授学生的情况。接下来，我们将回顾需要评估的四个方面：教学安排、教师的期望、目前对语言理解的支持以及现有对词汇和回应的支持。

教学安排

本部分描述了最常用的教学安排，图13.1的第一列简要呈现了这些安排。

教师主导的全班授课

在普通班级中，教师主导、面向全班的授课是目前最主要的教学形式（Katz, Mirenda, & Auerbach, 2002）。在面向全班的教学中，教师通常会：（1）控制大多数互动并为期望学生能够了解和学习的信息确立日程；（2）当他们提供特定的主题信息时，希望学生能注意听；（3）期待学生提出和目前课堂学习相关的重要问题；（4）期待学生给出简要回答并提供相关信息（Sturm & Nelson, 1997）。高度结构化和预先计划是大多数班级授课的本质，教师往往是重要的信息提供者。例如，卡琳达的老师托马斯先生很快就为每个自然课单元确认了10个关键词语（例如，关于地球单元，有地壳、地幔内核、外核和火山等词语）。在每个单元开始学习前的一周，托马斯先生把这些词汇提供给卡琳达的教师助手，让她有足够的时间寻找适当的符号并将其编进卡琳达的沟通设备里，这样卡琳达在这些教学单元中就可以使用这些词汇。如果CCN学生无法获得所需的词汇，那么他们就很难参与全班讨论，除非老师使用视觉和媒体支持并增强口头信息。

教师主导的小组教学

通常，小组教学的目的是发展语言、读写、问题解决、批判性思考等技能，并强调对文本教材的理解和口语的表达。小组内的互动较倾向于以主题交谈为基础，且强调由教师发起提问，并由学生回应。个别学生可以通过轮流、随机或按顺序点名进行互动。卡茨等人（Katz et al., 2002）发现，在融合班级中，相对于其他的团体安排形式，包括一对一的教学形式，发展性障碍学生在小组教学（无论是教师主导还是学生主导）中似乎更能主动地参与。因此，小组教学的明显优势在于学生的参与。另外，在小组教学中，因为教师倾向于控制主题的讨论和问题的提出，他／她经常会作为信息的提供者引导学生提前准备AAC沟通界面。

教师主导的分享时间

对于当前事件的陈述、报告、展示与讨论，教师常常会采用"分享"的形式，尤其是在小学低年级阶段。迪尚（Duchan, 1995）的研究表明，人们主要使用分享情境描述按照逻辑和时间顺序发生的事件，通常采用过去式，例如，Last weekend, we went to visit my grandmother. We drove there in a car. We stopped for lunch at McDonald's. When we got there…（上个周末，我们去探望我的祖母。我们开车去了那里。我们停在麦当劳吃了午餐。当我们到那里时……）。通常情况下，教师会接着评论学生所完成的叙述并且准备提问以扩展或澄清内容，有时，教师会鼓励其他学生提问。因此，分享互动和第2章所描述的"说故事"非常相似，AAC团队可以参考该章的叙述设计信息。

合作式学习小组和学习站／中心

帕特南（Putnam, 1998）描述了几种合作式学习的方式，这些方式在怎么分组和安排学习活动上差异甚大。但总的来说，它们都包含了一些共同要素：（1）有适合小组完成的共同任务或活动；（2）强调合作行为和积极的相互依赖；（3）包括了与个人责任相关的结构。合作式学习往往以学习中心的形式展开。在这类教学安排中，教师通常期望学生在教室里四处走动，从一个学习中心转移到另一个学习中心，参与不同的合作式学习活动，这些活动都与整体课程主题相关。

教育工作者可以有效地使用小规模的、合作式的学习小组为CCN学生提供教学情境（Dugan et al., 1995; Hunt, Staub, Alwell, & Goetz, 1994; Katz et al., 2002）。相对于教师主导的交流，合作式学习小组内的学生间的交流模式更接近同伴间的对话互动（Katz et al., 2002）。因此，与课程相关的具体词汇可能更难预测。此外，学习中心这种形式对依赖AAC的学生的行动能力提出了更高的要求，任务变化的可能性也提高了，这对他们来说也是一个不小的挑战。尽管如此，许多融合教育的教材仍倡导对不同年龄段和能力范围内的学生使用合作式学习小组，因为

对现有教学安排和支持的评估

说明：在一堂普通的学科课中观察教师和学生。观察教学安排的类型、对学生参与的期望以及对理解的自然支持和对回应的自然支持。

教师：_____　年级：_____　学科：_____

自然的教学安排	期望学生如何参与／互动	理解的自然支持	对回应的自然支持
□教师主导，集体教学	□争取回应／提问的机会	□实物／操作物	□实物／操作物
□教师主导，小组教学	□回答问题	□照片、图片、地图	□照片、图片、地图
□教师主导，分享时间	□提问	□录像、视频、视频网站	□投影片
□小组合作学习	□寻求帮助、澄清或反馈	□投影片	□交互式电子白板
□学习中心	□做出评论	□交互式电子白板	□活动挂图、黑板
□成人与学生一对一教学	□通过参与头脑风暴提出观点、建议	□活动挂图、黑板	□信息组织图
□一对一的同伴教学	□讲故事／口头报告	□信息组织图	□绘图
□小组或两人的课堂作业	□记笔记／录音	□视觉日程表	□写作（手写或电脑）
□个人的课堂作业	□角色扮演，表演	□电脑图像	□通用的回应方式：多项选择
□单独测试	□听教师指令	□网络	□通用的回应方式：是／否或对／错
□其他	□安静工作	□角色扮演	□其他
	□其他	□其他	

图 13.1　对现有教学安排和支持的评估。

该形式可以促进学生的主动参与和社会性融合（如Downing, 2002; Jorgensen, 1998; Kluth, 2010; Putnam, 1998; Ryndak & Alper, 2003）。

塞思使用 SGD 进行沟通。他被分配到一个合作式学习小组中，该小组需要准备有关龙卷风的课堂报告。小组的每一个成员负责不同方面的报告。在教师助手的帮助下，塞思将报告编入他的 AAC 系统中。他的口头报告是以一次一个句子的形式呈现的；通过向小组其他成员提出预先编程好的问题，他参与小组讨论，同时他也能回答小组同学所提出的是 / 否问题。

一对一的教学

辛普森（Simpson, 1996）用录像机把许多普通班级里依赖 AAC 的学生录了下来，通过分析这些录像发现他们的沟通模式有相当大的不同。有些学生的沟通主要是与教师进行一对一的沟通；有些学生则将他们的沟通互动平均分配给教师、教师助手和普通同伴；还有些学生只在一对一的教学情境中和教师助手产生互动（Simpson, Beukelman, & Sharpe, 2000）。当然，一对一的教学可以由成人开展，也可以由同伴（如同伴辅导）传递。尽管如此，他们的互动仍以问答式互动为主，因此 CCN 学生在词汇和短语上的需求具有很高的可预测性。

自我指导的课堂作业

在大部分课堂中，学生每天或多或少都会花一些教学时间来完成练习、做测验、写日记以及其他自我指导的课堂作业。老师会期望他们以小组、两两一组或个体的形式参与这些活动；尽管如此，互动往往既不被要求也不被鼓励。对于许多 CCN 学生，这些课堂作业通常需要经过一定的调整，以便他们可以使用一些特殊的写作软件或其他的替代回应模式（如图片符号）完成这些作业。举例来说，在地球单元，卡琳达和同伴合作完成了一个工作表，在这个工作表上卡琳达使用符号表示她对地球分层的认识（见图 13.2）。在教学中，通常的做法是以有意义的方式让 CCN 学生较轻松地参与班级活动，而较少使用课堂作业，因为调整课堂作业通常需要耗费教师或教师助手大量的时间。如果适宜的调整没有到位，学生可能无法参与活动或者参与的活动是和班级隔离的。

教师的期望

课堂教学的第二个构成要素与教师期望学生如何在课堂或活动中进行互动和参与有关。在有些课堂上，"沉默是金"是其规则；而在另一些课堂上，教师常鼓励学生畅所欲言和大声说出来。有些老师倾向于问答式互动，这种互动具有较强的可预测性，

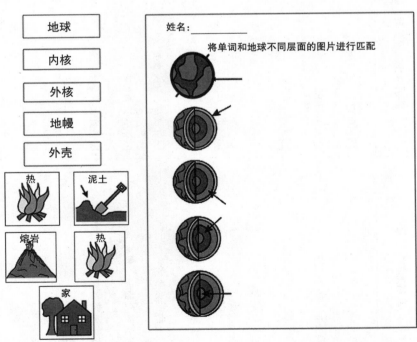

图 13.2　调整后的关于地球分层的科学单元练习题。（The Picture Communication Symbols©1981–2012 by DynaVox Mayer-Johnson LLC.All Rights Reserved Worldwide. Used with permission.）

便于他们掌控；而有些老师则喜欢讨论式互动，其结构化程度较低且对学生有更多的引导。有些老师会鼓励学生完成个别化的阅读或做出个别化的回应；而有些教师会使用全班回应的方式，让所有的学生以小组方式阅读或回答问题。在分享、讲故事和作报告、参与讨论、录音或做笔记、遵循教学指令和在教师讲课期间注意听讲等方面，各个班级的差别也很大。

教学安排和预期的互动模式经常是相互独立的，因此我们需要在实施前对二者进行评估。例如，仔细思考一下尤安女士的体育课和汉弗莱先生的社会研究课之间的不同。二者都是教师主导的课堂教学，在体育课中，学生被期待通过注意听讲（如有关一个新游戏）和遵从教师的指令参与课堂教学以及在有需要的时候向尤安女士请求协助、澄清或回应。虽然通常当学生玩游戏或参与其他活动时会和其他同学互动，但是在该课堂教学里没有其他互动形态的要求。在社会研究课上，汉弗莱先生首先要求学生讨论他们在家庭作业中所读的章节内容（预期：学生将会发表评论），然后参与关于所读内容主题思想的问答活动（预期：学生将会回答问题），最后呈现下一章学习内容的课堂报告（预期：学生将会静静地聆听，有需要时，会提出澄清）。学生没有被鼓励进行彼此间的社交互动；事实上，他们都被劝阻这样做。很明显，这两个教师主导的课堂教学有非常不同的互动需求且对于依赖 AAC 的学生也有不同的意义！AAC 团队可以使用图 13.1 第二列的项目确认教师对学生在每一个学科领域里具体互动和参与的期待。

提升理解的自然支持

为了促进学生的理解，教师通常使用实物、地图、图画、照片、视频或 DVD、交互式电子白板以及其他视听媒体辅助自己的口语表达，尤其是在教授新的信息或不熟悉的概念时，更是如此。此外，他们可能在黑板、单词墙上写下或者通过投影设备或活动挂图呈现关键单词或较长的句子。例如，扎伊德曼先生在七年级的数学课中教授几何概念时，用到了插图、操作教具以及正方形、长方形和三角形的模型。他这样做的目的主要有两个：（1）提高学生的注意力并减少任务偏离行为；（2）帮助学生理解目标概念、信息或指令（即促进语言理解）。对于 CCN 学生，尤其是那些具有显著语言迟缓或缺陷

的学生，教师应在课堂中运用各类教学媒体提升他们在课程中学习基础信息的能力。如果教师没有经常或充分地运用这些媒介，AAC 团队可能要就如何结合这些媒介进行教学提供相关建议，同时向教师强调这么做不仅对 CCN 学生有利，也可以促进所有学生的学习。图 13.1 的第三列展示了最常在班级中使用的提升理解的自然支持。

自然的回应选项

在教学互动中，教师在为学生提供回应的选项上也有很大的不同。如前面所述，一些教师会经常使用实物、照片、插图或书面信息来促进理解。这些教师经常通过留下具体的物品、图片或沟通板上的文字收集可能的回应选项作为所有学生的记忆辅具，或引导他们用这些选项回答问题。在全班和小组教学中提问时，教师会发现这些策略也可以用在CCN 学生的身上并且可以让他们更容易地融入进来。然而，有些教师倾向于在教学结束时拿走具体物品或删除所写的词汇，然后要求学生仅通过书面或口头形式展示他们所学的内容。这些教师可能需要学习使用更有效的选项，这些选项不必要求 CCN 学生完全依靠他们的记忆和 AAC 系统中的词汇选项来回应。

此外，有些老师可能会自然地使用一个或多个快捷的回应方式，特别是在全班的问答活动中。例如，纳兰女士经常以多选题的形式进行提问。她可能会说：请问是马可·波罗的书第一次为欧洲人提供了有关加拿大、俄罗斯或远东的信息吗？如果你认为正确的答案是加拿大，请向上看。依此类推到其他选项上。同样，吉田先生在数学课上使用是 / 否、对 / 错的回应形式，例如，他可能会说：18 乘以 12等于 86，是对还是错？因为他常使用此回应选项，他的学生都知道如果答"对"，他们会看着他，如果答"错"，他们会看着桌子。这种"通用的回应"策略可以帮助教师掌握所有学生对知识的了解程度，包括那些依赖 AAC 的学生。当然，用这种方式所建构的问题和答案也可用于确定个别学习者的学习程度。从 CCN 学生的角度来看，上述两种方法远远优于"如果你知道答案，请举起你的手"这类传统的回应方式，因为这类方式只适用于能够迅速用动作做出回应且口语很好的学生。此外，因为这些策略不需要 CCN 学生单独将答案展示到 AAC 沟通界面

上，所以他们更容易做出回应和参与。AAC 团队可以使用图 13.1 的第四列来确认各学科教学过程中的自然的回应选项。

一旦确认了现有的自然教学和互动安排、期望和支持选项，AAC 团队可以通过询问以下相关的问题评估普通班级调整的各类需求：

·哪些现有的教学安排能增强 CCN 学生的教育和社会参与？哪些需要进行调整或替换？

·哪些自然互动和参与的期望是学生容易实现或需要调整的？

·哪些提升语言理解的自然支持是适合学生的或需要增强的？

·哪些自然发生的回应选项是适合学生的或需要增强的？

显然，AAC 团队应鼓励老师使用现有的适宜策略并确保这些策略可以像运用到普通学生身上一样成功地用在依赖 AAC 的学生身上。如果具体的策略和学生目前的沟通能力和其他能力不匹配，AAC 团队可以向教师提出调整或改善的建议。图 13.3 提供了可开展的有关教学、理解和回应的调整。

参与模型：制订符合学生具体情况的调整计划

一旦班级内的调整到位后，团队同样可以依据参与模型（见图 5.1）规划和执行学生的 IEP。这需要几个相互关联的步骤：建立一份学生档案、形成一份 IEP、制订一份可以将所有学生纳入进来的课程计划以及在需要的时候进行个别调整。整个流程是从确认学生目前的参与和所希望的支持模式开始的。

形成学生档案

建立一份基于学生优势的年度学生档案以用于做出决策和设定目标，这一点非常重要，尤其是当普通教师和 AAC 团队的核心成员经常出现变动时，更是如此。团队可以通过对家庭成员以及对学生非常了解的重要他人进行非正式访谈，或通过以人为中心的计划过程，如使用《社交网络调查表》（Blackstone & Hunt Berg, 2003a, 2003b; 见第 9 章），

拟订此档案。无论是否使用上述过程，团队仍须回答以下关键问题（Jorgensen, 2006）：

·这个学生是怎样的人？他／她的偏好和倾向是什么？他／她的长处与天赋是什么？他／她的目标与梦想是什么？而他／她的父母或监护人对他／她的期望与梦想是什么？

·这个学生是怎样的学习者？他／她在哪个领域学得最好？在何种情境下，他／她的学习会遇到挑战？

·这个学生如何沟通？这个学生如何完成书面作业？

·这个学生目前的语文能力（如阅读、书写、拼字）如何？数学能力如何？社交／情绪以及行为能力如何？语言与沟通能力如何？日常生活和个人自理能力如何？

·这个学生面临哪些挑战与需求？

·在该学年中学习的优先顺序是怎样的？需要什么样的支持？

表 13.4 概述了一个 16 岁有孤独症和 CCN 的学生米切尔的个人档案。这个档案清晰地表明了米切尔有一系列独特的偏好、优点、梦想和困难，以及他无法表现出与十年级同学相同的学业水平。

拟订一个合适的 IEP

AAC 团体（如果做不到经常的话）至少应在每学年的开端对每位学生的目标进行优先排序，这非常重要，唯有如此，团队才能设计出有意义的教育方案并据此执行。IEP 应包括适合学生的学业、社交以及跨课程的目标（如沟通、日常生活技能和运动技能等领域），并包含教学策略和支持策略，以及评估每个目标达成的标准。遗憾的是，关于如何确认适宜的目标和形成有意义的 IEP 的全面讨论并不在本书探讨范围之内。然而，表 13.5 所描述的许多这方面的资源可用来弥补该遗憾。此外，乔根森（Jorgensen, 2006）提出了许多拟订标准化 IEP 的建议，我们以米切尔为例来说明如何完成此任务。

步骤 1：基于家长、AAC 团队以及学校其他重要支持人员的建议，我们为 CCN 学生确认目标的先后顺序。

·示例：米切尔在每一个单元或每一课中将使用他的 SGD 讨论有关主题的具体信息。

普通班级课堂调整的计划工具

说明：确认用于支持普通班级里教学、理解、回应的调整，回应的调整以将其补充到现有的班级安排和支持中。

教师：_____ 年级：_____ 科目：_____

教学安排的调整	支持理解的教学调整	支持学生参与和回应的调整
□全班教学的人数的调整	□有实物可用	□用特殊开关、蜂鸣器或灯光替代举手
□小组教学的人数的调整	□使用照片、图片、地图、插图	□使用"是/否"设备回答问题
□分享时间的调整	□增加录像、视频、YouTube等的使用	□使用具有关键词的符号词汇界面来提问，发表评论以及进行头脑风暴
□合作学习小组数量的调整	□通过投影片呈现书写/绘画	□预先录好口头报告、故事、展示
□学习中心/站数量的调整	□使用交互式电子白板或其他互动设备	□使用视觉界面呈现口头报告、故事、展示
□成人与学生 1：1 教学调整	□通过挂图呈现或用在黑板、单词墙上书写/绘画	□使用MP3或其他媒体工具来记课堂笔记
□1：1 的同伴教学调整	□增加信息组织图的使用	□使用角色扮演/表演
□配对课堂作业数量的调整	□增加视觉日程表的使用	□使用实物/操作物
□课堂作业完成方式的调整	□增加电脑影像的使用	□使用照片、图片、地图、插图
□测试或学习模式的调整	□增加网络的使用	□通过投影、挂图呈现或在黑板、单词墙上书写/绘画
□其他	□增加角色扮演的使用	□使用交互式电子白板或其他互动设备
	□其他	□使用信息组织图
		□使用通用回应选项（多项选择、是/否、对/错）
		□其他

图13.3 普通班级课堂调整的计划工具。

表 13.4　米切尔的个人档案

谁是米切尔

- 16 岁，上十年级
- 有孤独症
- 与父母和兄弟住在家里
- 父母在家中使用英语和西班牙语
- 就读于他们家附近的学校

偏好、长处、天赋

- 喜欢音乐、看影片和读书
- 擅长跑步、配对和绘画
- 大部分的时间喜欢有人在他的身边（感到愉快）；很有幽默感

希望与梦想

- 和其他孩子在一起并成为"小团体的一员"，似乎希望有更多的朋友
- 能够更经常地使用电脑
- 喜欢和小团体一起学习，并希望有更多这样的学习方式
- 父母希望他在个人卫生的自理上能更独立
- 父母希望能提高他的读写技能
- 父母希望他能更加融入班级活动

他在什么时候学得最好

- 有视觉支持（照片、印刷的文字）的口语教学
- 让他做选择，哪怕是很小的选择
- 不论是否成功，只要他付出努力，就经常表扬他
- 当他要求短暂休息时，予以同意
- 给予他充分的时间来处理口头指令（不要一再重复地告诉他相同的事）
- 鼓励他独立完成，而别人只是远远地看着

目前的语言 / 沟通技能

- 英语是他的母语；他能说一些西班牙语单词，并能理解一些只言片语
- 能听从用西班牙语或英语发出的一到两个步骤的指令；他能理解的比别人认为的更多
- 通过点头或摇头来回答一些简单的是 / 否题
- 去年开始使用 SGD；主要用它来提出请求

目前的语文和算术技能

- 具备二年级的阅读理解能力
- 能在 Clicker 6 软件的支持下用电脑打字
- 能数到一百和做简单数字的加减
- 知道一些基本的概念，如颜色、大小等
- 可以对任何事物做配对！

目前的社交 / 情绪技能

- 努力让自己开心
- 当他感到困扰或受挫时会尝试控制自己的行为，但每周会有 2~3 次的情绪崩溃
- 在尝试新的事物前他会先观察一下

目前的个人卫生技能

- 可以走路
- 可以进食和适当地如厕
- 穿衣或扣纽扣时需要帮忙
- 需要提示才能洗手 / 擦干手

表 13.5　为普通课堂中依赖 AAC 的学生制订 IEP 时可用的资源

资源	出版社
Adapting Curriculum and Instruction in Inclusive Classrooms (2nd ed., Cole et al., 2000)	National Professional Resources
Choosing Options and Accommodations for Children: A Guide to Educational Planning for Students with Disabilities (3rd ed.; Giangreco, Cloninger, & Iverson, 2011)	Paul H. Brookes Publishing Co.
The Inclusion Facilitators Guide (Jorgensen, Schuh & Nisbet, 2006)	Paul H. Brookes Publishing Co.

· 示例：米切尔运用 SGD 和电脑书写相关文本的能力将得到提高。

步骤 2：我们在每一个课程领域（如语言、数学、自然科学）里确认至少一项适用于同年级所有学生的普通教育标准，然后找出这个标准中的核心技能（即关键功能）并针对该关键功能制订年度目标。

· 科学课标准的示例：学生能够认识物品或系统的组成部分并理解这些组成部分是如何关联的。关键功能：理解系统的组成部分是如何相互关联的。年度目标：米切尔能够认识特定物品或系统的组成部分，并理解这些组成部分是如何相互关联的。

· 语言课标准的示例：学生通过阅读、写作、口语和倾听展现有效沟通的能力。关键功能：有效的沟通。年度目标：米切尔运用 SGD 写作以提高有效沟通的能力。

步骤 3：我们需要确认实现每个教学目标的班级环境设置和活动以及用于评估学生的评估标准，还须对这些条件、短期目标和评估标准进行逐一测量。

· 科学课示例：在关于人体的单元中，米切尔会使用他的 SGD 及相关器官的模型，针对每一个生理系统（如循环系统、消化系统和呼吸系统）及其功能向全班做汇报。

· 语言课示例：在同伴辅助下，米切尔通过使用他的 SGD 至少贡献三个句子到每周的小组读书报告里。

步骤 4：我们判断学生需要的特定的支持以达成这些目标和目的，这些特定支持就是调整。

· 科学课示例：米切尔需要一直使用他的 SGD，教师助手需要为他的每一个科学课单元编入 10~15 个相关的词汇符号；教师将提供每个单元的关键单词的清单。

· 语言课示例：当准备小组的读书报告时，米切尔的同学会说出句子让他来写；教师助手会将关键单词添加到米切尔的 SGD 词汇清单中。

当为每个学生设立适宜的教育目的与目标时，我们强调教育人员需要"跳出固有的思维模式来思考"并采取唐纳伦（Donnellan, 1984) 所提出的"最小危险假设原则"。该原则指出，在没有确定数据证明学生能力的时候，假设该学生具有能力会比假设他／她没有能力在产生的结果上危险性要低一些，只要该假设还没被证明是错误的。倘若不遵守该原则，我们往往就会把目标设置得过低，从而使教师的期望和学生的进步受到限制。相较于把目标设置过低，将教育目标设置得"过高"似乎对学生的进步产生消极影响的可能性要小些（Jorgensen et al., 2010）。表 13.6 为我们展现了米切尔的教育团队根据最小危险假设原则确定他的 IEP 目的与目标。注意这些目的和目标是按照优先顺序来陈述的，并且普通教育课程中的关键功能也是通过步骤 1 和步骤 2 得以确认的。

"不论我们何时选择以及在哪儿选择，我们都可以成功地教导所有孩子，他们的教育是我们兴趣之所在。为了实现这些，已知的会远远超过所需的。能否做到这些最终取决于我们如何看待这个事实，即到目前为止我们都没有做到这些。"（Edmonds, 1979, p.29）

使用通用设计原则规划单元和课程

当通用学习设计（UDL）的原则被运用到普通教育的课堂上时，从一开始它就鼓励教师去设计融合性的单元目标和相关活动（Bauer & Matuszek, 2001; Kame'enui & Simmons, 1999; Rose & Meyer, 2002）。通用设计原则起源于为身心障碍者设计可及的物理环境，其特点是追求更经济和更有效率的

表 13.6　十年级的米切尔之 IEP 目的与目标示例

科学课的目的：米切尔能够认识物品或系统的组成部分，并理解这些组成部分是如何关联的。
目标：
· 在"人体"单元中，米切尔会使用他的 SGD 及相关器官的模型，针对每一个生理系统（如循环系统、消化系统和呼吸系统）及其功能向全班做汇报。
· 在"电力"单元中，米切尔能够命名需要电力和不需要电力的设备，也能够区分哪些材料是导体，哪些是绝缘体。他也能够为他的 SGD 充电，在早上打开它，不用的时候关掉它，能够持续一个月这么做。
· 在"太阳系"单元中，针对某个指定的星球信息，米切尔能够与同学合作完成一个网络主题探究作业单，并使用 SGD 汇报预先编程好的小组作业。

语言课的目的：米切尔运用 SGD 写作以提高有效沟通的能力。
目标：
· 在同伴辅助下，米切尔通过使用他的 SGD 至少贡献三个句子到每周的小组读书报告里。
· 米切尔将会使用他的 SGD 背诵《罗密欧与朱丽叶》里指定角色的几行台词。
· 米切尔可以通过带有绘画和印刷文字的信息组织图展示他对《罗密欧与朱丽叶》故事场景、主要角色、主要情节、问题和解决方案的理解。
· 在小说研究专题中，米切尔能够在每一篇小说中使用他的 SGD 来读预录好的按照第一、第二、结论部分排列好的小说段落。

社会研究课的目的：米切尔能够参与投票。
目标：
· 在每周的主题班会课的表决上，米切尔在同学的帮助下能够发放选票和计算投票结果，并使用他的 SGD 为全班同学报告投票结果。
· 在学生会选举的时候，米切尔能够参与班级的工作并使用他的 SGD 分享给他朋友投票的三个理由。
· 米切尔会在学生会选举中投票，并协助选举委员会统计投票结果，然后用他的 SGD 向学校大会报告投票结果。

无障碍环境，所以从一开始它就应该体现在社区设计的蓝图中而不是作为事后的调整（Rose & Meyer, 2002）。因此，当我们遵循此原则建造新的建筑物时，坡道、无障碍洗手间、电梯中的盲文和带有警示带的楼梯就会自然而然地被纳入进来。当新的社区采用通用设计时，它们会自动包括人行道的路缘斜坡、有视觉和听觉信号的十字路口等。同样，如果教室采用了通用设计，它极有可能适用于所有学生，而不需要进行额外的（通常是费时的）调整。

普通教育班级在采用 UDL 时须遵循以下三个基本原则：

1. 支持再认学习（recognition learning）：教师应提供多元、灵活的呈现方式。

2. 支持策略型学习（strategic learning）：教师应提供多元、灵活的表达和实践方式。

3. 支持情感性的学习（affective learning）：教师应提供多元、灵活的参与方式。

当教师使用上述三个 UDL 原则设计目标和教学时，所有的学生都有可能受益，当然也包括那些 CCN 学生（Rose & Meyer, 2002）。例如，语言课上关于"罗密欧与朱丽叶"这个单元由米切尔十年级的班级老师约翰逊女士来教，约翰逊女士对本课程

的初期目标是"学生将阅读《罗密欧与朱丽叶》的剧情并撰写五页的短文来描述关键情节和剧中人物的动机"。米切尔的参与几乎是不可能具有任何意义的，因为该目标对 Mitchell 的读写和沟通能力提出了太高的要求，所以他几乎不可能完成。然而，当约翰逊女士运用 UDL 原则规划该课程时，她意识到："多元、灵活的表达和实践方式"意味着她应该采用更多的方式评估学生的学习；"多元、灵活的呈现方式"意味着她不应只让学生进行简单的阅读和表演，还需要运用其他促进理解的策略，这不仅是为米切尔所做的调整，也是为班上其他几位在读写上有很大困难的同学所做的调整；最后，"多元、灵活的参与方式"意味着她必须帮助学生克服伊丽莎白式英语带来的挑战并用和他们生活相关的方式参与表演。

基于这些新的理解，约翰逊女士为所有学生（包括米切尔）修改了她的教学目标，即"学生将表演《罗密欧与朱丽叶》的精简版，并且能够确认场景、主要角色、主要剧情要素、问题和解决方案"。注意，该目标并没有强调学生将如何展示他们对这部戏剧的认知，而是注重了解表演的内容是什么。为了实现此目标，约翰逊女士将《罗密欧与朱丽叶》剧中的角色分配给班上的每位学生，包括米

切尔（他扮演的角色是卖给罗密欧毒药的药师）。米切尔的 AAC 专业团队要确保他讲的台词被编入他的 SGD 中并让他可以在课堂上练习。约翰逊女士也在教学中增加了一个新的要素，因为她知道米切尔像许多孤独症学生一样是视觉学习者。在他们阅读每一幕的剧情前，她让班上同学观看好莱坞电影版的《罗密欧与朱丽叶》的片段。此外，她还让学生组成小组一起练习他们所担任的角色，同时完成一系列相关的活动。例如，在一周的单元学习中，学生观看电影《西区故事》，它是一个经过改编的现代版的《罗密欧与朱丽叶》。接着，约翰逊女士提供了一个主题词清单（如家庭、帮派、毒药、枪、悲剧）和一个涉及"罗密欧与朱丽叶""西区故事"及"罗密欧与朱丽叶和西区故事"这三个部分的信息组织图。学生需要将主题词归入这三个部分，以显示他们对这两个故事间异同之处的理解。米切尔使用可以表征这些主题词的 PCS（见图 13.4）参与小组学习。这样的案例体现了通用设计原则得到了创造性的应用，约翰逊女士所做的改变使所有的十年级学生都受益，而不只是米切尔。即使后来米切尔不在她的班上了，在接下来的学年中，她也仍以这种新的方式授课。

许多网站都提供了有关 UDL 的优质资源。这些网站包括 CAST（formerly the Center for Applied Special Technology）、ASCD（formerly the Association for Supervision and Curriculum Development）以及 Closing the Gap 网站。

确认必要的个别化调整

即使教师整合了全班策略来加强理解和回应并将这些策略和 UDL 原则相结合来规划融合教育课程，CCN 学生常常也需要个别化的调整（Cole et al., 2000）。像这样的调整，我们可以单独实施，也可以将它们放在一起实施，表 13.7 结合相应示例归纳了这类调整。从该表中我们可以看出，在"罗密欧与朱丽叶"这个单元的学习上，米切尔需要一些个别化的调整。

实施教学和评估结果

此时此刻，米切尔的 AAC 团队完成了所有必要的规划。他们完成了评估并就全班范围的调整提出了建议，建立了依赖 AAC 的学生的个人档案，以及确定了相关的目标和 IEP 目标。他们帮助教师根据

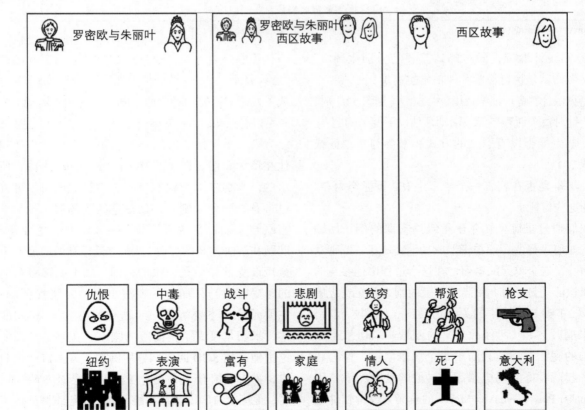

图 13.4 用于比较《罗密欧与朱丽叶》与《西区故事》的信息组织图。（The Picture Communication Symbols © 1981–2012 by Dynavox Mayer-Johnson LLC. All Rights Reserved Worldwide. Used with permission. ）

表 13.7　课程调整的类型和示例

类型	定义	示例
大小	调整期望学生学习或完成的项目数量	· 谢默斯使用呼吸式摩斯代码打字。为了适应他较慢的文本输入速度，老师将他的数学考试试题由 10 题减为 5 题。 · 米切尔只需要在他的日记中写两个句子，而不用像他的同学一样被要求写一整页。
时间	调整分配给学习、完成任务或测试的时间	· 当斯泰茜使用头控鼠标操作 SGD 打字时，她的写字速度非常慢。为了让她有足够的时间编辑文本，社会研究课的老师会在每堂课结束时问她一个问题，然后请她当天晚上在家准备答案并储存在她的 SGD 中，第二天当她的老师在课堂上问她这个问题时，她就能很快地提供答案。 · 米切尔和他的自然课小组使用额外的自习时间来完成一个有关濒临灭绝的生物的科学课项目。
支持的水平	调整由同伴或成人提供的个人辅助的数量	· 杰米和三个同学一起完成了一个有关非洲石膏浮雕地图的社会研究课专题报告。 · 在"罗密欧与朱丽叶"单元中，教师助手把药剂师的台词输入米切尔的 SGD 中，并协助他练习在提示时使用台词。
输入	调整教学传递的方式	· 哈什曼先生在五年级的课程教学中使用交互式电子白板以促进学生的学习。 · 米切尔的老师约翰逊女士在《罗密欧与朱丽叶》的全班讨论中，使用投影机写下关键单词并绘制简单的图画。
输出	调整学生展现学习结果的方式	· 在食品课中，特里通过剪下四类食物的杂志照片而非参加考试展示他已学会了什么。 · 米切尔通过在故事地图上呈现图片和印刷文字展示他从《罗密欧与朱丽叶》中学到了什么。
困难	调整技能层次、问题类型或学习者如何参与活动的原则	· 拉蒙纳通过图形网格将形容词和名词结合起来以引导她自己的选择。 · 米切尔阅读的《罗密欧与朱丽叶》是由教师助手用一个 Boardmaker Plus 编辑软件重新改编的。

Source：Cole et al. (2000).

UDL 原则设计课程，同时确认需要的个别化调整。最后要做的就是执行教学和评估学生进步！

当在融合教育环境中运用参与模型（见图 5.1）时，我们须针对每个课程单元或活动评估以下两个问题：

1. 学生能否以有意义的方式积极参与本单元或本堂课？

2. 学生是否在朝着一个或多个 IEP 目标努力和/或达到这些目标？

我们通过重温米切尔十年级语言课的例子回顾课程是如何进行的。他在班上成功地完成了"罗密欧与朱丽叶"这个单元的学习，在这个过程中他参与的主要课程活动是：（1）阅读精简版的剧本并在班级中讨论；（2）参与表演中的关键场景；（3）比较《罗密欧与朱丽叶》和《西区故事》的剧情。米切尔是如何参与的呢？在阅读和演出每个场景之前，他会和同学一起观看好莱坞电影版本。他的教师助手使用 Boardmaker Plus（DynaVox Mayer-Johnson）编辑软件中的 Symbolate 工具将故事调整成有符号支持的精简版本。在班级演出中，他使用 SGD 背诵药剂师的台词；

当他不在舞台上时，他是负责提供适当道具的两位"道具大师"中的一位。他也观看了《西区故事》并完成了几个"比较和对比两个剧本"的相关活动。米切尔是以有意义的方式来参与的吗？毫无疑问，是的！

第二个评估的方面是米切尔的进步是否达到了他在该单元语言课上的 IEP 目标。正如表 13.6 所显示的，米切尔语言课的目标之一是"米切尔可以通过带有绘画和印刷文字的信息组织图展示他对《罗密欧与朱丽叶》故事场景、主要角色、主要情节、问题和解决方案的理解"。这个目标和约翰逊女士为全班设立的目标是一致的，即"学生能够将精简版的《罗密欧与朱丽叶》表演出来，并能找出场景、主要角色、主要情节、问题和解决方案"。如前所述，米切尔读完了精简版的剧本。在每一堂课的讨论中他都用 SGD 回答问题（例如，当朱丽叶死的时候，罗密欧有什么感受？罗密欧是怎么死的？）。最后，他用带有印刷文字和绘图的信息组织图展示了他对剧本的理解（见图 13.5）。米切尔实现了他的学习目标吗？是的，这一点再一次得到了证实！

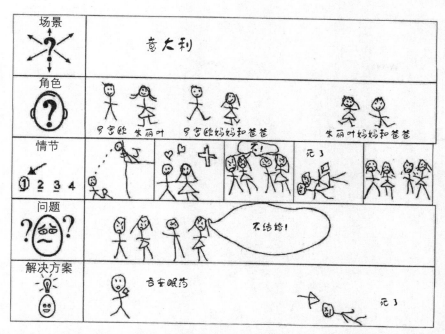

图 13.5 一位孤独症青少年用文字和图画完成的《罗密欧与朱丽叶》的故事地图。（RYNDAK, DIANE LEA;ALPER,SANDRA K.,CURRICULUM AND INSTRUCTION FOR STUDENTS WITH SIGNIFICANT DISABILITIES IN INCLUSIVE SETTINGS, 2nd,©2003. Printed and Electronically reproduced by permission of Pearson Education, Inc.,Upper Saddle River, New Jersey.）

对于以上两个针对 CCN 学生学习结果的关键问题，我们通常都可以在以米切尔的故事来阐明的这个计划过程中找到答案。如果有一个问题的答案是否定的，那么 AAC 团队都应找出原因并在未来的（无论是针对整个班级的还是针对个别学生的）教案和活动中整合潜在的解决方法。我们的经验是，一旦这个"计划—执行—评估—修改"周期已经循环了好几次，每个步骤所需的时间和精力就会急剧地减少。当整个团队对此模式越来越熟悉时，CCN 学生和团队成员就越来越能使用 UDL 原则和其他策略开发对所有学习者都有意义的融合课程。如果你问米切尔、他的家人或学校团队的成员，这所有的辛苦付出是否值得？融合是否真正让米切尔产生了变化？毋庸置疑，他们会回答"是"。对米切尔和其他许多在所有学业层面都需要依赖 AAC 的学生来说，融合教育不只是在那里，它改变了他们的生命！

问题

13.1 定义融合教育。

13.2 至少描述四个在普通教育课堂中的社交与学业参与指标。

13.3 促进 CCN 学生从学前班到幼儿园转衔的三个关键策略是什么？

13.4 在融合班级中，四个常见的教学安排是什么？对于 CCN 学生，每个教学安排的意义何在？

13.5 在课堂中，教师经常用来促进理解的六个自然支持是什么？如何使用这些支持促进 CCN 学生的学习？

13.6 在课堂中，教师经常使用的六个自然的回应选项是什么？如何使用这些选项促进 CCN 学生的学习？

13.7 建立学生档案的目的是什么？档案应包括哪些问题？

13.8 描述为 CCN 学生编写标准化 IEP 的过程。

13.9 通用学习设计的三个原则是什么？对于 CCN 学生，这三个原则和融合教育有怎样的关联？

13.10 对于"在何种程度上我们可以说融合教育成功地运用了参与模型（见图 5.1）"这个问题，我们可以通过回应哪两个问题来回答？

第三部分

后天障碍者的扩大和替代沟通干预

第 14 章　有后天肢体疾病的成人

和劳拉·鲍尔合写

山姆患有肌萎缩侧索硬化（amyotrophic lateral sclerosis, ALS）6 年了。在这其中的 4 年里，他使用有创机械通气和营养支持。他注意到胳膊虚弱，决定去看神经科医师，结果被诊断为 ALS。大约 1 年之后，他的说话速率开始减慢。尽管他的口齿仍然清楚，一名来自 ALS 诊所的言语语言病理学家还是对他的言语表现进行了监控，从而他在言语进一步恶化之前会有时间选择、获得和学会操作一个 AAC 设备。当山姆在《言语可理解度测验（句子版本）》（Speech Intelligibility Test-Sentence Version; Yorkston, Beukelman, Hakel, & Dorsey, 2007）上的说话速率下降至每分钟 120 个单词（相较于普通成人说话者的每分钟 190 个单词）时，他完成了一项 AAC 评估。在之后的几个月里，他开始注意到在一些场合里听者要努力地去理解他。在那之后，他的言语开始非常快速地恶化，又过了 3 个月，别人就完全听不懂他的言语了。值得庆幸的是，他及时完成了 AAC 评估，找到了适合他的 AAC 技术，并且在变得不能说话之前还有时间学习如何操作该技术。他使用眼睛追踪控制一个基于电脑的 AAC 技术，通过拼写、单词预测和信息提取生成信息。他通过向同事、朋友和家庭成员发送电子邮件和短信维持积极的社交生活。他使用他的 AAC 技术和扬声器电话在电话上进行沟通。他也使用他的设备上网和阅读电子书籍。除了使用高技术 AAC 系统外，他还可以在眼睛追踪技术不可用或不方便使用时使用眼睛链接这一低技术策略（见第 4 章）。在去世前几周，他还一直在用眼睛追踪技术。在那个时候，他使用眼睛链接与周围的人进行沟通。

本章总结了一些后天肢体疾病的评估和干预方法，包括 ALS、多发性硬化症（multiple sclerosis, MS）、吉兰－巴雷综合征（Guillain-Barré syndrome, GBS）、帕金森疾病（Parkinsons disease, PD）和脑干中风等。之后几章将讨论与创伤性脑损伤、失语症和中风继发的痴呆这些后天障碍有关的信息。

ALS

ALS 是一种病因未知的进行性、退行性疾病，涉及大脑和脊柱的动作神经元（Mitchell & Borasio, 2007）。它攻击控制自主肌肉的神经细胞，但不影响感觉。因为 80%（Saunders, Walsh, & Smith, 1981）到 95%（Ball, Beukelman, & Pattee, 2003）有 ALS 的人们到死也无法开口说话，他们需要 AAC 支持来满足沟通需求。约克斯顿、米勒、斯特兰德和布里顿（Yorkston, Miller, Strand, & Britton, 2012）报告说 ALS 的平均发病年龄是 56 岁。其最常见的早期症状是虚弱（Wijesekera & Leigh, 2009），在受 ALS 影响的人中，大约 1/3 报告了最初的上肢（手臂和手）的虚弱，1/3 报告了腿部虚弱，1/4 表现出延髓（脑干）虚弱，出现构音障碍和吞咽障碍。控制眼睛运动的眼外肌肉通常是不受影响的，括约肌控制也是如此。随着疾病的发展，动作虚弱可能变成广泛性的，以致个体在个人护理、移动和进食上需要辅助，甚至需要呼吸支持。中位存活率是症状出现后的 32 个月和诊断后的 19 个月（Yorkston et al., 2012）；然而，如果 ALS 个体在其家庭支持下选择机械通气获得呼吸支持，他们的预期寿命可以显著延长。

有关 ALS 患者的 AAC 的深入讨论，参见科林·波特纳夫的网络直播节目——《AAC：一名使用者的视角》。

沟通症状

构音障碍是一种动作言语障碍，由 ALS 所固有的虚弱和痉挛状态引起。弛缓－痉挛混合的构音障碍几乎在某些时候普遍存在（Duffy, 2005; Yorkston, Beukelman, Strand, & Hakel, 2010）。主要累及延髓（脑干）的人们在这一疾病的早期会体验到这一言语障碍，而他们的言语和吞咽功能可能会快速地恶化。这样的个体可能能够走路甚至开车，却无法说话。

然而，主要累及脊髓的个体即使四肢存在广泛的动作缺陷，也可能会在相当长的时间里保留正常的言语或有轻微构音障碍的言语。

尽管言语症状的进程因个体而有所不同，但几乎所有 ALS 患者在生命的最后时期都会出现严重的沟通障碍。劳拉·鲍尔（Laura Ball）、埃米·诺德内斯（Amy Nordness）、大卫·比克尔曼（David Beukelman）和加里·帕蒂（Gary Pattee）一起开发并维护内布拉斯加的 ALS 数据库，记录了来自肌肉萎缩协会（Muscular Dystrophy Association）和 ALS 协会（ALS Association）所赞助的 ALS 诊所的连续参与者的数据。截至 2009 年，他们每 3 个月就会收集一次来自 300 多名 ALS 患者的数据。在这一群体里，只有 7% 的人在弥留之际使用自然言语进行沟通，93% 的人都依靠 AAC 策略。

AAC 干预人员也必须意识到一些 ALS 个体的认知确实会出现变化。研究表明 40%～50% 的 ALS 患者会出现由认知测验所确定的某种程度的痴呆（Lomen-Hoerth et al., 2003; Yorkston et al., 2012）。约克斯顿等人（2012）报告，25%～35% 的 ALS 患者会出现认知功能上的细微变化，尤其是在执行功能、推理、反应泛化、发起、抽象、计划与组织、学习新知识、口语流畅性以及图片回忆这些领域上；然而，他们没有表现出外显的痴呆。对认知功能的测量以及一些来自脑成像的证据表明这些个体有轻度的前额功能失调（Kiernan & Hudson, 1994; Lloyd, Richardson, Brooks, AlChalabi, & Leigh, 2000）。

此外，蒙哥马利和埃里克森（Montgomery & Erickson, 1987）指出尽管神经体征通常在早期不会出现，但仍有大约 15% 的 ALS 患者会出现外显的痴呆（即额颞叶痴呆 /ALS，或 FTD/ALS）（Yorkston et al., 2012）。尽管这相对罕见，但 FTD/ALS 的特征确实是巨大的人格变化和社交行为上的崩塌。大多数有着 FTD/ALS 的个体在执行功能测验上得分较低，抽象、计划和组织能力较差。总体而言，这些问题可能会影响个体对 AAC 系统的接受和学习使用 AAC 系统的能力。

最后，失语症可能偶尔会与 ALS 相联系（Bak & Hodges, 2001; Mitsuyama, Kogoh, & Ata, 1985; Tscuchiya et al., 2000）。在一些罕见的例子中，原发性进行性失语症似乎会演变成 ALS。例如，卡塞利等人（Caselli et al., 1993）报告了 7 名个体，他们的发音和语言缺陷快速地发展成进行性 ALS。达菲、皮奇和斯特兰德（Duffy, Peach, & Strand, 2007）描述了一系列进行性言语失语症最终被诊断为 ALS 的案例。研究者也描述了一种额颞叶痴呆综合征（frontotemporal lobar dementia syndrome, FTLD），它包括三种类别：额颞叶痴呆（主要涉及人格改变）、语义痴呆（如流畅型失语症，其特征是流畅但通常是毫无意义的言语，通常伴有对口头或书面单词的有限理解）以及原发性进行性失语症（如迟滞型失语症，口头或书面单词的意义受损；Lomen-Hoerth, 2004; Lomen-Hoerth et al., 2003）。据报道，FTLD 在有着延髓症状的、年纪稍大（M = 65 岁）以及功能性肺活量下降（M = 预测肺活量的 66%）的 ALS 患者身上更为常见。

AAC 干预的模型

AAC 干预人员通常使用鲍尔、比克尔曼和巴达克（Ball, Beukelman, & Bardach, 2007）所描述的三阶段干预模型的其中一个版本。早期（监控、准备与支持）出现在从初始诊断到转介至 AAC 评估这个时间段里。言语语言病理学家监控言语的变化，并教导 ALS 患者及其他决策者留心言语表现上的可能变化及其他因素（如呼吸干预选项等），这些因素可能会影响未来有关沟通支持的决策。中期（评估、建议与实施）是指从转介至 AAC 评估直至选择和购买 AAC 策略并完成初始教学这段时间。后期（调整与适应）涉及初始 AAC 干预之后直至个体死亡的这段时间，这期间干预人员需要调整 AAC 策略以应对沟通需求上的变化和个体能力上的变化。

早期：监控言语表现、保存自然言语有效性以及教授 AAC

早期始于诊断阶段，在那个时候 ALS 个体通常还有着能够满足日常沟通需求的功能性自然言语。如果个体的 ALS 是发病于脊髓的，言语表现上的改变可能还没有开始。如果个体的 ALS 是发病于延髓的，说话速率上的轻微改变可能已经开始了。

早期的一个重要活动是干预人员按系统的时间表监控言语表现以便及时地将个体转介至 AAC 评估。在过去，判断 AAC 评估应该何时开始，依据就是言语可理解度的降低。然而，言语可理解度一旦被观察到下降，其下降速度通常会很急剧，以致个体还没来得及接受充分的 AAC 评估和干预，就已无法只通过自然言语满足沟通需求了。研究已经表明说话速率进行性下降先于言语可理解度的下降（Ball, Beukelman, & Pattee, 2002; Yorkston, Klasner et al., 2003）。

确定 AAC 干预的恰当时机需要干预人员对个体的说话速率和可理解度进行系统的监控。客观而非主观的测量工具是关键，因为对可理解度主观的估计经常是不准确的。研究者之所以使用《言语可理解度测验（句子版本）》（Yorkston et al., 2007），是因为它提供了一个客观地测量说话速率和可理解度的方法。临床工作者可以在临床情境中实施测验以测量说话速率，以便立即向医务人员、ALS 患者及其陪伴者提供速率信息。该测验可以生成一组由 ALS 患者大声读出的 11 个句子。说话速率被立即计算，而话语之后被转录以获得对言语可理解度的测量。

鲍尔、比克尔曼和帕蒂（2002）指出，随着 ALS 的发展，ALS 患者的说话速率会逐渐降低。图 14.1 描绘了说话速率和言语可理解度之间的关系。这些作者们建议当个体的说话速率达到每分钟 125 个单词时，个体应接受 AAC 评估。当说话速率达到大约每分钟 125 个单词时，个体的言语可理解度会在接下来的时间内显著下降，短则 2 个月内，长则 4~6 个月。有些个体的构音障碍非常严重，往往在说

话速率显著降低之前言语可理解度就降低了；在这种情况下，当句子可理解度降至 90% 之下时，不管说话速率怎样，研究者都建议开展 AAC 评估（Ball, Beukelman, & Bardach, 2007）。

如果 ALS 患者由于距离、天气、健康或交通无法前往诊所，他们可以通过惯用的模拟或数字电话准确地监控他们的说话速率。通过面对面和电话监控测量说话速率，在本质上是一样的（Ball, Beukelman, Ullman, Maassen, & Pattee, 2005）。当然，由于言语可理解度的评分会受电话传输的影响，通过电话对之进行远距离评价显然是不合适的。

早期的第二个活动是团队做出及时的 AAC 转介以便有充分的时间完成评估、选择 AAC 选项、购买 AAC 技术以及教导 AAC 使用者及其辅助者。

早期的第三个活动是团队辅助 ALS 患者实施将会尽可能久地保存其自然言语沟通有效性的策略（见表 9.5, Beukelman, Garrett, & Yorkston, 2007）。通过减少言语努力和疲劳但扩大残余言语，以及在一天里通过将说话时间分配至重要社交或信息交换，个体可以保存足够的能量来有效地沟通，即使其构音障碍可能对于听者很明显。对于少数有着会干扰言语或口腔呼吸的特定腭咽虚弱的个体，研究者推荐腭部提升术（Hanson, Yorkston, & Britton, 2011; Yorkston et al., 2010）。

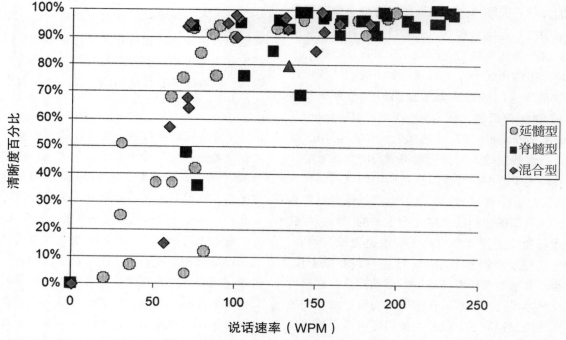

图 14.1 ALS 患者的说话速率和可理解度出现下降。（WPM 是 words per minute 的缩写词，指每分钟的单词数。）

在早期快结束时，一些 ALS 患者使用他们残余的自然言语为深爱的人准备视频或音频。当汤姆快到需要 AAC 进行沟通时，他为妻子、每一个孩子以及孩子的配偶都准备了录视频用的信息。他与他们中每一个人都进行了单独的交谈，一起回忆重要时刻和分享经历。他告诉他们他多么感激和爱他们。他谈到他的疾病以及他们的关心和尊重。在录制完成之后，他挑选了图片并将它们融入视频中。

早期的第四个活动是团队为 ALS 患者和决策者在与 AAC 相关的决策上提供指导。这个指导包括提供与自然言语退化、AAC 评估的时机、低技术和高技术 AAC 选项以及技术购买与资金赞助相关的信息。指导的目的是使他们在时间成熟时能有效地做出与 AAC 相关的决策。我们已经观察到有些人对这些信息非常感兴趣并且还在寻求更多的信息，而有些人几乎没有或完全没有表达出兴趣，并且指出他们将会广泛地依靠专业人员指导他们的决策。

中期：评估、推荐、实施

在评估期间，我们强调四种活动：（1）确定参与模式和相关的沟通需求；（2）评估当前和预期的能力——肢体、认知、语言、视觉和听觉；（3）评估社交和个人护理支持；（4）选择将会满足当前和未来需求的低技术和高技术 AAC 选项。

确定参与模式和沟通需求　那些患有影响他们沟通能力的后天肢体残疾的个体经常也会体验到他们生活中的其他巨大变化。根据特定病症或疾病的进程，这些变化可能会逐渐地（如退行性疾病）或突然地（如创伤或中风）出现。个体的肢体残疾连同其生活方式的偏好决定了他们的沟通需求及其参与的角色和情境（见表 9.8 和 11.1，Beukelman, Garret, & Yorkston, 2007）。例如，一些患有 ALS 等重度退行性残疾的人们更喜欢将他们的生活重心放在家庭环境里。本章开头所描述的山姆就是那样一名个体。这些个体认为，与其持续广泛地参与更大的社区，不如将他们的家确立为主要的工作、社交和护理场所，这样效率更高，要求也更低。因而，如果他们想要积极参与工作，他们可以在家工作。朋友和子女都到家里看望他们，而他们只在遇到特殊情况时才出行。有些人使用网络与自己的社交圈和支持系统保持联系。此外，他们还可能经历居住情境（如私人的家、辅助式居住、护理之家、收容所）的转衔，这些转衔将对 AAC 的可用资金赞助产生影响并将改变他们的 AAC 系统（Ball, 2003）。

继续就业在一些 ALS 患者的生活中起着重要的作用（McNaughton, Light, & Groszyk, 2001）。杰米在被诊断出患有延髓型 ALS 之后希望继续工作。她继续在数据输入专员的职位上工作，使用多元模式技术作为她日常的沟通支持。她使用带有键盘的电脑输入数据、上网以及发送电子邮件。她用手机给家人和朋友发送短信息。尽管她发现一个更为复杂的 SGD 能全面地满足她的沟通需求，但她还是买了一个带有 AAC 应用的移动设备（iPad），以方便她在会议上、社交中和电话里进行沟通。她将这个设备的使用作为一个临时措施，因为她知道未来她将需要有着额外选项的 AAC 技术。她之所以做出这个决定，是因为尽管她出现了手部虚弱和萎缩，但仍保留了用双手使用设备的能力。针对想要继续工作的 ALS 患者的干预应该包括计算机读写和网络训练，因为这些项目可以让个体为进一步就业做好准备以及学会利用大量支持。电子邮件、网络、电子会议和移动网络技术等电子沟通选项的出现增加了个体参与就业、志愿工作、远程学习、金融交易和商业活动的机会。有些使用 AAC 技术的人对参与虚拟技术毫无兴趣，而有些人则经常使用网络参与社交和职业活动。

有些个体则采用一种不同的参与策略并尽可能久地在社区中保持积极状态。这些个体可以持续地在家庭之外工作、旅行以及与朋友和家人参加休闲活动、宗教服务和社交活动。在以下个案中，汤姆就是这么做的。

即便在被诊断为 ALS 之后，汤姆和他的家人还是保持着一种非常外向型的生活方式。在诊断后的头 18 个月里，他和妻子到处旅行，有时候和他们的孩子们，有时候和兄弟姐妹们，更多时候是和朋友们在一起。当他开始使用轮椅并最终依靠 AAC 技术时，他们每周一都会在当地的餐馆里安排"与汤姆在一起的时间"并和大家共进晚餐。朋友、以前的同事、他们所在的教堂的成员、邻居和亲戚在方便的时候也会赶来参与。汤姆继续参加运动会和音乐会。在家人和朋友们过生日或庆祝某纪念日时，他会给他们打电话送上祝福。不用说，汤姆得到了大量的支持并学会了广泛的 AAC 技能，从而可以参与这些广泛的社交互动。（Rutz, 2005）

有关参与模式的决策会极大地影响个体的沟通需求和相应的 AAC 策略。例如，一个主要在家里或长期在急性护理医院里沟通的个体可能需要可以通过小车或有轮子的电脑支架很轻松地移动至各个房间的 AAC 技术，而不是直接连接到轮椅上的 AAC 设备。积极参与社区的个体需要完备、紧凑和完全可携带的沟通系统。许多个体倾向于通过 AAC 技术高效地使用网络。大多数个体都需要使用电脑收发电子邮件。在评估与干预期间，重要的是要考虑后天障碍的成人的个人观点和偏好，以判断他们的生活方式。

在构建个体沟通需求和参与的剖面图时，促进 AAC 使用者和辅助者达成共识也很重要。建立共识的一种方式是确定潜在沟通需求并按照重要程度对沟通需求进行排序。上述杰米和汤姆的个案表明，他们的许多沟通需求是相似的；然而，他们的生活方式的不同决定了解决方法的不同。

细致的需求评估对障碍者本人及其家庭和支持网络里的成员都有好处。例如，有获得性沟通障碍的成人坚持要求他们的 AAC 系统应该帮助他们恢复（或维持）自然言语的所有功能，这并不少见。这一坚持是很自然的，因为许多人难以接受自己的残疾，经常为无法用自然言语进行沟通而感到沮丧。个体在通过沟通需求量表确定特定的沟通需求并排列其优先顺序时，发现实际情况达不到他 / 她"能够做我在这发生之前所能做的一切"的一般期待。在一项照顾者汇报的 ALS 患者使用 AAC 技术的目的研究中，弗里德－奥肯、福克斯、蒂尔曼和亨达尔（Fried-Oken, Rau, Fox, Tulman, & Hindal, 2004）发现两个最常见和最重要的目的是规范他人的行为（以满足基本的要求和需求）和保持联系（以维持社会亲密度）。

对当前和未来能力的评估　正如第 6 章中所讨论的，AAC 团队通常为有后天肢体残疾的人们实施认知、动作、语言和感觉能力的评估。在这些评估过程中，预测能力的自然进程是重点之一。有退行性疾病的人们将会在其他能力保持稳定的同时逐渐丧失一些能力。例如，在脑干中风或脊柱损伤之后

处于稳定状态的人们可能会自然地或通过治疗式干预恢复一定能力。本章随后部分将更具体地讨论与特定障碍相关的这些问题。

动作技能　动作控制的能力模式对 ALS 患者选择 AAC 系统有很大影响。这些能力通常有很大的个体差异，这取决于个体是否出现延髓或脊髓症状。

延髓型 ALS　延髓型（脑干）ALS 患者一开始能够通过手或手指进行直接选择携带或操作 AAC 技术。然而，一段时间之后，他们就很难再用手或手指操控 AAC 技术，而必须采用头部或眼睛追踪策略。当然，这些情况在选择使用有创通气（invasive ventilation）辅助呼吸的患者身上表现得非常普遍。

欲了解动作能力下降的个体使用 AAC 的情况，可参见苏珊・法格和大卫・比克尔曼的网络播报《支持运动严重受限的个体的沟通》（*Supporting Communication of Individuals with Minimal Movement*）。

脊髓型 ALS　脊髓型 ALS 患者通常先出现与躯干和四肢相关的动作缺陷，之后才会出现无法通过言语满足沟通需求的情况。脊髓型 ALS 患者对扩大式书写系统的需求通常超过对扩大式对话系统的需求。四肢控制严重受损的个体通常需要一个带有头部或眼睛追踪功能的悬置系统（mounted system）。

使用限制　整体上说，各种外在限制会影响 AAC 决策，其中一些限制对于获得性沟通障碍人士尤为常见。如前所述，一般来说，家庭成员和朋友对沟通障碍的态度尤其是对 AAC 技术的接受程度可能会影响决策。例如，一些病症相对稳定（如中风引起的失语症等）的成人患者的家庭好像难以接受配偶或父母使用电子化沟通技术，因为他们难以接受他们所爱的人失去言语或书写能力并且抱有功能性言语终会恢复这样的希望。通常，ALS 患者的家庭之所以接受 AAC 选项，是因为他们意识到 ALS 是一种退行性疾病。

另一种限制是辅助者能否学会电子化 AAC 系统的操作和使用，进而辅助 AAC 使用者的学习和使用。在一些地方，辅助者可能无法获得对特定类型的沟通选项的充分支持。另一个重要的外在限制是关于设备和教学的资金赞助的可获得性。针对 AAC 系统的资金赞助模式在世界不同地区存在着巨大的差异。一些国家、地区为参与教育项目的儿童赞助 AAC 系统，但是对成人几乎不提供财政支持。在美

国，老年人医疗保险制度（Medicare）、医疗补助计划（Medicaid）、军队医疗计划（Tricare）和许多保险计划现在都在赞助 AAC 技术和教学。在本书中详细说明那些资金赞助的限制是不可能的，因为资金赞助的政策总是在变。由 AAC-RERC 维护的 AAC 资金赞助网站为美国提供了 AAC 资金赞助信息。成功的 AAC 干预需要 AAC 团队评估限制并且像他们关注个体的沟通需求和能力一样着力解决这些限制带来的问题。

此外，后天肢体残疾个体的家庭成员和朋友通常对该个体的沟通需求以及辅助技术的使用有着观念上的不同。这种不同又是没办法预测的，不过，重要的是我们要设法让这些人在个体的沟通需求上达成某种程度的共识，即使做不到这一点，至少也要弄清楚分歧所在并促进决策。我们将在本章随后部分里结合特定障碍讨论这个问题。

评估干预结果　对后天肢体残疾成人的干预结果进行评估有三个主要原因。第一，要确定已经被满足和还未被满足的沟通需求。当一种干预方法成功地满足了个体的特定沟通需求时，AAC 团队应该为个体及其家人记录这些成功。如果初始干预不能满足特定的沟通需求，团队应该做出相应的调整。第二，要记录提供服务的 AAC 机构的有效性。为针对成人的 AAC 干预提供资金赞助的机构通常需要这样的记录以决定是否继续提供资金赞助。第三，要记录特定中心或机构整体上付出的努力，这可能会为 AAC 干预赢得更多的行政支持。

ALS 患者及其家庭对 AAC 的接纳和使用　通常，ALS 患者对 AAC 技术的接受程度较高。随着 AAC 技术的进步和普及，接受度会持续提高。马蒂、约克斯顿和古特曼（Mathy, Yorkston, & Gutmann, 2000）通过文献综述总结了 ALS 患者的 AAC 使用情况。在综述中，他们提到了古特曼和格莱夫（Gutmann & Gryfe, 1996）的研究——他们对在多伦多一个辅助技术诊所里就诊的 126 个人使用 AAC 系统的情况进行了评估。在这些被试中，27% 的人选择不寻求 AAC 干预。古特曼分析了相同的数据，报告说"偏好语音输出系统的女性人数是男性的 2 倍（49% 女性，26% 男性）"（1999, p. 211）。此外，"差不多同等数量的男性（27.8%）和女性（26%）不希望有任何 AAC 干预"（Gutmann, 1999, p. 211）。

操作能力　像大多数 AAC 使用者一样，在使用

AAC 系统进行沟通上，ALS 患者也需要时间和指导来提高沟通能力。因为 ALS 这个疾病的退行性是可预测的，所以它允许个体在依然能够使用自然言语来至少满足最基本的沟通需求时还有选择 AAC 系统并学习操作它们的时间。事实上，如果个体是在不能说话之后选择和实施 AAC 系统，AAC 的体验通常都不会很好。

尽管 ALS 个体的言语功能并不会必然出现快速下降，但根据发生的概率，临床管理需要早做准备。根据我们的经验，当言语已经减慢至大约每分钟 125 个单词和 / 或可理解度在不良的听力情境下不一致的时候，团队就应该开始探索 AAC 选项。

辅助者支持　ALS 患者在使用 AAC 系统时需要 AAC 辅助者的持续性支持。该支持可能包括给予技术层面或其他技能层面的指导，使得个体能够高效、准确地操作技术。他们可能也需要辅助者帮助选择和调整储存在他们系统里的信息。此外，当个体的能力随着 ALS 的进程发生改变时，辅助者可能需要改变动作控制选项和系统位置。辅助者可能还需要教授个体如何使用 AAC 系统进行社交。鲍尔、沙尔特和比克尔曼（Ball, Schardt, & Beukelman, 2005）调查了依靠 AAC 技术的 68 名 ALS 患者，他们身边都有一个主要的 AAC 辅助者。几乎所有的辅助者（96%）都是家庭成员，他们中大多数有着非技术的背景，只有 4% 是专业人员。

后期：调整与适应

后期开始于中期所推荐的 AAC 策略实施之后，并且持续至个体死亡。该阶段的目标是提供有效的沟通选项以适应不断变化的沟通需求、能力和居住情况。通常我们会鼓励 ALS 患者做出 AAC 决策，他们也确实做出了决策，这样他们在 SGD 策略中就不会做出什么改变。这也使得他们能够随着沟通需求和能力的变化，对信息和使用策略做出轻微的改变。

在 2004 年，鲍尔、比克尔曼和帕蒂报告了被陆续转诊至一个 ALS 诊所的 50 名 ALS 个体的 AAC 接受模式。在该研究中，96% 的人接受了 AAC 技术，其中立刻接受的为 90%，延迟接受的为 6%。只有 4%（即 2 名个体）完全拒绝了 AAC 技术。在 2007 年，鲍尔和安德森（Ball & Anderson）等人记录了 ALS 患者使用 AAC 的时间，并报告了那些发病于延髓（脑干）的个体平均使用 AAC 的时间是 23.1 个

月，而那些发病于脊髓的个体平均使用 AAC 的时间是 25.9 个月。注意该样本包括了那些选择和没有选择有创机械通气支持的 ALS 患者。机械通气（呼吸机或呼吸器）可以延长个体的寿命和使用 AAC 的时间。当然，有创通气也延长了 ALS 患者必须以有限的运动使用 AAC 选项的时间。在这个研究中，没有一位 ALS 患者在去世 2 个多月前中止使用 AAC 技术。家庭成员也报告了通常在生命的最后几周里，ALS 患者越来越依赖低技术选项（如目光链接、目光注视）或同伴辅助式扫描，以便与非常熟悉他们的人们共同构建信息。罗曼、郭、科乔拉和穆尔（Roman, Quach, Coggiola, & Moore, 2010）报告，ALS 患者觉得目光链接要比眼睛看向（e-tran）板或同伴辅助式扫描来得更快，因而也更偏爱使用目光链接。然而，一些 ALS 患者在他们生命的最后日子里仍然有能力也很渴望使用 SGD。

多发性硬化症

多发性硬化症（MS）是发生于中青年的最常见的神经病症。造成 MS 的原因未知。它是一种中枢神经系统的获得性、炎性脱髓鞘疾病（Yorkston et al., 2012）。病变分散于中枢神经系统，而位置因人而异。因此，症状模式也有不同，团队在做出 AAC 干预决策时必须考虑这一点。

> 在美国北部，MS 的发病率大约是 1/1000；而在南部，发病率是该数字的 1/3~1/2。所有个案中大约有 95% 发病于 10~50 岁，发病初始年龄的中位数是 27 岁。尽管 MS 被视为年轻人的一种疾病，初始诊断出现于 50~60 岁也并不罕见。发生的男女比例为 2:3（Yorkston et al., 2012）。从种族上说，MS 患者是白人的可能性高于是非裔美国人，是非裔美国人的可能性高于是亚洲人。

MS 的自然病程因人而异。然而，典型的复发-缓解型模式（relapsing-remitting pattern）开始于最初期，而该疾病渐进的形式在之后出现。年轻男性 MS 患者的平均预期寿命在发病后大约是 35 年。当患者是男性、发病年龄大于 35 岁，或者在发病初期出现了一种慢性的、渐进的模式（Yorkston et al., 2012）时，他们的预后更加糟糕。

沟通症状

构音障碍是与 MS 相关的最常见的沟通问题，但是对大量 MS 患者的研究表明构音障碍不是该疾病的一个普遍特征。达利、布朗和戈尔茨坦（Darley, Brown, & Goldstein, 1972）报告，在他们的 MS 患者的样本中有 41% 出现了对听者来说"基本上不正常"的整体言语表现。然而，当研究者使用一种自我报告策略时，这些个体中只有 23% 报告了"言语和/或沟通障碍"；因而，该样本中占很大比例的被试好像还没有意识到他们的言语问题的严重性。相较于使用自我报告的研究，言语语言病理学家在评定言语的充分性或对言语机制实施物理检查的研究中报告了更高的言语问题的发生率。哈特柳斯、鲁思马克和安德森（Hartelius, Runmarker, & Andersen, 2000）在一项群组研究中报告了 51% 的言语问题发生率，其中在 1950~1964 年间被诊断为 MS 的患者被平均跟踪了 37.5 年。

针对 MS 的 AAC 干预

只有相对较少的 MS 患者的言语问题已经严重到需要 AAC 系统。比克尔曼、克拉夫特和弗雷亚尔（Beukelman, Kraft, & Freal, 1985）报告，在对 656 名 MS 患者的调查中，有 4% 表明他们的沟通缺陷已经严重到陌生人无法理解他们的地步。

早期的干预

早期的活动通常涉及不包括传统 AAC 策略在内的辅助技术。因为 MS 的发病通常出现在生命的相对早期，MS 患者在首次出现症状时通常在接受教育或者已经就业了。症状的间歇性和进行性通常意味着 MS 患者不需要立即调整他们的生活方式，尽管一些有视力问题的人（这在 MS 患者身上是相当常见的）可能需要技术辅助以阅读计算机屏幕或具体的印刷材料。然而，一段时间之后，与口语沟通无关的缺陷经常会阻碍这些个体进入学校或者职场。例如，克拉夫特（1981）报告，胳膊和腿部痉挛是许多 MS 患者失业的一个重要原因。丧失平衡、丧失正常的膀胱控制以及疲劳也会给个体造成干扰（Ford, Trigwell, & Johnson, 1998）。此外，虚弱、痉挛、共济失调和震颤结合起来可能会干扰个体走路并使得个体有必要使用轮椅实现移动。

具体而言，团队可以通过放大字体或言语输出印刷信息为视力有问题的个体提供支持。有些个体难以操控键盘，团队需要为他们提供胳膊和手部的支持以及键盘辅助以减少非生成式运动模式的出现。（Yorkston & Beukelman, 2007）。特别是，Apple 和 Microsoft 计算机操作系统的使用特征对于视力和肢体使用受限的人是有帮助的。许多移动电子设备都具备记忆和组织支持功能，这对一些 MS 患者是有用的（Blake & Bodine, 2002）。

中期的干预

在中期，言语可理解度受限的个体需要自然言语的补偿式支持。字母表补充指的是识别说话者说出的每个单词的首字母。一般来说，通过字母补充，联结式言语的可理解度将得到大约 25% 的改善，而单个单词的可理解度有大约 10% 的改善（Hanson, Yorkston, & Beukelman, 2004）。

后期的干预

因 MS 而出现重度或极重度构音障碍的人们在后期无法使用自然言语来满足所有的沟通需求，因而需要沟通支持。然而，他们难以使用 AAC 支持，因为视力问题、痉挛、共济失调或意向震颤（intension tremor）会干扰这些人的 AAC 使用。因此，AAC 干预往往具有个别化的特征，它的确定取决于每个人的沟通需求和能力剖面图。

确定参与模式和沟通需求

因言语受损而需要 AAC 系统的 MS 患者，他们中大多数人受视力、疲劳、平衡等的限制，不再能够上学或就业（Yorkston et al., 2012）。因此，他们很少有与这些情境相关的沟通需求。此外，一些重度言语障碍个体需要的个人护理支持超出了他们的家庭能够提供的范围，他们可能生活在寄宿或护理中心，这可能会进一步限制他们的沟通需求。因而，尽管有些 MS 患者可能也需要书写方面的辅助，但许多 MS 患者的首要沟通需求与对话和护理相关。

评估特定能力

接下来，我们将描述在 AAC 干预之前需要评估的主要能力：认知、语言、感觉／知觉和动作。

认知技能

有关 MS 患者认知限制的文献记载很少，但超过一半的 MS 患者似乎明显表现出认知缺陷的症状（Rao, 1995; Yorkston et al., 2012）。人们普遍认为，认知变化是特定的而非整体的，并且是具有以下特征的亚皮层痴呆：（1）没有失语症；（2）在有着相对完好的编码和储存能力的情况下，记忆提取受损；（3）在接近正常的智力情境中概念推理受损；（4）信息加工时间变长；（5）包括漠然、抑郁或狂喜在内的人格紊乱。

语言技能

尽管构音障碍是与 MS 相关的最常见的沟通问题，但偶尔也有与 MS 相关的失语症的报道。一些针对 MS 患者的大型研究已经指出研究对象并没有出现失语症（Olmos-Lau, Ginsberg, & Geller, 1977）。然而，比克尔曼、克拉夫特和弗雷亚尔（1985）指出其他研究者报告 1%~3% 的 MS 患者出现了失语症。约克斯顿、克拉斯纳和斯旺森（Yorkston, Klasner, & Swanson, 2001）指出 MS 患者常常表示难以找到单词以及改变口头或书面表达。默多克和莱斯利恩（Murdock & Lethlean, 2000）评价了 60 名 MS 患者并报告了 4 个潜在亚群体：（1）具有广泛性语言障碍的人（2%）；（2）中度到重度语言障碍者（13%）；（3）轻度到中度语言障碍者（32%）；（4）具有正常语言能力的人（53%）。

感觉／知觉技能

视觉限制常见于 MS。事实上，35% 的 MS 患者的最初症状是视神经炎，即一只眼睛的中央视觉出现急性或亚急性损失而周边视觉不受影响（Wikstrom, Poser, & Ritter, 1980）。视神经炎最初经常表现为个体无法看见计算机屏幕上的文字或整体上无法阅读小字印刷材料。MS 的视觉限制在 AAC 干预情境下会造成特定的问题。许多 MS 患者无法使用视觉扫描排列；相反，他们可能需要采用本章后面提到的听觉扫描系统。大字体文本也是 MS 患者的常见需求，可以重复打字时选择的或从沟通界面中选择的字母和单词的合成式言语反馈也是 MS 患者所需的。例如，为一名 30 岁的 MS 女性患者设计的 AAC 系统由一个带有 2.5 厘米方块键的扩展式键盘和言语反馈组成（Honsinger, 1989）。

"（这是）我列出的清单：长期规划和责任……日常任务、计划；春季大扫除任务；外出过夜与旅行要携带的东西……个人护理计划；电话号码；从美国盲人和肢体障碍人士图书馆和盲人记录公司所借的书；两份物理治疗训练清单；朋友和之前客户的名字和电话号码；不经常联系的朋友和家人的名字和地址；日历；必须储存好的医疗和手术用品；以及我对患有进行性疾病后的生活的恐惧和忧虑。我的这些清单部分列在大张的盲文纸上，其他的则放在活页文件夹里。所有这些都记录在卡式录音带上。"（丹尼丝·卡鲁特，一名由 MS 致盲的女士，她这样描述她作为记忆辅助保存的清单，in Karuth, 1985, p.27）

动作技能

MS 患者的动作控制能力差异极大；因此，认真细致的动作评估是所有 AAC 干预的一个重要方面。根据费斯和同事们（2001）的研究，大约 1/3 的 MS 患者会遇到上肢的意向震颤，这种震颤通常出现在自主运动期间并且自主运动加剧了这种震颤。震颤经常会干扰个体对辅助技术界面的尝试使用，如键盘、计算机鼠标或开关。AAC 团队有时候能够找出一种方式来稳定所涉及的个体的身体部位，这样个体才能在没有过多震颤的情况下做出自主运动。有时候，AAC 团队可能需要将开关连接到个体的四肢或手上以便开关在震颤期间可以随着身体部位的移动而移动，但是仍需要将开关安在手指能够激活的位置。此外，提供动作过滤软件和支持多重界面的专门的应用也已开发出来（Feys et al., 2001）。

MS 的动作控制问题和视力障碍通常会交织在一起并严重限制 AAC 选项。例如，波特（Porter, 1989）描述了一项个体在生命行将结束时使用的 AAC 干预。该个体在视力和动作控制上都有困难，但是他学会了使用压力开关控制一个简单的呼叫蜂鸣器和听觉扫描系统，这个压力开关与他头部旁边的枕头相连。

使用限制

MS 的一些特征使得许多 AAC 干预变得复杂。首先，症状模式在个体间存在着极大的差异。尽管 MS 的临床进程遵循五个一般的渐进模式，但个体的表现可能是复杂的并会发生变化。很显然，为了适应这一可变性，团队可能需要调整 AAC 系统。其

次，如前所述，MS 常见的视力缺陷也增加了 AAC 干预的挑战性。再次，团队通常需要结合针对 MS 患者多重缺陷的应对措施实施 AAC 干预。最后，AAC 团队必须根据不断变化的症状模式将 AAC 干预和其他干预相协调。

吉兰－巴雷综合征

吉兰－巴雷综合征（GBS）起因于周边神经元髓鞘的进行性损伤和随后的再生。瘫痪从下肢往上发展，而最大的瘫痪通常在发病后 1~3 周里发生。随着髓鞘缓慢地再生，神经功能和相伴的肌肉力量逐渐恢复。通常，动作康复从头部和面部结构开始并逐渐向下完成。80%~85% 的 GBS 患者可以完全康复，没有任何残余的缺陷（National Institute of Neurological Disorders and Stroke, 2009）。在美国，每 10 万人中有 1~2 人会受到吉兰－巴雷综合征的影响，该病症在男性和女性中一样常见。对应的医疗处理包括呼吸支持、营养支持和免疫治疗。

沟通障碍

与 GBS 相关的虚弱造成弛缓型构音障碍，在许多情况下还会造成构音不全（anarthria；完全失去言语）。此外，对于严重的虚弱，个体通常需要接受口部插管或气管造口术（tracheostomy）以获得呼吸器支持。语言和认知通常不受影响。

干预阶段

GBS 不同的进程阶段需要不同类型的 AAC 支持，具体如下。

早期：退化阶段，言语的损失

如前所述，GBS 患者会在发病后的 1~3 周里出现最大限度的瘫痪。因为虚弱从下肢向上发展，诊断通常在言语变得有缺陷之前即可做出。然而，在诊断和严重言语缺陷出现之间通常只有很少的时间。GBS 患者通常在诊断之后就住院以便医疗人员可以监控其症状的发展并提供适当的支持与干预。作为团队的一部分，医疗人员应该监控这些个体的沟通缺陷以便在适当的时间提供 AAC 干预。

症状的发展在几周后就趋于稳定。那些需要 AAC 干预的人通常在这个阶段无法说话并只能靠呼

吸器呼吸。最初的 AAC 干预采用低技术选项，在这些选项中，团队应优先使用可靠的是 / 否系统，然后是眼睛看向或目光链接技术。AAC 团队应该开发沟通板，这些沟通板将会通过同伴辅助的视觉和听觉扫描、是 / 否支持以及目光链接或眼睛看向支持个体的需求。沟通板通常包括社交信息、与健康有关的信息以及用于信息构建的字母和数字。

中期：延长的失语、言语的自发式恢复

GBS 患者无法说话的时长因人而异。一些患者使用 AAC 系统和家人、朋友以及健康护理人员沟通的时间长达数周或数月之久。这些个体通常会持续地使用低技术策略；然而，对于知识渊博、训练有素的听者，电子化选项也可以适当地提供更大的独立性以及更少的依赖性。通常情况下，这些个体大量的动作缺陷要求他们通过眼睑或头部运动控制开关，进而使用 AAC 扫描系统。鉴于这些个体使用 AAC 的暂时性，大多数人学习通过字母拼写和提取有限的信息的方式进行沟通。

在该阶段后期，GBS 患者会从失语向功能性言语过渡。通常，这一转变要花几周或几个月。尽管肌肉力量恢复了言语机制，个体可能仍然要依靠呼吸器和气管造口管（tracheostomy tube）呼吸。一些个体觉得口型电子喉（oral-type electrolarynx）在这一点上非常有帮助。个体用头部开关控制电子喉的声音来源，想要说话时可以打开声音，想要聆听或休息时可以关掉声音。当口腔肌肉依然虚弱时，个体的发音可能不精确，言语的可理解度也会降低。一些个体觉得下面这个做法对他们大有帮助，他们首先用 AAC 系统建立沟通主题或情境，然后使用残余言语，并在必要的时候用 AAC 系统解决沟通问题。随着个体的恢复，医疗人员将移除呼吸器，而个体将能够重新独立地说话。通常情况下，个体不需要任何持续的自然言语干预。

后期：长期的残余动作言语障碍

前面提到，大约 85% 的 GBS 患者可以完全恢复动作控制能力；其余大约 15% 的人还存在虚弱情况，并且他们中只有少数人有长期的动作言语障碍（即构音障碍）。我们应通过适当的言语干预最大限度地提高这些人的自然言语的有效性。在目前的案例中，我们并未发现有哪位 GBS 患者需要长期的 AAC 支持。

加勒特、哈普、科斯特洛和弗里德－奥肯（Garrett, Happ, Costello, & Fried-Oken, 2007）为重症和急性监护中心的患者提供了关于 AAC 的精彩章节。这些内容对那些为处于中期的 GBS 患者的沟通提供支持的人们很有帮助。

帕金森疾病

帕金森疾病（PD）是一种由一系列动作症状组成的综合征，包括休息时的震颤、僵直、动作缺乏（即运动减少）和有缺陷的姿势反射。PD 是由基底神经节 [尤其是黑质（substantia nigra）] 和脑干的多巴胺能神经元的缺失所致。刚开始时的症状并不明显，以致许多个体最初都将之归因于正常老龄化的僵直和肌肉疼痛。通常直到出现休息状态时的震颤，个体才会就医（Yorkston et al., 2012）。

自 20 世纪 70 年代起，医学治疗已经极大地改变了 PD 的自然进程。在现有药物可用之前，约有 1/4 的 PD 患者在诊断后的最初 5 年里去世，80% 的个体会在 10 年甚至 14 年之后去世（Yorkston et al., 2010）。尽管左旋多巴胺（L- 多巴）和其他药物致死率的变化还不清楚，但是这些治疗肯定已经极大地改变了 PD 患者的生活方式。PD 患者在有药物的情况下能够更自由地移动、更独立地生活。正如有些 PD 患者接受了深度大脑刺激的干预，有些 PD 患者也开始接受手术治疗。

要了解有关医学和手术干预的更具体的讨论，请参见约克斯顿等人（2012）的研究内容。PD 的药理管理在不断改变。读者们也可以访问马约（Mayo）诊所的网站以了解有关药物和手术管理的一般信息，访问全美神经障碍和中风协会（National Institute of Neurological Disorders and Stroke）的网站以了解临床试验的信息。

应该要指出的是，在撰写本章的时候，药理、手术和深度大脑刺激干预对 PD 患者的言语表现的影响是不一致的并且在一定程度上是有限的。在该障碍的后期，患者对药物的反应性降低；因而，在需要 AAC 干预期间，病症可能难以通过药理得到管理。

帕金森病（不包括药物诱发的案例）的平均年发病率是每 10 万人里有 18.2 个案例。据估计，出现

率为每 10 万人里有 66~187 个案例，男女发病率没有任何显著的差异。在 64 岁以上人群里发病率急剧增加，最高发病年龄在 75~84 岁之间。被诊断患有 PD 时的年龄有增加的趋势。（Yorkston et al., 2010）

尽管药理治疗能极大地改善许多 PD 患者的表现，但药物的一些副作用会干扰 AAC 方法的使用。可能由于药物吸收和多巴胺感受器应答性上的差异，动作反应（也被称为开 - 关反应）存在个体间差异。一些接受长期治疗的个体还会出现干扰功能性活动的非自主运动。这些非自主运动可能会造成情感上的痛苦。

沟通症状

构音障碍常见于 PD。研究者对 230 名 PD 患者进行调查，发现这些个体中有 70% 的人报告他们的言语和声音比发病前更差（Hartelius & Svensson, 1994）。约克斯顿等人（2012）和达菲（2005）具体地描述了 PD 患者的言语症状。通常，病症包括音高变化的减少、整体音量的降低和所有实现重音和强调的发声参数的减少；发声不准确并且生成的速率也不稳定；嗓音通常是沙哑的，有时候还带有呼吸声。

然而，PD 患者的言语障碍并不一致。有些人的话很难听懂，主要是因为他们说得过快。他们的说话速率可能超过了那些正常说话者的速率，或者超过了对于动作控制障碍个体来说最优的速率。有些说话者难以被理解，那是因为他们说话的强度或音量降低了。还有些人说话时，他们的发声器官运动有限，从而难以生成准确的言语声音。随着 PD 的发展，许多说话者出现了这些言语模式的组合。

临床观察发现，言语变得越来越难以理解，这是一个渐进的过程。大多数 PD 患者都还能或多或少地使用自然言语沟通。因此，当他们使用 AAC 技术时，这些技术便构成了包含自然言语在内的多元模式沟通系统的一部分。

"我能够将想法和观点组成单词和句子，但无法将它们转化成清晰的语言。我的唇、舌头和下巴肌肉根本不配合。但我努力冲破这些阻碍，小心翼翼地说出的单词可以被听到，但并非总是能够被理解。尽管我尽了最大的努力，但我还是无法调整我的言语以反映我的思想状态。我无法'眉飞色舞'，也无法'抑扬顿挫'，我的脸看起来一点表情也没有。就

像没有抹油彩的埃米特·凯莉（Emmett Kelly），我经常从外表上看起来很伤心，而实际上内心在微笑，或者至少在傻笑。"[迈克尔·J. 福克斯，在《幸运的男人》（Lucky Man）一书中描述他的 PD 症状（Fox, 2002）]

干预阶段

尽管已有文献综述（Spencer, Yorkston, & Duffy, 2003; Yorkston, Spencer, & Duffy, 2003）很好地描述了行为干预对 PD 患者言语的改善，但接下来我们仍将重点介绍针对言语问题发展早、中和后期的 AAC 干预。要获得有关应对 PD 构音障碍更全面的信息，请参见约克斯顿等人（2012）的研究内容。

早期干预

通常情况下，患者在早期并不需要 AAC 支持。然而，一些 PD 患者可能会在就业、使用网络和休闲方面需要计算机控制上的辅助。目前就有一个针对 PD 患者的网络训练项目（Stewart, Worrall, Egan, & Oxenham, 2004）。早期快结束时，PD 患者经常会完成李·西尔弗曼语音干预（Lee Silverman Voice Treatment）的学习以便学会如何随着 PD 的发展维持言语表现。在动作言语障碍领域的练习指导原则（Yorkston, Spencer, & Duffy, 2003）记录了该行为干预对 PD 患者的有效性。

中期干预

在中期，患者可能需要辅助技术和 AAC 支持以补充自然言语。一些需要控制说话速率的 PD 患者往往会使用延迟式听觉反馈。这一便携式技术可以将言语延迟几分之一秒，从而减慢个体的说话速率。许多报告记录了该技术在运动减少性构音障碍上的成功应用（Adams, 1994; 1997; Downie, Low, & Lindsay, 1981; Hanson & Metter, 1983）。大约 8% 的 PD 患者会从延迟式听觉反馈中受益；然而，我们很难预测谁将会成功，因此需要实施试验式干预以确定该干预是否将会有效。

在这个阶段，一些 PD 患者可以从便携式发声放大器中受益。那些有着一致发声但是音量水平下降的人们是最佳的潜在使用对象。放大不会让那些无法发声的人们受益。

后期干预

一些无法通过残余的自然言语满足沟通需求的 PD 患者选择依靠 AAC 策略解决沟通失败、完成在不利的场合里的沟通，甚至对于他们中的一些人，大部分信息的沟通都是通过 AAC 策略完成的。通常，他们通过字母拼写使用言语合成输出功能。在撰写本文时，带有 AAC 应用的移动技术正在变得可用，但是几乎没有关于 PD 患者使用该技术的信息。

确定参与模式和沟通需求

PD 患者的沟通需求取决于两个主要因素。许多 PD 患者都是老年人，而且大多数已经退休了。因此，他们的沟通需求首先反映了他们退休后的社交环境。此外，PD 患者的肢体障碍的情况也因人而异。一些人的肢体障碍非常严重，以致他们需要照护者或家庭成员提供大量的肢体辅助。所需要的辅助水平会极大地影响个体的沟通需求。

评估特定的能力

接下来，我们将描述在针对 PD 患者进行 AAC 干预之前需要评估的主要能力：认知/语言、感觉/知觉和动作。

认知／语言技能

PD 患者在生命后期才会出现残疾，因而他们通常已经具备了正常的语言技能。因此，他们可以在大多数 AAC 干预所要求的水平上拼写和阅读。痴呆是否是 PD 的一个特征是一个存在争议的问题（Bayles et al., 1996）。在测验期间，评估者发现有些个体有着特定的记忆缺陷，有些个体抱怨自己解决问题的速度变慢了。AAC 团队必须考虑这些认知限制是否可能干扰 AAC 干预。团队可以提供额外的教学和练习以帮助个体克服学习或记忆上的困难。

感觉／知觉技能

感觉功能上的困扰通常不会干扰 PD 患者的 AAC 干预。

动作技能

如前所述，临床报告描述了已经成功地使用直接选择的 AAC 技术的人们，如字母表板。由于有关 PD 说话者 AAC 干预的研究记录较少，因此可能

影响这些 AAC 干预的动作控制问题并没有得到很好的记录。因而，AAC 团队可能需要考虑一些潜在的动作控制问题。受与 PD 相关的僵直的影响，许多个体运动的范围和速度已经减少了。对于这些个体，AAC 团队需要减少选择界面（如一个字母表板面）的大小。有些个体会出现大量的震颤，尤其在他们休息时，这些震颤通常更为严重。如果他们可以将双手稳定在沟通板或设备的表面上，震颤就可以得到抑制。如果个体使用的技术需要用到键盘，那么锁屏就能派上用场。有些个体在服用控制帕金森症状的药物后会出现副作用，即运动机能亢奋（过度的运动）。这些过度的运动可能会干扰一些 AAC 选项所需的精细动作控制。

"写字过小症（micrographia），准确来说，就是它听起来的那样——极小的书写……没有药物的话，我写出来的字就会极小。再加上我的胳膊就像被锁住了一样，总是顽固地拒绝以顺畅的、侧向的、从左到右的方式移动，结果是写出一行断断续续、潦草不堪的小字。"[迈可尔·J. 福克斯，在《幸运的男人》（*Lucky Man*）一书中描述了他的 PD 症状（Fox, 2002）]

使用限制

两类限制通常是与针对 PD 患者的 AAC 干预相关的。首先，因为大多数 PD 患者在一定程度上能够说话，他们可能会对 AAC 干预表现出一定的抗拒。一些人可能会将他们的沟通失败归咎于他们的听众，即使事实并非如此。沟通同伴需要积极地鼓励这些个体使用 AAC 技术。其次，许多 PD 患者是老年人，其配偶和朋友也都处于这一年龄段。因此，这些听众的听觉限制可能也阻碍了有效沟通。

脑干中风

对脑干下方血液循环造成干扰的中风（即脑血管意外）经常会导致严重的构音障碍或构音不全（即无法生成言语）。因为脑干包含所有颅神经的细胞核，这些细胞核激活面部、嘴部和喉部的肌肉，该脑区受损可能会阻碍对这些肌肉进行自主或条件反射的控制，或者导致相应能力的下降。由于通过脊神经激活躯干和四肢的神经管也穿过脑干，因此对脑干的严重损伤可能会损害对四肢的动作控制以及面部和嘴部的动作控制。

沟通症状

与脑干中风相关的沟通症状根据脑干受损程度的不同而有极大的不同。一些人有构音障碍，但是可以通过言语沟通部分或全部的信息。由于受损的是颅神经的神经细胞核，这些个体会出现弛缓型构音障碍。除了出现松弛之外，有些个体可能还会出现明显的痉挛。许多脑干中风的人由于缺陷严重而无法说话。他们中几乎所有人最初都需要 AAC 支持。只有大约 25% 的人能恢复一些功能性言语，其余的人则在生命余下的时间里都需要 AAC 支持（Culp, Beukelman, & Fager, 2007）。

确定参与模式和沟通需求

有关医疗和生活方式的问题会影响脑干中风患者的沟通需求及沟通障碍的程度。在脑干中风之后，个体可能需要广泛的个人和医疗护理，这取决于中风的严重性和随后的健康情况。脑干中风幸存者通常无法工作。一些人可以在家接受照顾，其他人则可能生活在从独立住所到护理看护中心等支持程度不同的环境中。脑干中风患者通常保持着了解周边世界的能力并能组织信息以交换信息和实现社交亲密。因而，他们可能有着广泛的沟通需求。

干预阶段

通常，针对脑干中风患者的干预分为三个阶段（Culp et al., 2007）。

早期

一旦个体进入康复医院或长期护理机构接受转介，干预的早期就开始了。该阶段的目标是帮助个体以功能性的是/否模式做出反应和使用呼叫系统。在该阶段的早期，我们通常必须考虑个体在医疗、注意力和疲劳上的问题。沟通同伴必须意识到，个体以是/否模式做出反应的准确性会受到疲劳的影响（参见 Beukelman, Garrett, & Yorkston, 2007 中的表 3.5 和 3.6）。重要的是，所有的沟通同伴都应该采用同一套是/否反应策略，例如，眼睛朝上表示是，而眼睛朝下表示否。我们可以通过在个体的房间里、轮椅上等处张贴特定的策略实现对护理和治疗人员以及家庭成员的有效指导。如果采用的是是/否反应策略，常见的做法是将一般的护理需求问题以是/否的形式张贴出来，以便沟通同伴记得使用该形式而不是其他的形式，如填空、是什么或者为什么这样的问题形式。

在该阶段的后期，脑干受损的个体学会使用一种或多种低技术沟通技术进行功能性沟通（Culp et al., 2007）。个体可以根据自己的能力和偏好选择目光链接、目光注视或同伴辅助式扫描策略（参见 Buekelman, Garrett, & Yorkston, 2007 中的表 3.7 和 3.8）。选择哪一种策略取决于个体使用这种策略进行沟通的准确性以及沟通同伴实施该策略的意愿和能力。通常，在这个阶段个体开始学会从沟通同伴提供的特定信息、单词或字母（用于字母拼写）中做出选择。

中期：选择 AAC 技术

当脑干中风患者及其重要决策者接受了这样一个事实时，即因为患者的自然言语不能充分恢复以满足其沟通需求，他/她将需要一项长期的 AAC 选项，中期这个阶段就开始了。一些人反对这一做法，因为他们觉得接受 AAC 技术便意味着他们将要放弃恢复自然言语。必须要向他们保证，如果自然言语恢复，所有的相关人员都会很开心，但在此之前，沟通需求必须得到满足。

在该阶段，我们需要对脑干中风患者进行正式的 AAC 评估以了解其沟通需求和残余能力，并根据这些特征选择可能适合的 AAC 选项。然后，我们要向患者介绍这些选项，并在最终购买 AAC 技术之前完成试用。

能力评估包括认知、语言、感觉/知觉和动作方面。如果中风只涉及脑干，预期不会伴有认知限制。如果中风向上蔓延到大脑，或者伴随某种更为广泛的医学病症，该病症干扰了大脑的供氧机制，这便可能导致各种各样的认知缺陷。因此，我们需要对每个个体进行评估。

如果脑干中风不影响与语言功能相关的皮层或亚皮层结构，语言技能就不会受到损害。因而，脑干中风患者的语言表现通常不会出现变化。

高位脑干中风可能会影响颅神经细胞核，这些细胞核控制眼睛和眼睑运动的肌肉，而中位或低位的脑干中风可能不会损害这些肌肉。因而，视觉功能可能会受损，也可能不会受损。在任何一种情况下，脑干中风通常不损害听力但经常会损伤触觉和位置感觉。

在脑干中风后出现重度构音障碍或构音不全的人通常会出现肢体运动控制和言语机制方面的问题。AAC 专家报告了有动作控制问题的个体使用眼睛看向或头部点指作为替代模式。例如，比克尔曼、克拉夫特和弗雷亚尔（Beukelman, Kraft, & Freal, 1985）对 2 名脑干中风患者进行了个案研究，这 2 名患者借助安装在眼镜上的光学指示器（optical pointers）成功地使用了电子化 AAC 系统。因为医疗需要，这 2 名个体都需要卧床很长时间，并且需要学习坐在轮椅里以及仰卧时操作 AAC 系统。AAC 团队设计了特殊的安装系统以支持他们卧床时使用设备。

后期：在日常生活中实施 AAC 技术

AAC 团队一旦获得了为脑干中风患者所选择的 AAC 技术，就要在安装和使用、信息准备和信息输出等方面为个体进行优化。接下来就是一段时期的密集教学和练习以帮助个体学会操作该技术。当然，团队也需要对 AAC 辅助者进行教学，以便他们可以提供适当的支持。最后，AAC 使用者需要利用该技术发展社交能力以便在不同情境中与各类沟通同伴进行有效的沟通。

恢复自然言语的干预阶段

如前所述，有些脑干中风患者需要 AAC 以满足其在中风之后即时的和长期的沟通需求；有些患者则通过恢复自然言语满足部分或全部的沟通需求。对于那些试图恢复自然言语的个体，我们可以实施以下干预阶段。

阶段 1：没有任何有用的言语

前面已有过讨论，即许多脑干中风患者在恢复的急性和早期康复阶段有一段时间必须依赖 AAC。在试图恢复言语的过程中，这些个体通常专注于言语亚系统。

阶段 2：重新建立针对言语的亚系统控制

在该阶段，由于脑干中风而无法说话的人们在继续使用 AAC 系统进行沟通互动的同时，会系统地形成对呼吸、发音（嗓音）、腭咽和发声等亚系统的自主控制。因为虚弱是脑干中风的一种主导症状，在该阶段的干预包括在类言语行为和言语行为阶段增强亚系统的肌肉以及协调这些亚系统的动作。在该

阶段早期，个体绝大部分的沟通互动都会用到 AAC 系统；然而，在该阶段后期，个体会通过自然言语传递越来越多的信息。（要想全面了解这些干预策略，请参见 Yorkston, Beukelman, Strand, & Hakel, 2010）

阶段 3：独立地使用自然言语

在该阶段，言语干预的重点是言语的可理解度，目标是通过自然言语满足个体所有的沟通需求。我们已经与几个在该阶段早期使用字母表补充法的说话者合作过。他们从一开始只能依靠 AAC 解决沟通问题，到最后，尽管他们书写仍然困难或者仍然需要使用 AAC，但在沟通互动中 AAC 变得不是必需的。

阶段 4：使言语的自然度和效率达到最大限度

到这个阶段为止，脑干中风患者将不再需要 AAC 系统。个体的目标是通过学习使用适当的呼吸群和压力模式，尽可能自然地说话。

阶段 5：言语恢复到无法识破的程度

很少有脑干中风患者能恢复正常的言语模式。

闭锁综合征

与脑干中风密切相关的是闭锁综合征（locked-in syndrome, LIS），也被称作侧脑桥综合征（ventral pontine syndrome），它会造成有意识的四肢瘫痪状态，在该状态下，个体仅有的自主运动包括纵向的眼睛运动以及可能的眨眼。出现这类症状的原因通常是基底动脉中风（阻塞或溢血）、肿瘤或者造成脑桥上部损伤或偶尔也会造成中脑损伤的创伤。在一项针对 29 名 LIS 患者的追踪研究中，卡茨、黑格、克拉克和迪保拉（Katz, Haig, Clark, & Dipaola, 1992）报告了 5 年存活率是 85%，而存活时间从 2~18 年不等。尽管这些个体中有 1 名能够持续地发出单个单词，4 名可以偶尔说出单个单词，但他们中没有一个人恢复了以完整句子说话的能力，他们都需要使用低技术和高技术的 AAC 策略。

在另一项后续研究中，卡尔普和莱特卡尔（Culp & Ladtkow, 1992）对 16 名 LIS 患者进行了至少 1 年的跟踪。这些个体中有 15 名在中风后出现 LIS，1 名个体在枕骨区域受到打击之后出现 LIS。所有人都没有活动能力，而将近一半的患者出现了视觉问题，这些问题干扰了针对他们的 AAC 干预。8 名个体最终

恢复了足够的视力和动作技能以使用直接选择策略，而 9 名个体使用的是扫描策略。16 名个体中有 13 名选择高技术的 AAC 系统。

最后，瑟德霍尔姆、梅南德和阿拉兰塔跟踪了 17 名 LIS 患者的 AAC 使用情况（Soderholm, Meinander, & Alaranta, 2001）。平均而言，这些个体接受了 3~4 个月的康复治疗，其间，他们开始使用基于电脑的 AAC 系统。开关使用部位包括头、嘴巴、手指和双手。他们在沟通、上网、收发电子邮件、书写、打电话、玩游戏以及完成工作任务等情境中都使用了 AAC 技术。多年来，随着这些个体的能力、生活状况和个人角色的变化，AAC 干预也在不断发展。最终，17 名个体里有 2 名恢复了言语能力并将之作为首选的沟通方式。

在 1997 年，让-多米尼克·博比（Jean-Dominique Bauby），一名患有 LIS 的法国男人，完成了《潜水钟与蝴蝶》（Le Scaphandre et le Papillon）这本书。博比在 1995 年中风后需要呼吸器辅助呼吸并且通过胃管进食；除了眨眼之外，他都不能动弹。他在一名助理的帮助下写了这本书，这名助理反复背诵法语中根据字母使用频率排列的字母表。博比用眨眼的方式向他的助理表明要使用哪些字母拼写单词。在书的最后，博比问道："在这个宇宙里有没有一把钥匙可以将我的气泡解开呢？有没有一种货币足以购买我的自由？我得去别的地方看看。我打算去那里。"（Bauby, 1997, 131–132）。写完不到 72 小时，博比就去世了。

结论

有些个体的重度沟通障碍是由后天肢体缺陷引起的，针对这些人的 AAC 干预受到了许多因素的影响。首先，与肢体缺陷相关的疾病、病症和综合征通常需要密切的医疗监控。因此，与医疗人员频繁的、具体的和准确的沟通是必需的。

其次，后天肢体缺陷患者的医疗和肢体状况可能影响他们的能力水平。因为这些个体很容易出现疲劳，干预人员应该为他们提供即便他们累了也可以控制的 AAC 系统。此外，这些个体对药物的反应也可能不同。例如，PD 患者可能会表现出不同的肢体能力，这取决于他们的药物治疗方案。有肢体缺陷的人们可能更容易受感染和呼吸障碍（两种疾病都会限制肢体耐力）等健康问题的影响。

最后，由于后天肢体缺陷而出现重度沟通障碍的人们经常在行走、物品操作、进食和吞咽等领域也会出现障碍。他们的沟通需求通常受这些障碍的性质和严重性的影响。为了获得适当的服务，他们必须请求辅助、引导照顾者和护理人员并且与其障碍所涉及的专业人员进行互动。因而，AAC 团队必须根据个体的情况制订干预计划以帮助个体适应其他辅助技术，如动力轮椅、电子控制床和呼吸支持器械。

电子邮件、电子聊天室、封闭式电子邮件列表和网站等电子化沟通选项为使用高技术 AAC 系统的人们提供了重要的额外沟通选项。这些电子化沟通选项的一些特征让使用 AAC 沟通的人们感到相当舒适。例如，信息的离线准备使得信息准备速率较慢的人们在此过程中可以根据需要使用尽可能多的时间。个体也可以根据自己的时间选择使用电子化沟通选项。

问题

14.1　你的叔叔最近被诊断患有 ALS。他在余生中维持功能性言语的概率有多大？

14.2　你的阿姨已经被诊断为脊髓型而非延髓型（脑干）ALS。该诊断可能会如何影响她的行走、进食和说话？

14.3　ALS 患者身上有哪种言语特征最能预测他们需要及时进行 AAC 评估？脊髓型和延髓型 ALS 的诊断是否会影响该预测指标的有效性？

14.4　什么是 AAC 辅助者？是不是大多数依靠 AAC 的 ALS 患者都需要 AAC 辅助者？通常是谁为 ALS 患者充当辅助者的角色？

14.5　针对 ALS 的早期、中期和后期，AAC 干预的目标有何不同？

14.6　你的邻居已经被诊断患有 PD。他问他是否将需要"一种会说话的机器"，你会告诉他什么？

14.7　脑干中风患者需要长期的 AAC 支持的比例是多少？

14.8　对脑干中风患者进行早期 AAC 干预的目标是什么？

14.9　闭锁综合征这个术语是什么意思？该综合征对沟通选项有什么影响？

14.10　你的哥哥已经被诊断患有多发性硬化症。你认为他会在生命的某个时刻需要 AAC 吗？

第 15 章　患有重度失语症和言语失用症的成人

凯瑟琳·L. 加勒特和乔安妮·P. 拉斯克

失语症是一种由脑损伤造成的理解和组织语言的能力缺陷。在美国有 100 多万人患有失语症（National Institute on Deafness and Other Communication Disorders, 2008）。尽管这大约相当于 300 个美国人里就有 1 个人患有这种病症，但大众对此并不熟悉。在每年大约 8 万名失语症患者中，大多数是由于左半脑的脑血管意外（cerebrovascular accident, CVA 或者中风）而失语；也有些患者的失语症是由意外、肿瘤或者诸如脑膜炎或癫痫这样的疾病造成的脑损伤引起的。大多数失语症患者都是在 60 岁之后患病，因此沟通都不曾存在困难。然而，许多儿童与年纪轻一些的成人是在学龄或工作的黄金时期出现失语症的。

在失语症中，沟通所需的神经步骤的顺序可能会在任何时刻被打断，无论是在理解他人说话还是创造思想，无论是提取单词和句子结构还是执行动作运动来说话。患者理解和操作符号（单词、字母、声音、数字、图片）不准确或缓慢，反过来影响了许多对于工业化文化中的人们来说无处不在的活动，如阅读、写作、计算、使用电子邮件、使用电子设备和 ATM 机、在拥挤或嘈杂的街道聆听、订购实物物品、面对面或通过电话询问和回答问题，等等。有些失语症患者的智力相对完好；有些患者的加工速度、注意力、记忆力、执行功能和 / 或问题解决能力均有所下降，这些并不完全是由语言的损失造成的（Christensen & Wright, 2010; Erickson, Goldinger, & LaPointe, 1996; Helm-Estabrooks, 2002; Murray, Holland, & Beeson, 1997; Nicholas, Sinotte, & Helm-Estabrooks, 2011; Wright & Shisler, 2005）。

许多失语症患者会在发病之后的很长一段时间内不断改善自己的沟通、认知和语言技能（Jungblut, Suchanek, & Gerhard, 2009; Rijntjes, 2006）。然而，许多人仍无法像发病之前那样进行高效或有效的沟通。即便有些患者重新获得了自然言语，他们的语言也经常显得笨拙而费力，无法像过去那样迅捷、自动化、无意识，也无法应对在与其他人沟通时不断出现的挑战。更为迫切的是，高达 40% 的失语症患者将会经历跨模式的严重慢性语言缺陷（Collins, 1986; Helm-Estabrooks, 1984; Kurland et al., 2004; Martin et al., 2009）。

失语症是一种复杂的障碍，针对这种障碍，直接的、整体的治疗方法很难见效。在恢复的早期，言语语言病理学家应该帮助那些失语症患者尽可能快速地重新建立有意义的沟通。AAC 策略（尤其是同伴辅助式 AAC 策略，参见下一部分）在这个时期通常很管用，如果患者的自然语言恢复缓慢和 / 或理解有严重缺陷，他们就更需要 AAC 策略。在康复期间，干预人员开始确定个体是否有可能重新获得自然言语和功能性理解。在该阶段干预人员经常使用恢复式治疗方法。然而，随着个体转衔至家庭健康、门诊或长期护理阶段，如果失语症持续限制个体参与重要生活活动的能力，干预人员就有必要实施 AAC 策略和干预。

针对失语症的 AAC 干预

在我们看来，AAC 策略在本质上是意义的外在表征。失语症患者必须借助"在他们头脑之外"的信息支持，因为他们不能再利用记忆、联结和语言的自动化网络，而这些网络使他们在发病前可以用最少努力进行沟通。AAC 也是一组宽泛的高技术和低技术支持的集合，它们可以服务于失语症患者的许多功能需求，诸如：（1）促进有听觉理解缺陷个体的理解；（2）提供表达偏好、需求或基本个人信息的方式；（3）作为更复杂主题的单词或短语库；（4）作为一种生成口头和书面语言的综合性工具；或者（5）提供一种特定的策略，帮助个体能够更独立地参与重要的生活活动。

针对失语症的 AAC 方法通常包括多元模式沟通策略。通常，除了使用意义得到外在表征的信息或 AAC，我们也鼓励患有失语症的沟通者使用自然沟通模式，如残余的言语、手势和书写。此外，在针对失语症的 AAC 方法中，沟通同伴被视作关键贡献者。

为了辅助制订针对重度失语症个体的沟通干预计划，加勒特和比克尔曼（1992; 1998）最初开发了一种分类系统；2005 年，本章的作者们对其进行了修订，之后拉斯克、加勒特和福克斯（2007）又对其进行了具体讨论。该系统区分了能够学会用 AAC 策略独立地沟通的个体和在同伴辅助的情境中表现最佳的个体。针对这两个群体，根据沟通者最优的参与水平、沟通需求或特定的认知－语言能力，干预人员采用不同的 AAC 干预。干预人员可以参考比克尔曼、加勒特和约克斯顿（2007）中的表 6.1 和《AAC-失语症沟通类别核查表》（AAC-Aphasia Categories of Communicators Checklist）描绘每个沟通者类别和亚类别的特征。

我们按照认知和语言能力、独立性和需求的递升层级对沟通者做出了以下划分。临床人员在设计干预的时候可以将这一划分作为一个粗略的指导。然而，应该指出的是，不管沟通者属于哪一类别，每一个类别对应的所有策略在不同时间都可能有用。失语症的间歇性和沟通的动态性质要求临床工作者和沟通者都应具有灵活性。

依赖同伴的患有失语症的 AAC 沟通者

一些患有失语症的沟通者总是需要他们的沟通同伴在高度熟悉的情境里管理信息需求并提供沟通选择（Kagan, 1998; 2001）。我们按照沟通能力由低到高的层级描述三类依赖同伴的 AAC 沟通者以及相应的干预目标和策略。

新兴的 AAC 沟通者

由单个大型脑血管意外、多重脑血管意外、创伤或脑病造成的广泛性脑损伤将导致新兴的 AAC 沟通者（emerging AAC communicators）出现极重度跨模式认知－语言障碍。这种病症通常被贴上"完全性失语症"（global aphasia）的标签，或者被误认作痴呆。通常，由于唤醒和理解能力减弱，这些人在急性医疗环境中不能对医生或言语语言病理学家的初步筛查问题做出适当的回应。其中许多人只接受了少量康复甚至没有接受康复就被送往长期的护理机构。如果同伴采取略微不同的沟通方式以及采

取不同的方式吸引他们的注意力，他们中有些人能够立即做出回应。有些人可能在数月之后出现注意力增强，这时我们可以考虑给予额外的治疗。少数人可能最终会达到更为高级的沟通水平，甚至会出现一些言语、功能性手势或使用中等复杂的 AAC 策略。

新兴的 AAC 沟通者在说话、使用符号以及对交谈输入做出回应方面有极大的困难。言语的失用症（即动作计划和排序上的失败导致的言语生成错误）可能是极重度的并且可能涉及动作计划系统的所有方面——口部动作、喉、言语、手势，甚至呼吸。患有该病症的个体很少有目的地进行沟通；甚至基本的非口语信号，如点指、点头，也很少出现。他们很难将常见物品的照片或线条图与对应的指示物联系起来，因此提供预制的图片－符号书来帮助他们提出要求和需求这种方法可能行不通。他们可能不能立即参与失语症康复训练的普通语言治疗项目。例如，这些个体在一个刺激式治疗时段里回答一系列无关的是/否问题时，通常不会回应或者只会含含糊糊地点头。相较于参与高度语言化的问答任务（Garrett & Huth, 2002; Ho, Weiss, Garrett, & Lloyd, 2005），语言能力如此有限的沟通者最初可能更受益于参与诱发基本指示（referential）技能的情境活动，例如，点指来请求一个东西、朝一个共同重要的东西看去（如窗外的暴风雪）。

低技术 AAC 策略通过允许个体在诸如穿衣服等熟悉的日常活动情境中做出实物表征的基本选择辅助新兴的 AAC 沟通者理解和控制他们的个人环境。例如，治疗师或照顾者可以指着日历讨论季节或天气，然后指向几件衣服。在确保新兴 AAC 沟通者已经在视觉上关注了衣服之后，同伴可以以缓慢的节奏口头说出选择，鼓励个体通过点头、发声、够物或面部表情上的改变做出选择或表示偏好。

为了鼓励失语症患者参与熟悉的社交活动，例如，为一名家庭成员选择礼物项目，治疗师、照顾者或家庭成员可以首先呈现想要礼物的人的照片，并使用道具（例如，对于生日，呈现日历和生日卡片）讨论这件事。然后，在提出选择问题之前，同伴可以鼓励重度失语症患者看以简化目录呈现的礼物图片（即图片被剪下来并粘贴在空白纸上，再用胶带将其粘贴在真的目录里面），并在适当的时候翻

页。在选择了一个礼物或者对一个礼物表现出偏好之后，如果适当，患者也可以对礼物的成本或颜色做出选择。同伴也应鼓励沟通者"确认"想要的选择，以便学会做出"是"和"否"等语言反应。

　　干预策略　对新兴 AAC 沟通者的治疗应注重发展以下基本沟通技能：轮流、用实物或照片做选择的能力、指示技能以及表示同意与拒绝的清晰信号（在用语言表达"是"和"否"前的先兆）。此外，在日常活动中提供做选择的机会并强化沟通者反应的教学也可以使同伴受益。表 15.1 列出了针对新兴 AAC 沟通者及其沟通同伴的适当干预目标。

　　个案与治疗成果　以下个案研究提供了 AAC 干预的一个例子，并描绘了针对新兴 AAC 沟通者可能的治疗成果。

　　詹姆斯是一名在《西方失语症系列测验》（Western Aphasia Battery）（Kertesz, 1982, 2006）上有着 6/100 的失语症商数的个体，符合新兴 AAC 沟通者的形象。他在 51 岁时不幸患上了大型出血型左侧脑血管意外。他在一家急性护理机构里住了很长时间，后来又住过几家康复机构。但他看待生活很积极，妻子对他也很关心、体贴。在一所大学门诊部接受评估之前的 10 年里，詹姆斯经历了多次肺炎和

其他二级疾病。在那个时候，詹姆斯的口语表达单一、刻板，说起话来都是"哇啦哇啦"的，并伴随不同的语调模式和面部表情。他通常不会点指他想要的物品。极重度的四肢失用症妨碍了他产生任何符号手势的能力。詹姆斯很难注意沟通同伴，并且没有任何能力识别或使用二维符号作为一种替代沟通方式。

　　在治疗的早期，詹姆斯被鼓励去聆听临床工作人员，克制自己出现口头禅，并且关注该工作人员向治疗组的其他服务对象或者与普遍熟悉的新闻事件相联系的照片里的元素发出的指向性沟通（点指）。他也学会了从视觉上关注呈现在一个功能性活动情境里的选择（最初是物品，接着是照片）（见图 15.1）。接下来，他被鼓励在一个中断的常规活动中通过够取或点指选择一个选项。例如，在煮咖啡的时候，临床工作人员完成活动的一个步骤（把咖啡壶放在桌子上），然后停下来，让詹姆斯选择杯子或叉子。当詹姆斯够取一个物品、对一个物品表现出偏好或者拒绝一个物品时，她会通过口语提供依联反馈以帮助他理解他的沟通努力传递出的含义。詹姆斯最终学会了通过点指照片或线条图选择他最喜欢的活动（如聆听弗兰克·西纳特拉、玩牌或玩 bingo，或者观看老电影），

表 15.1　新兴 AAC 沟通者：干预目标与策略

沟通者策略	同伴策略
在日常活动中通过点指或够物选择项目以满足需求。	开发情境式常规活动、生活活动和机会，以便个体可以使用做选择、轮流、指示、接受和拒绝技能（如根据服装选择指甲油、从目录中为配偶选择礼物）。
在与对方一起回忆时通过点指或做适当的面部表情表明他/她对相册里哪些照片有印象。	制作简单的剪贴簿或相册（每页有一到两张重要生活事件的图片，并带有关键词标签）。
在功能性活动中选择偏好的项目（如从目录中订购花园种子；选择咖啡、茶或热巧克力）。	促进个体参与简单的、适合年龄的游戏（如井字游戏、战争）和活动（如接受或拒绝在 Craigslist 上出售的古董）。
轮流参与熟悉的视觉活动（如井字游戏、战争）。	为沟通者的指示、共同注意、肯定和拒绝信号提供依联反馈（例如，"哦，你正在看着红色指甲油……那么那就是你想要的！"）。
在做选择的活动期间对偏好的项目发出一致的肯定/同意（点头）信号。	使用扩大式输入策略：通过点指、打手势或画出关键的对话点辅助新兴 AAC 沟通者对听觉信息的理解。
在做选择活动期间对不喜欢的项目发出一致的拒绝信号（推开、摇头）。	在做选择的常规活动中包含一个可笑的、不喜欢的选择；用"是……或者不是？"这样的短语提出是/否问题，同时使用夸张的语调，并伴随相应的点头和摇头。
在涉及指示物品的互动中表现出共同视觉注意（如图片、感兴趣的物品）。	点指图片里或个人空间里的关键元素，同时获取个体的视觉注意。

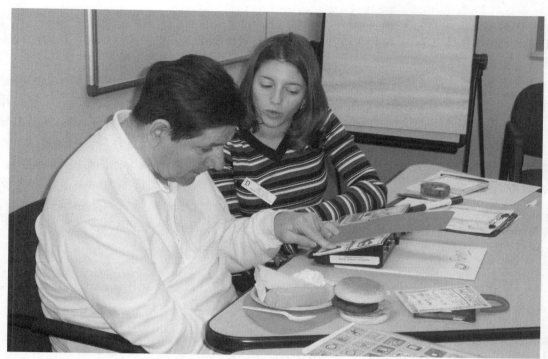

图 15.1 一名新兴的 AAC 沟通者（左侧）正在学习在一个数字化 SGD 上通过点指符号选项选择喜欢的食物。Copyright © 2004 K.L. Garrett and J.P. Lasker, with permission of communicator and spouse, and student clinician. (Copyright © 2013 K.L. Garrett and J.P. Lasker.)

在这之后他就会参与几分钟真正的活动。当表征不喜欢的活动（如用牙线清洗牙齿、抽烟）的符号被加进选项集合时，詹姆斯很快就学会了在点指想要的符号之前查看他的选项。然后，他学会了将他的注意力从物品和符号转移至小组治疗里的其他沟通者身上，并且通过点指物品和符号问他们问题。

詹姆斯最终能够在个体和团体活动中建立共同视觉参照，获取他人的关注，然后点指道具或图画表示他的关注焦点。他学会了有意识地克制自己的口头禅。在一个情境活动中，当从一组项目（每组四个项目）中选择一个时，他的准确率约为 80%，他甚至开始自豪地向其他小组成员展示他的选择。当詹姆斯挽着妻子的手臂，带她去浴室，并点指头顶上的电灯泡表示需要更换时，他的妻子喜出望外。有一次则更令人惊喜，在一个"带着你的妻子去约会"的治疗活动中，他指向了新闻报纸上一家海鲜餐厅的广告。在经过大约 10 个月的每周个人和团体治疗之后，詹姆斯最终过渡至下一个类别，即情境选择 AAC 沟通者。

情境选择 AAC 沟通者

情境选择 AAC 沟通者（contextual choice AAC communicators）比新兴 AAC 沟通者更有能力。他们通过自发地点指物品和项目表明基本的需求。他们能很容易地识别视觉符号，如照片、标签、书面名字和符号。他们知道每天的常规活动和时间安排。在对话期间，他们可能会部分谈及一些更可预测的主题、问题和评论。然而，情境选择 AAC 沟通者无法发起或引入一个对话。因而，这些个体可能在社交上是相当孤立的。然而，在沟通同伴按顺序提供书面或图片选择这样的辅助下，他们也可以参与主题对话。扩大式输入策略可以辅助他们理解来自他人的听觉信息。许多患有完全性重度布洛卡区失语症、跨皮层动作失语症和重度威尼克区失语症等失语症综合征的个体可能在短期或长期内都将属于情境选择 AAC 沟通者这一类别。

干预策略 通常将针对情境选择 AAC 沟通者的 AAC 干预融入有关熟悉主题的对话中。其主要的表达性语言目标包括教导患有失语症的沟通者持续地指向（点指）他们正在讨论的东西，理解图片符号的意义，做出选择以回答对话式问题，以及开始通过点指或使用夸张的语调问问题。因为这些个体现在正在更为广泛地参与对话互动，同伴也可以帮助他们理解通过扩大式输入策略呈现的特定信息和想法

（Garrett & Beukelman, 1998; Wood, Lasker, Siegel-Causey, Beukelman, & Ball, 1998）。表 15.2 列出了辅助表达和理解的策略。

情境选择对话策略 情境选择 AAC 沟通者所使用的一个主要沟通策略是"书面选择对话"（written choice conversation）（Garrett & Beukelman, 1992, 1995）。该策略要求辅助者生成与对话主题相关的书面关键词选项（见图 15.2）。严重失语症患者通过点指选项表明他 / 她的观点和偏好。反应可以是相当笼统的，尤其当同伴询问基本的社交问题时（例如，"这周谁来拜访了？"）。它们也可以是相当特定的，

尤其当问题涉及个人的回忆、爱好或过去的职业时。当同伴提出一系列相关问题时，互动延长且沟通者能够相对深入地讨论主题。

在我们的临床实践中，当同伴实施书面选择对话策略时，许多重度的失语症患者尽管有着非常有限的阅读理解测验分数，但已经表现出参与有趣对话的能力。一些人质疑在测验上低阅读能力的人们能否真正地理解同伴为他们写出来的选项。在正式测验上有着少量阅读能力的失语症沟通者在通过点指书面选项对对话式问题做出回应时，只要选项是在对话情境中呈现的，并且同伴一边写出这

表 15.2　情境选择 AAC 沟通者：干预目标与策略

沟通者策略	同伴策略
失语症患者将会点指以下一个选项来回答对话式的 *wh-* 问题： · 书面单词选项 · 量表上的点数 · 地图上的位置	实施书面选择对话策略： · 确认有趣的对话主题。 · 学习生成连续的、有意义的对话问题。 · 学习生成以书面单词选择、量表或地图位置等形式呈现的可能回答。
用可靠的手势、点头或口语反应回答同伴的标记式是 / 否问题。	使用标记式是 / 否问题。例子："你喜欢格蕾丝·凯利这个女演员吗？是（上下点头）或者不是（左右摇头）？"
点指沟通同伴或者项目或照片表明兴趣或渴望以找出更多信息（早期提问行为）。	当失语症患者看起来不理解接收到的听觉信息时，同伴使用扩大式理解策略： · 书写或者画出关键词、新主题、家谱图或简单的地图。 · 手势（例如，手在背上 = 过去时）。 · 点指（指向）正在讨论的东西。
视觉上关注同伴所呈现的扩大式输入；通过点头、是 / 否反应或者发声确认信息是否被理解。	对所有沟通模式做出回应并且解释失语症患者的沟通尝试。

朋友：你能给我关于明天学校烘焙销售要做什么的建议吗？

失语症患者（PWA）：（点头表示是）

朋友：我应该带一块白蛋糕、布朗尼蛋糕还是饼干呢？（在笔记本上纵向写下选项）

　　· **白蛋糕**

　　· **布朗尼蛋糕**

　　· **饼干**

PWA：（点指布朗尼蛋糕）

朋友：是的，那些总是卖得快（圈出布朗尼蛋糕）。我们应该从头做还是拿一盒混合装的？（写出选项）

　　· **从头做起**

　　· **混合装**

PWA：（笑起来并指向**混合装**）

朋友：（笑起来并且圈出**混合装**）嗯，做出像 Betty Crocker 那么好的蛋糕太难了！

图 15.2　书面选择对话示例。（Copyright © 2013 K.L. Garrett and J.P. Lasker.）

些选项一边大声说出来，他们就能表现出 90% 以上的准确度（Garrett, 1995）。确定准确度的方式是让一位家庭成员验证患者所选择的对话选项是否正确，或者如果是观点的话，该观点是否代表了个体的通常看法。在一项更近期的研究（Smith, Garrett, & Lasker, 2007）中，当文本呈现的方式分别是情境化对话和去情境化文本阅读时，研究者评估了 6 名失语症患者（3 名重度失语症患者和 3 名中度失语症 / 言语失用症患者）的理解情况。在实验中，研究者在情境化对话中以听觉和图片的形式表征对话式问题潜在的四个反应选项；在去情境化文本阅读条件下只通过文本呈现 10 个无关的问题和 4 个相应的反应选项。两组刺激有着相等的复杂度。结果表明，所有被试在情境化对话条件下的得分要显著地高于去情境化文本阅读条件下的得分。这些研究表明，在同伴辅助式沟通互动中一些极重度的失语症患者可以识别、理解和有

意识地选择词汇来表征与个人有关的事实和观点。

书面选择对话方法的变式包括以评定量表上的点和地图上的位置的形式呈现选项。当沟通者想要回答观点问题（例如，"你觉得选举将会……好……一般般……还是糟糕呢？"）、量化问题（例如，"我们在你的生日礼物上应该花多少钱……很多……一些……还是一点点？"）或有关位置的问题（例如，"你的姐姐搬到哪儿了……纽约……得克萨斯……还是佛罗里达？"）（见图 15.3 和 15.4）时，这些图片选项尤为有用。拉斯克、胡克斯、加勒特、蒙克里夫和艾沙伊德（Lasker, Hux, Garrett, Moncrief, & Eischeid, 1997）也发现了一些个体可以对未经同伴口头输出补充的书面选项做出回应，而其他人可以在没有相应的书面词汇的情况下回答口头的选择问题。因而，对于情境选择 AAC 沟通者，一组选项的呈现方式好像是关键所在，至于哪个回应方式最优，这要根据他们的具体情况来定。

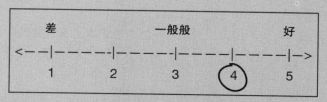

朋友：（停顿）你觉得孩子的小学怎么样？你认为他们将会获得良好的教育还是一般的教育呢？（在页面上写下一个评定量表）

差		一般般		好
1	2	3	④	5

PWA：（犹豫，指向"4"）

朋友：（圈出"4"）嗯，我们对学区很满意。只是，班级那么大，太糟糕了！

PWA：（点头表示是）

图 15.3　沟通者通过评定量表做出回应的书面选择对话示例。（Copyright © 2013 K.L. Garrett and J.P. Lasker.）

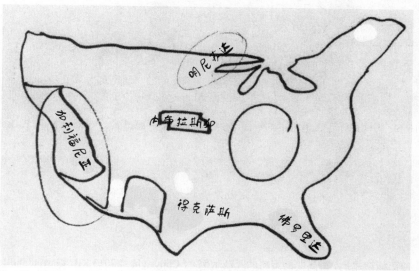

图 15.4　回答"你去哪里度假？"这个问题的地图选项。（Copyright © 2013 K.L. Garrett and J.P. Lasker.）

临床工作者的作用是将书面选择对话策略介绍给沟通者。他们可以鼓励沟通者关注同伴的问题、扫描和理解选项，然后通过点指做出经过思考的回应。临床工作者也应该教导辅助者使用该策略，然后辅助他们准备在支持式互动中可以使用的简易的笔记本。辅助者可以在笔记本的封面上放一张教学卡（见图 15.5）来向不熟悉的沟通同伴解释流程。

对同伴的标记式问题做出是 / 否回应　患有重度失语症的沟通者通常很难以清晰和不含糊的方式回答是 / 否问题。由于失用症，他们可能难以协调他们的头部运动来表示"是"和"否"。或者，他们可能不知道如何回答问题，因为问题的语法结构没有

清楚地告诉他们是用"是"或"否"，还是用一个更为具体的单词或短语来回答。有时候，沟通者只是不理解问题。使用"标记式问题"这一简单的策略可以解决这两个问题。同伴将"是……或者……不是？"这个短语添加在他们的是 / 否问句的末尾，同时示范头部运动。这有效地为沟通者提供了一组有限的选项，让他们知道了如何在对话情境中做出回应。参见图 15.6 和 15.7 的互动示例以了解同伴和沟通者如何有效地使用标记式是 / 否问题的策略组织他们的反应。

扩大式理解（输入）技巧　通常情境化选择 AAC 沟通者会伴有听觉加工困难，这会干扰他们理解语言

我患了中风。我想要和你说话，但是我没法说出来。

如果你问我一个问题并为我提供书面选项让我指出来，我们就可以对话了。

1. 思考一个你在我中风之前会问我的问题。尝试找出我的观点、获得我的建议，或者找出我的偏好。

　　例子：

　　"到目前为止你从你的花园收获了什么？"

　　"这周六的足球比赛，谁会赢呢？"

　　"你对新的税收法怎么看？"

2. 一旦你问了这个问题，思考可能的回答或选项。在这个笔记本上写出它们。使用一支黑色钢笔或记号笔。使用大写字母。在每一个选项之前点一个点。对于"多少"的问题，使用一个量表。

　　例子：

　　· 西红柿

　　· 黄瓜

　　· 豆子

　　· 内布拉斯加州

　　· 宾夕法尼亚州

　　　　不公平　　　　　　　公平
　　　　<—|—|—|—|—|—|—>
　　　　　1　　2　　3　　4　　5

3. 鼓励我去点指。圈出我的答案。询问更多后续问题——我享受对话！

图 15.5　书面选择沟通笔记本的封面卡。（Copyright © 2013 K.L. Garrett and J.P. Lasker.）

同伴：罗伯特，你喜欢蛋卷吗……是……或者……不是？（说是的同时上下点头，说不是的同时左右摇头）

罗伯特：（在停下来整理好运动序列之后，尝试做出大拇指向上的手势，然后向下点指，然后点头是）

同伴：是？

罗伯特：（通过上下点头确认是）

图 15.6　使用标记式是 / 否问题的策略的互动示例。（Copyright © 2013 K.L. Garrett and J.P. Lasker.）

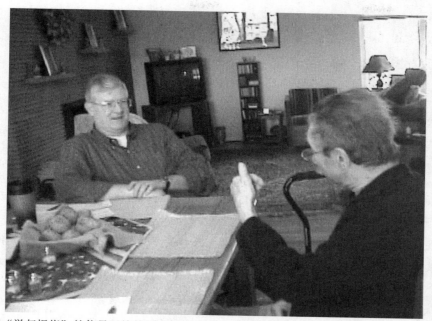

图 15.7 罗伯特用"举起拇指"的信号回答他姐夫的标记式是 / 否问题。（Copyright © 2013 K.L. Garrett and J.P. Lasker.）

的能力，尤其是复杂的语言或转移对话主题的语言。这些个体会点头来表示他们理解，但是事实上可能只是在对话中"占住他们的位置"而不是真正的理解。因而，随着对话的深入，他们经常会感到明显的困惑，沟通也会出现失败。有些时候，这些人会从复杂的讨论中完全抽离出来。

为了避免沟通失败，沟通同伴可以通过打手势、书写关键词或画画补充他们的口头语言。这组策略也被称为"扩大式输入"或"扩大式理解"策略（Garrett & Beukelman, 1992, 1998; Sevcik, Romski, & Wilkinson, 1991; Wood et al., 1998）。只要患有失语症的沟通者在理解对话问题、评论或教学指令方面有困难，沟通同伴就可以使用这组策略。沟通同伴首先要认真观察沟通者是否出现茫然的面部表情、含糊的点头或不正确的反应，并据此确认沟通者是否已经有了误解，从而决定是否提供扩大式输入。若需要提供这一输入，沟通同伴就需要一边口头复述信息，一边点指正在讨论的事物；或做出符号手势（例如，把手抛过肩表示"离这里很远"）；或用哑剧表演一个事件；或展示照片、绘画或其他图示；或者书写关键词和主题。因此，接受性失语症患者可以通过这些视觉表征理解对话信息（见图 15.8）。

我们认识一位由双侧脑血管意外造成重度失语症的男性患者，他的妻子在向他解释他们即将出门去哪里时遇到了困难。这导致了他们之间的争论。

他的妻子将目的地的网络照片打印出来，放在一个可携带的信封里，并在前往那个地方之前给他看照片。她报告说这一技术成功地应对了他在从家到车以及从一个地方到另一个地方的转移前所表现出来的困惑和抵触。

扩大式理解策略通常与上面所描述的书面选择对话策略一起使用。它们的相似之处在于都完全由同伴辅助，这意味着必须由沟通同伴学习这些技术来解决沟通问题。临床工作人员可以通过演示该技术、为同伴提供一本封面上有指导说明的笔记本（见图 15.9）以及教失语症患者指出他 / 她什么时候正在遭遇理解困难提供支持。尽管重度失语症患者可能只是在康复过程的某个阶段会受益于扩大式理解技术，但患有完全性、威尼克区或跨皮层感觉失语症的人们经常永久性地需要扩大式输入。表现出间歇的听觉加工问题的失语症患者可能也会从这一技术的使用中受益。

个案和治疗成果 在以下个案研究中，罗伯特就是一位情境选择 AAC 沟通者。

罗伯特是一名 61 岁的后勤工程师，接受过大学教育。他退休后不久就突发了一次大脑中动脉区域的血栓性左侧脑血管意外。他接受了 1 个月的住院康复，在这之后，他回到家里。他在发病后的 2 个月里接受了 5 次门诊治疗。那时，他由于极重度言

> 同伴：我们去了植物园，去看看哪些树长得最好，然后我们去苗圃选了一些品种……
>
> 查尔斯：（举起手来停止互动，摇头表示不）
>
> 同伴：哦，对不起，我又说得太快了。这里（写下植物园，画出一棵树的图片）。我们去了植物园（点指单词并停下来确认查尔斯是否理解）……然后我们去了苗圃，取了一些植物（写下苗圃，从植物园开始画一个指向苗圃的箭头），然后我们把它们带回了家。我说明白了吗？
>
> 查尔斯：（点头表示是）

图 15.8　使用 AAC 策略的对话示例。(Copyright © 2013 K.L. Garrett and J.P. Lasker, with permission of person with aphasia, spouse, and communication partner.)

语失用症和重度失语症而无法生成言语。尽管罗伯特获得了一种高技术的 AAC 系统，但是他无法使用它。在他中风 8 个月后，他在一所大学门诊部接受了重新评估。他的失语症商数与完全性失语症的缺陷剖面图相符，达到了 100 可能分中的 9.2 分。然而，他对常规的意识和对临床工作人员幽默的评论的反应表明他还具备一些沟通能力。经过 2 次干预，他学会了用点指书面选项回答有关他的茶壶收藏品、他的政治偏好、他孩子的旅行冒险以及他学习弹低音吉他的失败尝试等的话题。他也逐渐地学会了通过点头或使用"拇指向上"或"拇指向下"的信号回答是 / 否问题（见图 15.7）。当同伴使用标记式是 / 否问题时，他的回答要准确得多；然而，由于他有失用症，他也需要触觉提示和示范，直至 2 个月后他可以产生一致的反应。由于他有间歇的听觉理解困难，临床工作人员频繁地通过书写或画下关键概念的方式辅助表达口头提出的问题。罗伯特除了参与个体干预外也开始参与团体治疗。尽管他最初需要手把手的辅助才能看着其他参与者并指着他们提问，但他最终还是学会了只需要偶尔的提示就发出简单的请求。有趣的是，他也能开始向其他人表明他的书面选择反应，而不需要将他的选择大声说出来，他经常使用这个策略参与团体互动。

罗伯特的妻子表示，经过两周一次，为期 1 个月的治疗，他的书面选择和是 / 否反应基本上是正确的。在接下来的 1 年里，罗伯特开始变得更加专注，通过符号手势和点指发起更多的请求，并且学会挪揄其他人。他的阅读理解能力提升了。他也接受了传统的刺激和动作言语治疗并发展出 200 多个模仿式口头单词。然而，他从未学会在真实的生活对话中一致地使用这些口头单词。最终，他的儿子们、姐

夫和妻子学会了使用同伴辅助式策略，包括书面选择对话、标记式是 / 否问题和扩大式输入。

转衔式 AAC 沟通者

转衔式 AAC 沟通者（transitional AAC communicators）具备使用外部符号和策略进行沟通的能力。他们可能有流畅性或非流畅性失语症。一些人通过打手势、绘画或说话展开与沟通同伴的互动。他们可能会搜寻他们的笔记本以获得之前对话的书面选项，从而找到与当前讨论相关的信息。他们甚至在同伴呈现选项之前就知晓了答案。此时，沟通者可能已经有了沟通笔记本或 SGD，它们可以提供针对介绍他们自己或在咖啡馆里索要零食等常见情境的信息。一些个体甚至可以将拼写和定位所储存的信息结合起来。在治疗中，他们可能会轻松地定位这些信息并且在结构化互动中使用它们进行沟通。

然而，这类沟通者的特征在于他们通常需要经过同伴的提示才会使用一种外部策略辅助自己的口头沟通。我们见过一些非流畅性失语症患者，他们显然有想法并渴望表达，而且他们很清楚自己在口语能力上的限制，但是他们不知道如何在没有提示的自发式沟通情境下进行沟通。那些存在理解缺陷的流畅性失语症患者可能认识不到他们的言语不够清晰，从而需要外部策略辅助表达。他们可能口若悬河，除非有同伴说"我不理解你所说的"，否则他们不会意识到他们的信息不完备。因而，转衔式 AAC 沟通者介于需要同伴辅助来组织信息的沟通者（即新兴和情境选择 AAC 沟通者）和在日常情境中自己定位或生成信息的沟通者（即信息储存式和生成式 AAC 沟通者）之间。

你好。我患了中风。有时候，我听不懂你说的话。你能否……

看着我的脸——如果我看起来很困惑，我可能就没有理解你所说的。

请像下面这样发出主题改变的信号……

　　"现在，我想要谈论一些别的事情……比如，棒球。准备好了吗？你这周末看了电视上的《海盗》棒球游戏吗？"

对于关键词或概念，你像下面这样做对我就很管用：

- 打手势（如挥动球棒代表棒球）
- 以大字书写重要的单词

  海盗？？？

- 画出地图、物品等。

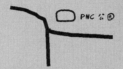

图 15.9　扩大式输入教学卡片示例。(Copyright © 2013 K.L. Garrett and J.P. Lasker.)

干预策略

干预目标（见表 15.3）在于教导转衔式 AAC 沟通者用尽可能少的提示发起 AAC 支持式对话。"渐退"（fading）提示是一个重要的教学技术。特定的 AAC 策略为沟通者提供了一种既能传递重要内容又不给认知和表达性语言能力造成负担的方式。

引言和主题设定　转衔式 AAC 沟通者可以使用一张准备好的卡片或一台 SGD 上的信息介绍他们自己（例如，**我在中风之后患上失语症。因此，我难以想出单词并说出来。我通过……进行沟通……**）。脚本化的互动和角色扮演可能可以帮助转衔式 AAC 沟通者理解要做什么。他们可以学习通过呈现残余物（remnant）发起对话，这里的"残余物"指的是被沟通者视作值得一提的事件的实物表征（例如，电影票根、新闻大字标题；Garrett & Huth, 2002; Ho, Weiss, Garrett, & Lloyd, 2005）。如果临床工作者还未整理好熟悉主题（如自传式信息）的词汇，适当的做法是将这些信息放进笔记本或 SGD 里以支持这些延展式主题互动。

问问题　当选择被汇集在一起并以情境的格式呈现时，转衔式 AAC 沟通者会变成有技巧的对话回应者。然而，要想发起沟通，他们可能需要额外的干预。针对转衔式 AAC 沟通者，首要策略之一是鼓励他们通过点指或打手势向对话同伴提问。在治疗中，个体最初可能需要手把手的辅助来做出点指；

之后，一个示范的提示可能就足够了。为了促进在对话中该手势策略的泛化使用，同伴可能需要通过一个问题提醒沟通者（例如，"那么……难道你不想了解我的周末吗？"）。在其他时候，临床工作人员可能会引入单一信息的 SGD 或简单的翻页书（见图 15.10）并且提供手把手的辅助来教沟通者在对话情境中提问。

讲故事　讲故事是另一种内容丰富的与转衔式 AAC 沟通者的认知能力相匹配的沟通活动。当故事的连续部分被预先储存在一本沟通书或 SGD（如果英语是首要语言，排列顺序通常是从左到右）上时，沟通者只需要以正确的顺序点指信息方块来讲述故事（见图 15.11）。

视觉场景　视觉场景是组织叙述信息、潜在评论和问题的另一种方式，可用于拓展与主题相关的互动。临床工作者先选择来自沟通者生活中的情感丰富（与个人相关）的事件的动作照片，然后将诱发与同伴展开对话的短语（例如，这是我们在夏威夷的假期，我们尝试了冲浪，你觉得夏威夷怎么样？）打印出来，放在照片旁边。鼓励沟通者在对话过程中点指对应的短语。此外，数字量表（1~7）为沟通者提供了一种传递观点的方式。这类图片支持可以为转衔式 AAC 沟通者提供他们所需的语义内容和共享式的视觉情境，从而将他们自身置入对话中。视觉场景既可以是低技术的打印输出，也可以是高技

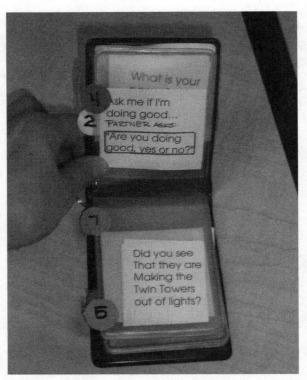

图 15.10 为对话同伴准备的，将引言、主题设定和问题按顺序排列的沟通钱包。（Copyright © 2013 K.L. Garrett and J.P. Lasker.）

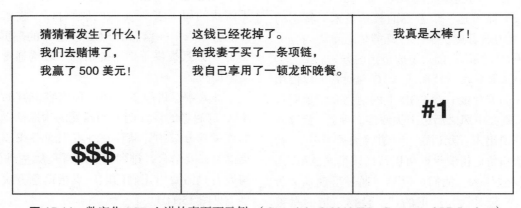

图 15.11 数字化 SGD 上讲故事页面示例。（Copyright © 2013 K.L. Garrett and J.P. Lasker.）

术沟通设备上的数码页面（见图 4.3）。一些设备允许数码化储存的图片中的热点被编入适当的信息。研究者发现，通过提供语义和组织式支持，低技术和高技术视觉场景界面有助于沟通者叙述个人故事并参与互惠式互动（McKelvey, Dietz, Hux, Weissling, & Beukelman, 2007; McKelvey, Hux, Dietz, & Beukelman, 2010）。

针对转衔式 AAC 沟通者的策略

表 15.3 总结了针对转衔式 AAC 沟通者及其同伴或临床工作人员的潜在策略。

角色扮演 由于转衔式 AAC 沟通者曾经接受过指导和提示，因此他们可以通过结构化角色扮演（如向银行出纳员介绍自己、向一名临床实习生讲述自己的生活故事）练习策略。临床工作人员可以通过重复角色扮演，然后停顿下来让沟通者介绍自己，或者使用目标 AAC 策略回答问题，为沟通设置一个预期。有时候，将目标策略嵌入一个书面的脚本里是有帮助的，沟通者可以在角色扮演期间参考该脚本。治疗师和对话同伴必须等到转衔式 AAC 沟通者在没有进一步指导的情况下明显不知道该如何沟通时才给予提示。

表 15.3 转衔式 AAC 沟通者：干预目标与策略

沟通者策略	同伴策略
使用呼叫铃或信号向一名沟通同伴呼叫辅助以进行对话。	提供建议、提示或直接教学以鼓励失语症患者在适当的情境中使用策略。
用低技术或高技术 AAC 策略（卡片、钱包、SGD）介绍自己。	停下来并期待沟通。
搜寻之前的书面选择反应以回答相似的对话问题。	为在情境式、熟悉的对话和常规活动中沟通特定的信息提供机会，例如，"和我说说你的假期。"
搜寻简单的回忆书、剪贴簿或视觉场景界面上的自传式信息来回答相似的对话问题。	辅助失语症患者设计剪贴簿或沟通钱包。
通过搜寻、选择和点指一个简单 SGD 上预存好的信息回答可以预测的问题（如自传式、主题式）。	辅助失语症患者在对话之前将自传式或主题式信息储存在一个 SGD 上。
递给一名潜在沟通同伴一个实物主题设定物或残余物来发起一个对话。	辅助失语症患者向潜在沟通同伴确认、收集和呈现实物主题设定物（如旅行手册）。
通过激活 SGD 上的序列信息讲述简单的故事（如 Step by Step Communicator、单页序列信息界面、视觉场景界面）。	辅助失语症患者确认喜欢的故事，然后在一台 SGD 上选择并编辑信息。

个案与治疗成果 以下例子描绘了一名转衔式 AAC 沟通者的 AAC 使用。

比阿特丽斯是一名 70 岁的女性，她在度假时发生了一次血栓性脑血管意外。她最初经历了非常严重的流畅性失语症（威尼克综合征），并伴有严重的理解缺陷和几乎完全无法理解的胡言乱语。因为她可以行走、自理和做家务（如洗衣、做饭），并且在整个治疗期间都一直不开心，所以她很快就从一个综合康复机构回了家。家庭健康治疗提供了 4 次上门服务，这之后她的丈夫让她接受了一个专门针对重度失语症患者的门诊治疗。对她最初的治疗方法是为她提供扩大式输入以应对理解缺陷造成的问题，同时为她提供口头输出的反馈；比阿特丽斯的女儿和丈夫也学习了这个技术。她也努力学习结合问题的扩大式呈现和同伴使用的标记式是 / 否问题，给出一致的是 / 否反应。在 6 个月的治疗之后，她的胡言乱语减少了，可以得到理解的（尽管是自动化的）短语的数量增加了，她可以在扩大式输入互动中结合书面文本重复言语了，并且学会了通过哑剧传递有关事件和动作的信息。她偶尔能写出带有一些拼写错误的单个单词。传统的恢复式治疗也注重减少她的固执，改善她的语义理解能力，并且提高她区分和产生语音上形成对比的单词的能力。然而，她仍然无法输出特定的名字或口齿清楚地进行叙述。比阿特丽斯不能使用一个复杂的 SGD。相反，她可以和她的丈夫一起描述一个她即将参加的社交场合，例如，一次高中聚会。她积极地参与选择将会在这些场合里有用的短语，然后以照片、线条图和文本的形式呈现信息，并将其储存在一本小型的可翻页笔记本上。比阿特丽斯通过角色扮演练习使用这些短语并能够熟练地引用它们，尤其是在临床工作人员建议使用它们的时候。然而，虽然临床工作人员针对五个事件一一设计了低技术 AAC 系统，但她表示一直未用过这些系统。在被问到为什么时，她指出她还是想不到要从钱包里把它们取出来，尽管在治疗的时候已经练习过这样做。在她治疗的剩余时间里，对于在团体互动和社区场合里使用她所储存好的信息系统，她持续需要提示。然而，她越来越擅长使用哑剧、一些自然言语以及借助实物沟通她明确坚持的观点和愿望，并且在发起沟通时不需要他人的任何辅助。

针对转衔式 AAC 沟通者的同伴辅助式策略的目的同伴辅助式 AAC 策略的目的在于帮助重度失语症患者尽可能快地与同伴实现成功的意义交换。由于 AAC 策略提供了视觉支持（而不仅仅是听觉 - 口语信息）来表征意义，一些个体可能表现出"理解"语言的能力并进步至更高水平。因此，同伴辅助式 AAC 策略可能在补偿语言损失的同时也在语言恢复中发挥着作用，对于依赖同伴的 AAC 沟通者尤其如此，他们在单独使用自然言语的时候获得的沟通机会有限。

独立的患有失语症的 AAC 沟通者

如前所述，转衔式 AAC 沟通者需要一名沟通同伴的辅助来最大限度地参与对话和重要的生活活动。相比之下，许多重度失语症患者有着足够的认知和语言能力来独立地进行对话。即使情境式支持很少，他们也能理解大多数对他们所说的内容。他们可以使用自己选择的多种策略和模式，有意识地分享自己的想法。这些人被称作独立的 AAC 沟通者（independent AAC communicators）。

然而，如果独立的 AAC 沟通者没有接受过有针对性的 AAC 策略的临床干预，他们可能会频繁地经历沟通失败。当他们尝试通过沟通特定的单词（名词、动词和 / 或功能词）澄清地点、细节、姓名、因果关系或事件时间时，对话的连续性就会割断。庆幸的是，独立的 AAC 沟通者可以学会使用自然沟通策略（如言语、片段的书面文字或绘画）和扩大式策略（如点指图片中的元素来详述一个主题、找到一个多层次 SGD 上所储存的信息、拼写出字母表卡片上的首个字母）在不同的环境中与不同的沟通同伴进行有效的沟通。他们中有许多人患有失语症模式，这些模式与命名失语症、中度布洛卡失语症、传导性失语症或跨皮层动作失语症这些传统的综合征紧密对应。

信息储存式 AAC 沟通者

信息储存式 AAC 沟通者（stored-message AAC communicators）可以独立地定位预先储存在其低技术或高技术 AAC 系统中的信息。他们可以学会在特定情境中一致地使用整个短语或句子信息。例如，他们可以自发地激活一个数字化 SGD 以便在一次宴会上敬酒或在冰激凌店里订购双层厚的草莓奶昔。或者，如果他们有广泛的生活需要，他们可以使用合成式语音输出 SGD 的多层次信息进行问候、闲谈以及对即将到来的足球赛季做出预测。他们是发起者，在熟悉的场合里可以不经提示就能使用他们的系统补充或替代言语。经过练习，他们可能也会有意识地加入一些自然的沟通策略（如部分可理解的言语、符号手势）。然而，他们很少生成足够新颖的信息来参与讨论不同寻常的主题，因为他们的拼写、言语和 AAC 技能不足以使他们能够独立地参与自由形式的对话。

干预策略 信息储存式 AAC 沟通者应与临床工作者和家庭成员共同开发一套针对特定场合的信息和主题，因为在这些场合里他们必须进行具体且有效的沟通。在将这些信息储存在低技术沟通笔记本上或钱包里或者为它们选择位置和符号以将其编入多层次高技术系统这些方面，他们可以发挥作用。此外，他们需要在角色扮演或实际沟通场合中练习使用他们的系统。表 15.4 中列出了针对这些沟通者的潜在策略。

临床工作者可能希望在治疗室之外对这些个体实施一些干预。例如，如果个体将邮局视作更有利于展开沟通的环境，初始课程可以包含确定信息、储存信息，然后练习如何通过脚本使用自然信息和 AAC 信息（见图 15.12）。之后的课程可以在一个模拟的邮局情境里与一名新的沟通同伴进行，如另一名临床工作者或秘书。如果有可能开展社区外出活动，临床工作者可以观察沟通者在真实情境里使用这些

表 15.4　储存式 AAC 沟通者：干预目标与策略

沟通者策略
参与确定特定的场合、故事或常规的沟通活动（如餐馆、假期、家庭故事、银行、退货、邀请配偶外出约会）。
参与选择和储存针对每一个场合的特定词汇。
参与选择在低技术和 / 或高技术系统上表征主题、信息和指示物的单词、单个图片符号、实物或视觉场景。
在真实生活场合中练习沟通并评估如下几点： · 有效性：我的信息是否被理解了？ · 效率：同伴是否紧张或不舒服？我有多少次的沟通失败？ · 改变：我可以做些什么来让这次互动变得更好呢？
评价 SGD 与低技术沟通选项的优缺点，做出一个知情的决定，并且与临床工作者开发最终的系统。
在要求更高的场合里逐渐使用该系统（如到商店退货时，遇到一个对失语症一无所知且难以应付的店员）。

职员：下一位是谁？

PWA：（指向自己）

职员：先生，您需要什么？

PWA：（使用 SGD）**我想要取我的包裹。**

职员：这是什么？

PWA：（进入 SGD 的主界面）**我患了中风。我说话有困难。我使用这个机器来沟通。**

职员：好的，那么您想要做什么？

PWA：Patuj（返回到 SGD 上邮局的界面；重新激活原来的信息）**我想要取我的包裹。**

职员：您的名字？

PWA：Chim……不……不……（回到 SGD 的主界面）**我的名字是 James Green。**

职员：Jim Green……好的，先生，稍等片刻，我这就查。

图 15.12 针对邮局情境的脚本示例。（Copyright © 2013 K.L. Garrett and J.P. Lasker.）

策略的情况。最后，临床工作者和沟通者应该评估互动的有效性并且根据需要改变信息内容、信息传递的顺序或自然沟通策略。

个案与治疗成果　为了描绘信息储存式 AAC 沟通者如何学习使用 AAC，这里列举了马尔科这个个案，他是一名 44 岁中重度接受性与表达性失语症和言语失用症患者（Lasker & Bedrosian, 2001）。

马尔科在评估前 8 个月由于一次左侧的脑血管意外患上了失语症。在中风之前，他是一名机械压力机的操作员，也很热衷于参加社区垒球队和教会的活动。他完成了 2 年的大学学业，获得了副学士学位。中风后，马尔科由于局部的肢体残疾和沟通困难而无法工作。他和妻子、十几岁的儿子以及 3 岁的孙女住在家里。然而，他还可以在社区里开车和做些差事。在他妻子工作的时候，他在家里也尽一些养育责任。

马尔科的动作言语和语言问题干扰了他参与日常的沟通活动。尽管他经常尝试重复示范的言语，但他的口语输出仍限于"是""不是"和自动化的言语序列。经过 7 个月的传统"恢复式"口语治疗，马尔科的言语生成情况几乎没有什么改善，之后，他获得了一个动态界面的语音输出设备。虽然他无法使用单词或字母组织新信息，但他利用该设备进行了大量的言语练习。根据这套电子设备的不同层级，马尔科和家人以及临床工作者一起收集并储存一些沟通情境下的信息。然而，尽管这套编程满足了马尔科的个性化需求，但他依然不愿意在公众场合使用他的语音输出系统。在使用系统上的信息时，马尔科也不要求别人给予提示（就像传统的 AAC 沟通者可能会的那样）。相反，马尔科表示，他认为这个设备是"用于临床的"和"练习言语的"，但不适用于"与朋友或陌生人交谈"。经过追问，马尔科承认他对在公众场合使用这个机器觉得不舒服，担心社区里的人会认为他"不正常"。

为了让马尔科接纳 AAC 系统，随后的干预项目聚焦于让马尔科选择或拼写适当的信息，用书面脚本进行练习，通过与临床工作者展开角色扮演进行排练，最终在社区中使用该系统。幸运的是，当马尔科第一次在邮局里使用他的设备时，职员给予了肯定且感兴趣的回应。经过第二次在公众场合的沟通，马尔科开始为他下一次社区沟通体验提供建议并一起开发练习脚本。此外，他请求临床工作者在他与职员互动的时候与他保持更大的身体距离，从而他可以"自己做这件事"。在阶段式干预项目中，马尔科学会了在多种场所使用这套储存信息的系统。他独立接触公众的能力随着体验次数的增加而得到提升，最终他可以接纳这套系统了。

生成式 AAC 沟通者

有时候，临床工作者会遇到生成式 AAC 沟通者（generative AAC communicators），即患有失语症的说话者和 / 或书写者，他们能够自己传达一些新信息。然而，他们的生成式沟通技能通常过于支离破碎或不一致，以致他们不经过一定程度的对话干预或 AAC 干预就无法进行有效的沟通。他们的口头沟通和/或书写都可能出现问题。由于声音替代或断断续续的、费力的言语，言语失用症经常会模糊这些个体在说话时的语言能力。语法缺失（个体尽管可以说单个的单词，但无法产生语法正确的话语）、拼写和单词提取错误可能会干扰个体的功能性书写。

许多生成式 AAC 沟通者保持独立的生活方式并且希望参与许多环境中的对话和互动。他们的语义网络通常要比信息储存式 AAC 沟通者的语义网络更加完整，并且他们可以生成一些语法和语义上复杂的话语。我们认识这样一位患者，她患有传导性失语症，具体语义有限，但她是一名出色的生成式 AAC 沟通者。她能够相当好地使用口语完成社交层面的沟通，但当与朋友、律师、医生和公共汽车司机沟通特定的信息时，她就需要大量的支持。另一名中度命名性失语症患者在扩大式书写软件的辅助下成了一名出版作家（King & Hux, 1995）。表 15.5 列出了针对生成式说话者和书写者的一般干预策略。

生成式 AAC 沟通者：干预策略 针对生成式 AAC 沟通者的 AAC 干预可能比较复杂。除了确定预期的参与模式、澄清沟通需求和确定感兴趣的主题之外，AAC 专家也必须教个体管理多种 AAC 技术。例如，比克尔曼、约克斯顿和道登（1985）描述了一位布洛卡失语症男性患者，他在不同恢复阶段使用了一系列的 AAC 方法。最初，他用一本简单的沟通书进行沟通，书中包含熟悉的人物、地点和活动的照片；他的家人还提供了额外的用来确定家庭成员、兴趣和经历的图片册。这名患者之后学会了通过展示他作为室内设计师的作品档案袋扩展他的对话。这个档案袋帮助他确立主题并为特定的单词和想法提供图片支持。最终，针对他的多元模式 AAC 系统形成了，包括带有语音输出的电子沟通设备、有限的自然言语、手势、沟通书、档案袋、书本和贴在他家里设计工作室里的蓝图以及起到辅助者作用的设计助理。

在针对生成式 AAC 沟通者的 AAC 干预中，一个经常忽略但关键的方面是他们需要大量的教学和指导式练习来教他们何时使用所提供的各种 AAC 技术。加勒特、比克尔曼和洛-莫罗（Garrett, Beukelman, & Low-Morrow, 1989）通过对一名生成式 AAC 沟通者的个案研究，总结了这一过程。

肯使用一个低技术 AAC 系统，这个系统包括针对特定环境储存好的信息、家人姓名和体育队伍的列表、自传史、地图、评定量表、装有残余物的袋子和用于书写和绘画的空白纸。此外，肯能生成一些具有部分清晰度的关键词和自动化短语，有时候，还可以用符号手势传达特定的想法。在 3~4 个月的进程里，临床工作者教肯如何针对一种特定的 AAC 技术做出决定，并将之用于对话中。之后，临床工作者形成了图 15.13 所总结的教学流程，以供肯在干预期间学习选择最为有效的沟通策略时参考。例如，肯会首先尝试使用自然言语说一个信息。如果沟通失败，他会尝试打手势、书写或重复口头信息。如果依然不成功，他会使用他的单词笔记本，展示一张字母表卡片，或者选择一个残余物来增加沟通的情境性。最后，如果他最初的沟通尝试仍不成功，他就会从元认知的视角对他的听者使用提示或控制短语（control phrases）完成对话。在训练之后，肯大大地减少了他花在解决沟通问题上的努力，因为他成了一名有意识、有策略的多元模式沟通者。

遗憾的是，在多元模式干预中，针对生成式 AAC 沟通者的这一基本训练还未获得足够的重视。生成式 AAC 沟通者不能有效地使用 AAC 系统的其他常见原因包括：（1）所提供的 AAC 材料中的词汇和内容与实际生活中的沟通场合不匹配；（2）重要的沟通同伴不愿意接受扩大式沟通；（3）在自然场合里的教学和训练没有出现；（4）沟通设备可能太大和笨重，或者太小而不适合个体的视觉能力；（5）个体的社交网络（Blackstone & Hunt Berg, 2003a, 2003b）已经变得如此有限以致个体几乎没有沟通的机会。

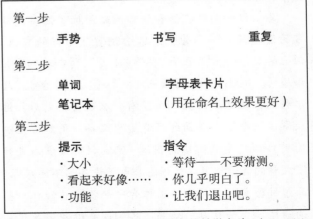

图 15.13 针对生成式 AAC 沟通者的教学卡片。（Copyright © 2013 K.L. Garrett and J.P. Lasker.）

表 15.5　生成式 AAC 沟通者：干预目标与策略

沟通者策略：生成式说话者

发起自我介绍和沟通策略

通过 AAC 策略和自然沟通模式沟通不同主题的特定语义信息（如总统选举、童年故事、领取社保的困难、上周末的事件、观鸟集锦）

在沟通复杂对话信息之前使用以下方法确立主题：
· 实物主题设定物
· 主题的口头引入
· 主题卡片（例如，"我想要谈论……体育……家庭……"）

在多种场合里与熟悉和不熟悉的（未经训练的并且有时候是冷漠的）沟通同伴沟通（例如，与家人；在商店、银行、音像店、面包店、社会保障办公室、酒吧和社交俱乐部里；参加讲座；做志愿者工作）

在沟通书的"隐藏"页面或者高技术 SGD 里"隐藏"的电子化层面上定位与主题相关的存储信息

在使用存储信息和生成新信息之间转换以传达完整的想法

使用手势、时间表和一些与言语沟通相关的语义信息增加叙述的复杂度：
· 时间上：过去和现在（向后运动表示"过去"）
· 空间／位置上：点指地图来表示"沿着这条路一直往下"
· 偏爱的：做出拇指向上的手势时说"最棒"
· 附加的：找到一个有关棒球的信息，说"和"，然后找到有关玩钢人足球（Steelers football）的信息
· 动作：通过哑剧表演洗衣服，然后说"烘干机"

将符号组合起来以传达新含义：
· 言语：说"Big one"和"Warshendon"来表示"总统"的含义
· AAC 信息：获取**匹兹堡**，然后找到爱好页面上的**棒球**来沟通"海盗棒球队"
· 将书写和言语组合在一起：写出"2"，然后说"男孩"，来表示家庭人口规模的大小

询问他人问题：
· 将关键词、加强式语调和手势结合在一起（例如，"假期……你？"）
· 点指沟通笔记本或 SGD 上的符号问题

使用特定的元沟通策略解决对话中的沟通问题：
· 确定一条信息的可重复次数的规则（例如，仅仅两次，之后你就必须尝试别的方法）
· 在沟通出现问题时提供额外的信息或转向新的策略
· 向还没有理解或还没有被理解的同伴发出信号
· 关注对话动态；做出是否继续或退出的决定

与临床工作者一起整合多元模式系统或项目的成分，并且学习高技术系统的操作要求

沟通者策略：生成式书写者

使用低技术系统（如口袋大小的便条簿）拼写或书写部分或全部的单词或短语以生成新信息

学习使用单词预测或缩写／扩写的高技术策略补充拼写

学习使用组织化模板（低技术或基于电脑的）生成书面产品，如字母、日记、总结等

针对这一组沟通者，AAC 干预中的技术所起的作用在不断演变（Fox & Fired-Oken, 1996; Jacobs, Drew, Ogletree, & Pierce, 2004; Koul & Harding, 1998; van de Sandt-Koenderman, 2004）。许多为主要有肢体缺陷的个体开发的高技术 AAC 系统对于患有失语症的沟通者是不适当的。他们对调适性使用的需求很小，并且一些使用信息的方法（如缩写－扩写、回忆符号序列、复杂的层级改变）难以被大多数的失语症患者功能性地使用。然而，各种各样新兴的技术又让"挑剔的"生成式 AAC 沟通者看到了希望，这些沟通者具备使用 AAC 的技能并且渴望使用这个技能。例如，一些试验性软件允许沟通者使用某类沟通信息参与闲谈，这类沟通信息的储存是按照"问候"或"接续词"（continuers）等实用功能完成的（Todman & Alm, 1997）。对于指定场合里的沟通所涉及的连续言语行为（即从问候到问题到反应），我们可以通过编程将用于表征这些言语行为的信息收进许多动态界面设备中。视觉表征概念这一新方法随着新技术的出现而变得可能，这个方法包括过去情节的场景（如重要事件的照片）、流程图上的节点（如家庭树）、图示界面上的位置或时间轴上的点（Hough & Johnson, 2009; Johnson, Strauss Hough, King, Vos, & Jeffs, 2008; Van de Sandt-Koenderman, Wiegers, Wielaert, Duivenvoorden, & Ribbers, 2007）。一些有前景的技术将言语练习与语言支持相结合（Bartlett, Fink, Schwartz, & Linebarger, 2007; Linebarger, Romania, Fink, Bartlett, & Schwartz, 2008）。有些沟通技术为患有失语症和言语失用症的服务对象提供了练习言语的机会（Cherney, Halper, Holland, & Cole, 2008; Lasker, Stierwalt, Hageman, & LaPointe, 2008）。

尽管图片式界面的生成、合成式言语的可理解度和系统软件的预测能力都有了提高，但关于真正独立的患有失语症的生成式 AAC 沟通者的报告几乎没有。关于直觉技术发展的讨论一直都有——许多临床工作者梦想有这样一个系统，它能够根据有关联性的输入（如首字母、描述、在一个触摸板上的图片式结构、单词联系与言语错乱的替代，甚至可由摄像机解码的哑剧），聪明地猜测出个体打算表达的信息。然而，对于许多沟通者，最大的挑战可能不是技术性的，而是在动态沟通情境中使用 AAC

策略支持残余沟通技能（Garrett & Kimelman, 2000; Kraat, 1990）。

诺曼是一名退休的机场管理员（见图 15.14），患有中度的表达性失语症、言语失用症，理解力较好。他学会了结合残余言语、部分的单词书写和手势沟通，使用一个便携式动态屏幕沟通设备（Fried-Oken et al., 2002）。诺曼独立生活、驾驶卡车并自己维持生计。中风 7 年之后，他在一所大学诊所接受了 AAC 评估。那时，他正在使用一个多元模式沟通系统，包括残余言语、小型沟通书、用于书写单词和字母的便条簿和各种各样的残余物。然而，他需要一个语音输出系统以便更全面地参与他生活的方方面面。他获得了一个动态屏幕界面设备。为了将适当的信息编入自己的系统，以便能够在社区里进行社交和做生意，诺曼参与了几个月的治疗。许多信息都是以完整的短语或句子储存在多个层级上的，诺曼还展示了使用键盘拼写出单个单词的能力。他经常打出单词的首个字母来辅助他的言语尝试，帮助沟通同伴猜测单词，或者使用许多图片化单词预测选项。他还学会将自然沟通模式与 AAC 使用结合在一起。在难度逐渐增加的角色扮演期间，他学会通过重新措辞、定位设备上的额外信息、书写或使用诸如"你完全搞错了"这样的对话控制信息，修复失败的沟通。在最后一次报告中，只要他认为独立使用他的系统可以提升他的沟通有效性，他每天在社区中都会这么做。

生成式 AAC 书写者：干预策略 尽管书写可能不是失语症患者在中风之后想要关注的第一个沟通功能，但对于之前需要大量的书写以与他人沟通或在工作中传达特定信息的个体，它会变成一个焦点。一些轻度失语症患者都是通过书写第一次讲述他们从令人绝望的疾病中恢复的经历。因为失语症的许多症状不仅表现在说和理解上，也表现在书写这一模式上，患有失语症的书写者频繁地受挫于单词提取、拼写和句法组织。金和胡克斯（1995）描述了一名轻度失语症个体的书面输出，该个体在书写时最终使用 AAC 软件选择特定的单词和矫正拼写错误。他的软件在标准单词处理包的背景下运转，这使得他在无法将所选择的单词编码成正确拼写形式时从列表中选择特定的单词。他也学会了使用标

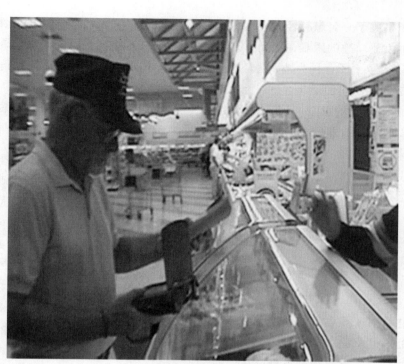

图 15.14 诺曼用他的便携式 SGD、自然言语和手势订购熟食。〔Copyright © 2013 K.L. Garrett and J.P. Lasker; used by permission of person with aphasia.〕

准的拼写核查和语法核查功能准确地书写他的文本。本章的两位作者曾辅助失语症患者使用安装在他们高技术 AAC 设备或单词处理软件里的预测软件生成书面笔记。对于无法应对常规电子邮件界面的加工要求的生成式 AAC 书写者（参见"特定需求 AAC 沟通者"的描述），索尔贝里、菲卡什、埃尔哈特和托迪斯（Sohlberg, Fickas, Ehlhardt, & Todis, 2005）已经将预测、选择和预先制作好的句子整合进一个简化的电子邮件软件（CogLink）里。杰克逊－韦特、罗布森和布林（Jackson-Waite, Robson, & Pring, 2003）将一台 Lightwriter 沟通设备作为练习工具整合进干预，以改善一名有着胡言乱语失语症的患者的书面拼写。

此外，重度失语症患者无法独立地书写。他们的语言缺陷使其无法完成独立书写的创作、语义、句法和拼写。然而，为了书写私人信件，一些重度失语症和失写症患者使用了一种低技术的方法，该方法将在"特定需求 AAC 沟通者"里得到探讨。

特定需求 AAC 沟通者

一些沟通者可能不希望（并且不需要）使用 AAC 作为首要的沟通方法来满足其特定的沟通需求。对于他们，在大多数社交场合中，言语和手势可能就足够

了，而且确切来说就是最佳选择。然而，有些沟通场合要求沟通非常具体、清晰或高效，如电话沟通、在赛马上投注、拿个处方、书写个人信件、组织想法以参加一场会议或者在婚礼上给出祝词。任何一位失语症患者都可能产生这样的沟通需求——明确、具体且与说话或书写相关。生活在相对独立的安置环境里的个体通常也会间歇性地使用这类 AAC 技术。临床工作者可以通过询问"在你的生活中有什么是你想要更全面地参与的？"这一根本问题确认有这类需求的个体及其想要参与的情境。

干预策略 针对有特定需求的 AAC 沟通者的 AAC 干预通常在范围上是有限的，因为他们经常能够通过手势和有限的言语完成大部分沟通。我们在计划一项干预时，首先有必要分析特定沟通任务的要求和个体完成该任务的能力。例如，在设置一个允许个体通过电话进行口语沟通的系统时，该个体可能需要帮助。一种管理方法是将一台数字化 SGD 放在电话旁边，并在 SGD 上预先编入一条信息，例如，"嗨，这是塞雷娜。请你提出的问题是我可以用是或否来回答的。请说得慢一些，清楚一些。"另一个常见的需求是在嘈杂的咖啡厅或银行等地方沟通特定的信息。通常，我们可以准备一张小型的沟通卡片，上面列出在该场合里所需的一定信息。特

定需求的另一个例子是关于一名患有轻度表达性失语症和重度失写症的女士。她的困难在于到了杂货店之后怎么也想不起来要买什么。因为她无法轻松地在购物前将需要的东西写在一张列表上，所以她不得不依赖记忆，却经常忘记重要的东西。研究人员为她设计了一张购物清单（见图 15.15），这样她只需要圈出项目而不用写出来。另一名个体患有会干扰数字表达的频繁的语义和音素错语症，虽然可以在大多数场合里使用言语，但是无法通过电话订购东西。研究人员为他打印了一张从 0 到 100 的数字列表（见 Beukelman, Garrett, & Yorkston, 2007 一书中的图 6.7）。数字名称（例如，四十）写在数字旁边，这个方式成功地提示了他在电话里正确地陈述一个提货时间或他的地址。

脚手架式写信格式对于想要写信的重度失写症患者可能有帮助（Garrett, Staab, & Agocs, 1996）。通过这种扩大式书写方法，在没有辅助下难以写信的个体可以从列表中选择短语并按照书信格式将它们放进句中（见图 15.16 和图 15.17）。一名女性患者在最初接受了书信格式教学之后的 2 周里写出了 50 封信。有些个体经过额外治疗，可以从这种同伴辅助式方法进步到独立写信的水平。使用脚手架式格式在帮助失语症患者书写电子邮件方面也很有用。如前所述，CogLink 是一种专为患有认知和语言缺陷的人们而设计的电子邮件软件，它以信件模板、图片联系的形式支持个体选择电子邮件接收者、拼写检查、单词选项和简化的视觉格式（Sohlberg et al., 2005）。该软件可以独立使用，或者由助理提前输入字母模板和词汇银行。成功地完成和寄出一封信件、生成一个生活故事或者将一封电子邮件发给一个朋友或家庭成员，这些都表明第 5 章和图 5.1 所描绘的参与模型可以用在针对失语症患者的各类沟通活动中。

上面所描述的情境式沟通教学对特定需求 AAC 沟通者可能也有益。例如，如果失语症患者需要使用一个简单的语音输出设备进行电话沟通，那么针对这种情境进行多次角色扮演可以使他/她受益。如果特定需求 AAC 沟通者正在使用一种写信格式，那么在治疗过程中起草几封信可能就很重要，这样临床工作者就可以在个体独立地完成该活动之前提供一些初始的提示。表 15.6 列出了针对特定需求 AAC 沟通者的可能目标的一些例子；限于沟通者的需求和临床工作者的创造性，提供的策略有限。

特定需求 AAC 沟通者的同伴可以一起帮着确认家里或社区里哪些场合需要失语症患者实现准确的沟通。他们也应持续地参与列信息清单和角色扮演的活动。

个案和治疗成果　以下个案研究描绘了特定需求 AAC 沟通者的 AAC 使用。

伊丽莎白是一名患有中重度布洛卡区失语症和言语失用症的 55 岁女士，在中风后的 10 年里独立地参与大多数活动。她使用电报式言语、手势以及部分拼写的单词完成大多数的互动。有时候，伊丽莎白也要依赖照顾者替她完成口头表达。这 10 年里，她看着她的社交圈越来越小，但她表示她本身也有点孤僻。然而，当她的照顾者不在她身边时，尤其在周末，她无法与当地针对残疾人的交通系统取得联系，这让她很沮丧。她的复杂的 SGD 被安装在她的电动轮椅上。她与言语语言病理学家一起设计了一个页面，以便她可以通过喇叭扩音器向交通接线员传达她想要接走的时间、目的地和返回时间（见图 15.18）。这些互动的信息顺序是可预测的，因此当这些信息以相应的视觉顺序排列在伊丽莎白的设备界面上时，她就可以有效地使用了。最终，她可以自信地在没有辅助的情况下安排行程。

简是一名患有失语症的 53 岁的地理教授，在出现左侧脑血管意外之前已经在一所大学工作了 20 年。在中风 1 年后的评估中，她在《西方失语症系列测验》（Kertesz, 1982）上得到了 79.1 的失语症商数，这与命名型失语症的诊断最为一致。她在满分 100 分的阅读分测验上得到了 80 分，在满分 100 分的写作分测验上得到了 75 分。简决心重返大学教授的岗位。她可以使用自然言语在日常生活中的大多数场合里进行沟通，但是在课堂上讲授特定的主题时她需要 AAC 支持。通过职业康复和大学资源联盟，简获得了一个语音输出设备。她使用基于电脑的语音输出系统讲授她事先使用软件打出来的课程，即通过该软件，她可以拼写出整个单词或选择预测到的项目，然后通过一个言语合成器逐句"说出"她的课程，同时她还学会了用她的自然电报式言语辅助表达她这些预先储存好的信息。自从她开始使用该教学方法来解决后天失语症造成的问题以来，她得到的教学评价一直很好（Lasker, LaPointe, & Kodras, 2005）。

日期＿＿＿＿＿＿＿＿＿＿＿

我们需要购买：

食物	**饮料**
基本食物	牛奶
面包	咖啡
奶酪	茶
人造奶油	果汁
番茄酱	・橙汁
芥末	・葡萄汁
蛋黄酱	汽水
盐	・百事可乐
胡椒	・可口可乐
生菜	・七喜
土豆	
大米	**清洁用品**
通心面	浴皂
意大利面	洗手液
・调料	厕纸
・面条	洗衣液
・蘑菇	漂白剂
	百洁布
	纸巾
肉类	
汉堡包	**化妆品**
鸡胸肉	洗发水
熏肉	除臭剂
金枪鱼	邦迪
牛里脊肉	剃须膏
牛背肉	剃须刀

图 15.15 购物清单示例。(Copyright © 2013 K.L. Garrett and J.P. Lasker.)

1. ＿＿＿＿＿ ＿＿＿＿＿, 20＿＿＿＿

亲爱的 2. ＿＿＿＿＿＿＿＿＿＿

3. ＿＿＿＿＿＿＿＿＿＿！ 4. ＿＿＿＿＿＿＿＿＿＿怎么样？

我是 5. ＿＿＿＿＿＿＿＿＿. 这个月我们

6. ＿＿＿＿＿＿＿＿＿. 我们真的

7. ＿＿＿＿＿＿＿＿＿.

那么，告诉我关于 8. ＿＿＿＿＿＿＿＿＿.

我希望你是 9. ＿＿＿＿＿＿＿＿＿.

请 10. ＿＿＿＿＿＿＿＿＿.

11. ＿＿＿＿＿＿＿＿＿.

图 15.16 空白的信件格式。(Copyright © 2013 K.L. Garrett and J.P. Lasker.)

1. 一月　　二月　　三月　　四月　　五月　　六月　　七月　　八月　　九月　　十月　　十一月　　十二月
　　1　　　2　　　3　　　4　　　5　　　6　　　7　　　8　　　9　　　10　　　11　　　12　　　13　　　14　　　15　　　16
　　17　　18　　19　　20　　21　　22　　23　　24　　25　　26　　27　　28　　29　　30　　31

2. （在这里写出可能的信件接收者的名字）

3. 你好！　　嗨！　　展信佳！

4. 你好吗？　　近来如何？　　家人可安好？

5. 不错　　好的　　相当好　　太棒了　　有点累

6. 待在家里　　走亲戚　　在院子里干活　　　　在 ＿＿＿＿＿＿ 度假　　　与孙子孙女度过一周

7. 过得很好　　非常享受　　秋安

8. 你的假期　　你的家人　　学校　　你的工作　　你的朋友们

9. 好的　　一直忙碌　　放轻松　　享受天伦之乐

10. 盼复　　有空给我打电话　　有空来玩　　保重

11. 你亲爱的，　　祝好，　　爱你的，

图 15.17　多项选择的信件格式。（Copyright © 2013 K.L. Garrett and J.P. Lasker.）

我是凯茜·加勒特。	来接我的地点是：	来接我的时间是：	回程的时间是：	我要回我的公寓了。
我的使用代码是 5-1-2-5。	我的公寓在哈姆大道 111 号。	上午 9:00	下午 1:00	我要去别的地方。请记得问我在哪里。
我正在使用这个机器说话。	麦克亨利医生的办公室在布洛卡路 444 号。	上午 10:00	下午 2:00	你其他什么时候有空？
如果你不理解我说的话，请让我重复一次。	巨鸟杂货店在松鼠街上。	上午 11:00	下午 3:00	那是不正确的。让我再尝试下。
打扰一下，你可以核查一下吗？我的车还没有出现。	言语治疗在福布斯大道 1401 号。	中午	下午 4:00	谢谢你的帮助。

图 15.18　用于为一名特定需求 AAC 沟通者安排交通的信息储存界面。（Copyright © 2013 K.L. Garrett and J.P. Lasker.）

表 15.6　特定需求 AAC 沟通者：干预目标与策略

沟通者策略（例子）

使用单一信息的 SGD 打电话或在社区场合里沟通信息（例如，**我患有失语症，请给我沟通的时间**）或者参与仪式化活动（如祷告）。

在特定场合（如在赛马场上下赌注、告知下一个公交站站名、下桥牌赌注、询问孙子孙女们有关学校和体育的事情、告知理发师想要的发型）里呈现短语卡片来沟通特定需求。

使用复杂的 SGD 传达一系列的信息以完成一次在社区中的互动或接打电话（如安排与医生的一次见面）。

使用脚手架式写信的模板和单词或短语选项来写信或记个人日记。

针对独立 AAC 沟通者的 SGD 选项

在为独立的 AAC 沟通者选择一个最优的沟通设备上没有任何准则。有些可用的设备是专为失语症患者而设计的（例如，Lingraphica, SentenceShaper）。这些设备中有一些实际上作为言语练习系统使用，有一些则旨在扩大沟通。针对失语症患者的特征，一些标准的 SGD 现在具备了额外功能，包括带有场景界面的 DynaVox 产品。我们必须强调的是，每一个失语症患者都有着独特的技能、需求和偏好剖面图，因此在没有对系统开展广泛试用的情况下，决定一个人是否可以或是否将会使用一个设备是不可能的。

针对独立 AAC 沟通者的 SGD 决策与针对同伴依赖式 AAC 沟通者的决策非常不同。为同伴依赖式 AAC 沟通者所推荐的低技术策略大多数都可以并应该立即实施。然而，独立 AAC 沟通者的技能通常在几个月到几年的时间里不断变化。因此，通常直到独立 AAC 沟通者生活相当稳定或者确定了一个支持网络之后，我们才会为他们推荐复杂的、高技术 AAC 设备。沟通者可以通过在指定时间里借用设备学会许多技能；临床工作者也可以在临床环境里支持这些个体。只有在综合考量能力、支持和机会这三个要素后，我们才可以确定适合沟通者的系统是什么。我们建议在为独立 AAC 沟通者做出最后的高技术 AAC 决定之前，临床工作者应该为练习以及在家庭里使用设备提供大量切实的机会。强烈推荐使用以下评估程序辅助完成针对失语症患者的 AAC 决策。

评估

因为失语症不涉及动作缺陷，所以针对肢体残疾人开发的 AAC 评估与干预范式并不适用。相反，临床工作者需要对患有失语症的沟通者所拥有的和特定 AAC 干预所需的认知和语言能力有清晰的理解，从而实现沟通的最佳改善（Garrett & Kimelman, 2000），还必须对沟通者的感觉、动作、表征和沟通能力做出评估。此外，临床工作者在选择 AAC 干预之前还需要系统的方法来评估沟通需求和参与情境。

确定沟通剖面图

对于临床工作者，表 15.7 中的问题可以作为针对患有失语症的沟通者的完整的 AAC 技能评估的一部分。为了回答这些问题，临床工作者可以使用多种评估任务。这些个体在这些评估活动上的表现可以帮助临床工作者确定他们属于哪一类沟通者。

临床工作者使用下列 AAC 失语症评估工具（在这里我们按照实施顺序列出来）回答表 15.7 的五个基本评估问题，从而做出 AAC 决策。该过程结合个体在首次评估时最适合的干预类型以及在教学和提示下个体所呈现出来的学习额外策略的潜力，辅助临床工作者对主要的 AAC 干预的性质做出整体决定。

加勒特和比克尔曼（1992）的《针对患有失语症的沟通者的 AAC 分类评估》（AAC Categorical Assessment for Communicators with Aphasia）由加勒特和拉斯克于 2004 年修订（可以从 Beukelman, Garrett, & Yorkston, 2007

表 15.7 失语症 AAC 评估工具和问题

工具	问题
非辅助的模式	失语症患者是否使用策略（如残余的自然言语、书写、手势或绘画）扩大或替代无效的口头信息？如果没有，他/她能否被教会去那么做呢？
同伴辅助式技术	为了重新建立沟通互动，失语症患者是否受益于同伴辅助式沟通策略，如扩大式输入、书面选择对话策略？失语症患者是否能够学会在可预测的日常对话中使用实物支持，如图片或物品？如果失语症患者目前没有使用这些策略，他/她能否被教会去那么做呢？
外部储存式信息	失语症患者是否能够使用沟通书里、简单的 SGD 上或字母板上的符号所表征的信息对问题做出回应？个体是否需要提示去那么做？
语音输出系统的储存式信息	失语症患者能否使用预先储存好的整体信息进行沟通呢，如辅助者在数字化或合成式语音输出设备上预设好的信息？如果没有，他/她能否被教会去那么做呢？
语音输出系统的生成式信息	失语症患者能否使用字母、照片、图片或符号生成新的沟通信息呢？如果没有，他/她能否被教会去那么做呢？

一书的表 6.1 获得；也可以在巴克利的 AAC 网站上获得），它为临床工作者提供了针对当前和正在出现的沟通能力的核查表。该观察式核查表旨在帮助临床工作者将 AAC 策略与个体的能力相匹配。临床工作者可以将个体在对话情境里、非支持式互动期间以及与训练有素的对话同伴试用 AAC 策略期间所观察到的能力和挑战记录下来。当绝大多数沟通行为都出现在某一类别的沟通者身上时，如情境式选择 AAC 沟通者，那么该个体很可能就属于这一类别。临床工作者有必要确认个体是否出现了下一个类别里的技能；然后要做的是将个体从同伴依赖式 AAC 沟通者升级成独立的 AAC 沟通者，或者至少升级至对应群体里的下一个类别里，并根据这个目的确立治疗目标。

基线模式评估（Baseline Modality Assessment）

经调整的"促进失语症的沟通有效性"（Promoting Aphasics Communicative Effectiveness, PACE; Davis & Wilcox, 1985）程序可以促进患有失语症的信息发送者与接收信息的沟通同伴之间的沟通互动。临床工作者也可以利用该程序探索失语症患者使用替代模式的自然倾向或者个体是否看起来能被教会去使用这些替代模式。临床工作者从一组市场上可买到的图片卡集合里或者诸如杂志或照片等其他非正式来源处选择动作图片。图片可以描绘个体正在做一个简单的动作（如一名女士在切蛋糕）或者表征一个故事或场景。开启阻碍任务模式，即要求失语症患者向不能看到图片的同伴交流有关图片的想法。临床工作者记录沟通的整体情况（即同伴是否最终理解图片里发生了什么？）以及失语症患者使用的沟通方法。失语症患者是否尝试主要用言语进行沟通呢？当言语不能有效地向同伴交流信息时，失语症患者是否尝试使用其他自然策略，如手势、绘画或书写？如果没有，当临床工作者提示或示范使用这些策略时，失语症患者能否成功地实施这些策略来向同伴传达信息呢？

临床工作者可以通过这种半结构化的练习记录失语症患者使用残余言语能力的情况、使用非言语策略的自然程度、手势或哑剧的使用效果以及使用保留下来的书写技能的情况（即书空、使用首字母、使用单词片段、使用字母板；参见 Beukelman, Garrett, & Yorkston, 2007 一书中的表 6.3）。

对话策略试用

临床工作者也应该在有和没有 AAC 或情境支持的对话情境中评估个体表达性和接受性语言技能。这可能涉及一个类似"逐渐认识你"的对话。临床工作者选择一个与个体相关的话题（如过去的工作、家乡记忆、爱好或闲暇时光、家庭、成长、恋爱、在学校里遇到的麻烦），然后向失语症患者引入这个话题，同时示范同伴辅助式沟通策略，尤其是临床工作者可能希望探索以下同伴辅助式对话策略：书面选择对话、扩大式输入、提示性地问问题、照片或视觉场景参考以及标记式是 / 否反应。这些技术在本章之前的部分里已得到详细的描述。作为评估过程的一部分，临床工作者应该记录反应准确性的数据。例如，在使用书面选择对话或标记式是 / 否反应时，临床工作者应该向家庭成员们或重要他人确认准确性。此外，临床工作者应该记录需要多少（例如，不需要任何、最少量、中度、最大量）的提示来教授失语症患者使用该策略。最后，临床工作者有必要记录个体是否成功地将主题或信息传达给了同伴。

针对失语症患者的多元模式沟通筛查任务

《针对失语症患者的多元模式沟通筛查任务》（Multimodal Communication Screening Task for Persons with Aphasia, MCST-A; Garrett & Lasker, 2004; Lasker & Garrett, 2006）揭示了一名沟通者如何通过打手势、拼写、点指地图上的位置或者点指筛查中所使用的八页的小册子里的图片符号回答情境性问题（即"你会怎么告诉我你七月份去了加利福尼亚州呢？"）。它也提供了有关个体在讲述一个故事时分类和指示性点指的能力的信息。MCST-A 刺激书包含了如下页面：（1）用图片、照片和单词（如吃、台灯）表征的具体概念；（2）用不完整的视觉符号序列表征的三个类别——失语症患者从一行六个额外的符号中选择以完成表征；（3）表征描述词（如开着的、冷的）的图片符号；（4）可以与其他项目相组合以表征含义复杂（如孙子孙女们、金钱、月历）且略微抽象的概念；（5）两组书面单词和短语，一组用于在药店里沟通，而另一组用于与孙子孙女们对话；（6）一组用于讲故事 / 复述任务时表征故事顺序的照片；（7）美国地图概览以表征孩子们的家或喜欢的度假地的位置；（8）一个用于沟通非常特定的名称（如城镇、旅馆）的字母板，在上面拼写或点指首字母。评分表可以记录使用刺激书里的符号传递信息的准确度以及临床工作者用于帮助沟通者实现成功沟通的提示类型。

可以通过巴克利的 AAC 网站获得 MCST-A 的小册子和评分指导说明。

临床经验（Lasker & Garrett, 2006）表明，MCST-A 能有效地将需要同伴辅助指明选择的沟通者与可以独立地搜索小册子以定位符号的信息储存式 AAC 沟通者区分开来。临床工作者可以使用提示与类型的数据来确定沟通者属于同伴依赖式（即始终需要提示来定位一个符号信息）和独立式（即不需要任何或只需要少量的提示来定位符号以传递信息）这两个类别中的哪一个。确定生成式 AAC 沟通者也相对容易。临床工作者可以要求失语症患者沟通一个复杂的信息（例如，"你将如何沟通你的孙子孙女下个月如果有足够的钱就会去迪士尼世界这件事？"），然后观察个体能否成功地按照逻辑顺序点指图片、单词、字母或地图上的位置来沟通这一想法。此外，这个观察活动本身也可以帮助一些家庭成员更好地理解临床工作者为什么会为一名失语症患者推荐低技术而非高技术的选项。

SGD 试用：互动式角色扮演

为了评估沟通者在实际的沟通场合里能如何有效地使用语音输出系统上所储存的信息，临床工作者可以开发表征社区互动的脚本化的场景，并且将相关的信息编入沟通者的 SGD 中。临床工作者可以使用针对储存式信息的数字化语音系统或者（针对有潜在拼写能力的失语症患者的）合成式言语输出系统。在选择一个对话场景样本的时候，临床工作者应该考虑时间限制（信息必须多快被传达）、信息具体化、反应的长度和复杂度、可预测性（信息是否可以提前得到储存和提取）、沟通的功能（是表达社交亲密度还是满足基本需求）、（对交谈内容和同伴的）熟悉度以及个人相关性（信息对于个体有多么重要）等因素。例如，沟通者作为消费者从店家那里点了一杯咖啡，这个场景涉及的沟通可比和医生探讨自身残疾的本质容易得多。

在情境已经被脚本化之后，临床工作者就要准备语音输出沟通设备的表征类型。临床工作者可以使用带有静止界面的（并且可能是多层级的）数字化设备或者带有动态屏幕技术的合成式设备，但在系统试用这个阶段不会要求失语症患者切换层级或页面。临床工作者根据初步估计确定的选项，选择大小最适当、每页信息方块的安排最适当且每页信息数量最适当的设备。总体而言，数字化设备上的一个序列通常包含 4~8 条信息。然后，临床工作者编入必需的词汇。例如，处理汽车故障的情境涉及以下信息。

- · 我叫比尔·瑞安。
- · 我的车现在出故障了。
- · 你可以为我叫一辆拖车吗？
- · 我现在的位置在公园街和第三大道的交会处。
- · 谢谢你。

再举一例，临床工作者通过整合言语、手势（呈现在括号里）和设备使用将点咖啡的情境脚本化，如下所示：

临床工作者（扮演咖啡供应商）：嗨，你今天过得如何？

失语症患者：还行 / 好 / 可以。

临床工作者：我可以为你拿什么呢？

失语症患者：**我想要一杯咖啡。**

临床工作者：好的。在这里喝还是带走呢？

失语症患者：（带走）。

临床工作者：多大杯呢？

失语症患者：**中杯。**

临床工作者：你想要加什么呢？

失语症患者：**奶油和糖。**

临床工作者：给你。一共是 25 元。

失语症患者：好的。（递过钱）

临床工作者：祝你有愉快的一天。

失语症患者：（再见）。

根据反应充分性、反应模式（手势、言语、AAC系统）、时机和临床工作者提示的次数，临床工作者对角色扮演期间的每一个沟通尝试进行评分。临床工作者可以使用莱特和宾格（1998）所描述的提示层级教授 AAC 技术。临床工作者首先等待并表现出信息将会被生成的预期、点指个体或 AAC 工具，然后示范沟通行为。临床工作者可采用比克尔曼、加勒特和约克斯顿（2007）一书中的表 6.4 提供的空白数据记录表。

高级系统试用：将储存式和生成式信息组合在一起

临床工作者可能偶尔会观察到失语症患者是生成式 AAC 系统的合格人选，因为他／她使用 MCST-A 上的两个或三个符号的组合，在标准化测验中阅读和写作分测验上的得分很高，或者在 PACE 图片描绘任务中使用书写传达信息。如果是这样的情况，临床工作者可以实施要求更高的角色扮演，即要求沟通者将生成式和信息储存式策略结合在一起使用。与基本系统试用相似，临床工作者创造出一种场景，它需要失语症患者表现出信息提取和信息组织的行为。此外，临床工作者需要留意失语症患者是否可以用自然模式（手势、言语、拼写／写作）解决沟通问题，是否可以将非辅助式和辅助式策略组合在一起，是否可以发起信息。对于动态界面或者多层级设备，临床工作者可以选择在至少两到三个层级上编入与计划旅行、买车或者开展"逐渐了解你"的对话相关的场景。计划旅行的场景可以用如下开场白引入：你将要和一名旅游代理计划一次度假旅行，这名旅游代理将会提前完成所有的预订。你可以利用一切方式与旅游代理沟通。你将需要安排所有的细节——你要去哪里，你将如何到那里，你将会待在哪里。对于这样一个场景，临床工作者可以设计一个主页面，上面有一些短语或句子以及与第二页相连的链接，第二页上包含一周的所有日子、费用和喜欢的度假活动。在临床工作者简要地介绍系统和可用的信息之后，失语症患者就可以在没有接受大量有关 AAC 方法的教学的情况下进行试用。一旦失语症患者完成了最初的试用，临床工作者就可以对其沟通行为进行评分，然后进行教学和示范。在教学之后，他们再展开一轮角色扮演和评分。

除了记录角色扮演期间的沟通行为之外，临床工作者还应该记下失语症患者在操作设备的不同功能（如关注一些信息屏幕、成功地定位信息、在页面间转换、改变设备的各种输出特征、打开与关闭设备、使用诸如单词预测等速率提升策略以及储存新信息）时所需的提示程度。

同样重要的是，临床工作者要考虑不同 AAC 设备所使用的信息提取和组织技术的性质。有些 SGD 可以将拼写、使用图片符号表征的信息和单词预测功能整合在一起。有些 SGD 则需要沟通者定位符号或图标并将它们串起来以生成信息。符号和图像可能位于文件夹里、网格里、隐藏的层级里或在纸张页面上。还有些 SGD 使得失语症患者能够使用视觉场景的成分沟通特定信息（Dietz, McKelvey, & Beukelman, 2006）。临床工作者应根据沟通者的偏好和以这些格式提取信息的能力，考虑选择哪一种 SGD。

评估其他能力

传统针对失语症的评估程序通常可以确定失语症患者的认知、语言和知觉技能。

残余语言技能

通常情况下，语言测试在 AAC 评估之前进行，而通过这些工具筛选出的信息有助于 AAC 策略的选择。首先，临床工作者可以使用诸如《西方失语症测验系列（修订版）》（Western Aphasia Battery–Revised; Kertesz, 1982, 2006）、《简明波士顿诊断性失语症检查（修订版）》（short form of the Boston Diagnostic Aphasia Exam–Revised; Goodglass & Kaplan, 1983; Goodglass, Kaplan, & Barresi, 2000）或者《波士顿重度失语症评估》（Boston Assessment of Severe Aphasia; Helm-Estabrooks, Ramsberger, Morgan, & Nicholas, 1989）这样的标准化失语症测验测量个体在没有任何可用的外部 AAC 策略或同伴辅助时接受性和表达性语言缺陷的程度。患有非流畅性失语症的沟通者通常难以进行句法编码。因此，需要使用符号组合沟通单一信息的 AAC 策略可能会让这些个体受挫。甚至拼写这种更为"自然的"沟通技能也是一类需要序列化选择和对表征声音和意义的随机符号排序的编码。而成功的拼写意味着对这个程序进行许多次的重复，所以这对于失语症患者经常是极其困难的。因此，与治疗本身相比，为失语症患者提供打字机或电脑键盘这件事可能更容易让人感到受挫。如果临床工作者能够将特定 AAC 系统对沟通者提出的语言要求与沟通者的技能匹配起来，失语症患者可能会从中受益（Garrett & Kimelman, 2000; Lasker, 2008）。

认知

一些失语症学家（Helm-Estabrooks, 2002; Nicholas, Sinotte, Helm-Estabrooks, 2005; Purdy & Koch, 2006）提出，临床工作者可以实施认知评估测验来获取有关个体独立地使用 AAC 系统进行沟通的潜力的预测性信息。《认知语言快速测验》（Cognitive

Linguistic Quick Test; Helm-Estabrooks, 2001）包含了一些分测验，它们无须调用语言能力来对注意力、记忆和推理进行评估。赫尔姆－埃斯塔布鲁克斯（Helm-Estabrooks, 2002）认为，一些非口语推理任务（如追踪线索）可能有助于确定个体是否具备充分的认知能力来使用高技术、基于符号的 AAC 系统。将分测验的表现与 AAC 使用者的能力关联起来仍然需要研究。

将信息安排于层级式沟通系统里可能让许多失语症患者面临巨大的加工挑战，他们难以记起所储存的信息和符号的位置。他们也必须在忘掉他们的意图或失去他们同伴的兴趣之前表现出充分的工作记忆以完成使用这些信息时所涉及的步骤。我们曾经合作过的一些个体在他们的信息被储存在简单的活页夹里的单一卡片上或低技术的环圈里的卡片上之后，从使用层级式高技术 AAC 系统的同伴依赖式 AAC 沟通者升级成独立的 AAC 沟通者。

临床工作者还应该观察失语症患者对自身沟通能力的意识。他们能否向不熟悉的同伴解释他们新的沟通策略？他们知道他们的自然语言什么时候不适合特定的场合吗？他们能否以动态的方式使用他们的策略，例如，当他们能够使用言语和书面文字时就会使用它们，然后当沟通失败时就会转向使用 AAC 策略？此外，临床工作者应该通过非正式的方式观察个体在沟通屡次出现失败时向同伴传达信息的主动性与坚持性。本章前面提到的肯最初将他几乎一半的沟通努力花在解决沟通问题上。然而，在教他转向使用不同的策略（如换个说法、在他的沟通书上定位信息），而不是仅仅一再地重复单词之后，用于解决沟通失败的沟通次数的百分比从 46% 降至 11%（Garrett et al., 1989）。

表征技能

失语症患者通常能够理解许多用于表征这个世界的视觉图像。例如，他们能够识别各种地理图标（如地图）以及事件的图标（如标识和信号）。他们通常也保留了辨识与人物和地点相关的照片和绘画的能力。许多失语症患者保留了对大小、形状、优点以及物品和经验重要程度的相对性的知识。例如，失语症患者可能在描述另一名成人时，会通过打手势表明这名成人相较于一名孩子更高的身高。然而，临床工作者应该进一步探索这些技能。要求一名个体在回忆性对话期间使用剪贴簿讲述他／她的家庭或童年，然后临床工作者在这个过程中非正式地观察这些技能。

动作技能

在中风之后患有失语症的个体通常保留了控制至少身体一侧（通常是左侧）的能力。因此，他们通常可以打手势、翻动页面或者以直接选择的模式点指沟通选项。然而，由于四肢失用症或认知缺陷，他们在完成一项复杂的动作运动序列（例如，在有多页的书或者多层级的电子化沟通设备上定位单词）时会遇到困难。在携带或操作笨重的沟通设备或使用这些系统的开／关按钮上，他们可能也会出现一些肢体困难。在决定是否采用一个便携式沟通设备或系统时，临床工作者可能需要咨询作业或物理治疗师。

听力

临床工作者可以使用标准的听力筛查程序排查会干扰成功沟通的（沟通者的或同伴的）听力缺陷。

操作技能

如果沟通者使用 SGD 辅助沟通，他们可能必须学习新的操作技能，如开关设备、理解合成式或数字化言语、定位储存在隐形层级上的信息、使用流程图操作菜单、使用键盘以及给设备充电。

生活经历与词汇

个体在与临床工作者共同构建 AAC 干预时，其生活经历尤为重要。大多数失语症患者已经有了很长时间的阅历积累，生活风格也趋于典型化、常规化，因此他们对世界的了解是广泛的。在开始 AAC 干预之前，组织与家庭成员们的访谈，对个体的兴趣、关注的主题和自传式信息进行非正式的评估，这可能有助于为即将到来的 AAC 干预收集"燃料"。临床工作者可以使用比克尔曼、加勒特和约克斯顿（2007）一书中的表 6.5 和表 6.6 组织这些访谈。

同伴技能

因为在与重度失语症患者的沟通互动中沟通同伴的地位非常重要，所以临床工作者有必要对他们的能力进行评估。评估通常无法正式地实施，因此临床工作者可以从观察他们与失语症患者的互动中获取有关同伴沟通技能的信息。同伴是否能够学习或对学习以新的方式与重度失语症患者进行沟通感兴趣，确认这一点也很重要。临床工作者也可以对潜在沟通同伴的说话风格和可理解性、手写的易读性、阅读技能、听力和视力进行评估。

在实际生活情境中评估沟通需求

用于形成 AAC 系统的内容的指导原则通常开始于对个体需求的讨论，我们说的需求是指个体希望参与的环境和活动以及在这些情境中沟通所需要的特定信息。重度失语症患者的家人和朋友通常在确定这些沟通需求上起着重要作用。对于为重度失语症患者实施正式评估的临床工作者，以下程序可能会有帮助。

需求评估访谈

首先，在评估个体需求的最初访谈中，临床工作者可以只要求沟通者、沟通者的家人和重要他人列出对于失语症患者尤为具有挑战性或尤为困难的沟通场合。接下来，临床工作者应该要求受访者想象那些场合并预见会出现的有意义沟通的机会。一开始，家人可以列出沟通身体需求的场合（如看医生、穿衣服）。临床工作者有必要进一步敦促家人思考个体中风前在其中有着重要生活角色的场合；可以给家人举些例子，如在赛马上下注、感恩节时说晚餐祷告、参加孙子孙女的体育活动以及与朋友喝咖啡。临床工作者可以从比克尔曼、加勒特和约克斯顿（2007）一书中的表 6.2 以及巴克利的 AAC 网站上获得《失语症需求评估》（Aphasia Needs Assessment; Garrett & Lasker, 2004），该工具以系统的方式为临床工作者提供这方面的信息。对于在没有支持的情况下无法口头回应这些问题的沟通者，之前所描述的书面选择对话策略可能会有帮助。为沟通者提供书面单词选项（表征场合）和用于评估活动相对重要性的量表有助于临床工作者了解沟通者对重要沟通需求的看法。

福克斯、金利和波尔森（Fox, Ginley, & Poulsen, 2004）描述了如何诱发一组前来参加一周"沟通夏令营"的失语症患者及其重要他人的实际生活的沟通需求。她要求这些个体描述给他们带去挑战的具体的沟通场合以及分享在这些场合里已见明显成效的策略。例如，其中一位男士谈到他曾经在快餐店点菜时遇到的困难。他想出了一个聪明的办法——用激光笔射出的红色光线照亮张贴在柜台后面的菜单选项——来点菜。福克斯和同事们鼓励被试使用诸如激光点指技术这样的策略并将之整合进他们自己的"沟通策略工具带"（communication strategy toolbelt）。关于临床工作者如何辅助患有失语症的沟通者确认在各种生活场合里的重要沟通需求，"工具带"就是一个很棒的例子。

主题分类

福克斯、索尔贝里和弗里德－奥肯（2001）鼓励患有失语症的研究被试在参与对话训练之前将主题分为喜欢的（preferred）和不喜欢的（nonpreferred）两个类别。他们发现，在参与研究的 3 名被试中有 1 名在他自己选择的主题上沟通的量要比在为他所选择的主题上沟通的量多得多。这一主题分类任务可能是确定重要主题和场合的一种有用的方式，对于无法通过口头进行表达的个体尤其如此。

社交网络

除了确定沟通主题和场合之外，临床工作者还有必要确定个体希望与谁沟通。我们使用了《社交网络：针对 CCN 个体及其沟通同伴的沟通量表》（Blackstone & Hunt Berg, 2003a, 2003b）这一评估工具评估服务对象。该工具使用一系列同心圆表示参与的水平，从而将沟通者的社交网络用图示表示出来。例如，沟通者处于圈子的中心，那些被确定为生活伴侣的人们进入第一个圈子，那些被确定为亲密朋友的人们进入第二个圈子，依此类推。本章作者将该工具制作成大幅的视觉图片以用于访谈沟通者，从而了解他们在失语症发病之前和之后的社交网络（见图 15.19）。我们也使用同伴辅助式沟通策略和照片促进个体在访谈中的参与。然后，我们比较个体在失语症发病之前的沟通同伴和社交网络与现在的同伴。最后，我们设定治疗目标以改善与当前对于沟通者来说最为重要的同伴的互动。

如果实施面对面的访谈以确定社交网络行不通，临床工作者可以通过评估同伴参与模式（peer participation patterns）间接地评估沟通需求。同伴可以是与失语症患者有着相同年龄或文化的个体，也可以是有着相似兴趣的个体。例如，如果失语症患者过去常常出入镇里的老兵俱乐部，临床工作者可以通过观察或者询问其他人获取个体在该场合里会出现的信息类型或沟通需求。要求沟通者想一想在每一个这样的场合里的沟通事件顺序，这样有助于获得全面的信息。

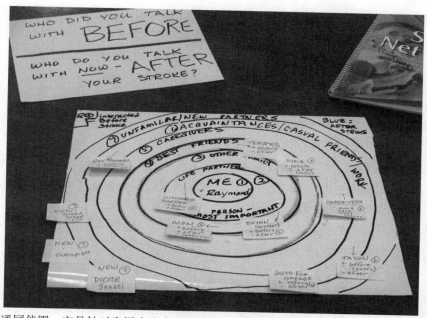

图 15.19　这就是沟通同伴圈，它是针对失语症患者的量表——《社交网络》的一部分。（Copyright © 2013 K.L. Garrett and J.P. Lasker.）

干预问题

　　"对于我们，最困难的事实际上是思考何时使用（AAC 系统），包括何时将它纳入我们的日常活动中。"（患有失语症的沟通者的妻子，个人沟通，2004年 10 月 25 日）

　　有些问题可能会影响 AAC 干预的成功性。它们包括但不限于个体或家庭只认可言语这一种沟通方式、难以接纳 AAC 这一替代模式、在干预中心里坚持治疗的医疗模式而非参与模式、中止治疗、系统特征与沟通者能力不相匹配、获得有限的个别化信息、缺乏情境性场合里的练习、同伴辅助式沟通者缺乏适当的沟通同伴、只有有限的支持网络来辅助生成式 AAC 沟通者的信息发展，和 / 或他人已经预期并满足了个体的需求而让个体失去了沟通机会（Garrett & Kimelman, 2000; Purdy & Dietz, 2010; Scherer, Sax, Vanbiervliet, Cushman, & Scherer, 2005）。

　　以下与一名情境选择 AAC 沟通者的配偶的互动反映了家庭成员们在讨论在家里实施 AAC 策略时一开始可能会表现出的一些态度阻碍：

临床工作者：那么你家里的情况如何呢？
配偶：哦，现在和罗伯特沟通要容易得多。他真的好像知道发生了什么。
临床工作者：关于说得慢一些以确保他理解，你和你的儿子们感觉好吗？他可以清晰地告诉你"是"和"否"吗？
配偶：可以，尽管有时候如果我们说得太慢，他会笑……他甚至会取笑我们。但是我们在这方面进展得不错。他真的在思考他要如何点头，而且现在他点指他想要的……那真的有帮助。
临床工作者：你们谈论更复杂的主题了吗？像带着孩子们度假……或者对新闻里发生的事情的看法？
配偶：不，并没有真的这样……大多数时候，我们只是谈论他所需要的东西。
临床工作者：你尝试使用我们练习过的书面选择策略了吗？
配偶：没有，我很高兴我还没有必须求助于那种方法……

　　临床工作者可能会发现，承认沟通者和同伴在使用这些有点不同寻常的言语替代方式进行沟通上的迟疑可以促进他们接纳 AAC 策略。在作者们的诊所里，许多沟通者的配偶一边帮助沟通者恢复言语，一边逐渐地将 AAC 策略融入对话中，并且经过几个月的努力后，他们逐渐地接纳了一些 AAC。团体治疗是描绘 AAC 和自然沟通模式如何融合的另一种积极的方式。观看其他更"资深的"参与者谈论老电影或者在模拟的社交俱乐部里介绍他们自己，可能要比对 AAC 策略的益处做出学术性解释来得更加有说服力。

同样关键的是，AAC 系统的内容要与时俱进。随着个体生活出现变化，AAC 系统必须反映这些变化；否则，使用该系统的动机和兴趣将会很快变弱。我们需要训练一名或多名辅助者（通常是家庭成员或照顾者）来监督和调整 AAC 系统的内容。辅助者也必须能够训练进入失语症患者生活的新人（如新女婿或儿媳、新邻居）以便他们也可以成为有效的沟通同伴。缺乏这样的辅助者是重度失语症患者的 AAC 干预失败的一个常见原因。

很显然，AAC 干预的成功也取决于随着失语症患者从一个场所转移至另一个场所时服务提供的灵活性和持续性。专业人员、家庭成员和失语症患者可能希望作为一个团队进行工作，从而为失语症的长期管理制订更好的解决方案。我们建议在康复早期重视培训同伴使用即时的沟通策略，在康复后期让言语语言病理学家更密集地参与进来。安排患有失语症的服务对象接受每年例行随访可能也有帮助。除了个体治疗课程，有些失语症患者还可以从每周的团体治疗课程中受益。有些失语症患者则可能从言语语言病理学家及其他健康护理专业人员的家访中受益，因为一些沟通问题可能只出现在个体的家庭环境里。通过认真的计划和长期的临床支持，AAC 干预可以丰富失语症患者及其沟通同伴在生活的各阶段的沟通选项。

问题

15.1　列出（低技术和高技术）AAC 对失语症或言语失用症患者的五个一般功能。

15.2　可以将患有失语症的沟通者分为哪两个大类别？描述二者之间的不同。

15.3　对于一名新兴的 AAC 沟通者，你会致力于发展哪些基本的沟通技能呢？列出两个你创设的支持教授这些策略的沟通情境或者互动场景。

15.4　描述两种使用扩大式输入以促进重度失语症患者理解的策略。

15.5　你会如何设计一个干预项目来教沟通同伴变更他们的沟通风格以便与一名情境选择 AAC 沟通者对话呢？

15.6　什么是转衔式 AAC 沟通者所不具备的首要沟通技能？描述一个可以促进该技能发展的教学活动。

15.7　信息储存式和生成式 AAC 沟通者有着怎样的不同？这一不同将会如何影响你选择低技术或高技术沟通策略呢？

15.8　你会如何为一名独立的 AAC 沟通者的 AAC 系统选择信息和词汇呢？

15.9　描述一个教学活动，在其中你会促进一名独立的 AAC 沟通者在真实的生活情境中使用 AAC 和自然言语沟通。

15.10　描述一个低技术活动，你将使用这个活动支持有着显著语言组织困难的独立的 AAC 沟通者的功能性书写。

15.11　描述一些用于支持一名失语症患者生成式书写的高技术方法，该个体会犯中度的拼写错误、进行式动词遗漏错误以及形态学错误，在单词选择、代词使用上也有着中度的困难。

15.12　列出一些针对特定需求 AAC 沟通者的 AAC 策略或系统的例子。

15.13　描述你会如何评估一名失语症患者的能力，该个体无法通过口语沟通满足其所有的沟通需求。

15.14　至少描述两类访谈活动，你可以使用这些活动确定失语症患者在参与模式上的沟通需求和变化。

第 16 章　患有退行性认知和语言障碍的成人

和伊丽莎白·汉森合写

不同类型的退行性认知和语言病症都有一个常见症状，那就是沟通有效性的逐渐退化。沟通退化的确切模式各不相同，有些人在语言变化被发现之前，就出现了认知病症，如记忆减退伴判断力下降、问题解决能力降低或者视觉空间定位障碍。有些人的早期症状则是语言的逐渐退化。在过去 10 年里，AAC 策略已得到应用以促进退行性语言和认知障碍患者接受性和表达性沟通的有效性，如原发性进行性失语症（King, Alarcon, & Rogers, 2007）、痴呆（Bourgeois & Hickey, 2007）和亨廷顿疾病（Yorkston & Beukelman, 2007）。

原发性进行性失语症

原发性进行性失语症（primary progressive aphasia, PPA）是一种独特的临床病症，以神经退行性疾病（进行性）造成的语言缺陷（失语症）为特征，并且语言缺陷是该病症最显著（首要）的方面（Mesulam, 2007）。达菲（Duffy, 2000）报告该病症的平均发病年龄是 60.5 岁且男女比例大约是 2∶1。PPA 被视为痴呆的第五大常见类型。尽管大约有一半的 PPA 患者有痴呆家庭史，而且对 PPA 的基因成分的研究也在持续进行，但造成 PPA 的原因犹未可知（Mandell, 2002; Mesulam, 2001）。

在出现语言病症之后，一些 PPA 患者最终表现出符合痴呆诊断的认知缺陷。在 1999 年，罗格斯和阿拉孔（Rogers & Alarcon）综述了 57 篇文章，这些文章描述了 147 名 PPA 患者的进程。在这些个体中，25% 表现出流畅性失语症的症状，60% 有着非流畅性失语症的症状，而 15% 有着不确定的症状。流畅性群体里的 27%、非流畅性群体里的 37% 和不确定群体里的 77% 最终表现出痴呆的症状。尽管 PPA 的最初症状因人而异，但命名障碍（即难以想出特定单词）是最常被报告的语言症状。另一个常见的症状，尤其是在非流畅性群体里，是缓慢的、迟疑的言语并且有着长时间的停顿。

要了解进一步的信息，请参见 AAC-RERC 网站上梅拉尼·弗里德 – 奥肯的网络直播节目——《针对原发性进行性失语症患者的 AAC》（*AAC for Persons with Primary Progressive Aphasia*）。

干预的阶段

金等人（King, 2007）推荐实施积极主动的干预计划。鉴于语言功能未来会下降，我们推荐干预尽早将 AAC 策略融入日常的沟通中。临床工作者可以使用比克尔曼、加勒特和约克斯顿（2007）一书中的表 7.7 以指导沟通同伴与 PPA 患者的互动。

早期

在 PPA 的早期，受影响的个体继续使用言语与他人进行互动。然而，为了维持沟通中的独立性，他们需要辅助来应对沟通失败并且需要学会将来可能会需要的策略，例如，借助绘画、手写、印刷材料和图片找到常用但困难的单词（即回忆特定单词）。这一阶段的干预技术有许多是第 15 章里特定需求 AAC 沟通者那一部分所确定的策略。这些策略包括使用包含特定信息的小册子或卡片、针对困难场合准备的问题和手势（是、不是、左、右、过去和将来）解决沟通问题。我们应尽早地逐渐引入这些技术以便 PPA 患者及其听者可以熟悉这些技术并且接受这类沟通支持。比克尔曼、加勒特和约克斯顿（2007）一书中的表 7.1 提供了一份 PPA 患者的使用策略的概况。

中期

在中期的 PPA 患者被视为生成式或转衔式 AAC 沟通者（见第 15 章），原因在于他们在大多数沟通情境中需要 AAC 支持。除了沟通笔记本和卡片外，熟悉场景的照片经常也能发挥作用（Fried-Oken, Rowland, & Gibbon, 2010）。有些人也受益于用来沟通或澄清信息的绘制场景。有些人在沟通特定的内容时需要使用空间表征，如地图、日历、家庭树或楼层平面图（Cress & King, 1999）。处于该阶段的个体也经常需要扩大式输入策略来促进其对口头信息的理解，这些策略可能包括关键词（打印出来的）、照片、手势、绘画或线条画。

后期

后期的 PPA 造成的重度沟通限制经常与情境选择 AAC 沟通者的需求非常相似，正如第 15 章所描述的那样。在沟通和理解有关基本需求和常规活动的信息时，这些个体需要辅助。在该阶段的早期，他们可能持续使用在 PPA 早期和中期所使用的材料。然而，进入 PPA 后期后，他们就成了新兴的 AAC 沟通者（见第 15 章），原因在于在沟通他们的需求、偏好和常规活动时他们需要的选项非常有限。在该阶段，他们是同伴依赖式 AAC 沟通者，原因在于同伴指导和支持在确保 PPA 患者获得有效的沟通支持上至关重要（King et al., 2007）。

制作和使用沟通笔记本

沟通笔记本通常是小型且易于携带的文件夹，里面包含的信息可用于支持 CCN 人士的沟通。笔记本的内容与形式可根据个体情况而定。例如：针对无法阅读的个体，笔记本可采用图片的形式；如果个体能够阅读但是难以记住人物、地点和活动的名字，笔记本可提供大量的印刷信息。PPA 患者通常很早就开始使用笔记本，因而他们可以参与内容的选择和安排。针对 PPA 患者的沟通笔记本的准备和维护，金等人（2007）做过一次很棒的探讨，包括如何保持这些书籍的长期有用性。具体如下：

· 沟通笔记本必须反映 PPA 患者的需求；它必须是个别化的。

· PPA 患者必须在该疾病进程的早期在笔记本内容的决定上起到主导作用。

· 沟通笔记本以及使用沟通笔记本的机会必须贯穿整个 PPA 的进程。

· 沟通笔记本永远没有结尾；它必须是动态的，从而可反映 PPA 患者及其社交网络不断变化的需求和经历。

图 16.1 提供了克莱斯和金（1999）所描述的沟通页面示例。

"对 PPA 患者尽可能早地开始沟通支持（AAC 策略）是重要的，因为熟悉度和情境好像会影响 AAC 策略的使用和保留。（三名个体）表明……他

们最有效的沟通得益于使用他们自己……生成的策略……如果我们可以提供早期的指导和信息以促进这些自我生成的策略，那么我们就可以将进一步干预的重点放在维持和调整这些策略或技术并且按照需要提供额外的辅助者训练上。"（Cress & King, 1999, pp. 254-255）

总结

总而言之，PPA 是一种进行性的病症，其特征是至少在出现其他认知缺陷（通常导致痴呆）之前 2 年出现语言缺陷。AAC 干预可以促进 PPA 患者的表达性和接受性语言。我们应该在疾病进程的早期引入 AAC 策略，从而使得 PPA 患者参与设计和内容选择，也应该帮助 PPA 患者及其沟通同伴学习使用这些策略。

痴呆

痴呆是一种医学综合征，其特征是后天的、慢性的认知缺陷。痴呆的诊断标准是在记忆上出现认知缺陷的同时另一个认知领域也出现相关改变，如语言、抽象思考、判断或者执行或额叶功能（Bourgeois & Hickey, 2007, 2009）。痴呆是一种相对常见的综合征，影响全世界大约 2800 万人，每年需要 1560 亿直接护理费用（Wimo, Jonsson, & Winblad, 2006）。65 岁人群中痴呆出现率是 1%，对于 90 岁及以上的个体，出现率接近 50%（Jorm & Jolly, 1998）。阿尔兹海默疾病是最常见的痴呆形式。阿尔兹海默协会（2001）估计在美国有 240 万~510 万人患有阿尔兹海默疾病，如果该趋势持续下去，到 2050 年预计将有 1300 万的美国人患上阿尔兹海默疾病（Herbert, Scherr, Bienias, Bennet, & Evans, 2003）。

记忆优势与缺陷

痴呆包括将信息从工作记忆或短时记忆转移至长时记忆的能力出现缺陷，这给患者本人及其家人和照顾者造成了严重的问题。痴呆的记忆缺陷会以不同的方式影响不同的记忆领域。

与近期事件有关的情景记忆（episodic memory）经常在该综合征发展的早期就会出现缺陷，表现为无法回忆如谁来拜访过、留下了什么东西、早餐吃了

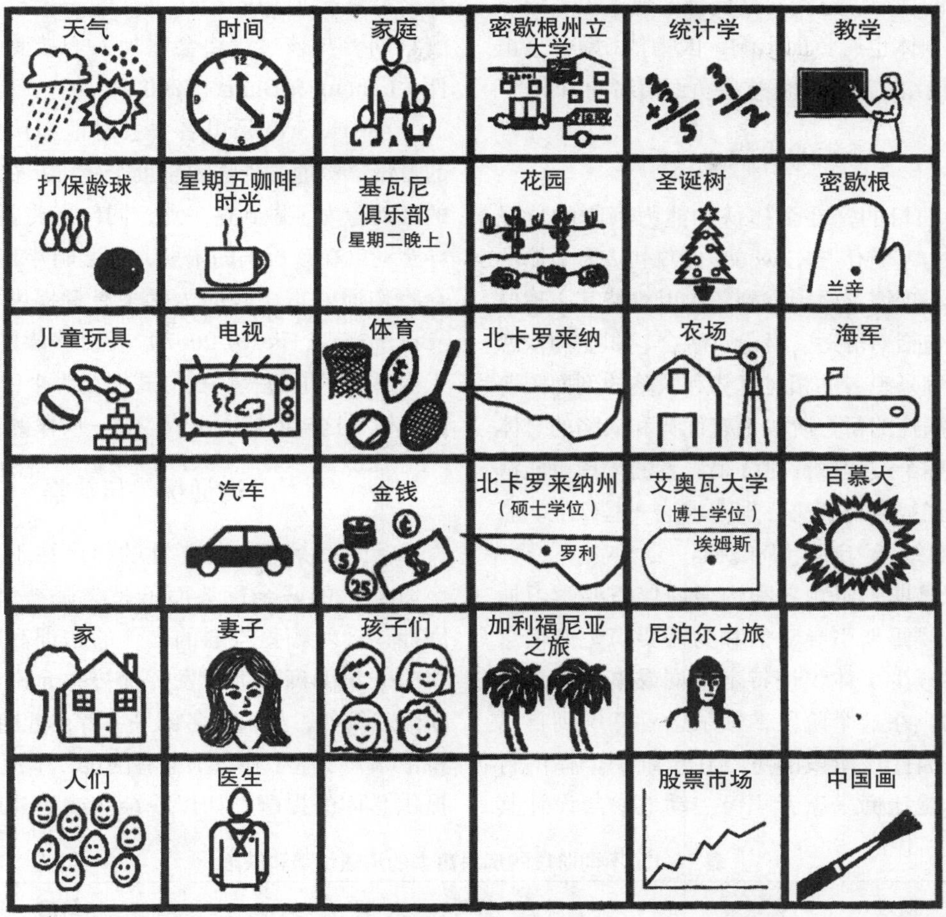

天气	时间	家庭	密歇根州立大学	统计学	教学
打保龄球	星期五咖啡时光	基瓦尼俱乐部（星期二晚上）	花园	圣诞树	密歇根 兰辛
儿童玩具	电视	体育	北卡罗来纳	农场	海军
	汽车	金钱	北卡罗来纳州（硕士学位）•罗利	艾奥瓦大学（博士学位）埃姆斯•	百慕大
家	妻子	孩子们	加利福尼亚之旅	尼泊尔之旅	
人们	医生			股票市场	中国画

图 16.1　沟通页面示例。（From Cress, C., & King, J. [1999]. AAC strategies for people with primary progressive aphasia without dementia: Two case studies. *Augmentative and Alternative Communication*, 15, 248–259; reprinted by permission of Informa Healthcare.）

什么这样的信息。布儒瓦和希基（Bourgeois & Hickey, 2009）提出近期的情景记忆限制反映了将短时（工作）记忆转移至长时记忆的能力的下降。

语义记忆（semantic memory）包含实际的信息以及一般的、组织化的信息。缺陷可能表现为无法记住这样的事实，如一个国家领导者的名字、香蕉是黄色的或者猫和狗都是动物。语义记忆的储存通常要比情景记忆早得多并且维持得更久。因此，与情景记忆上的缺陷相比，语义记忆缺陷通常会在痴呆发展的晚些时候被观察到。

程序记忆（procedural memory）在记忆领域里经常得到最佳保存。程序记忆包括保留完成常见程序的能力，如刮胡子、穿衣服、写支票。

再认记忆（recognition memory）可能是痴呆患者的一个优势，其持续时间要比其他记忆类型的更久。再认记忆的例子包括人们看到某个人的时候意识到自己认识他／她、发现一个熟悉的东西放得不恰当、从物品选项中选取特定的物品以及当看到喜欢的电视节目时能识别出来。

回忆记忆（recall memory）指的是个体提取不能以某种方式进行具体表征的"隐形的"信息，如一个人的名字、数字门锁的密码或者喜欢的节目的电视频道。通常，有由痴呆引起的记忆缺陷的人们在使用再认记忆时的表现要优于他们使用回忆记忆时的表现。

记忆与沟通

记忆在人类沟通中起着非常重要的作用。它帮助维持对话的线索，确保主题得到充分的讨论以及允许在适当的时候引入新主题。因此，从短时记忆转移到长时记忆的能力出现缺陷会严重影响个体的对话，即造成主题被重复地引入并且给对方一种个体没有在聆听的表象。这给对话同伴造成了很大的困扰，反过来对个体也有负面影响，因为他/她会意识到同伴的负面情绪，却不理解这些负面情绪的由来。

干预的阶段

痴呆护理的目的是在个体认知能力下降的情况下维持其人格。基特伍（Kitwood, 1997）认为个体的一系列特定的心理需求必须得到解决以维持其心理健康。这些需求包括对舒适、身份、融合、职业和依恋的需求。尽管痴呆患者的相对优势和缺陷的剖面图普遍不同，但该病症的每个阶段都有优势和缺陷的总体模式。在疾病整个过程中针对痴呆患者的干预可能都是建立在沟通优势以及解决心理需求这一基础上。表16.1按照阶段总结了沟通优势和缺陷。

在痴呆的早期，照顾者和沟通同伴需要学习通过在必要的时候重新引导对话和为需要识记的信息提供补偿策略减少个体识记特定单词或事件的量以支持沟通互动。在这个阶段，痴呆患者意识到自己的记忆限制，因此该阶段的重点在于维护个体的自尊。该阶段也是让痴呆患者积极主动地参与设计其

在之后将会使用的记忆工具的一个机会。一些人预测早期参与该过程将会增加人们接受该技术的可能性（Lehoux & Blume, 2000）。

在中期，痴呆患者失去对他们认知和沟通问题的意识。沟通同伴需要辅助个体维持社交亲密度层面的互动。为了做到这一点，同伴需要更多地控制或主导互动。在该疾病的末期，沟通同伴和照顾者逐渐学会将沟通的重心转向为痴呆患者提供舒适和熟悉感（Bourgeois & Hickey, 2007）。诸如多媒体记忆传记等个人沟通技术通过提供引导式回忆为个体提供舒适和个人意识，这样的技术也成为这一阶段的重要工具。

沟通优势与缺陷

针对痴呆患者的干预的焦点在于发挥他们在每个阶段里的残余优势而不是尝试补偿他们的缺陷。因而，针对频繁沟通的同伴的培训和准备的材料应聚焦于帮助痴呆患者发挥优势并允许他们补偿特定缺陷。例如，如果一名痴呆患者在近期情景记忆（即识记昨天发生了什么）上有困难，干预可能包括向其提供具体的提醒，如以残余物或照片的形式呈现近

表16.1　不同阶段的痴呆患者的沟通优势和缺陷

阶段	优势	缺陷
早期	语言理解 语法 句法 独立地表达需求的能力 维持对话的能力 回答多项选择以及是/否问题的能力	阅读理解下降 难以进行书面表达 难以找到单词 口语输出减少 语用缺陷 易分心 难以集中 困惑 迷失方向 管理日常生活活动有困难
中期	语法 句法 针对单个单词的阅读理解 在接受帮助后表达需求的能力 听从两步指令的能力 手势输入起作用 再认记忆	语用上的困难：主题更改、叙述整体性和连贯性 阅读和书写技能显著下降 口语输出减少
后期	一些有意义的单词 阅读单个单词的能力 社交沟通（问候） 关注舒适刺激的能力	需要同伴辅助 没有任何相关的语言

期事件的备忘录。旨在增强情景记忆的训练活动普遍缺乏。以下干预指导原则和策略关注痴呆患者的认知和沟通优势：

·减少记忆苛求。由于回忆记忆的缺陷在痴呆患者中尤其常见，AAC 干预应该减少对回忆记忆和加工能力的苛求。布儒瓦、迪杰斯特拉、布尔焦和艾伦－伯奇（Bourgeois, Dijkstra, Burgio, & Allen-Burge, 2001）描述了一本"记忆书"，每一页都包含一个句子或一个图片式信息，如一幅图。记忆书通常包含个体的自传式信息、每天的日程安排表以及用于解决问题的信息。以记忆书的形式提供信息建立在再认记忆的基础上，这要比回忆任务更为省力（Bayles & Kim, 2003）。图 16.2 呈现了应职员请求为一名住在护理机构里的痴呆男士制作的记忆卡片，它可以更好地帮助这名男士理解一天里发生的事情。

·减少分心。痴呆患者在让其分心的环境中往往难以加工信息和互动。因此，我们在这方面需要培训他们的沟通同伴，包括家人和照顾者，让他们学会最小化分心和最优化表现的方式。

·组块化信息。将信息组织成可以管理的"组块"有利于提高痴呆患者的沟通有效性。我们可通过多种 AAC 策略实现这一点。例如，如果听者以图片确定对话主题的形式使用扩大式沟通，那么相关的信息通常会比痴呆患者在没有清晰的内容界限的情况下参与从一个主题到另一个主题自由流动的对话所涉及的信息更易于理解。

·以替代形式提供信息。替代形式也许会显得累赘，但它减少了个体信息加工的负荷。例如，家庭聚会具有很高的知觉和认知复杂度，但家庭聚会的照片将使得痴呆患者更清晰地识记谁和谁是什么关系。此外，关于"活动的书面安排表的使用将比单独的口语描述更好地使个体理解活动的流程"这一结论，其前提是这个安排表不过于复杂。

痴呆的行为沟通治疗

在一项以 25 名痴呆患者为被试的研究中，针对教痴呆患者记得使用诸如记忆书和记忆钱包等外部辅助工具的策略，布儒瓦等人（2003）研究了间隔化提取和调整式提示层级这两种培训方法的有效性。间隔化提取是指通过在不断变长的时间段里回忆信息来学习识记信息。例如，临床工作者通过和个体讨论识记的需要以及提示个体看记忆书实

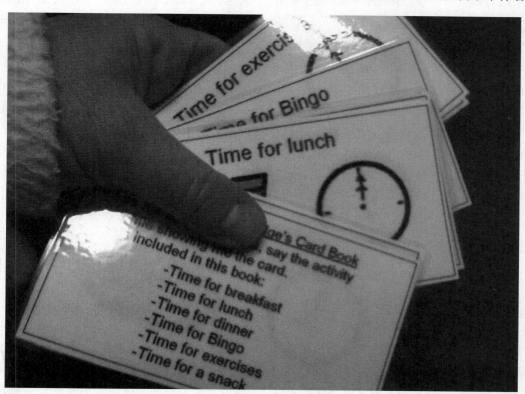

图 16.2 记忆卡片示例。（The Picture Communication Symbols © 1981–2012 by DynaVox Mayer-Johnson LLC. All Rights Reserved Worldwide. Used with permission.）

现个体看着记忆书提醒自己什么时候吃午饭这一目标。在个体这么做之后，临床工作者会和他 / 她闲谈 30 秒，然后问他 / 她他们如何知道午饭时间。如果个体通过看着或展示记忆书做出回应，闲谈就会持续，这次持续 60 秒，每次将个体正确识记该程序的时间加倍。在个体忘记的时候，临床工作者会向其展示要做什么并将提取时间缩短至上一次成功的持续时间。结果表明，这两种方法都让被试获得了学习新策略的能力，该能力一般会在干预之后持续 4 个月。然而，间隔化提取法整体上比调整式提示层级法会产生更好的表现。研究表明，与普遍持有的观点相左，聚焦于程序记忆和再认记忆的新学习对于一些痴呆患者是可能的。

符号化地表征语言

在 AAC 策略和选项方面，弗里德－奥肯、劳和奥肯（2000）为临床工作者提供了语言表征和组织的指导。我们可以根据个体的能力使用一些符号视觉表征向痴呆患者传递的信息及其所表达的信息。许多轻度、中度以及（偶尔）重度痴呆患者可以阅读简单的印刷材料。我们可以使用打印出来的单词标记项目的位置、提供记忆支持、澄清口头信息以及提醒要完成的任务。对于一些人，物品是表征信息的最有效的方式。如果打印出来的单词变得无效，我们可以使用绘画或照片表征语言概念。一旦痴呆患者的语言符号水平得到确定，要表征的语言内容的范围也要定下来。通常，这是由痴呆患者、照顾者、家庭成员及其他人依据患者本人的生活风格及其参与的情境以及可获得的支持共同决定的。

使用多种 AAC 策略

我们可以使用许多常见的 AAC 策略将语言表征技术整合进痴呆患者及其社交圈里的成员（如照顾者、家人、朋友、公众场所中的人员）的生活中。例如，最初为失语症患者开发的书面选择技术（见第 15 章）可以以印刷文字或图片的方式提供表征痴呆患者偏好和需求的沟通选项。在许多情况下个体也会用到沟通笔记本或小型钱包，尤其当它们包含使用数码照片技术表征的信息时，这些技术通过编辑、完善、调整大小和处理图像支持沟通。图 16.3 是一张为一名阿尔兹海默症老人制作的沟通卡片，

他的最后几个结婚纪念日都是在长期护理机构里举行的。这类信息突出了患者人格的一面（Kitwood, 1997），当他们为了在他人的护理下维持自身的健康和安全而不能再住在家里时，他们不得不舍弃很多东西。

针对家庭情境的沟通卡片和标签可以帮助个体确定每个房间或橱柜的功能，遵循步骤完成任务，如上完厕所后冲水或洗手、记得吃药。

如前所述，记忆书可能是得到最多研究的针对痴呆患者的 AAC 干预。布儒瓦和同事们（Bourgeois, 1990, 1992, 1993, 1996; Bourgeois et al., 2001）的研究表明，当轻中度痴呆患者使用个别化记忆钱包或书本时，他们的对话互动的质量显著地改善了。这些改善体现在痴呆患者在对话中整体话语数量的增加以及积极陈述和有信息量的话语的数量的增加。在该研究中，护理人员在与患者说话的时候使用了更多的促进式评论。

随着数码照片、视频和音频技术的可承受性和可用性在不断增长，自传式记忆书越来越趋向以配有音乐和旁白的数码图片、视频形式提供多媒体传记（Alm, Astell, Ellis, Dye, Gowans, & Campbell, 2004; Cohen, 2000; Smith, Crete-Nishihata, Damioanakis, Baecker, & Marziali, 2009; Yasuda, Kuwabara, Kuwahara, Abe, & Tetsutani, 2009）。科恩（2009）开发了这样一种技术，即使用带有慢动作和图片间切换的数码照片、来自适当年代的音乐和良好的故事叙述辅助表达传记里照片呈现的信息。关于过去的家庭录影和视频也可以得到数字化转换和整合。科恩发现这样的多媒体呈现促进了作为界面受众的痴呆患者的积极参与并减少了他们的焦虑，也为照顾者和拜访者提供了互动的焦点。亚苏达等人（Yasuda et al., 2009）对比了被试对个人化的照片和视频与对一个熟悉的电视综艺节目和新闻节目的关注。80% 的被试对个人化的照片和视频表现出了更大的关注。阿尔姆等人（Alm et al., 2004）的研究发现，在用多媒体的方式呈现回忆时，患有痴呆的被试的注意力提高了并且与沟通同伴互动的乐趣增加了。史密斯、克雷特－西波多等人（Smith, Crete-Nishihata et al., 2009）正在开发简化的程序来帮助长期护理人员、家庭成员和志愿者制作经济省时的个人化多媒体传记。

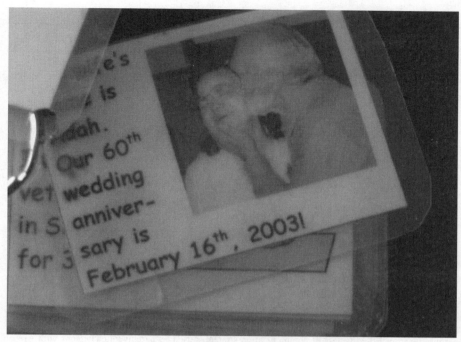

图 16.3 针对一名阿尔兹海默症男士的沟通卡片。

用在这些多媒体传记上的技术演变得太快，以致我们无法在这里穷尽这些软件和硬件。不过，现在大多数计算机都带有简单地编辑照片和视频的软件，而且许多护理机构都为居住者配备了数码相框以支持音频格式以及通过网络连接远距离上传照片。

不是所有的高技术策略都适用于痴呆患者。弗里德－奥肯等人（2009）研究了数字化语音输出（一个或两个单词的话语）对阿尔兹海默症患者和沟通同伴对话的影响。结果表明，相较于没有数字化语音输出的沟通表现，带有数字化输出的 AAC 技术抑制了对话表现，实际上让中度阿尔兹海默症患者分心了。这些研究者承认，如果患有阿尔兹海默症的被试在疾病发展的早期就开始使用语音输出，那么它可能就不会那么分散他们的注意力。

培训沟通同伴

正如安德鲁斯－萨尔维娅、罗伊和卡梅伦（Andrews-Salvia, Roy, & Cameron, 2003）以及布儒瓦等人（2001）的研究所表明的，针对痴呆患者的沟通干预的重心必须放在个体及其沟通同伴上（Hopper, 2003）。该疾病退行性的性质意味着，随着痴呆患者能力的下降，沟通双方之间所分担的责任将会越来越多地落在没有缺陷的同伴身上。比克尔曼、加勒特和约克斯顿（2007）一书中的表 8.3 提供了一份针对痴呆患者的

筛查程序。因此，随着疾病的发展，同伴必须学习促进沟通的策略。照顾者、家庭成员、专业人员和朋友构成了大多数痴呆患者的社交网络，而他们中大多数人习惯于言语沟通。我们应持续培训他们将沟通模式转向使用诸如记忆辅助这样的 AAC 技术以及以新的、更有效的方式与痴呆患者进行沟通。斯莫尔、古特曼、麦克拉和希尔豪斯（Small, Gutman, Makela, & Hillhouse, 2003）研究了 18 对已婚夫妻在日常生活中双方交流时所使用的沟通策略，其中包含一名阿尔兹海默症患者。研究者对这些夫妇进行了观察，并记录了 10 个策略的有效性或无效性，在提高痴呆患者沟通成功的可能性时，这 10 个策略经常得到推荐。表 16.2 列出了这些策略并描述了其有效性。

研究者也要求没有缺陷的配偶评定他们自己使用这些策略的频率以及所产生的互动的有效性。一些结果让人感到惊讶。在所记录的 10 个策略里，只有"消除分心""以简单句子说话"和"使用是/否问题"这 3 个策略减少了沟通失败。"放慢语速"这一策略好像与沟通失败的增加有关；然而，研究者发现一些配偶并没有减慢自己的语速，即便他们自己觉得减慢了。在有些情况下，速率即使减慢了也仍然无效，研究者推断持续时间更长的信息增加了阿尔兹海默症患者原本就有限的工作记忆能力的负担，这与之前的研究是一致的（Bayles & Kim,

表 16.2　经常被推荐给阿尔兹海默症患者的照顾者的沟通策略及其有效性

策略	策略是否减少了沟通失败？
消除分心	是
从前面慢慢地接近；给予目光接触	没有明显的差异
使用短的简单句子	是
慢慢地说	否
一次提供一个问题或教学指令	没有明显的差异
使用是/否而非开放式问题	是
逐字重复	没有明显的差异
用更容易理解的表述进行重复	没有明显的差异
避免干扰；允许做出回应的时间	没有明显的差异
如果个体难以找到单词，鼓励他/她描述单词	没有明显的差异

2003; Small, Kemper, & Lyons, 1997; Tomoeda, Bayles, Boone, Kaszniak, & Slauson, 1990）。总体而言，配偶报告的沟通有效性要高于有关沟通失败的客观数据所支持的水平。该研究强调了痴呆患者的沟通同伴在开展干预时的关键注意事项。

总结

　　总体而言，痴呆是一种以进行性记忆缺陷为特征的综合征，它影响了沟通和其他认知领域。该综合征的每个阶段都有明显的沟通优势和劣势。旨在支持和促进沟通优势而非补偿沟通缺陷的 AAC 策略可能对痴呆患者更有用。促进沟通互动的个人化的记忆书和多媒体传记作为针对痴呆的 AAC 策略已经获得了许多研究的关注。记忆书可以作为沟通输入的替代形式，促进个体完成每日护理活动的程序记忆，并且支持有表达性语言困难的痴呆患者表达沟通意图。越来越多的研究证实了针对痴呆的 AAC 干预中同伴培训的有效性。AAC 干预成功的关键之一在于同伴培训，而新的研究正在确定同伴所使用的哪些沟通策略实际上是有效的。比克尔曼、加勒特和约克斯顿（2007）一书中的表 8.7 提供了一张有关记忆辅助的表格。

　　图 16.4 中的说话垫是欧洲的研究者（Fern, Sahlin,

Sundin, & Hartelius, 2010; Murphy, Tester, Hubbard, Downs, & McDonald, 2005）开发的一个低技术沟通系统，用来帮助居住在护理机构的患者沟通他们喜欢和不喜欢的东西。我们可以使用表征主题的图片符号、与每个主题相关的选项和一个视觉化量表帮助患者沟通他们对每个物品整体的感受。患者可以将表征活动的符号移至视觉化量表上从而表达他们的偏好。我们可以用数码相机拍下患者在说话垫上呈现出来的结果的照片，并将其作为记录放入患者的个人图表档案中。过一段时间后，我们可以比较每次结果以了解患者通过符号选择表达的沟通意图。

亨廷顿疾病

　　与亨廷顿疾病（Huntington disease, HD）相关的沟通问题很棘手，因为它们反映了动作功能缺陷（构音障碍）与认知 - 语言技能上破坏性改变之间的复杂交互作用（Klasner & Yorkston, 2000）。因此，针对这类个体的 AAC 系统必须满足个体的需求、易于使用并且适应疾病的发展进程（Yorkston & Beukelman, 2007）。HD 是一种遗传性常染色体显性退行性疾病，这意味着患者子女将有 50% 的该疾病遗传概率。HD 的症状通常出现在生命的第四个 10 年，患者在发病

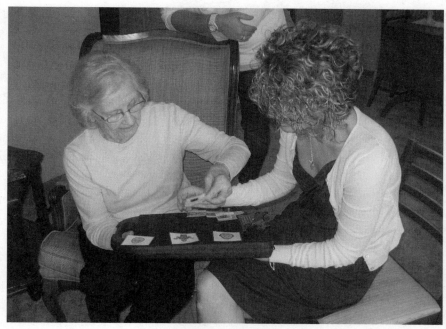

图 16.4 说话垫。

后的 15~17 年内死亡。HD 患者到该疾病晚期通常无法功能性地说话（Folstein, 1990）。

HD 的首要症状包括舞蹈症（四肢或面部肌肉出现不由自主的、不规律的痉挛运动）、情绪困扰和运动性构音障碍。早期的认知改变包括注意力、记忆和认知功能受损，到了后期，一些个体出现完全的痴呆（Murray, 2000）。与 HD 相关的沟通缺陷存在极大的个体差异。与 HD 相关的语言理解缺陷包括很难理解隐喻、模糊句子或者包含隐含信息或复杂语法的句子。表达性语言缺陷体现在只能表达较短、较不复杂、语法较少的话语（Murray, 2000）。有些人会出现异常的动作运动，可能主要局限于下肢，但没有明显的言语障碍。而有些人会出现重度言语障碍，以致需要使用 AAC 策略（Klasner & Yorkston, 2000）。

克拉斯纳和约克斯顿（2001）报告了一项个案研究——使用语言和认知补充策略支持一名 44 岁男性 HD 患者的沟通。采用的语言补充策略是将"家到工作"这期间涉及的对话进行脚本化，具体而言，用 2~3 个短句描述日常活动并记录在笔记本上。采用的认知补充策略是使用留言板上的任务清单提醒他完成家务活动，如照顾家里的宠物。

早期的 AAC 干预

甚至在个体的构音障碍还不算严重时，我们就可以使用指导沟通互动的策略。肯尼迪、迈耶、诺尔斯和舒克拉（Kennedy, Meyer, Knowles, & Shukla, 2000）建议使用"记忆组织包裹"（memory organization packets），它提供了关于对话发起、保持和结束的结构。我们可以使用由口语脚本构成的主题场景组织一场对话。在帮助 HD 患者通过参与对话维持沟通上，一些外部辅助已初见成效（Klasner & Yorkston, 2001）。在排练这些脚本时已有人开始使用一面有主题和话语而另一面有关键词的索引卡。一些 HD 患者只要看到关键词就可以生成话语（Klasner & Yorkston, 2001）。中度构音障碍患者在处理沟通失败时还需要支持。我们必须依据个体的残余能力和常规沟通同伴提供支持的意愿使用这些策略。

中期的 AAC 干预

到干预的中期，认知问题通常会阻碍 HD 患者全面参与日常活动。他们难以记住要发起一个活动以及完成所有的步骤。根据克拉斯纳和约克斯顿（2001）的描述，这一阶段的认知补充策略指的是将任务，如喂猫，分解成可以管理的步骤。

后期的 AAC 干预

在后期的干预中，沟通同伴必须在支持沟通中承担越来越大的责任。该阶段的干预重点是定期与 HD 患者互动或照顾 HD 患者，所使用的策略与本章"痴呆"所涉及的策略非常相似。

问题

16.1　针对 PPA 的治疗应该以什么方式反映针对非进行性失语症的干预？请解释你的回答。

16.2　针对 PPA 的治疗和针对非进行性失语症的治疗应该在哪些方面不一样？请解释你的回答。

16.3　在 PPA 早期就开始干预而不是一直等到沟通缺陷更明显才开始干预，这个观点的理论基础是什么？

16.4　在痴呆早期开始干预，如设计并制作一本记忆书，好处是什么？

16.5　你能否想到你可以用来构建类似本章所描述的多媒体传记的多媒体软件或网站呢？

16.6　描述使用扩大式输入来促进痴呆患者理解的两种策略。

16.7　你会如何设计一个干预项目来教沟通同伴变更他们的沟通风格以满足痴呆患者的需求呢？

第 17 章 患有创伤性脑损伤的个体

和苏珊·法格合写

这些年，针对创伤性脑损伤（traumatic brain injury, TBI）患者的 AAC 干预发生了巨大的改变。直到 20 世纪 90 年代中期，AAC 干预主要用于 TBI 后出现严重且持续的构音不全或构音障碍的患者。团队延迟采用 AAC 干预直至个体相关的沟通障碍"稳定"下来，这一做法并不罕见；因此，许多 TBI 患者在意外发生后有数月甚至数年都无法进行功能性沟通。采用这种保守方法，理由有三个。第一，在恢复早期，认知限制使得许多 TBI 患者难以操作复杂的 AAC 技术。第二，TBI 患者的认知和动作表现会发生改变，因此团队难以选择一种适当的长期的 AAC 系统。第三，临床观察表明，一些 TBI 患者确实恢复了功能性言语，因而并不需要长期的 AAC 系统。基于这些考虑，AAC 团队在推荐干预时经常觉得最保守的方法是"最安全的"。

当前，AAC 团队的目标是提供沟通辅助以便 TBI 患者可以有效地参与康复项目以及表达持续的需求。因而，干预的焦点已经从提供用于长期使用的单一的 AAC 系统转向提供一系列的 AAC 系统以满足短期的沟通需求，同时坚持恢复自然言语。这套系统包括从可以理解的是 / 否反应开始、为即时的沟通需求提供一个沟通板、寻找一种获取关注的方式、提供沟通支持以分享信息、支持书面沟通、注重发展自然言语，以及在使用将残余自然言语与 AAC 策略相整合的多元模式沟通时提供教学（Light, Beesley, & Collier, 1988）。

本章列出了针对 TBI 患者的 AAC 干预的通用方法。然而，TBI 患者的康复是一个长期的过程，因此在本书中我们就不再详细讨论针对这些个体的 AAC 干预概念、技术和策略了。法格、多伊尔和卡伦图尼斯（Fager, Doyle, & Karantounis, 2007）已经深入地阐述了这些信息。

出现率和病源

头部伤害造成暂时性和永久性脑损伤的现象相当常见。我们很难估计每年出现的这些损伤的数量，因为许多并没有被报告出来。没有失去意识或只是短暂地失去意识的个体很少会被医院接收，甚至可能不会去急诊室。根据美国疾病控制与预防中心（CDCP, 2010）的数据，每年大约有 1700 万人从 TBI 中存活下来。在这些人当中，5.2 万人去世，27.5 万人住院，而 136.5 万人在急诊室接受治疗并出院。在美国每年 TBI 幸存者中有 8 万 ~9 万人会出现干扰独立生活的严重缺陷。他们中有 1/6 的人在离开医院或康复机构后无法回到学校或工作。不到 5 岁的小孩、青少年和 65 岁以上的成年人最有可能遭受 TBI（CDCP, 2010; Thurman, Alverson, Dunn, Guerrero, & Sniezek, 1999）。

> TBI 患者不代表整个人群的一个随机样本。受伤的男性是女性的 2 倍多。年龄在 0~4 岁之间的男童有着最高的 TBI 急诊室就诊率、住院率和死亡率。（CDCP, 2010）

造成 TBI 的原因多种多样。跌落是最常见的原因（35.2%）。在所有年龄群体里，机动车交通事故是造成 TBI 的第二大原因（17.3%）。其他原因包括袭击和"撞击"事件，如与移动或静止的物品相撞（CDCP, 2010; Hux, 2011）。

TBI 患者随着康复，通常会得到一段连续的护理，从外伤中心开始，可能在不同的生活环境中都会待上一段时间。法格（2003）描述了一名 36 岁男士的经历，对于所有的信息，除了一些问候语，他都可以使用 AAC 技术沟通。在他患上 TBI 之后的 15 年里，他已经在 11 个不同的地方住过，包括急性护理医院、康复中心、支持式居住中心、他父母的家以及提供看护的独立住所。他成功地在上述每一个环境里使用了 AAC 策略。然而，并非所有 TBI 患者都有充足的支持来持续地使用 AAC 技术。在法格、胡克斯、卡伦图尼斯和比克尔曼（2004）记录的 25 名 TBI 患者长期的 AAC 使用模式中，有 2 名患者停止使用他们的 AAC 系统，因为他们在生活环境里没有获得充足的支持和 / 或没有配备 AAC 辅助者。通常，成功使用 AAC 的 TBI 患者都得到了广泛的辅助者支持。因而，当 TBI 患者可能要待在不同的生活环境中时，干预的重点应是培训辅助者。

认知 / 语言和沟通障碍

研究者已经开发了一些类别量表以描述严重的 TBI 患者。表 17.1 的《兰乔认知功能水平量表》（Rancho Levels of Cognitive Functioning Scale；Hagen, 1984）描述了个体在恢复期间出现的认知和相关的语言行为。AAC 团队使用类似的量表设计适合每一个阶段的 AAC 干预和其他干预。

总体而言，与 TBI 相关的沟通障碍是三个领域的缺陷的结果。第一，TBI 患者的一些语言特征是表 17.1 所总结的认知缺陷的结果。语言表现的水平因个体认知水平的不同而不同。第二，大脑特定语言加工区的损伤可能会导致语言障碍。萨诺、博纳古罗和莱维塔（Sarno, Buonaguro, & Levita, 1986）使用了《语言测试系列》（Battery of Language Test）对 125 名 TBI 患者进行评价，发现这些个体中 25% 的人表现出与后天失语症相关的典型症状，36% 的人表现出亚临床失语症。研究者将亚临床失语症界定为"无临床表现但存在于测验中的语言加工缺陷"（p. 404）。

第三，TBI 中的一些沟通障碍是由大脑的运动控制网络和通路受损引起的。构音障碍常被报告为 TBI 长期后遗症之一。奥利弗、庞佛德和柯伦（Oliver, Ponford, & Curren, 1996）报告，在他们的样本中，有 34% 的人在受伤之后 5 年里出现了动作言语障碍。约克斯顿、洪辛格、光田和哈门（Yorkston, Honsinger, Mitsuda, & Hammen, 1989）调查了发生 TBI 之后的 151 名个体，发现构音障碍的出现率随发病后的时间而改变。在急性康复中的个体，45% 报告有轻中度构音障碍，而 20% 报告有重度构音障碍。在门诊机构里，12% 的患者表现出轻中度构音障碍，而 10% 的患者表现出重度构音障碍。伊尔维萨克（Ylvisaker, 1986）报告，10% 的儿童和 8% 的青少年在跟踪研究中仍然出现不清晰的言语。TBI 之后出现的构音障碍类型包括共济失调型、弛缓型、痉挛型和混合型（Yorkston, Beukelman, Strand, & Bell, 1999）。

"朱迪一天里试着说了好几次话。大多数听起来是模糊的，但是偶尔我们会听到'我在哪里？'或者其他我们可以理解的单词。我们无法判断她是否认识我们，也不知道她是否理解了我们所说的话。几天之后……朱迪开始尝试回答……一天里剩余的时光里我们俯身在她的床上称赞她，就像你可能俯身在新生儿的摇篮上一样……第二天她的回应更少了。这成了一种模式。几乎每一天，只要她表现出明显的改善，之后的那一天她的表现就很消极，甚至是明显的倒退。这使得我们的情绪一直像在坐过山车。"（D. 萨奇讲述她的女儿朱迪在重度 TBI 之后在医院里的头几天，在 Weiss, Thatch, & Thatch, 1987, p. 17 一书中）

从重度沟通障碍中恢复

TBI 患者在恢复过程中，其沟通障碍可以发生巨大的改变。关于这些改变，只有有限的纵向研究；然而，关于这个恢复进程，一些作者提供了真知灼见。

莱特卡尔和卡尔普（1992）对 138 名 TBI 患者进行了 18 个月的追踪。他们报告，这些个体中有 29 名（21%）被判定为在恢复的某个时刻无法说话。在这 29 名中，16 名个体（55%）在恢复的中期（即处于表 17.1 中兰乔认知功能水平的 IV 和 V）重新获得了功能性言语。13 名个体（45%）没有重新获得功能性言语。遗憾的是，这些研究者并未完整描述那些没有重新获得功能性言语的个体的认知恢复，只是指出只有 3 个人（10%）进入恢复的后期，对应水平 VI、VII 和 VIII。

在一项相似的研究中，唐吉利、哈克尔和比克尔曼（Dongilli, Hakel, & Beukelman, 1992）调查了 27 个人的恢复，他们在 TBI 之后接受住院康复时无法说话。在这些人当中，16 名个体（59%）在住院康复期间成了功能性自然说话者，然而其他 11 个人（41%）则没有。所有成为功能性说话者的个体的功能处于兰乔认知功能的 V 或 VI 水平上（见表 17.1）。在剩下 11 名结束住院康复时仍无法说话的个体中，其中 1 名在受伤后差不多 24 个月里实现了功能性的自然言语，1 名个体在受伤后的 48 个月里在功能性说话上取得了巨大的进步。

正如唐吉利等人（1992）的研究所呈现的那样，

TBI 患者可能会受认知和动作问题的影响而出现重度沟通障碍。乔丹和默多克（Jordan & Murdoch, 1990）描绘了一名 7 岁的女孩，她在昏迷后缄默了 10 个月。在她缄默之后，尽管她的语言缺陷继续发展，但功能性沟通技能恢复得很快且超出预期。在一项 4 年的追踪报告中，她的言语可理解度已经恢复到正常范围内，认知 / 语言能力也得到了改善（Jordan & Murdoch, 1994）。

有关从沟通障碍中恢复的研究，这里有两个有趣的个案研究。在一项个案研究中，沃金杰和奈德塞尔（Workinger & Netsell, 1988）描述了一名男性，他在受伤 13 年后恢复了清晰的言语，在干预期间他使用了各种各样的 AAC 系统。此外，莱特等人（1988）描述了一名患有 TBI 的少女在使用了大约 3 年的多元 AAC 系统后成了功能性自然说话者。恩德比和克罗（Enderby & Crow, 1990）报告

了类似的结果，他们追踪了 4 名因 TBI 而出现重度延髓功能失调的个体。结果表明，这些个体尽管在受伤的最初 18 个月里几乎没有取得什么进步，但是在受伤后 48 个月内取得了实质性的改善。

在过去 10 年里，针对 TBI 的医学治疗已经发生了极大的改变。通过药物和开颅减压，大脑的肿胀和颅骨封闭对大脑的压力减少了。例如，在 TBI 之后很快移除颅骨的一部分（被称作骨瓣），这使得大脑能够在颅骨外肿胀。一旦肿胀消退，个体的病情稳定了，骨瓣通常就会被更换。因此，研究者发现，越来越少的 TBI 患者在维持或重新获得大量的认知功能的同时会出现由脑干损伤导致的重度言语限制，这种脑干损伤是由脑干血液流动阻断引起的。相反，许多持续无法使用自然言语沟通的 TBI 患者经常会出现大量的认知限制。在为这些个体选择 AAC 选项时，我们必须要考虑他们的多种能力限制。

表 17.1 认知功能与相关语言行为的水平

一般行为	语言行为
I. 没有任何反应 患者好像处于深度睡眠，对任何刺激都完全没有回应。	接受性和表达性：没有任何加工或者口头或手势表达的证据。
II. 泛化反应 对于刺激，患者的反应不一致且没有目的性，是以非特定的方式完成的。不管所呈现的刺激是什么，反应都是有限的而且经常是相同的。反应可能体现在生理上的变化，也可能是全身运动或者发声。	接受性和表达性：没有任何加工或者口头或手势表达的证据。
III. 局部化反应 患者对刺激做出特定的但是不一致的反应。反应与所呈现的刺激类型直接相关。患者可能以不一致的、延迟的方式遵从简单的指令，如"闭上你的眼睛"或者"捏我的手"。	语言开始出现。接受性：患者从定位简单的指令进步至加工和遵从这些指令，它们以延迟的和不一致的方式诱发自动化的反应。患者出现有限的阅读行为。 表达性：出现自动化的口语和手势反应，以回应直接诱发。在肯定的点头出现之前出现否定的点头。话语是单个单词，即"单词句"。
IV. 困惑的、焦虑不安的 在当下的环境中，行为显得怪异且没有目的性。无法区分人或物品；无法直接地配合治疗；口语往往不连贯或针对当时的场合，口语显得不适当；可能存在虚构。对环境的整体关注非常短暂，经常缺乏选择性注意。患者缺乏短时回忆。	额颞叶的功能受到严重干扰，这导致个体感到困惑。 接受性：听觉和视觉加工出现明显紊乱，包括无法排序音素事件、监控速率，以及关注、维持、分类和联系刺激。去抑制干扰了理解力，并且抑制了对自我生成的心智活动的反应。 表达性：语音、语义、句法和超音段这些特征出现明显紊乱。输出是怪异的、与环境无关的且不连贯的。伴随着逻辑顺序这一特征出现紊乱和想法变得不完整，患者出现字面的、口头的和新词的语言错乱。

一般行为	语言行为

V. 困惑的、不适当的、不焦虑的

患者能够相当一致地对简单的指令做出回应。然而，由于指令的复杂度增加或者缺乏任何结构化，反应没有目的、随意或断断续续。有对环境的整体注意但高度容易分心并且缺乏关注特定任务的能力；在有结构的情况下，可能能够短时间地在社交自动化水平上对话；口语经常是不适当的并且是虚构的；记忆有严重缺陷；经常不适当地使用主题；在有结构的情况下，个体可能会使用之前学会的技能但是无法学会新信息。

语言波动幅度与外在结构化的程度以及语言事件的熟悉度 – 可预测度是一致的。

接受性：随着记忆音素事件的时间顺序的能力的提升，加工已经得到了改善，但是语义和句法困惑依然存在。只有短语或短句被保留。速率、准确度和质量依然显著下降。

表达性：出现语音、语义、句法和韵律加工。逻辑顺序出现紊乱，这将造成表达出现不相关、不完整、离题、赘述和虚构。字面上的语言错乱减少，而新词和口头言语的错乱继续存在。话语可能是扩展式的或电报式的，这取决于抑制 – 去抑制因素。反应受限于刺激。单词提取缺陷的特征表现在延迟、泛化、描述、语义联结或赘述上。句法特征上的问题超出了具体的表达水平，或随着输出长度的增加而出现。书面输出非常有限。手势是不完整的。

VI. 困惑的——适当的

患者表现出目标导向的行为，但是依赖外在输入；持续地遵从简单的指令，并且在重新学习的任务上表现出泛化效应，但对于新任务则很少或者没有任何泛化效应；由于记忆问题，反应可能是不正确的，但符合当下的场合；过去的记忆比近期的记忆表现得更为深入和具体。

接受性：在加工上依然出现延迟，在维持、分析和合成上存在困难。可以阅读理解简单句子，而对于复杂句子，可以达到听觉加工水平。开始表现出自我监控能力。

表达性：从表达可以看出来，患者还存在内在的困惑 – 组织混乱，但总体上是适当的。如果新事物的学习、时间和场合安排不当，患者就会表现出令人困惑的语言，但是虚构不再存在。社交自动化的对话是完好的，但是依然受限于刺激。当患者出现在需要指示性语言、具有开放性结局的场合里时，他/她仍然会出现离题的和不相关的反应。不再创造新词，字面上的语言错乱只与失用症共同存在。在对话中会出现单词提取错误，但是很少出现在对峙命名（confrontation naming）中。话语的长度反映了抑制 – 发起机制。书面和手势表达增加了。在韵律方面，患者出现"令人困惑的语音"，即单一音高、单一重音和单一响度。

VII. 自动化的——适当的

患者好像可以依据医院和家庭情境做出适当的和有指向性的行为，他们自主地完成每天的常规活动，但是经常像机器人一样，他们几乎没有困惑；对活动有着浅层次的回忆；学习新事物的时候表现出泛化反应，但需要很长时间；在有结构的情况下，能够发起社交或休闲活动；在判断方面依然存在缺陷。

在熟悉的、可预测的、结构化的情境中可以表现出看起来"正常的"语言行为，但是在开放式沟通和结构化程度不太高的环境中会出现困难。

接受性：当竞争性刺激出现且其长度和复杂度增加时，听觉加工和阅读理解水平持续下降。记忆力有所提高，可以记住短的段落，但是无法识别显著特征、组织、整合输入、排序和保留详细信息。

表达性：语言的自动化水平在指示性沟通中表现明显。出现具体化且具有自我导向性的推理。当患者尝试使用抽象语言时，表达变得离题和不相关。单词提取错误较少。话语和手势的长度接近正常水平。在段落水平上的写作表现得没有组织且较为简单。韵律可能依然存在异常。仪式化和指向性语言行为出现语用特征，但其他特征依然表现不佳。

一般行为	语言行为
VII. 有目的的和适当的	
患者能够回忆和整合过去和近期的事件，能够意识到当时是什么样的场合并做出回应，一旦学会了新技能，就会表现出泛化反应，并且不需要任何监督；但语言、抽象推理、抗压力和对紧急事件或不同寻常的情况的判断能力，相较于发病前，仍然处于较低的水平。	语言能力可能恢复正常水平。但是当患者处于竞争性场合、感到疲劳或压力，或者处于情绪化状态中时，他／她在反应上依然存在问题，即有效性、效率和表现质量的下降。 接受性：加工速率依然较低，但是在测验上不明显。在段落水平上的记忆广度依然有限，但是随着提取－组织策略的使用，这一点将得到改善。分析、组织和整合的速率和质量下降。 表达性：句法和语义特征恢复正常水平，但口语推理和抽象化水平依然较低。书面表达低于发病前水平。韵律在根本上是正常的。指示、预设、主题维持、轮流等语言行为的语用特征和在情境中副语言的使用依然存在缺陷。

From Hagen, C. (1984). Language Disorders in Head Trauma Note. From *Language Disorders in Adults* (pp. 257-258), by A. Holland (Ed.), 1984, Austin, TX: PRO-ED. Copyright 1984 by PRO-ED, Inc. Reprinted with permission.

与言语相关的自然能力干预

前面提到，有些 TBI 患者在受伤后恢复了自然言语，有些人则没有。我们很难预测 TBI 患者的自然言语恢复路径。因此，TBI 患者及其家庭和康复团队必须根据患者的情况进行自然言语康复。

有些个体尽管不会在所有场合都说出完全功能性的言语，但能够产生一定数量的清晰的单词。如果家庭成员、朋友和团队成员愿意让个体完成某些特定的沟通互动，他们应该鼓励个体使用这些单词并改善使用情况。有些在 TBI 之后出现构音障碍的个体可以说许多单词，但由于动作控制缺陷，他们说的单词并不清晰。他们可以使用 AAC 技术来提高自然言语的可理解度。事实上，大多数 TBI 患者在恢复的每个阶段都会用到多种沟通模式。只强调恢复自然言语或者只强调使用 AAC 的康复可能无法满足 TBI 患者的所有沟通需求。

主题补充

如果个体的言语接近清晰，听者又了解语义情境或主题，那么听者通常就可以理解他／她表达的信息。我们可以将频繁出现的主题列在沟通板上，以便在互动开始时建立情境或处理沟通失败。汉森、约克斯顿和比克尔曼（2004）综述了针对不同类型构音障碍者的主题补充的文献。结果表明，主题补充使单词可理解度平均提高了 28%，句子可理解度提高了 10.7%。如果针对主题补充的评估表明 TBI 患者能够学会在对话互动中运用这项技术，以及该技术对患者的言语可理解度有积极的影响，我们就应考虑使用主题补充。在一项只涉及 TBI 患者的研究中，比克尔曼、法格、厄尔曼、汉森和洛格曼（Beukelman, Fager, Ullman, Hanson, & Logemann, 2002）发现一些说话者的言语可理解度提高了 50% 以上，而其他说话者的增益量低至 2.4%。

字母表补充

比克尔曼和约克斯顿（1977）表明，一种补充式言语策略可以显著地改善有构音障碍的说话者的言语可理解度。在字母表补充中，说话者在字母表板上或其他类型的 AAC 界面上确定每一个单词的首字母，同时说出这个单词。这个程序缩小了听者寻找信息的范围，他们只需要在以所指示的字母为开头的单词中进行提取。在相同的研究中，比克尔曼和约克斯顿描述了字母表补充对一名 TBI 年轻男性患者的影响。他惯用的语句的可理解度是 33%，而当他使用字母表补充时，这一比例提高至 66%。汉森等人（2004）报告，在不同类型的构音障碍者中，字母表补充法使句子可理解度提高了 25.5%，使单个单词可理解度提高了 10%。如果评估证实 TBI 患者能够在对话式互动中实施字母表补充法，以及该技术对患者的言语可理解度有积极的影响，我们就应该考虑使用字母表补充法。在一项只涉及 TBI 患者的研究中，比克尔曼等人（2002）发现一些说话者的言语可理解度提高了 69%（见图 17.1）。

便携式语音扩大器

一些在 TBI 之后出现构音障碍的人们说话声音极小以致他们的言语难以被听到，尤其在人群里或者在嘈杂的环境中。这些个体也许可以用便携式言语扩大器增加他们言语的响度（见第 14 章中对该方法更全面的讨论）。

对 AAC 的接纳及其使用模式

关于 TBI 患者的 AAC 使用，研究者已经有了一些发现。德鲁特和拉方丹（1987）收集了 63 名个体的数据，这些个体被转介至兰乔·洛斯·阿米戈斯（Rancho Los Amigos）医学中心的非口腔中心接受 AAC 评估。针对这 63 名个体，研究者推荐使用的 AAC 包括：沟通板（n = 37）；不包括沟通板在内的简单系统，如是 / 否系统、手势或书写（n = 11）；专用沟通设备（n = 12）；以及不使用任何沟通系统（n = 3）。

法格等人（2004）描述了 25 名 TBI 患者对 AAC 的接纳情况和使用模式。这些个体经过 AAC 评估之后，其中 17 人被推荐了高技术 AAC 系统，其余 8 人被推荐了低技术 AAC 系统。这 17 名个体中有 15

人接受了 AAC 技术，1 名个体拒绝了，1 名受资金赞助的限制没有获得 AAC 设备。在获得高技术 AAC 设备的 15 名个体中，有 13 名持续使用了很长一段时间，整体接纳率是 87%，另外 2 名个体由于缺少持续的辅助者支持而中止了使用。被推荐使用低技术 AAC 的所有个体都采纳了这一建议。这些个体中有 3 名由于自然言语的恢复而中止了使用。除了原来就有某种语言障碍的个体，其他大多数人都是通过逐字母地拼写组织信息。很少有人使用编码策略。只有 1 名个体大量地使用字母表编码。

使用评估与干预

AAC 团队应基于个体的认知恢复水平构建 TBI 患者的干预方法（DeRuyter & Kennedy, 1991; Fager et al., 2007; Fager & Karantounis, 2011; Ladtkow & Culp, 1992）。我们通常针对以下三个恢复阶段描述 AAC 方法：（1）早期，包括兰乔认知功能水平 I、II 和 III（见表 17.1）；（2）中期，包括水平 IV 和 V；（3）后期，包括水平 VI、VII 和 VIII。

早期（兰乔认知功能水平 I、II 和 III）

评估

在恢复的早期评估个体的认知、语言或动作控制能力是几乎不可能的，因为个体可能无法在某段重要的时间里保持清醒或者集中注意力。因而，在

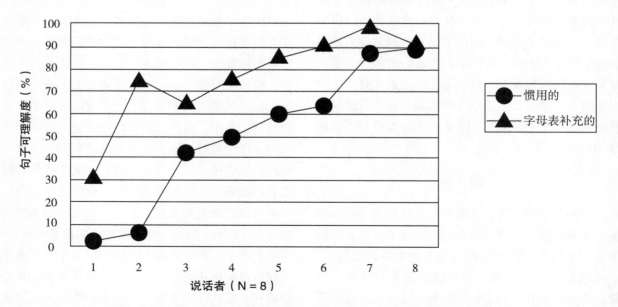

图 17.1 8 名 TBI 后出现构音障碍的说话者的惯用言语可理解度和在字母表补充下的言语可理解度。（Source：Beukelman & Fager et al., 2002.）

该阶段 AAC 团队很少尝试使用正式评估。相反，团队成员通过系统的观察确定个体在反应模式上的改变以及在随后的 AAC 项目中可能使用的功能性运动。家庭成员、朋友和其他沟通同伴也可以观察和记录这些信息，前提是他们和个体在一起的时间足够长。因为他们非常了解个体，他们可以很好地记录改变和反应。比克尔曼、加勒特和约克斯顿（2007）一书中的表 5.1 提供了一种策略来记录反应模式和一致性（Fager et al., 2007）。

随着 TBI 患者意识程度的提高，他们逐渐能够区分两个或多个人或物品。这是一个积极的信号，因为这通常是出现是 / 否反应的一个先兆。用于区分的反应模式因人而异，可能包括眼睛看向、移动身体部位或者激活蜂鸣器。对于从 TBI 中恢复过来的个体，我们必须以谨慎和可控的方式向他们呈现他们能够回应的刺激。我们也可以训练家庭成员和沟通同伴使用这种方法。他们还可以提供有关 TBI 患者的兴趣和受伤前的活动的信息，以便医疗和康复人员为个体提供有趣和有意义的刺激。

AAC 干预

在恢复的早期，TBI 患者由于认知缺陷而无法功能性地说话。有些人可能有语言或动作控制缺陷，这些缺陷会进一步导致他们的沟通障碍。法格等人（2007）指出，恢复早期的 AAC 目标是增加反应的一致性以及将这些反应塑造成有意义的沟通。比克尔曼、加勒特和约克斯顿（2007）一书里的表 5.2 提供了用于塑造反应的各种方法的教学。

在这个阶段所使用的 AAC 技术因个体的整体神经参与的不同而有极大的差异。例如，考虑一下功能水平处于兰乔认知功能水平 I 至 III 范围里并且有着大量动作控制缺陷的个体。他们可能因为认知问题以及动作虚弱、痉挛或者缺乏协调，无法对刺激做出一致的回应。针对这样的个体，AAC 干预或许是提供一种替代模式，如单一开关（Garrett, Schutz-Muehling, & Morrow, 1990）。然后，随着个体开始做出有目的的运动以回应各种刺激，辅助者可以促进个体依联意识或因果关系意识的发展（Lancioni, Bosco, et al., 2010; Lancioni, Singh, O'Reilly, Sigafoos, Oliva, et al., 2010; Lancioni, Singh, O'Reilly, Sigafoos, Signorino, et al., 2010）。例如，辅助者或许可以鼓励个体用单一的开关操作 CD/DVD 播放器或 mp3 播放

器来播放喜欢的音乐、听家庭成员或朋友录好的信息，或者播放与个人相关的短视频片段。此外，个体也可以使用带有控制装置的单一开关激活诸如风扇、广播和台灯等电器。随着个体变得更加有目的性，他 / 她可以用单一开关激活包含基本问候和其他社交短语的单一信息沟通技术（参见第 10 章以获得更多信息）。然后，如果个体的动作控制允许的话，辅助者可以将两个或多个开关与不同音频设备相连接，以便个体可以从不同的音乐精选、信息或视频中选择。在恢复的早期，个体可以用有限的符号（如 1~4 个）表征选项。符号应该色彩明亮或者造型夸张（Fried-Oken & Doyle, 1992）。AAC 团队应该留心 TBI 后个体的视觉能力，因为缺陷可以从复视到皮层盲不等。刺激（如音乐、语音、视频、图片）应该具有激励性且与个人相关。家庭成员和朋友可以在开发这些刺激选项方面提供指导。

基南和巴恩哈特（Keenan & Barnhart, 1993）记录了 82 名重度 TBI 患者的是 / 否反应的恢复情况：第一，表示是 / 否的方式不一，其中 49% 的人用点头，26% 的人用上肢和下肢的动作，15% 的人用目光注视，9% 的人用语言；第二，主要存在认知或偏瘫问题的个体要比那些有着屈肌回撤或高 / 低肌张力的个体更早出现是 / 否反应。这些个体中有 29% 的人在发病的 3 个月里重新获得了是 / 否反应；66% 的人在 6 个月里、84% 的人在 9 个月里达成了目标。

中期（兰乔认知功能水平 IV 和 V）

在恢复的中期，个体可能会对刺激做出一致的回应，但由于注意和记忆缺陷，仍有大量的表现和沟通缺陷。没有特定语言缺陷或重度动作控制缺陷的个体通常在这个阶段开始功能性地说话，尽管他们可能会产生一些有点令人困惑的信息（Dongilli et al., 1992; Ladtkow & Culp, 1992）。此外，TBI 患者通常在这个阶段开始表达他们的基本需求，包括热、冷、疼痛或饥饿等。个体可能也能够沟通与他们的位置、一天里的时间以及其他个人信息相关的信息。家庭成员和朋友可以辅助个体选择在这个阶段里尤为重要的主题。

在恢复中期的早期，TBI 患者经常会感到焦虑并意识到自身的沟通缺陷。因此，他们最初可能难以接纳 AAC 干预，这反映在他们可能不愿参与某些方面的 AAC 评估。

评估

中期评估的目的在于确定 TBI 患者可以用来实现之前提到的特定沟通目标的残余能力。法格等人（2007）提供了例子，可参见比克尔曼、加勒特和约克斯顿（2007）一书中的表 5.6。该评估的大多数程序是非标准化的和非正式的。最初的评估通常关注坐姿和姿势问题，团队成员应该将之与 AAC 关注点进行协调。适当的坐姿和定位有助于将反射活动、过度张力和可能干扰口语沟通或 AAC 系统使用的其他运动减少到最少（DeRuyter & Kennedy,1991）。具体而言，"在（这个）阶段的整体坐姿和定位目标应该是提供一个结构上适当且具有功能性的位置，个体处于该位置时感受到的疼痛最少或没有"（DeRuyter & Kennedy, 1991, p. 342）。

AAC-RERC 网络直播的艾琳·科斯蒂根的《AT 使用者的坐姿与定位》（*Seating and Positioning for Individuals Who Use AT*）讨论了使用 AAC 的个体的坐姿与定位问题。

在决定个体的直接选择或扫描选项时，评估者需要对个体的动作控制能力进行评估，这很重要。正如第 7 章所讨论的，评估者应该从准确性、效率、可靠性和持久性评估不同的使用部位。比克尔曼、加勒特和约克斯顿（2007）一书中的表 5.8 提供了法格等人（2007）所编制的一份调查表。在一些情况下评估可能是困难的，因为 TBI 患者可能需要骨科手术，这会暂时或永久地干扰他们使用特定部位的能力（DeRuyter & Kennedy, 1991）。因而，AAC 专家有必要与负责个体整体护理的医学小组紧密合作以协调沟通干预与医学程序。评估也应该关注 TBI 患者的记忆力和注意力。复杂的扫描模式（行－列或类别－项目）对个体的要求可能过高，因此 AAC 团队应该将早期的扫描模式限定在循环或线性这两种上。

TBI 患者经常出现视觉－知觉和视敏度的问题，在 AAC 评估时评估者需要考虑这一点。如果个体的认知水平较低，评估者通常可以通过观察个体的眼睛对威胁的反应、眼睛整体焦点运动以及追踪明亮物品或熟悉面孔的能力确定个体的视觉功能（DeRuyter & Kennedy, 1991）。如果个体处于更高的认知水平上，评估者可以安排标准的眼科检查来检测个体的视觉问题。个体应由一名 AAC 团队的成员陪同去做这样的评估以便该成员可以提醒检查者考虑与 AAC 相关的问题，如符号、行列的最佳尺寸、个体与界面之间的最佳距离。

AAC 干预

根据个体脑损伤的性质，AAC 团队应该为这个阶段的个体选择一两个主要的沟通目标。这个目标可能是帮助个体补偿注意和记忆缺陷。这对于在这个阶段开始说话的 TBI 患者尤为重要，因为他们经常需要沟通技术来帮助他们记住重要信息，如重要人物的名字、他们的活动时间安排。大脑的语言或动作控制区域受损的个体可能在这个阶段还不能恢复自然言语。因而，AAC 干预的另一个目标在于为这些个体提供支持对话互动的技术。对于处于水平 IV 和 V 上的大多数个体，与要求、需求和信息分享相关的信息比用于支持社交亲密度和社交礼仪的信息更为重要（DeRuyter & Kennedy, 1991）。

在恢复的中期，大多数 AAC 干预要么是非电子化的（即字母板、图片、单词板、是/否技术和同伴辅助式扫描），要么是在一台 SGD 上完成的，这个设备有着单个或有限数量的简单界面。为了努力减少沟通的复杂性，AAC 团队在这个阶段可以选择使用情境特定的活动界面。例如，团队可以使用特定的活动界面促进个体参与认知康复活动、休闲活动或日常活动。团队可以通过照片、线条图或者印刷文字和短语将活动界面上的信息符号化，至于采用哪种符号取决于个体的语言能力。干预人员应知道处于这个阶段的个体可能难以从视觉上区分相似的符号或符号中包含的好几个要素。这个阶段的个体或许可以使用字母表界面，但是很难使用编码（Fried-Oken & Doyle, 1992）。为了控制 AAC 系统的复杂性，团队可以选择有着特定内容的小型活动界面，而不是包含多个内容领域的大型的、复杂的界面。对于注意力分散且记忆力非常有限的个体，干预人员可以考虑使用书面选择策略（见第 15 章）。在这个阶段，个体可能还在使用单个开关激活呼叫蜂鸣器或装置、运行 CD/DVD 或 mp3 播放器。这样的开关控制活动可以培训个体操作用于长期控制环境的设备，不过这能否实现最终取决于个体的肢体能力。

沟通同伴在中期的结构化沟通互动中起着重要的作用。法格等人（2007）提供了支持沟通的策略（见 Beukelman, Garrett, & Yorkston, 2007 一书中的表5.10）。例如，同伴可能需要引入对话的主题，指出在特定时间哪一种扩大模式最能取得成效，辅助处理沟通失败以及创造具有激励性的沟通机会。在互动的结构化上，沟通同伴应积极地提供帮助，但是也应该非常有耐心并且允许 TBI 患者花大量的时间来准备、澄清和修复他们的信息。或许，在这个阶段同伴最常犯的错误之一是在如何组织或完成一个信息上给出许多建议，导致个体受到催促或过多的鼓励。对于必须非常努力才能集中注意力思考、计划、组织并最终产生沟通话语的个体，这样的行为既让他们分心，也让他们感到受挫。有时候，同伴也需要学习如何提供系统的提示，从而让处于该阶段的个体有效地使用沟通系统。经过一段时间之后，TBI 患者应该尝试逐步结束同伴提示。

后期（兰乔认知功能水平 VI、VII 和 VIII）

到了恢复的后期，大多数个体重新获得了认知能力，成了自然说话者，而那些依然无法说话的人通常都存在重度的特定语言或动作控制障碍。

德鲁特和多诺霍（DeRuyter & Donoghue, 1989）具体地描述了一名男士历时 28 周的 AAC 干预，该男士由于 TBI 而无法功能性地说话。在干预的最初几周（受伤后的 8 个月），他通过点头建立起了可靠的是／否反应，并开始学习使用视觉－知觉技能和上肢技能，这对于最终使用沟通板是必要的。此外，他的 AAC 团队发起了旨在促进这期间自然言语发展的干预。到了干预的第 10 周，他能够使用简单的字母表板，板上的字母大约是 2 寸照片的大小。最初，由于他动作计划上的缺陷，这个板让他感到"极其受挫"。然而，到了干预的第 26 周，这位男士"在无法通过口语或手势有效地沟通时，毫不犹豫地用起了他的字母表板"（p. 53）。他的团队引入了带有语音输出的电子化 AAC 技术。他只接受了非常少的培训，就能使用该设备以每分钟高达八个单词的速率进行沟通。当他离开住院式康复机构时，他已经可以使用有限的言语、精细的打手势系统、字母板和带有扩展式薄膜键盘的 AAC 设备进行沟通。

评估

AAC 团队可以实施参与模型（见图 5.1）以在恢复的后期获得有效的评估并制订干预计划。在这个过程中，对 TBI 患者及其家庭的参与模式的分析是评估的重要组成部分。当 TBI 患者从急性康复阶段进入门诊康复、独立居住、就业这些阶段时，他们的参与模式和对参与的期待将发生巨大的变化。这些期待极大地影响了他们的沟通需求的性质和程度。评估机会阻碍也很重要，评估方式与第 5 章所讨论的大体上相同。对于处于这一阶段的 TBI 患者，AAC 团队经常会确定他们的沟通需求、评估其特定能力和限制，并将这些与 AAC 技术干预相匹配（DeRuyter & Kennedy, 1991; Ladtkow & Culp, 1992）。

AAC 干预

在恢复的后期，TBI 患者通常能够表现出目标导向的、社交适宜的行为。然而，他们由于仍然存在的认知缺陷可能还是难以学习新信息。一些个体到了水平 VI 可能会变成自然说话者，在没有大量干预的情况下就可能变成自然说话者的个体大多数到了水平 VII 和 VIII 也确实成了自然说话者（Dongilli et al., 1992）。因而，到了恢复的后期，许多 TBI 患者可以通过自然言语与家人和朋友互动和对话。然而，甚至那些重新获得言语的个体可能在较长时间内还会需要扩大式书写系统。此外，仍然存在语言和动作控制缺陷的人们将继续需要长期的沟通系统来满足特定的互动需求。个体在这个时刻有许多互动需求，包括那些与沟通要求和需求、分享信息、实现社交亲密度以及参与社交活动相关的互动需求（DeRuyter & Kennedy, 1991）。

在认知恢复的后期，个体往往可以使用与肢体和认知障碍者所使用的 AAC 技术相类似的传统 AAC 技术。尽管无法说话的 TBI 患者通常具有较高的肢体问题发生率，但是一项研究发现大约有 78% 的人能够成功地使用直接选择 AAC 技术（DeRuyter & Lafontaine, 1987）。在德鲁特和拉方丹的这个研究中，使用直接选择的个体中差不多有 75% 的人可以用他们的手指或手操作技术，而其余的则可以使用眼睛看向、头灯点指或者下巴点指；16% 的人使用同伴辅助式和非辅助式扫描，而其余的人使用其他 AAC 技术或不使用任何 AAC 技术。

随着对健康护理和康复的社会支持在一些国家减少，TBI 患者花在密集型康复项目上的时间越来越少，这类项目可以为患者提供 AAC 服务。重要的是，TBI 患者及其家庭在恢复的早期就应该通过自我教育了解可用的 AAC 服务，以及在需要时如何获取这些服务。

人们通常可能认为，由于与 TBI 相关的认知缺陷，TBI 患者需要的 AAC 系统应包含图片或其他非正字法符号。然而，情况通常不是这样的。要记住，甚至在恢复的后期，认知缺陷都可能会掩盖大量的残余技能。许多 TBI 患者保留的最重要技能之一是阅读和拼写的能力。因而，许多 TBI 患者可以使用含正字法符号（包括字母、单词和句子）的 AAC 系统（Fager et al., 2004; Fried-Oken, & Doyle, 1992）。事实上，多伊尔、肯尼迪、若萨莱蒂斯和菲利普斯（Doyle, Kennedy, Jausalaitis, & Phillips, 2000）在一项综述里报告，绝大多数患有 TBI 的成人最终都可以使用基于拼写的系统。AAC 团队在引入编码策略的时候应谨慎，因为一些个体甚至到了恢复的后期可能仍难以有效地学习和实施这些策略（Beukelman, Fager, Ball, & Dietz, 2007）。使用的编码策略必须是相对具体而非抽象的（Doyle et al., 2000）。多伊尔等人（2000）总结了认知限制对 TBI 幸存者的 AAC 干预的影响。

那些在恢复阶段辅助 TBI 患者的人们可能会很好地意识到，新学习可能是困难的并需要大量的时间和练习。长期需要沟通系统的个体需要重点考虑这一点，因为一些 AAC 方法的操作需要个体接受大量的相关培训，如操作技术复杂的方法、需要个体使用字母或图标编码序列来学习大量信息的方法。AAC 团队在引入这些技术时要谨慎，还要注意一旦个体学会了，就不要在系统里进行频繁的改变。

问题

17.1　重度 TBI 通常与哪些沟通问题有关？

17.2　如果个体在重度 TBI 之后无法说话，那么他 / 她恢复功能性自然言语的可能性有多大？

17.3　什么是字母表补充法，它如何影响一名有构音障碍的说话者的言语可理解度？

17.4　在 TBI 之后干预早期的目标是什么？

17.5　针对 TBI 患者的干预，早期目标与中期及后期的目标有何不同？

17.6　一些 TBI 患者出现的认知和学习问题可能会如何干扰 AAC 的使用？

第18章　在重症、急性和长期急性医疗机构里的扩大和替代沟通

在 2010 年，联合委员会发表了《推进有效沟通、文化能力以及以病人和家庭为中心的护理：医院的路径图》，规定如下：

不再将有效沟通仅视为病人的权利，现在也将其视作优质护理与病人健康的基本成分[5,6]……有效沟通（是）指成功地共同构建意义，在这个过程中病人和健康护理提供者交换信息，从而病人从进来到离开都能积极地参与护理，病人和提供者都能理解双方的责任。为了真正有效，沟通须是双向过程（表达性和接受性），在其中信息得到协商直至信息为双方所正确理解。只有当提供者能够理解并整合从病人那里收集来的信息，以及当病人负责任地参与相应的护理并准确、及时、完整和清晰地理解提供者的信息时，成功的沟通才会出现。（2010, p.1）

急性医疗室、重症监护室（intensive careunits, ICU）和长期的急性医疗护理医院（long-term acute medical care hospital, LTACH）为各种暂时性或永久性无法使用自然言语进行沟通的个体提供服务。这类沟通问题源自原发性医学病症，如创伤性脑损伤、中风、重症肌无力、口腔喉癌和吉兰－巴雷综合征，或者手术、插管和／或气管造口术等干预的副作用。因为这些个体处于直接的医疗护理之下，我们在本章将会把他们称作病人（patients）。ICU 病人中有 36% 需要机械呼吸（Garrett, Happ, Costello, & Fried-Oken, 2007）。埃斯基尔森（Eskildsen, 2007）在综述 30 个研究的基础上指出，离开 ICU 到 LTACH 的病人中超过 1/4 的人需要呼吸机的辅助来呼吸，而根据研究，有 34%~65% 的病人在 LTACH 里不再需要呼吸机的辅助。许多人对急性医疗机构的认识是基于对医院里的朋友或家人的探望，或者基于电视纪录片。因此，人们经常认为在这些场所里的大多数

人在自己的护理方面是被动的，即"让别人对他们做一些事情"。这种认识从逻辑上又导致了这样的观点，即因为有急性疾病的病人病情严重并非常被动，他们不需要进行沟通。情况并非如此。在急性医疗机构里的大多数人需要定期地与护士、助理、医生、呼吸治疗师等医疗工作人员进行沟通，以便参与他们自己的医疗和个人护理，并且当他们生命里某些不确定和令人不安的时刻到来时，他们也迫切需要与家庭成员进行沟通。他们还可能需要沟通家庭财务、企业经营、抚养孩子以及其他个人事务，这主要取决于住院时间的长短。当想到在急性医疗和短期及长期（LTACH）机构里接受服务的病人情况各不相同时，我们就会迫切地需要用于支持各种沟通需求的 AAC 策略。关于针对这些病人的沟通支持，本章只是一个引言。在这些环境中提供定期沟通支持的专业人员们请参考加勒特等人（2007）一书中"重症监护室里的 AAC"一章，以及胡蒂格和唐尼（Hurtig & Downey, 2009）的著作——《急性和核心护理机构里的扩大和替代沟通》。这些作者还提供了 CD-ROMs，里面包含了急性医疗机构用到的低技术 AAC 材料的电子文件。图 18.1~18.5 提供了这些沟通支持材料的例子。

对于大多数在急性医疗机构里无法使用自然言语进行沟通的人们及其家庭，重度沟通缺陷是一种新的不熟悉的病症。通常，他们并不知道 AAC 这个方法。其他个体，如 ALS 等退行性障碍患者，在进入医院之前就在使用 AAC 系统，而且他们及其家庭可能都熟悉各种 AAC 选项。然而，无论是哪种情况，医院工作人员都不可能非常了解个体的特定沟通需求或者正在使用的 AAC 策略，因此，他们需要相当快速地了解这些策略。比克尔曼、加勒特和约克斯顿（2007）一书中的表 2.1 和 2.2 提供了 ICU 沟通需求和筛查程序。

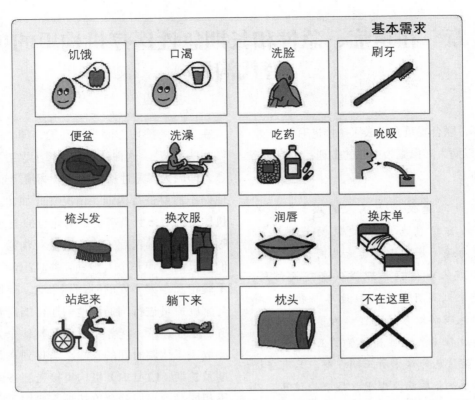

图 18.1　沟通板——基本需求。（From Hurtig, R., & Downey, D. [2009]. *Augmentative and alternative communication in acute and critical care settings*. San Diego: Plural; reprinted by permission. The Picture Communication Symbols © 1981–2012 by DynaVox Mayer-Johnson LLC. All Rights Reserved Worldwide. Used with permission.）

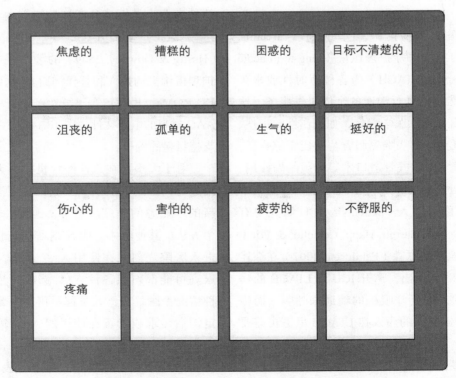

图 18.2　沟通板——感受。（From Hurtig, R., & Downey, D. [2009]. *Augmentative and alternative communication in acute and critical care settings*. San Diego: Plural; reprinted by permission.）

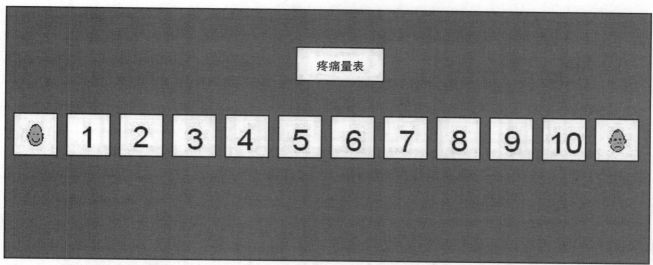

图 18.3　沟通板——疼痛量表。（From Hurtig, R., & Downey, D. [2009]. *Augmentative and alternative communication in acute and critical care settings*. San Diego: Plural; reprinted by permission. The Picture Communication Symbols © 1981–2012 by DynaVox Mayer-Johnson LLC. All Rights Reserved Worldwide. Used with permission.）

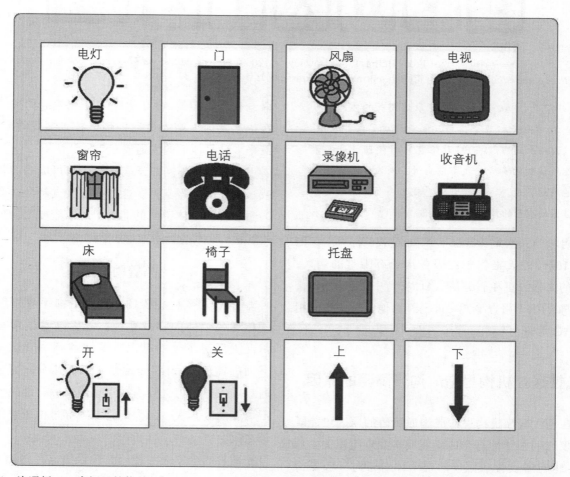

图 18.4　沟通板——房间里的物品。（From Hurtig, R., & Downey, D. [2009]. *Augmentative and alternative communication in acute and critical care settings*. San Diego: Plural; reprinted by permission. The Picture Communication Symbols © 1981–2012 by DynaVox Mayer-Johnson LLC. All Rights Reserved Worldwide. Used with permission.）

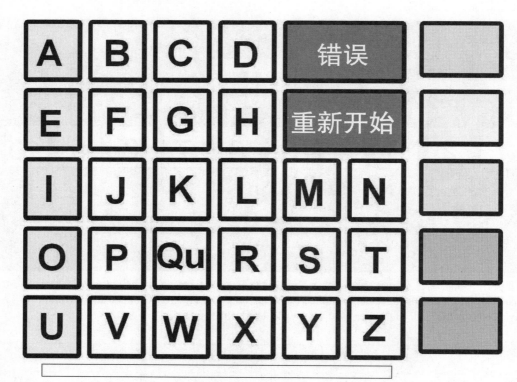

图 18.5 沟通板——字母游戏。(From Hurtig, R., & Downey, D. [2009]. *Augmentative and alternative communication in acute and critical care settings*. San Diego: Plural; reprinted by permission.)

"有了（AAC），他就有了表达怒气的方式。每次我们对他采取某个措施，他都会说'我讨厌你'和'这糟糕透了'，而这让他觉得好受些。每次听到他按按钮的声音，我都很高兴，因为他至少在清楚地表达他的感受，这让他感觉好多了。"（一名在ICU里的孩子的母亲，in Costello, 2000）

胡蒂格和唐尼（2006）调查了136名护士，他们中100%的人报告正在服务沟通有困难的病人，95%的人报告正在服务从AAC支持中受益的病人，而99%的护士报告他们之前已经对他们的病人使用了AAC策略。

在急性医疗机构里造成沟通障碍的原因

在急性医疗机构里造成沟通障碍的原因可能既有原发性病因（即与个体疾病或病症直接相关的原因），也有继发性病因（即与个体对暂时呼吸支持的需求相关的原因）。复杂沟通需求的原发性神经学病因已在本书中得到讨论，在此我们不再回顾。患有头颈部癌症的病人通常在手术后的几天和几周里需要沟通支持。有些人过一段时间会恢复自然言语，有些人需要AAC策略来补充他们的残余自然言语，其他人则大量地依赖低技术或高技术AAC策略来满足他们的沟通需求。

患有多种不同医学病症的个体可能需要暂时性或永久性的呼吸支持。这样的呼吸支持经常会干扰沟通过程和个体说话的能力，对于需要气管内插管或气管造口术的个体，尤其如此。

气管内插管

气管导管（见图18.6）旨在将呼吸机里的空气传递到个体的呼吸系统。气管导管通常在紧急情况下穿过个体的嘴巴、咽和喉到达气管（即喉下面的气道）。口腔插管会在以下几个方面干扰沟通。首先，因为气管内插管穿过口腔，准确发音是不可能的。其次，因为气管导管穿过位于喉部的声带之间，产生声音（即发声）是不可能的。因而，口腔插管的个体无法使用自然言语进行沟通。

"当他们把导管放在里面的时候，你会感到无助，你觉得你需要沟通、需要和某个人谈话。你无法移动。你也无法说话。而你想要说话。你会想，'现在我想要问更多的问题。你向我解释发生

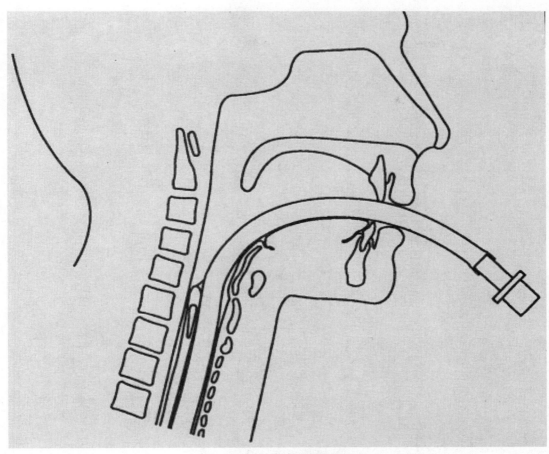

图 18.6　气管导管的侧面图。

了什么。但是，不，我现在想要知道更多。将要发生什么？' 而你真正可以做的就只是躺在那儿。那是你真的，真的最害怕的时候。"（迈克 S.，一名患有吉兰－巴雷综合征的 46 岁男性，in Fried-Oken, Howard, & Stewart, 1991, p. 43）

气管导管也可以穿过鼻腔到达气管。尽管这种方式不像穿过嘴巴那样干扰发音，但气管导管还是要穿过声带之间。因此，个体依然无法产生声音，只能试着用嘴唇传递信息。

气管造口术

气管造口术是将空气从呼吸机里传递到个体呼吸系统的另一种方法。从下颈的前壁实施手术开口直至气管（即喉部下面的气道）。气管造口术通常是在第二或第三个气管环处进行。通常，在气管造口术的开口处穿过颈壁向气管里插入一个导管或开关。如图 18.7 所示，气管造口术的导管弯曲向下延伸进气管来保证空气流动。呼吸机与

延伸至颈部前方的这一端导管相连。使用呼吸机接受气管造口术的个体经常有着有限的自然言语，因为空气从呼吸机穿过导管，而不是通过口腔穿过声带。

当个体不再需要呼吸机支持的时候，气管造口术的导管可以维持在原处以保持气道通畅，或者允许吸出呼吸道分泌物。然而，空气仍然是通过气管造口术导管进出气管，绕过声带。因而，发声是不可能的，信息必须用口型发出。然而，一些不借助呼吸机辅助来呼吸的个体能够通过气管造口术的导管吸气，然后用他们的手指或者外部的阀门阻隔导管，通过喉部和口腔呼气。通过这种方式，在呼气的时候空气穿过声带，这些个体能够产生声音并自然地说话。在有些情况下，针对能够自主呼吸的个体，在气管造口术的开口处穿过颈壁插入一个气管开关。个体可以打开开关吸气，然后用手指或阀门关闭开关以将空气导向并穿过声带而产生言语。

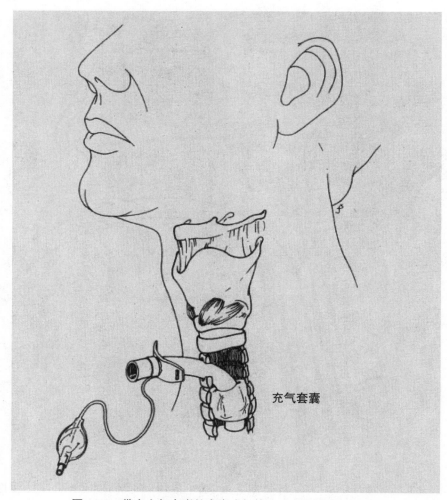

充气套囊

图 18.7　带有充气套囊的套囊式气管造口术导管的侧面图。

在急性医疗机构里 AAC 服务的提供

"（他的）信息简短但有效……我清晰地记得其中一些信息：我在哪里，什么时候，发生了什么，把我往上／往下移动，便盆，更多的枕头，找护士来……有一点很清楚，他的沟通表现影响了其他人的看法……带有语音输出的便携式打字机（Lightwriter）在改变人们与巴里说话和询问他问题的方式上很关键。"（梅拉尼·弗里德-奥肯，2001，这样描写她丈夫在严重的自行车事故后在 ICU 里的 AAC 使用，in Fried-Oken, 2001, p. 139）

因为急性医疗机构在组织结构上非常复杂，现场的专业人员通常提供的都是最为有效且持续的 AAC 服务。让一名顾问间歇地来到医院提供 AAC 服务非常困难，因为需要服务的个体在顾问拜访的时候可能没空、病得太重、在休息，或者接受其他处于优先地位的医学治疗。核心的 AAC 团队通常包括一名言语语言病理学家、一名护士，以及根据病人情况增加的一名物理治疗师或一名作业治疗师。除了在 AAC 团队中所担负的责任外，这些专业人员可能还需要为这些个体的其他护理和治疗需求负责。他们可能会咨询来自地区 AAC 中心的人员或者当地的 AAC 专业人员。

在急性医疗机构里 AAC 服务的提供在结构上不同于在通常康复或教育机构里 AAC 服务的提供。在任何安置环境中 AAC 项目的成功实施都离不开因地制宜这一前提，这样病人和医疗人员才会接纳和使用。

病人问题

在急性医疗机构里的个体有着高度的医疗需求，这些需求对他们的生存很关键。AAC 服务的提供不能干扰医疗护理的提供。团队必须结合针对个体的整体护理计划，安排沟通支持服务。

医疗护理的强度以各种方式影响 AAC 项目。医疗人员负责安排和提供一个整体的医疗计划，而沟通干预在这个计划中是不可或缺的一部分。因而，AAC 人员在没有来自医疗团队的请求或转介的情况下无法提供服务。AAC 团队成员必须清楚地表明他们可以提供的服务类型。在 AAC 干预之前和期间，他们必须咨询医疗团队以确保他们提供的干预与整个医疗计划协调良好并且支持整个医疗计划。如果沟通方面的专业人士不遵循这些指导原则，他们可能无法满足个体的 AAC 需求。

由于在急性医疗机构里个体接受的医疗支持非常多，因此多达 10~25 名的专业人员和前来探望的家庭成员以及朋友往往会在 24 个小时内相互接触。不管是谁，他们都必须能够理解 AAC 干预。团队可以通过墙壁上的标识、书面信息或者口头说明为这些人提供教导。AAC 干预的复杂性必须是最低限度的，并且确保个体通过最低限度的培训和学习就能获得成功。

医疗团队问题

因为在医疗护理计划里护理人员通常负责实施许多日常活动，他们与 CCN 个体及其家庭都有着大量的接触。通过监督个体的状态、将 AAC 干预与医疗护理计划进行协调、记录个体的沟通需求以及让家庭成员知晓沟通计划的改变，他们能够很好地辅助 AAC 团队。护理协调者经常在沟通干预中承担着病人倡导者的角色，并且积极地鼓励医生申请 AAC 服务。

在急性护理室里很多人都需要呼吸治疗师的帮助。呼吸治疗师通常负责对个体的呼吸状态进行日常管理，包括有气管内或气管造口术导管的个体的呼吸状态。AAC 团队必须与呼吸治疗师紧密合作才能成功地实施干预。持续的医生教育也是重要的，如果受训的医院里有实习生、住院病人和高级医疗人员，尤其如此。医疗团队可以邀请 AAC 团队成员直接地向他们展示 AAC 计划。然而，团队通常还是在提供持续服务的环境中展开有关 AAC 服务的教学。

建立 AAC 项目

有关如何在重症或急性护理室里实施 AAC 干预的具体讨论可参见相关文献或书籍（参见 Costello, 2000; Garrett, et al., 2007; 和 Hurtig & Downey, 2009, 了解对该过程更具体的描述），本章在此不再赘述。加勒特等人（2007）指出，AAC 团队应关注在急性医疗机构里个体对设备的需求以及行政、组织和人员培训上的问题。他们指出，以下设备和材料构成了急性医疗机构里许多 AAC 干预的基础：（1）一个轻便的颈部型电子喉（即安装在颈部用于振动声带内空气柱的设备）；（2）一种口腔型电子喉（即将声音通过导管传进口腔的设备）；（3）用于构建字母板、单词板和图片板的材料；（4）一些魔力板（通常作为儿童玩具，由一张可在上面书写的涂布板和一张盖在上面的塑料板组成；在提起塑料的时候，书面信息会消失）；（5）偶然地，有些 LTACH 里的个体会用到的带有言语输出的 SGD；（6）安装在轮子上的便携式支架系统来支撑硬纸板式的信息板或者眼睛看向界面。这是最低限度的设备需求，也反映了该领域之前所陈述的简化 AAC 干预这一哲学并且得到了道登、比克尔曼和洛辛的认可：

> 几乎不使用沟通扩大系统的临床工作者仍然可以相当好地服务于 ICU 病人……我们的病人中绝大多数用过电子喉或者……经过调整的自然言语方法。因为拥有了最便宜的沟通系统 [用于目光注视的 Plexiglas 板……纸和笔，（以及一些小型的文本至言语打字系统）]，我们能够服务于除少数病人之外的其他病人。这意味着即使是在最小型的临床项目中，我们也应该考虑为重症监护室里的病人提供服务。（Dowden, Beukelman, & Lossing, 1986, p. 43）

AAC 团队往往会为医院里的 ICU 或急性护理室准备一套 AAC 材料，这样工作人员就可以按照需要使用这些材料。加勒特等人（2007）提供了一份基本的 AAC-ICU 设备的清单（见表 18.1）。长期待在急性护理机构中的个体可能需要更广泛的电子化 AAC 设备。通常，病人根据财政支持的情况、预期寿命和病症的预期进程决定是否购买或租用该技术。

AAC 干预模型

确定参与模式和沟通需求

参与模型（见图 5.1）支持向急性护理环境中的个体全面提供 AAC 服务。因为个体基本上只处于一种沟通环境中，与社交圈里的人进行面对面接触的

表 18.1　在重症监护室里使用 AAC 时所需的基本设备清单

书写技能

- 螺旋装订笔记本或者颜色明亮的剪贴板和便签簿（找一找挂在床栏杆上的剪贴板）
- 毡尖笔
- 用于固定钢笔的长条魔术贴（将一端固定于夹子上，另一端固定于笔帽上）
- 灵活的铅笔柄或者矫正式书写辅助
- 通用的松紧袖口

书面选择沟通笔记本

- 封面卡片
- 国家地图轮廓
- 预先打印好的量表

沟通板

- 是 / 否板
- 需求 / 情绪板
- 字母表板（不同的大小）
- 家庭在制作沟通板时所使用的符号集合和布告板

同伴辅助式扫描笔记本

- 带有指导说明的封面单
- 主题清单
- 信息页面
- 字母表页面
- 目光注视沟通板集合
- 空白的界面
- 字母表 / 数字界面
- 选择界面
- 是 / 否界面
- 清晰的 Plexiglas 界面板（选用）
- 可擦式记号笔
- 针对新选项的可粘便签
- 用于支撑或储存界面的金属环
- 用于编码信息图表界面的公告板

带有口部调适器的电子喉

- 音质和音量都可控
- 外壳相对防潮并带有一次性口腔导管

简单的（数字化语音输出）SGD

- 对计算机屏幕的偏好优于纸张界面
- 偏好明亮的屏幕界面
- 偏好密封好的外壳，或者为特定的设备购买防水的"皮肤"

带有视觉和听觉扫描能力的复杂的多级 SGD

- 明亮的屏幕界面
- 轻便
- 耐用
- 防潮屏幕
- 容易编程
- 手持式电子化拼写设备或基于拼写的 AAC 设备

开关（见第 4 章）

- 大型、中型和小型触摸板开关
- 杠杆开关
- 轻触型
- 压电的或红外开关
- 枕头开关
- 挤压开关
- 吹吸式开关

开关和设备安装仪器

悬挂低技术和 / 或轻便高技术设备的加重杆

沟通信息海报

- 病人的信号图表
- 手势字典

其他用品

- 魔术贴
- 不同规格的金属材质的能重新盖紧的环
- 用于沟通板和界面的塑料页套
- 公告板和记号笔
- 用于固定标签的清晰的塑料邮寄胶带
- 用于将物品附着到电视柱、三角拉环或床栏杆上的绳子

机会非常有限，而且没有工作，所以干预人员可以预料这些个体的参与模式所存在的限制。然而，有些人依然可以选择电话沟通，就像越来越多的 LTACH 使用网络沟通一样（包括电子化面对面远程沟通）。

奥林达患有 ALS，需要使用呼吸机呼吸（Fager & Beukelman, 2009）。她用眼睛追踪这一 AAC 技术沟通、阅读和控制她的环境。她给 AAC 诊所发邮件，想知道如何使用 Skype（一种面对面视频呼叫应用）进行沟通，这样她就可以用一种新的方式与住得离她很远的儿子和儿媳妇进行沟通。她的儿媳妇怀孕了，奥林达想要做好准备以便可以看看她的第一个孙子并与他进行互动。（苏珊·法格，个人沟通，2010 年 10 月）

约翰出现了慢性的吉兰－巴雷综合征。他有呼吸需求，因而当他住在 LTACH 时，我们为他提供辅助。他的沟通在一些方面受限。约翰能够使用头部追踪这一 AAC 技术与工作人员和家人互动。当需要远距离的沟通时，他还可以使用他的 AAC 技术打电话，但是与家人、朋友和长期的私人医生的大多数

远距离沟通是通过电子邮件完成的。他也使用他的头部追踪技能访问互联网和玩电子游戏。

评估机会阻碍和支持

在急性医疗机构里的个体有权使用 AAC 服务满足自己的沟通需求，如果无法获得 AAC 服务，那就是遇到了机会阻碍。似乎很少有医院有反对 AAC 服务的实际政策，倒是可能存在许多 AAC 团队必须要去处理的实践或知识阻碍。这些阻碍可能包括：（1）医疗团队没有将个体转介至 AAC 服务；（2）工作人员不愿在本已繁忙（也或许是人员不足）的工作场所里承担额外工作；（3）言语语言病理学家和其他专业人员不熟悉在这些机构里实施 AAC 干预，或者在安排 AAC 专业人员参与住院和门诊康复计划时，将没有任何 AAC 经验或经验很少的言语语言病理学家安排到了急性和重症监护机构里。

评估使用阻碍和能力

与其他 AAC 评估一样，在急性监护机构里实施的评估也需要考虑特定的使用阻碍和能力。

评估特定的能力：初步筛查

许多急性医疗机构里的个体无法参与大量的评估程序。AAC 团队应将初步筛查作为评估的第一步以确定个体具有哪些能力可用于支持沟通。加勒特等人（2007）确定了一系列的沟通任务。团队先确定哪些是自然沟通信号，然后通过评估确定医疗人员能否准确地解读它们。这些信号可能包括用舔嘴唇表示需要润唇膏，用皱脸表示疼痛或瘙痒，用伸舌头表示需要小便，或者用闭眼睛表示想要一个人待着。在 ICU 机构里，早期沟通往往涉及是 / 否信号。个体可以用挤压手、眼睛运动（向上表示是而向下表示否）或者拇指运动（向上表示是而向下或向侧面表示否）发出肯定或否定的信号。当然，团队应该通过贴在房间墙上的符号说明（或白板）或团队会议分享这些信息，或者记录在医疗图表中。AAC 团队应评估个体对眼镜和助听器的需求并定期地提供这些感官上的辅助。团队应确定对每一个病人有效的理解和注意策略。毕竟，ICU 对于大多数个体是一个不熟悉的环境。这个环境通常很嘈杂，大量的技术和警报系统在运行，许多人员在奔波忙碌。有时候，房间里会有两名或多名工作成员，许多人都在尝试与病人沟通。因此，工作人员在问问题或给出教学指令之前先确定可以采用哪种策略有效地获取病人的注意力，这也很重要。加勒特等人也推荐了一种策略来帮助工作人员"在尝试与病人沟通时获取并维持与病人的目光注视"（2007, p. 32）。如果病人需要扩大式输入或扩大式理解支持，除了给予口头信息之外，团队通常还可以提供印刷材料、绘画或图片来辅助个体对信息的理解。此外，如果工作人员在采取某个措施之前向病人描述整个过程，而不是根本不描述或者在实施的时候才尝试描述，沟通通常会得到改善。

能够充分控制说话所涉及的口头动作的个体

许多在急性医疗机构里的个体只要能够发出合乎需要的声音，就能充分地控制说话所涉及的动作。因而，评估的第一步应该是评估口头动作能力。如果个体具备充分的口头动作能力，评估者应探索适合他们的口头沟通选项。如果个体的口头动作控制不充分，评估者应该探索适合他们的其他沟通选项。

发声能力　有些个体能够充分控制说话所涉及的口头动作，但受一些因素的影响而无法产生声音（即发声）。有些人由于气管造口术而缺乏穿过他们声带的气流，但如果可以暂时地重建气流，就能够产生口头声音。其他个体可能有重度的呼吸问题或者需要呼吸机支持，它们会阻碍任何气流穿过声带。我们在本章后面部分将讨论与这两种情况有关的干预选项。

还有一些人可能缺乏产生声音所必需的动作控制。对于这些个体，以下两种电子喉通常可以作为有效干预设备发挥作用。第一种是颈部电子喉，置于外颈壁上，可振动声道里的空气柱。然后，个体用嘴型说出单词就会产生听得见的言语。第二种是口腔电子喉，可通过插管或导管将声音传送到口腔里。有些个体由于颈部出现大量组织损伤、肿胀或手术压痛，或者颈部必须戴上颈圈而无法使用颈部电子喉，口腔电子喉对他们就很有用。由于喉癌而有复杂沟通需求的个体通常会使用电子喉，那些无法发声的个体也可以使用它。

重新建立用于发声的空气流　重建空气流以穿过声带，这一干预的第一步是确定个体是否需要一个带套囊式的气管造口术导管（见图18.7），以及套囊是否需要充气。供应的空气通过带套囊式的导管进入肺部。环绕着导管的套囊被充气后抵在气管壁上以阻止空气从呼吸机和肺里通过口腔逸出，并且阻止食物或液体从口腔和咽部进入呼吸系统。许多个体需要套囊一直充满气。然而，有些设备可以在使用带套囊式的气管造口术导管的同时，允许空气流在呼气时穿过声带。引导气流的外在阀门通常操控这些"用于说话的气管造口术"产品。有些个体可以承受气管造口术的套囊在短时间内放出空气，这样的个体或许可以通过允许空气从呼吸系统逸出并穿过收缩的套囊和声带来实现发声。他们使用这种方式产生自然言语。

还有一种情况是，使用不带套囊的气管造口术导管。有些个体由于颈部的肿胀或创伤需要气管造口术来维持一个通畅的气道但不需要呼吸机来辅助呼吸，不带套囊的气管造口术导管对这些人很适用。他们通过以下三种方式将空气导向并穿过声带：（1）学习在呼气的时候用一根手指阻隔导管；（2）使用在气管上方有开口的有孔式气管造口术导管；或者（3）使用单向阀门，它允许个体通过导管吸气和通过声管呼气。

有着不充分的口语动作控制的个体

一些人有着不充分的口语动作控制。如果是这种情况，个体可能需要使用如下所述的书写、直接选择和／或扫描的沟通系统。

书写选项 手写可以成为一种有效的沟通模式，因为许多人对这种沟通模式感到熟悉和舒适。有些个体倾向于使用铅笔和便签簿，从而当他们书写并保存信息时，他们也是在构建他们自己的沟通书。这样，他们就可以简单参考他们之前已经沟通过的问题或评论，而不用一再地书写相同的信息。有些人偏好使用魔术板以便在完成信息时把它们擦掉，从而保护隐私。

> "我认为我对板（魔术板）的喜爱胜过一切。你可以快速地沟通，说出你想说的话。你可以写出你的字母并且分隔你的单词，就像在正常书写中那样。而且，其他人可以更快、更容易地理解它们。我认为他们也可能最喜欢它。因此，一旦我可以再使用我的双手，那魔术板肯定就是最棒的。当我无法使用我的双手时，当然（用于同伴辅助式扫描）的字母表板就是最棒的了，前提是沟通的另一方也理解如何使用它，不过许多人并不会使用它。"（亚力克 K.，一名患有吉兰－巴雷综合征的 35 岁男士，in Fried-Oken et al., 1991, p. 47）

针对无法书写的个体的选项 有些个体无法用手进行书写，但是可以用双手、眼睛或头部准确地点指。AAC 团队通常会鼓励这些个体使用直接选择沟通系统。直接选择系统可以是有着一些单词和短语在上面的简单的字母表板。有些个体可能喜欢使用小型的打字系统。通常，在急性医疗机构里的个体没有时间和动力使用编码策略。因此，有些人喜欢打出他们想要表达的信息。

如果可以的话，有些个体可能会使用语音输出。科斯特洛（2000）描述了将要接受诸如面部复原等重要手术的儿童使用"语音银行"的情况。在手术之前，这些儿童记录下信息，这些信息之后被传输到他们在 ICU 中所使用的简单的 AAC 技术上。因而，这些儿童能够在艰难而紧张的时刻里使用他们自己的语音来"说话"。轻便、小巧的数字化 SGD 只要能够容纳 30~60 个易于理解的信息，就可以轻松地实现这一点。如果个体无法充分地控制手部和手臂动作，他／她可以使用头灯点指器指出安装在墙壁或天花板上的图表里，或者安装在支架上的沟通板里的单词或字母。

乔治除了略微地将他的头向两边移动来发出否的信号以及使用眼睛看向这个技能，再也无法进行其他的沟通了。由于被诊断为重度的重症肌无力，他要在医院里待很长的时间。一名观察入微的护士告诉我们，他可以稍微移动他的右脚，因此我们将一只激光笔安装在他的大脚趾上，并将一台沟通设备安装在他的床脚，同时，将他的头略微地支撑起来以便他可以看到设备。乔治通过移动他的脚拼写出了他的信息。6 周之后，他就恢复得很好了，可以回家了，他能再次说话了。

有些个体可能只能使用两种眼睛看向技术中的一种。第一种是传统的眼睛看向，个体选择和注视界面上的一个信息，这个界面安装在透明的塑料板上，然后沟通同伴顺着个体眼睛看向的方向解读相关的信息。第二种是目光链接技术（见第 4 章）。在目光链接中，个体看着想要的信息，而同伴（位置与个体相对，在透明沟通板的另一边）移动板直至其眼睛直接地与个体的眼睛"链接上"。此时，个体想要传达的信息落在两个人之间。许多个体觉得这种策略比眼睛看向来得容易。

针对无法使用直接选择的个体的选项 有些个体没有动作能力来参与直接选择沟通。如果他们有效且一致的动作反应，或许他们就能够成功地使用扫描式沟通选项。许多家庭可以学习使用同伴辅助式扫描，即以行列的形式将字母或信息呈现在沟通板上，沟通同伴点指各种信息选项，而当同伴指向个体想要表达的信息时，个体通过打手势、眨眼或用开关激活蜂鸣器发出信号。在这些机构里非辅助式（即电子化）扫描更难得到实施，而且，如前所述，这一困难可能会造成使用该选项的成功率较低（Dowden et al., 1986）。大多数个体总体上对这类沟通并不熟悉，而且对扫描的学习要求往往又太高，这些都限制了将该选项有效地应用于急性医疗环境中。

使用限制

影响 AAC 干预的一个常见的限制与听者的教学有关。短期的急性医疗环境有许多的学习限制。首先，个体病得非常重，压力很大。在这种环境里的许多个体几乎没有能力进行学习或不愿接受学习。其次，在个体待在这种环境中的这段时间里，有许多专业人员和其他人与他／她进行互动。因而，最为有效的 AAC 干预是那些需要最少量听者培训的干预。正如前面提到的，个体及其医疗团队都倾向于在短期急性医疗环境中不使用复杂的 AAC 系统。

问题

18.1　ICU 和 LTACH 医疗室之间的不同是什么？

18.2　在 ICU 和 LTACH 里，护士人员与有 AAC 需求的病人互动的频率如何？

18.3　为什么有气管造口术的病人需要 AAC 支持？

18.4　为什么说将确定在 LTACH 里病人的沟通需求作为 AAC 干预的一部分是有用的？

18.5　如果你来负责选择 ICU 中使用的是／否目光信号，你会建议使用什么信号，为什么？你会坚持让所有工作人员使用相同的是／否目光信号，还是会允许每一个工作人员选择其所偏好的信号？为什么？

18.6　如果你来负责选择 ICU 中使用的 AAC 支持材料，你会选择什么？为什么？

18.7　一名无法说话或书写的病人只能使用她的眼睛进行沟通。然而，她的配偶难以解读她的眼睛看向，为此你决定教她的配偶目光链接。你会如何向他介绍这个策略？

资源和网站链接

AAC Funding Help: http://aacfundinghelp.com; see also AAC-RERC: Search Results for "funding": http://aac-rerc.psu.edu/index.php/search/search/?terms= funding&submit=go

AAC Institute: http://www.aacinstitute.org/

AAC Intervention: http://aacintervention.com/

AAC-RERC (Rehabilitation Engineering Research Center on Communication Enhancement):   http://aac-rerc.psu.edu/

AAC-RERC: *AAC and College Life: Just Do It!:*   http://aac-rerc.psu.edu/index .php/webcasts/show/id/5

AAC-RERC: *AAC for Persons with Primary Progressive Aphasia:* http://aac-rerc.psu.edu/index.php/webcasts/show/id/18

AAC-RERC: *How Far We've Come, How Far We've Got to Go: Tales from the Trenches:*   http://aac-rerc.psu.edu/index.php/webcasts/show/id/2

AAC-RERC: *Medicare Funding of AAC Technology:*   http://aac-rerc.psu.edu/ index.php/pages/show/id/5

AAC-RERC: *Mobile Devices and Communication Apps:*   http://aac-rerc.psu .edu/index.php/pages/show/id/46

AAC-RERC: *Seating and Positioning for Individuals Who Use AT* (Assistive Technology):   http://aac-rerc.psu.edu/index.php/webcasts/show/id/9

AAC-RERC: *Supporting Communication of Individuals with Minimal Movement:*   http://aac-rerc.psu.edu/index.php/webcasts/show/id/14

AAC-RERC: *AAC: A User's Perspective:*   http://aac-rerc.psu.edu/index.php/ webcasts/show/id/3

AAC-RERC: *Visual Immersion Program (VIP) for Individuals with Autism:* http://aac-rerc.psu.edu/index.php/webcasts/show/id/6

AAC-RERC: Webcasts: http://aac-rerc.psu.edu/index.php/pages/show/id/44

AAC-RERC: Writers Brigade: http://aac-rerc.psu.edu/index.php/projects/ show/id/16

AAC TechConnect: http://www.aactechconnect.com; see also the AAC-RERC page about AAC TechConnect: http://aac-rerc.psu.edu/index.php/projects/ show/id/12

AapNootMuis: http://www.aapnootmuis.com/

Ability Research: http://www.skypoint.com/members/ability/

AbleData: http://www.abledata.com

AbleNet, Inc.: http://www.ablenetinc.com/

Adaptivation, Inc.: http://www.adaptivation.com/

Adaptive Design Association, Inc.: http://www.adaptivedesign.org/

Adaptive Switch Laboratories, Inc.: http://www.asl-inc.com/

Advanced Multimedia Devices, Inc.: http://www.amdi.net/

AliMed: http://www.alimed.com

ALS Association: http://www.alsa.org/

American Association of the Deaf-Blind: http://www.aadb.org

American Association on Intellectual and Developmental Disabilities (AAIDD) Supports Intensity Scale: http://www.siswebsite.org/cs/product_info

American Printing House for the Blind, Inc.: http://www.aph.org/

American Speech-Language-Hearing Association: http://www.asha.org

American Speech-Language-Hearing Association: Evidence-Based Practice (EBP): http://www.asha.org/members/ebp/

American Speech-Language-Hearing Association: Functional Assessment of Communication Skills for Adults (ASHA FACS): http://www.asha.org/eweb/OLSDynamicPage.aspx?Webcode=olsdetails&title=Functional+Assessment+of+Communication+Skills+for+Adults+%28ASHA+FACS%29

American Speech-Language-Hearing Association: *Guidelines for the Audiologic Assessment of Children from Birth to Five Years of Age:* http://www.asha.org/docs/html/GL2004-00002.html

American Speech-Language-Hearing Association: National Outcomes Measurement System (NOMS): http://www.asha.org/members/research/noms/

American Speech-Language-Hearing Association: Quality of Communication Life Scale (ASHA QCL): http://www.asha.org/eweb/OLSDynamicPage.aspx?Webcode=olsdetails&title=Quality+of+Communication+Life+Scale+%28ASHA+QCL%29

Aphasia Institute: http://aphasia.ca/

Apple, Inc.: http://www.apple.com/

APPSForAAC: http://www.appsforaac.net/

Apps for AAC by Jane Farrall: http://www.spectronicsinoz.com/article/iphone ipad-apps-for-aac

Apraxia-Kids: http://www.apraxia-kids.org

ASCD (formerly the Association for Supervision and Curriculum Development): http://www.ascd.org/

Assessment of Phonological Awareness and Reading (APAR): http://elr.com.au/apar

Assistive Technology of Alaska (ATLA): http://atlaak.org

Assistive Technology Research Lab, University of Ottawa: http://www
.piads.net

**Assistive Technology Research Lab at the University of Ottawa:
Psychological Impact of Assistive Devices Scale:** http://www.piads.net/9/
index1.2.html

Assistyx LLC: http://www.assistyx.com

Attainment Company: http://www.attainmentcompany.com

**Augmentative Communication Community Partnerships Canada
(ACCPC):** http://www.accpc.ca/

Augmentative Communication, Inc.: http://www.augcominc.com/

Augmentative Communication Online Users Group (ACOLUG): http://listserv
.temple.edu/archives/acolug.html

Aurora Systems, Inc.: http://www.aurora-systems.com/

Autism Speaks, Inc.: http://www.autismspeaks.org

**Autism Spectrum Disorders Canadian-American Research Consortium
(ASD-CARC):** http://www.autismresearch.ca/

A-Z to Deafblindness: http://www.deafblind.com

Barkley Augmentative and Alternative Communication (AAC) Center:
http://aac.unl.edu/

**Barkley Augmentative and Alternative Communication (AAC) Center:
Vocabulary Resources:** http://aac.unl.edu/vocabulary.html

**Barkley Augmentative and Alternative Communication (AAC) Center: AAC-
Aphasia Categories of Communicators Checklist:** http://aac.unl.edu/
screen/aphasiachecklist.pdf

**Barkley Augmentative and Alternative Communication (AAC) Center:
Aphasia Assessment Materials:** http://aac.unl.edu/screen/screen.html

**Barkley Augmentative and Alternative Communication (AAC) Center:
Aphasia Needs Assessment:** http://aac.unl.edu/screen/aphasianeeds.pdf

BlissOnline: http://www.blissonline.se/

Blissymbolics Communication International: http://www.blissymbolics
.org/pfw/

Braille Authority of North America (BANA): http://www.brailleauthority.org/

Bridges: http://www.bridges-canada.com/

Canadian Deafblind Association: http://www.cdbraontario.ca

CAST, Inc. (formerly Center for Applied Special Technology): http://www
.cast.org/

CAST Universal Design for Learning (UDL) Book Builder: http://bookbuilder
.cast.org/

Center for Effective Collaboration and Practice (CECP): http://cecp.air.org/

**Center for Literacy and Disability Studies at the University of North
Carolina-Chapel Hill:** http://www.med.unc.edu/ahs/clds/

Center on Positive Behavioral Interventions and Supports:　http://www.pbis.org/

CIRCA (Computer Interactive Reminiscence and Conversation Aid):　http://www.computing.dundee.ac.uk/projects/circa/

Closing the Gap:　http://www.closingthegap.com/

Communication and Assistive Device Laboratory, State University of New York at Buffalo:　http://cdswebserver.med.buffalo.edu/drupal/?q=node/69

Communication Rights Australia:　http://www.caus.com.au

Computer Vision and Image Processing, School of Computing, University of Dundee:　http://www.computing.dundee.ac.uk/projects/vision/index.php

Consumer Survey on Communicative Effectiveness:　http://affnet.ucp.org/ucp_channeldoc.cfm/1/14/86/86-86/757

Creative Communicating:　http://www.creativecommunicating.com/index.cfm

Crestwood Communication Aids, Inc.:　http://www.communicationaids.com/products.htm

Crick Software, Inc.:　http://www.cricksoft.com/us/home.aspx

DeafblindResources.org:　http://www.deafblindresources.org

DeafBooks:　http://www.deafbooks.co.uk/

Design to Learn:　http://www.designtolearn.com/; see also http://www.ohsu.edu/xd/research/centers-institutes/institute-on-development-and-disability/design-to-learn/index.cfm

Disability Solutions:　http://www.disabilitycompass.org/publications/back-issues-of-disability-solutions

Don Johnston, Inc.:　http://www.donjohnston.com/

Do2Learn:　http://www.do2learn.com/

Doug Dodgen and Associates:　http://www.dougdodgen.com/index.html

Down Syndrome Education International:　http://www.dseinternational.org/en/gb/

DynaVox:　http://www.dynavoxtech.com/

DynaVox Mayer-Johnson:　http://www.mayer-johnson.com/

e-Learning Design Lab:　http://www.elearndesign.org/resources.html

elliecards:　http://www.elliecards.com/index.html

EnableMart:　http://www.enablemart.com/Catalog/Speech-Generating-Devices

Enabling Devices:　http://enablingdevices.com/catalog

EyeTech Digital Systems:　http://www.eyetechaac.com/

Family Center on Technology and Disability:　http://www.fctd.info

Family Center on Technology and Disability: *Family Information Guide to Assistive Technology:*　http://fctd.info/resources/fig/; for Spanish version, see http://fctd.info/resources/fig/spanish/

First Signs, Inc.:　http://www.firstsigns.org

Gail Van Tatenhove:　http://vantatenhove.com

Gail Van Tatenhove: *A Protocol for Assessing Metaphoric Use of Pictures:* http://www.vantatenhove.com/files/MetaphorProtocol.pdf

Gallaudet University Press: http://gupress.gallaudet.edu/

GameBase: http://www.gamebase.info/magazine/read/top-10-head-mouse-games_295.html

Giving Greetings: http://www.givinggreetings.com/

Good Karma Applications, Inc.: http://goodkarmaapplications.com

The Great Talking Box Company: http://www.greattalkingbox.com/

Gus Communication Devices, Inc.: http://www.gusinc.com/

Handicom: http://www.handicom.nl/en/

The Hanen Centre: http://www.hanen.org/Home.aspx

Harcourt Assessment (Psychological Corporation, Canada): http://www.psych.utoronto.ca/users/dgoldst/The%20Psychological%20Corporation,%20Canada.htm

Huntington's Disease Society of America: http://www.hdsa.org/

Inclusion Press: http://www.inclusion.com/

Inclusive Technology Ltd.: http://www.inclusive.co.uk/

Inclusive Technology Ltd.: *Switch Progression Road Map:* http://www.inclusive.co.uk/articles/switch-progression-road-map

Indiana Institute on Disability and Community: http://www.iidc.indiana.edu/

Informa Healthcare: *Augmentative and Alternative Communication* journal: http://informahealthcare.com/loi/aac

Inspiration Software, Inc.: http://www.inspiration.com/

Institute on Communication and Inclusion: http://soe.syr.edu/centers_institutes/institute_communication_inclusion/default.aspx

Institute on Disabilities, Temple University: http://www.temple.edu/instituteondisabilities/

Institute on Disabilities, Temple University: AAC Vocabulary: http://disabilities.temple.edu/aacvocabulary/

Institute on Disability, University of New Hampshire: http://www.iod.unh.edu/Home.aspx

Institute for Matching Person and Technology, Inc.: http://matchingpersonandtechnology.com/

IntelliTools: http://www.intellitools.com/default.html

International Council on English Braille (ICEB): http://iceb.org/

International Society for Augmentative and Alternative Communication (ISAAC): http://www.isaac-online.org/

International Society for Autism Research (INSAR): http://www.autism-insar.org

InvoTek, Inc.: http://www.invotek.org/

The Joint Commission: Advancing Effective Communication, Cultural Competence, and Patient- and Family-Centered Care: A Roadmap for Hospitalss: http://www.jointcommission.org/assets/1/6/ARoadmapforHospitalsfinalversion727.pdf

Krown Manufacturing, Inc.: http:/www.krownmfg.com/us/

LAB Resources: http://www.labresources-assistivetechnology.com/

LC Technologies, Inc.: http://www.eyegaze.com/

Lee Silverman Voice Treatment: http://www.lsvtglobal.com/

Let's Play! Projects: http://letsplay.buffalo.edu/

Lingraphica America, Inc.: http://www.aphasia.com/

LinguiSystems: http://www.linguisystems.com

Luminaud Inc.: http://www.luminaud.com/

Madentec, Inc.: http://www.madentec.com/

Madonna Rehabilitation Hospital: http://www.madonna.org/

Makaton Charity: http://www.makaton.org/

Marsha Forest Centre: http://www.inclusion.com/forestcentre.html

Matching Person and Technology: http://matchingpersonandtechnology.com/

Mayo Clinic: http://www.mayoclinic.com/index.cfm

Medicare Funding of AAC Technology Assessment/Application Protocol: http://aac-rerc.psu.edu/index.php/pages/show/id/27

Microsystems: http://www.microsystems.com/

Minspeak: http://www.minspeak.com/

Modern Signs Press: http://www.modernsignspress.com/

Monash University Centre for Developmental Disability Health Victoria: Accessible Word Reading Intervention: http://cddh.monash.org/access/accessability2/awri/

Nanogames: http://www.arcess.com

National Aphasia Association Newsletter: http://www.aphasia.org/

National Consortium on Deaf-Blindness: http://www.nationaldb.org

National Cued Speech Association: http://www.cuedspeech.org/

National Institute of Neurological Disorders and Stroke: http://www.ninds.nih.gov/research/parkinsonsweb/index.htm

National Joint Committee for the Communication Needs of Persons with Severe Disabilities (NJC): http://www.asha.org/NJC/

National Parkinson Foundation: http://www.parkinson.org/

National Professional Resources, Inc.: http://nprinc.com

National Technical Institute for the Deaf: http://www.ntid.rit.edu/

NaturalPoint: http://www.naturalpoint.com/

N2Y, Inc.: http://www.n2y.com/

Nuance Communications, Inc.: http://www.nuance.com/

Office of Special Education Programs (OSEP) Ideas that Work: Tangible Symbol Systems: http://www.osepideasthatwork.org/toolkit/pdf/TangibleSymbol%20Systems.pdf

Office of Special Education Programs (OSEP) Technical Assistance Center on Positive Behavioral Interventions and Supports: http://www.pbis.org/

One Switch: http://www.oneswitch.org.uk/

Origin Instruments: http://www.orin.com/

Patient-Reported Outcome and Quality of Life Instruments Database (PROQOLID): http://proqolid.org/proqolid

Paul H. Brookes Publishing Co.: http://www.brookespublishing.com/

Pearson Assessments: http://www.pearsonassessments.com/pai/

Pearson PreK–12 Education: http://www.pearsonschool.com/

Pennsylvania State University: AAC at Penn State: http://aac.psu.edu

Pennsylvania State University: AAC at Penn State: *Improving Literacy Outcomes for Individuals with Autism Spectrum Disorders and Limited Speech* (webcast): http://aacliteracy.psu.edu/index.php/page/show/id/17

Pennsylvania State University Early Intervention for Young Children with Autism, Cerebral Palsy, Down Syndrome, and Other Disabilities: http://aackids.psu.edu

Pennsylvania State University Early Intervention for Young Children with Autism, Cerebral Palsy, Down Syndrome, and Other Disabilities: Success Stories: http://aackids.psu.edu/index.php/page/show/id/2

Pennsylvania State University Literacy Instruction for Individuals with Autism, Cerebral Palsy, Down Syndrome and Other Disabilities: http://aacliteracy.psu.edu/index.php/page/show/id/1

Pennsylvania State University Literacy Instruction for Individuals with Autism, Cerebral Palsy, Down Syndrome and Other Disabilities: Reading Comprehension: http://aacliteracy.psu.edu/index.php/page/show/id/11

Pennsylvania State University Literacy Instruction for Individuals with Autism, Cerebral Palsy, Down Syndrome and Other Disabilities: Shared Reading: http://aacliteracy.psu.edu/index.php/page/show/id/8

Pennsylvania State University Literacy Instruction for Individuals with Autism, Cerebral Palsy, Down Syndrome and Other Disabilities: Student Success Stories: http://aacliteracy.psu.edu/index.php/page/show/id/2

Pictogram: http://pictogram.se/english/

Plural Publishing, Inc.: http://www.pluralpublishing.com

Prentke Romich Company (PRC): http://www.prentrom.com/

PRO-ED, Inc.: http://www.proedinc.com/customer/default.aspx

Program Development Associates: http://www.disabilitytraining.com/

The Prompt Institute: http://www.promptinstitute.com/

Pyramid Educational Consultants: http://www.pecs.com/

Quality Indicators for Assistive Technology (QIAT) Consortium: http://natri .uky.edu/assoc_projects/qiat/

Quality of Life Research Projects: http://www.utoronto.ca/qol/projects.htm

Quality of Life Projects: Instruments for People with Physical and Sensory Disabilities: http://www.utoronto.ca/qol/physSensDis.htm

Quality of Life Research Unit, University of Toronto: http://www.utoronto .ca/qol/

Rehabilitation Research and Training Center on Positive Behavior Support (RRTC-PBS): http://cfs.cbcs.usf.edu/projects-research/detail.cfm?id=106

Riverside Publishing: http://www.riverpub.com/

RJ Cooper and Associates, Inc.: http://www.rjcooper.com/

Saltillo Corporation: http://saltillo.com/

Scope Communication Resource Centre: http://www.scopevic.org.au/index .php/site/whatweoffer/communicationresourcecentre

Scope (COMPIC Publishing Software): http://www.scopevic.org.au/index .php/yiiCart/frontend/product/product/path/1_17/id/

SEDL Reading Resources: http://www.sedl.org/reading/rad

Shiny Learning Free Games and Demos: http://www.shinylearning.co.uk/ freegames/

Signing Exact English (S.E.E.) Center for the Advancement of Deaf Children: http://www.seecenter.org/

Silver Lining Multimedia, Inc.: http://www.silverliningmm.com/

Simplified Technology: http://www.lburkhart.com/main.htm

Simplified Technology: Handouts: http://www.lburkhart.com/ handouts.htm

Slater Software, Inc.: http://www.slatersoftware.com/

SPARKLE (Supporting Parent Access to Resources, Knowledge, Linkages and Education): http://www.sparkle.usu.edu

Speaking Differently: http://www.speakingdifferently.org/

SpeakUp!: http://www.speakup.org/

Special Needs Computers: http://www.specialneedscomputers.ca/

Speechmark Publishing: http://www.speechmark.net/

Stoelting Co.: https://www.stoeltingco.com/

Studies to Advance Autism Research and Treatment (STAART) Network: http://www.nimh.nih.gov/health/topics/autism-spectrum-disorders-pervasive-developmental-disorders/nih-initiatives/staart/index.shtml

Support Helps Others Use Technology (SHOUT): http://www.shoutaac.org/

Symbolstix Online: http://symbolstix.n2y.com/

Talk to Me Technologies LLC: http://www.talktometechnologies.com/

Talking Mats: http://www.talkingmats.com/

Tar Heel Reader: http://tarheelreader.org/

TBox Apps:　http://www.tboxapps.com/

Tech Connections:　http://www.techconnections.org/

Technical Assistance Center on Social Emotional Intervention for Young Children (TACSEI):　http://www.challengingbehavior.org/

Texas School for the Blind and Visually Impaired: Tactile Symbols Directory to Standard Tactile Symbol List:　http://www.tsbvi.edu/tactile-symbols

Texas School for the Blind and Visually Impaired: Technology Assessment Checklist for Students with Visual Impairments:　http://www.tsbvi.edu/assessment/140-technology-assessment-checklist-for-students-with-visual-impairments

Tobii Technology:　http://www.tobii.com/en/

Toby Churchill Ltd.:　http://www.toby-churchill.com/

University of Kentucky Assistive Technology (UKAT) Project, UKAT Toolkit:　http://serc.gws.uky.edu/www/ukatii/index.html

WesTest Engineering Corp.: Darci USB:　http://www.westest.com/darci/usbindex.html

Wherify Wireless, Inc.:　http://www.wherifywireless.com/

Widgit Software:　http://www.widgit.com/

Wiley:　http://www.wiley.com/

Wisconsin Assistive Technology Initiative (WATI):　http://www.wati.org/

Words+, Inc.:　http://www.words-plus.com/

Yooralla:　http://www.yooralla.com.au/

ZYGO-USA:　http://www.zygo-usa.com/usa/

图书在版编目（CIP）数据

扩大和替代沟通：支持有复杂沟通需求的儿童与成人：第 4 版 /（美）大卫·R. 比克尔曼（David R. Beukelman），（美）帕特·米伦达 （Pat Mirenda）著；陈墨，彭燕译.--北京：华夏出版社有限公司，2020.9

书名原文：Augmentative and Alternative Communication: Supporting Children and Adults with Complex Communication Needs (Fourth Edition)

ISBN 978-7-5080-8736-8

Ⅰ．①扩… Ⅱ．①大… ②帕… ③陈… ④彭… Ⅲ.①教育康复 Ⅳ.①R494

中国版本图书馆 CIP 数据核字(2019)第 272464 号

Originally published in the United States of America by Paul H. Brookes Publishing Co., Inc.

Copyright © 2013 by Paul H. Brookes Publishing Co., Inc.

北京市版权局著作权合同登记号：图字01-2015-4783号

扩大和替代沟通（第 4 版）：支持有复杂沟通需求的儿童与成人

作　　者	［美］大卫·R. 比克尔曼　　［美］帕特·米伦达
译　　者	陈墨　彭燕
策划编辑	刘娟
责任编辑	薛永洁

出版发行	华夏出版社有限公司
经　　销	新华书店
印　　刷	三河市少明印务有限公司
装　　订	三河市少明印务有限公司
版　　次	2020 年 9 月北京第 1 版　　2020 年 9 月北京第 1 次印刷
开　　本	880×1230　1/16 开
印　　张	22
字　　数	664 千字
定　　价	168.00 元

华夏出版社有限公司　地址：北京市东直门外香河园北里 4 号　　邮编：100028
网址：www.hxph.com.cn　　电话：（010）64663331（转）
若发现本版图书有印装质量问题，请与我社营销中心联系调换。